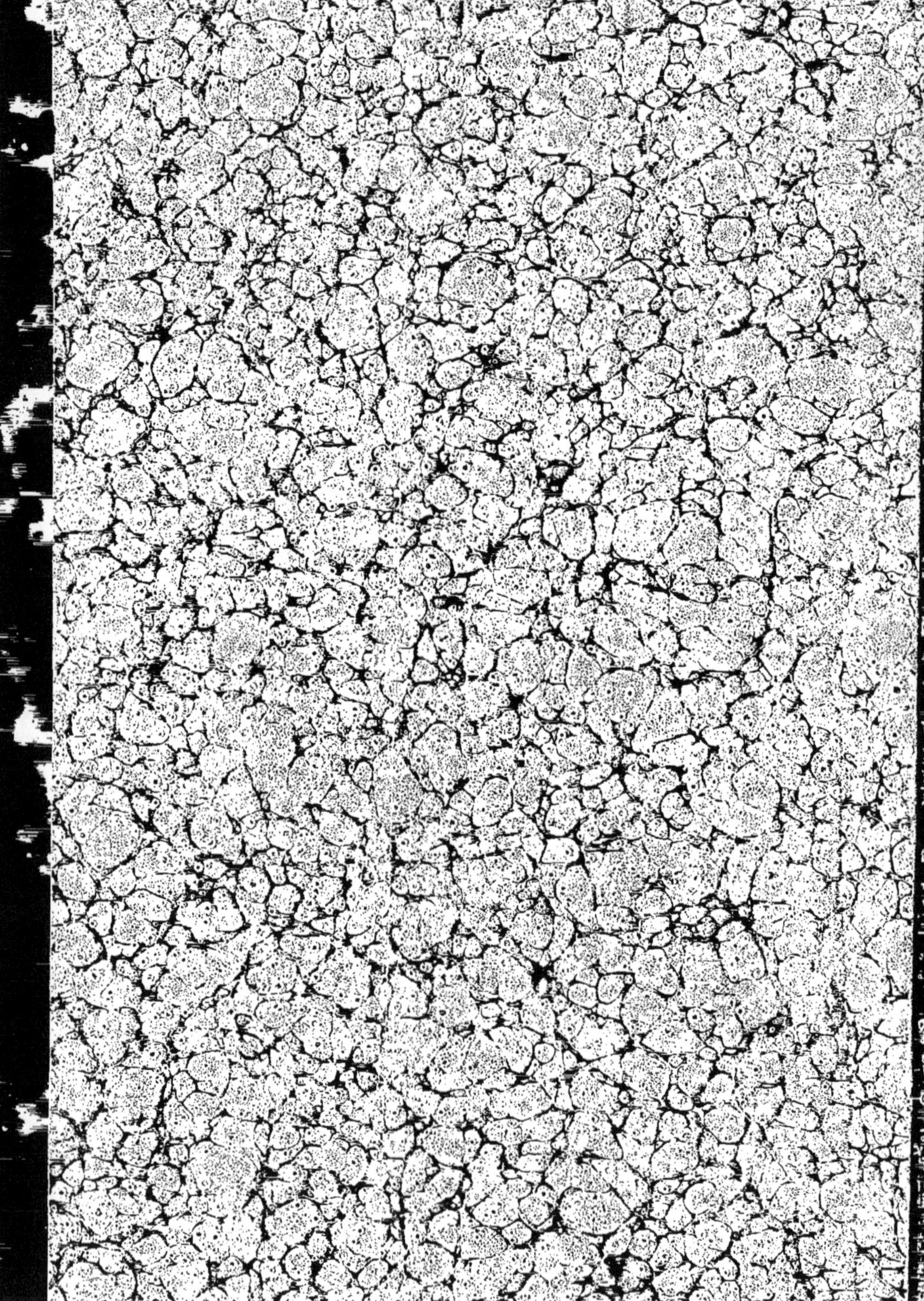

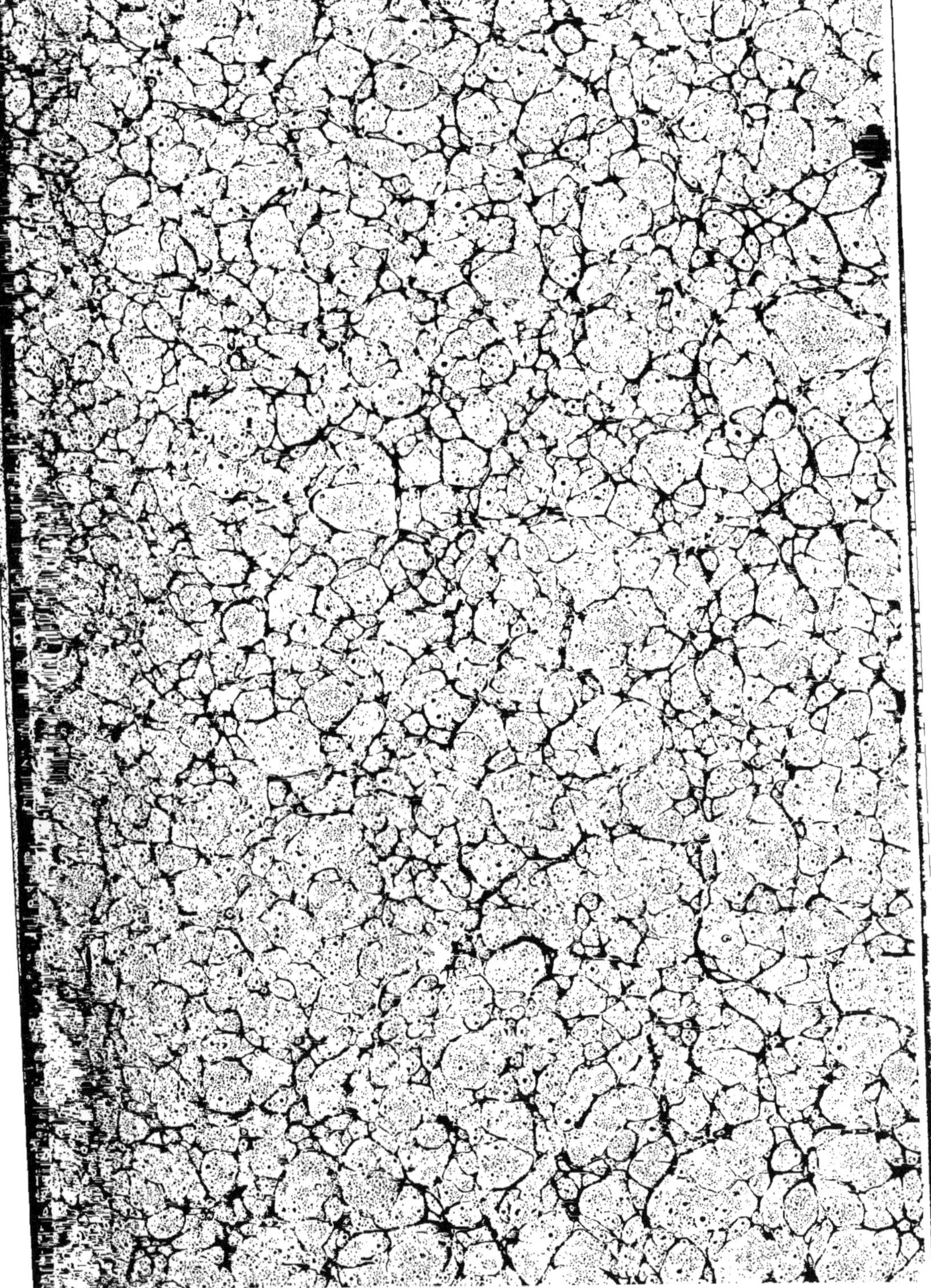

Tb 8 27.

LEÇONS

SUR

LA PHYSIOLOGIE

ET

L'ANATOMIE COMPARÉE

DE L'HOMME ET DES ANIMAUX

—

TOME PREMIER

Paris. — Imprimerie de L. MARTINET, rue Mignon, 2.

LEÇONS

SUR

LA PHYSIOLOGIE

ET

L'ANATOMIE COMPARÉE

DE L'HOMME ET DES ANIMAUX

FAITES A LA FACULTÉ DES SCIENCES DE PARIS

PAR

H. MILNE EDWARDS

O. L..H., C. L. N.

Doyen de la Faculté des sciences de Paris, Professeur au Muséum d'Histoire naturelle ;

Membre de l'Institut (Académie des sciences) ;
des Sociétés royales de Londres et d'Edimbourg ; des Académies
de Stockholm, de Saint-Pétersbourg, de Vienne, de Berlin, de Königsberg, de Copenhague ,
de Bruxelles et de Naples ; de la Société Hollandaise des sciences,
de l'Académie Américaine ;

De la Société des Naturalistes de Moscou ;
des Sociétés Linnéenne et Zoologique de Londres ; de l'Académie
des sciences naturelles de Philadelphie ; du Lycéum de New-York ; des Sociétés d'Histoire naturelle
de Munich, Somerset, Montréal, l'île Meurice ; des Sociétés Entomologiques
de France et de Londres ; des Sociétés Ethnologiques d'Angleterre
et d'Amérique, de l'Institut historique du Brésil ;

De l'Académie impériale de Médecine de Paris ;
des Sociétés médicales d'Edimbourg, de Suède et de Bruges ; de la Société des Pharmaciens
de l'Allemagne septentrionale ;

Des Sociétés d'Agriculture de Paris, de New-York, d'Albany, etc.

TOME PREMIER

PARIS

LIBRAIRIE DE VICTOR MASSON

PLACE DE L'ÉCOLE-DE-MÉDECINE

M DCCC LVII

A

M. J. DUMAS

SÉNATEUR, MEMBRE DE L'INSTITUT DE FRANCE, PROFESSEUR DE CHIMIE

A LA FACULTÉ DES SCIENCES, ETC., ETC.

MON CHER ET SAVANT AMI,

Lorsque nous étions l'un et l'autre au début de notre carrière, je vous ai dédié mon premier opuscule, parce que déjà à cette époque vous étiez un des hommes que j'aimais et que j'estimais le plus. Un tiers de siècle s'est écoulé depuis ce temps, et ce sont les mêmes sentiments qui me dictent aujourd'hui le nom inscrit en tête de cet ouvrage. Mais ce n'est pas seulement en souvenir de notre vieille et constante amitié que je viens vous offrir encore une fois le fruit de mes travaux : recevez aussi ce livre comme un témoignage public de la haute valeur que j'attache aux découvertes dont la science vous est redevable.

MILNE EDWARDS.

Paris, au Jardin des Plantes, ce 11 janvier 1857.

a

LEÇONS

SUR

LA PHYSIOLOGIE

ET

L'ANATOMIE COMPARÉE

DE L'HOMME ET DES ANIMAUX.

PREMIÈRE LEÇON.

Introduction. — Considérations générales sur le mode de constitution du Règne Animal — Tendances de la Nature dans la création des êtres animés.

Messieurs,

§ 1. — Ces leçons ont pour objet l'étude de la vie et de ses instruments dans l'ensemble du Règne animal ; ou en d'autres mots, *la physiologie générale et l'anatomie comparée des êtres animés.*

A mes yeux, la physiologie et l'anatomie sont des parties inséparables d'une seule et même science. Non-seulement elles se prêtent un mutuel et nécessaire appui, mais leur but est commun, et elles doivent se confondre sans cesse dans la pensée de tous ceux qui, à l'exemple d'Aristote, cherchent à connaître la *nature des animaux.* Quel intérêt, en effet, le philosophe trouverait-il dans l'étude de la structure intérieure de tous ces êtres, si cette étude ne se liait, dans son esprit, à celle des fonctions de leurs organes ? et comment pourrait-il acquérir

Sujet
du cours.

des idées saines touchant les facultés dont les corps vivants sont doués, s'il restait dans l'ignorance des agents matériels ou instruments à l'aide desquels ces facultés s'exercent? Pour résoudre de pareilles questions, il suffit de les poser nettement, et, par conséquent, je ne m'arrêterai pas davantage à motiver l'union intime que je me propose de maintenir toujours ici entre l'investigation des phénomènes de la vie et l'examen des organes qui servent à les produire.

§ 2. — Ne croyez pas cependant que, si j'attache une si grande importance aux études anatomiques, c'est parce que j'attribue au mode d'arrangement de la matière dont les Animaux sont composés le merveilleux ensemble de propriétés vitales dont ces êtres sont doués, et que, suivant les errements de quelques écoles physiologiques, je considère l'organisation comme étant *tout* dans l'économie des corps vivants. Non : les propriétés physiologiques de l'Animal ne sont pas, à mon avis, une conséquence de sa structure, mais la raison d'être de celle-ci. Chacune de ces machines admirables, en naissant dans la main du Créateur, me semble avoir été appelée d'avance à exercer une série d'actes déterminés, et porter en elle le germe de la puissance qui la fera agir, avant que d'être pourvue des instruments nécessaires à l'exercice de cette force. Il y a toujours harmonie entre les fonctions et les organes ; mais ce qui domine dans l'être animé et commande en quelque sorte la nature qui lui sera propre, c'est la manière dont les forces qu'il met en jeu doivent s'exercer dans son organisme, et non la manière dont ses organes sont constitués (1).

Développer ici ces vues, si contraires aux idées des matéria-

(1) La nature propre de chaque Animal est fixée longtemps avant que celui-ci ait aucune des particularités de structure à l'aide desquelles cette nature se manifestera. Le germe n'est pas une miniature de l'animal qui doit en provenir, mais le siége de la force organogénique qui déterminera l'édification de cet être nouveau. Cela se verra quand nous étudierons la génération des Animaux.

listes, serait chose prématurée, car ce n'est pas sur une connaissance superficielle de la Création qu'elles reposent. Elles
se justifieront sans peine, à mesure que nous avancerons dans
l'étude de la physiologie comparative; mais je ne vous deman-
derai pas de les admettre au rang des vérités démontrées, jusqu'à ce que vous ayez vu avec moi comment chaque animal se
développe et porte en lui le principe du genre de vitalité propre
à son espèce, bien avant que d'avoir dans sa structure rien
qui soit en rapport avec son mode d'activité future ou qui
le distingue d'autres individus dont les facultés et les organes
seront différents. Je le répète, ce serait prématuré d'insister en
ce moment sur des considérations de cet ordre; mais il m'a semblé utile de caractériser dès le début de cet enseignement la
conclusion générale qui en sortira.

§ 3. — Les phénomènes que les corps vivants offriront à
notre étude sont en partie des conséquences des lois de la
physique et de la chimie qui régissent l'univers, et je m'appliquerai à mettre en évidence ces liens entre la nature inorganique et les êtres organisés; mais il en est d'autres qui ne
trouvent aucune explication dans ces lois générales, et qui
ne se produisent que là où il y a vie. On est donc conduit à les
considérer comme dépendants d'une force qui serait propre
aux corps doués de ce genre d'activité, et à personnifier en
quelque sorte cette puissance par une dénomination spéciale,
de la même manière qu'on le fait pour les forces physiques
qu'on appelle lumière ou chaleur, par exemple, sans que cette
désignation implique aucun jugement sur la nature intime de ces
agents, et donne nécessairement l'idée ni d'un fluide ni d'un
mouvement vibratoire. Ce n'est pas avant d'avoir étudié toutes
les circonstances dans lesquelles le principe vital se manifeste,
que nous pourrons chercher utilement s'il est possible de nous
former quelque idée de sa nature et des lois auxquelles il est
assujetti. Mais je crois devoir, dès aujourd'hui, vous mettre en

garde contre des opinions erronées que vous rencontrerez certainement dans vos lectures. Les physiologistes représentent souvent la force vitale comme étant en opposition avec les forces générales de la nature, et comme soustrayant la matière organisée à l'influence des puissances chimiques (1). Or, ce n'est pas de la sorte que nous la verrons agir ; elle peut exercer une influence plus ou moins grande sur le jeu des affinités, et elle détermine souvent la production de composés qui ne se forment pas en son absence ; mais cet ordre de phénomènes n'implique aucune lutte de forces contraires, et rappelle seulement ce qui se voit tous les jours dans le Règne inorganique, lorsque le développement des affinités ordinaires de la chimie est excité ou arrêté par l'influence d'agents physiques, tels que la chaleur ou l'électricité. Les êtres vivants ne sont pas soustraits à l'action des forces générales de la Nature, mais ils sont soumis en même temps à l'influence de la vie, qui est aussi une force, et qui leur appartient en propre. C'est la vie qui coordonne les forces chimiques et physiques, de façon à produire les phénomènes dont les corps organisés nous offrent le spectacle, mais elle ne s'y substitue pas et n'en arrête pas les effets.

Le physiologiste doit, par conséquent, étudier avec soin la série des réactions chimiques et des phénomènes physiques dont l'organisme peut être le siége ; mais il ne faut pas croire que dans la machine animée tout puisse s'expliquer par le jeu de ces forces, et je dois attacher non moins d'importance à bien mettre en lumière ce qui dépend de l'influence de la puissance vitale, force sans laquelle aucun être organisé ne pourrait même commencer à exister (2).

Plan
de ces leçons.

§ 4. — Deux voies me sont ouvertes pour vous initier à la connaissance des phénomènes dont je vais vous entretenir. Je

(1) Cuvier, *Leçons d'anatomie comparée*, t. I, p. 2.

(2) Cet énoncé m'a semblé d'au-

tant plus nécessaire que dans ce moment des idées fort analogues à celles dont je fais la critique se produisent

pourrais vous tracer le tableau de l'état actuel de la science en vous parlant de ce que nous savons, sans m'occuper de la manière dont ces connaissances ont été acquises ; c'est la

sous une nouvelle forme et sont nettement formulées par quelques chimistes d'un grand mérite. Les écrivains de cette école ne voient dans les phénomènes de la vie que le résultat des forces physiques et chimiques qui régissent la matière inerte ; ils repoussent toute idée de l'existence d'une force qui ne se manifesterait que dans les êtres vivants, et ils s'imaginent que le moment n'est pas éloigné où, d'après les lois connues des combinaisons chimiques ou des phénomènes de la physique générale, on expliquera la naissance de la pensée aussi bien que la formation des êtres organisés. Pour montrer jusqu'à quel point cette physiologie toute chimique ou purement mécanique est portée, il me suffira de citer quelques passages du dernier ouvrage publié sur ce sujet par un professeur célèbre de l'une des grandes universités de l'Allemagne, M. Lehmann.

« Comme on ne peut guère démon-
» trer l'existence d'une force dite
» *vitale*, appartenant exclusivement
» aux corps organisés, tous les phéno-
» mènes propres aux êtres vivants
» doivent pouvoir s'expliquer par les
» lois de la physique et de la chimie :
» ces lois seules nous donneront la
» clef des phénomènes de la vie ; aussi
» dans un avenir peu éloigné, la phy-
» siologie animale sera-t-elle entière-
» ment réduite aux seuls principes de
» physique et de chimie (*a*). »

Dans un autre passage du même livre, M. Lehmann assimile le jeu du système nerveux à l'action des muscles ou au travail sécrétoire des glandes, et, dans le chapitre traitant des *forces et lois des mouvements organiques* (*b*), il s'explique plus complétement, et assure que l'hypothèse d'une force vitale n'est rien moins que logique ; puis, un peu plus loin, parce que le bichromate d'ammoniaque, sous l'influence de la chaleur, donne naissance à un corps dont la forme rappelle celle des feuilles de thé, il pense que le développement du poulet dans l'intérieur de l'œuf (et par conséquent la génération de tous les êtres vivants animés ou inanimés) dépend de forces du même ordre, et doit rentrer dans le domaine exclusif de la physique et de la chimie (*c*).

Un autre physiologiste, à qui l'on doit un travail intéressant sur les fonctions du système nerveux, a imprimé dernièrement dans les *Archives* de Müller, que bientôt sans doute la psychologie ne sera plus qu'une branche de la mécanique (*d*).

La large part que je me propose d'accorder ici à l'étude des phénomènes physiques et chimiques dont les êtres vivants sont le siége m'imposait le devoir de prémunir mes

(*a*) *Précis de chimie physiologique animale*, par Lehmann, traduit de l'allemand par M. Drion. Paris, 1855, p. 7.
(*b*) Lehmann, *Op. cit.*, p. 294.
(*c*) Lehmann, *Op. cit.*, p. 298.
(*d*) Fink, *Ueber die Hirnfunction* (Müller's *Archiv für Anatomie und Physiologie*, 1851, p. 385).

marche suivie d'ordinaire dans nos écoles, et elle a l'avantage de la concision et de la force. Ou bien je puis arriver au même but en vous faisant assister aux découvertes successives à l'aide

auditeurs contre les exagérations auxquelles cette étude a pu conduire quelques esprits d'élite. Du reste, c'est seulement après avoir traité de l'origine et du développement des animaux, qu'il me sera possible de discuter à fond les questions que je viens de soulever. Je me bornerai donc à ajouter ici que les idées développées dans cette leçon ne sont pas en désaccord avec les opinions de tous les chimistes. Ainsi M. Dumas, dans les beaux travaux qu'il a faits en commun avec Prévost sur la génération, pose en fait qu'il existe chez les animaux deux ordres de phénomènes dont les uns sont susceptibles d'une explication purement physique et dont les autres supposent un principe immatériel (a).

Je citerai aussi à l'appui de ces vues le passage suivant emprunté aux écrits d'un autre chimiste dont l'opinion fait également autorité dans la science.

Après avoir dit que c'est principalement à la chimie qu'il appartient d'expliquer les transformations que les êtres organisés font subir à la matière des aliments qu'ils puisent au dehors pour se les assimiler, M. Chevreul ajoute : « Mais je conviens que tous les » phénomènes de la respiration, de la » circulation, des sécrétions, de la di- » gestion et de l'assimilation seraient » expliqués par les sciences mécani- » ques, physiques et chimiques, que » vraisemblablement nous ne serions » guère plus avancés que nous le » sommes sur la cause première de » la vie ; car si ces phénomènes sont » réellement des effets dont les causes » prochaines rentrent dans le domaine » des sciences que nous venons de » nommer, il est évident qu'il y a au » delà une cause plus générale, dont » l'effet, réduit à l'expression la plus » simple, se révèle dans le développe- » ment progressif du germe et de » l'être qui en provient ; et ici je » n'examine pas la question de la » préexistence du germe ou de son ori- » gine par épigénie. C'est bien effecti- » vement la puissance qu'a le germe » de se développer peu à peu aux dé- » pens du monde extérieur, de ma- » nière à représenter l'être dont il » émane et à reproduire des êtres sem- » blables à lui ; c'est cette puissance, » dis-je, dont l'action nous échappe » à son origine, et ne se manifeste à » nos sens que quand le germe appa- » raît déjà comme corps organisé, qui » est le fait capital de l'organisation, le » mystère de la vie. Car l'être vivant » ne peut se développer avec la con- » stance que nous observons dans sa » forme et les fonctions de ses or- » ganes, sans qu'il y ait une harmonie » préalable entre toutes ses parties et » les conditions extérieures où son » existence est possible ; par consé- » quent, sans que toutes les forces » auxquelles nous rapportons immé- » diatement les phénomènes de la vie » soient balancées dans leurs opposi- » tions, coordonnées dans leurs actes » successifs, de manière à concourir

(a) *Nouvelle théorie de la génération*, par MM. Prévost et Dumas (*Annales des sciences naturelles*, 1824, t. I, p. 3).

desquelles la science physiologique de nos jours s'est lentement constituée; vous montrer comment chaque vérité acquise a conduit à une vérité nouvelle, et dire comment chaque grand résultat a été préparé avant que d'apparaître aux yeux de l'homme de génie qui y a attaché son nom, parce qu'il l'a posé sur des bases solides.

Cette méthode d'exposition vous paraîtra peut-être longue et parfois fatigante; mais j'ai la ferme conviction de sa supériorité lorsqu'il s'agit, non-seulement d'instruire de jeunes étudiants, mais de former des investigateurs destinés à venir à leur tour reculer les bornes de la science. Pour vous apprendre à marcher dans la voie des découvertes, je ne saurais mieux faire, ce me semble, que de vous dire comment nos devanciers en physiologie ont été conduits à découvrir tout ce que nous savons.

Ces considérations d'utilité pratique auraient pu suffire pour déterminer mon choix; mais les raisons dont je viens de parler ne sont pas les seules qui me portent à préférer la méthode d'exposition historique et progressive. C'est, à mon avis, un spectacle plein d'intérêt et d'enseignements utiles que celui du développement graduel d'une science, des progrès de l'esprit humain dans la recherche du vrai, et des efforts continus sans lesquels aucune conquête importante ne saurait s'effectuer. C'est une erreur de croire qu'une science quelconque ait

» toutes vers un but unique. Eh bien, » il est évident pour moi que ce qui » distingue essentiellement le corps » organisé du corps brut, ce n'est pas » la nature des forces auxquelles nous » rapportions immédiatement les phé- » nomènes de la vie, mais bien la » cause première du balancement mu- » tuel de ces forces et de leur coordi- » nation pour maintenir la vie dans » un assemblage de molécules assu- » jetties à une forme déterminée, sus- » ceptible d'accroissement régulier aux » dépens du monde extérieur. En dé- » finitive, je n'ai jamais aperçu aussi » clairement qu'aujourd'hui combien » il y aurait peu de raison à suppo- » ser que celui qui aurait expliqué » la digestion, l'assimilation, la respi- » ration, la circulation et les sécré- » tions, serait en état d'expliquer la » vie (a). »

(a) *Appendice au sixième Mémoire des Recherches chimiques sur la teinture*, par M. Chevreul (*Mémoires de l'Académie des sciences*, 1853, t. XXIII, p. 32).

atteint l'âge viril dès sa naissance, et soit sortie du cerveau de l'inventeur armée de pied en cap, comme la Minerve de la poésie antique. Chaque question s'est mûrie lentement ; et si c'est pour tous une tâche ingrate et fastidieuse que de rappeler la longue série des opinions fausses ou incertaines dont elle a pu être l'objet, c'est au contraire une œuvre utile et pleine de charmes (au moins pour celui qui l'entreprend) que de montrer comment la lumière s'est faite. En voyant la manière dont la science s'est constituée et a grandi peu à peu, on en saisit mieux l'esprit et les méthodes ; on apprend à connaître les hommes aussi bien que les choses, et l'on s'inspire d'un juste respect pour les travaux des investigateurs de la Nature, lors même que les fruits de leur labeur n'auraient pas encore apparu ; car dans cette étude on rencontre maints exemples de faits qui, restés longtemps stériles et négligés, sont devenus tout à coup le germe d'une grande découverte lorsque le moment était arrivé pour en comprendre la portée, et qu'un homme de génie était venu y apposer son cachet.

En traitant de chacun des points dont l'étude doit nous occuper ici, je présenterai donc une histoire succincte des progrès réels de cette partie de la science, et l'on remarquera bientôt, je pense, qu'en suivant de la sorte l'ordre chronologique des découvertes qui sont connexes, je suivrai en même temps l'ordre logique des idées ; car les connaissances acquises à une époque sont toujours les préliminaires naturels et souvent nécessaires des découvertes qui vont surgir, et l'enchaînement des faits dont une science s'enrichit successivement est d'ordinaire en accord avec les relations que ces faits doivent conserver dans notre esprit.

Ce n'est ni des erreurs des observateurs, ni des opinions contraires des écrivains, que je me propose de vous entretenir ; c'est le récit des conquêtes réelles de la science physiologique que je viens vous faire.

Je vous indiquerai ainsi, en passant, les sources où nous devons puiser pour compléter nos études ; car, dans un cours comme celui-ci, le professeur doit bien se garder de vouloir tout dire, et il doit désirer surtout enseigner à apprendre.

Je m'appliquerai aussi à mettre en lumière les conséquences à déduire des faits que nous fournissent l'observation ou l'expérience, et à coordonner ces faits de manière à en former un ensemble que l'esprit accepte. Par conséquent, à la narration des découvertes viendront se mêler nécessairement la discussion des résultats qui en découlent et l'exposé des théories à l'aide desquelles on groupe les faits et l'on formule les idées générales qui les résument.

Dans quelques écoles de physiologie, on professe un grand dédain pour les vues de l'esprit, et l'on répète à chaque instant que les faits seuls ont de l'importance dans la science ; que le philosophe véritable doit se borner à les enregistrer. Mais c'est là encore, ce me semble, une grave erreur. Une pareille pensée serait excusable chez un ouvrier obscur qui, employé sans relâche à tailler dans le sein de la terre les matériaux d'un vaste édifice, croirait que le rôle de l'architecte ne consiste qu'à entasser pierre sur pierre, et ne verrait dans le plan tracé d'avance par le crayon de l'artiste qu'un jeu de son imagination, une fantaisie inutile. Mais l'ouvrier carrier lui-même, s'il ne restait pas dans son souterrain, et s'il voyait tous les blocs informes qu'il en a tirés se réunir sous la main du maître pour constituer le Parthénon d'Athènes ou le Colisée de Rome, comprendrait que la science de l'architecte n'est pas une science inutile, lors même que le monument créé par son génie ne devrait avoir qu'une durée éphémère, et que les débris de l'édifice tombé en ruines ne serviraient plus tard que de matériaux pour des constructions nouvelles. Il en est de même pour les théories dans la science : ce sont elles qui y donnent la forme et le mouvement ; qui servent de lien entre les faits dont la réunion en faisceaux est une des conditions de leur emploi utile ; qui guident et excitent les explorateurs dans la voie des découvertes. La chimie moderne est là pour attester l'utilité des théories, bien que ces créations de l'esprit soient destinées le plus souvent à ne durer que peu de temps, et doivent tomber dès qu'elles se trouvent en désaccord avec les résultats fournis par l'observation des choses. Exclure les vues théoriques de l'histoire des phénomènes de la vie, serait priver les sciences naturelles d'un élément qui leur est nécessaire, et, dans les études auxquelles je vais me livrer avec vous, je ne crois pas devoir négliger l'usage de leviers aussi puissants, tout en m'appliquant à n'en faire qu'un sage emploi (1).

Il me semblerait inutile d'appeler votre attention sur la dis-

(1) Pour montrer que je n'exagère pas les tendances dont il m'a paru nécessaire de faire ici la critique, il me suffira de citer quelques lignes du résumé par lequel un professeur illustre du Collége de France terminait son cours de physiologie à l'époque où je commençais mes leçons à la Sorbonne.

« La découverte bien constatée d'un » fait, disait Magendie, est plus pré- » cieuse pour moi que les rapproche- » ments les plus brillants, rapproche- » ments qui d'ailleurs ne servent à » rien, ne mènent à rien qu'à faire » ressortir le mérite, le talent oratoire » du professeur. » (*Leçons sur les phénomènes physiques de la vie*, par Magendie, t. IV, p. 391.)

Du reste, tout en m'élevant contre une tendance qui me semble mauvaise, je croirais manquer à la justice, si je ne saisissais pas la première occasion pour offrir un tribut d'éloges à l'expérimentateur habile et infatigable dont je viens de rappeler les opinions. Magendie a rendu de grands services à la science, non-seulement par les nombreuses découvertes dont il a enrichi la physiologie, mais aussi par la grande impulsion qu'il a su donner à l'examen direct et sévère des phénomènes de la vie. Il était remarquable pour l'indépendance de son esprit ; il faisait une guerre incessante à ces mots scolastiques sous lesquels on déguise trop souvent notre ignorance de la nature des choses ; et il ne se lassait pas de proclamer la nécessité du secours de la chimie et de la physique dans l'étude des fonctions vitales. Son nom reviendra fréquemment dans le cours de ces leçons, et ses travaux sont trop nombreux pour que je puisse en donner ici une liste ; mais j'ajouterai qu'on lui doit la démonstration du fait important de l'absorption veineuse et de belles expériences sur les fonctions du système nerveux. Il débuta dans la voie des recherches vers 1809, et, après avoir siégé pendant trente-quatre ans à l'Académie des sciences, il mourut à Paris, en 1855.

tinction que quelques auteurs modernes ont cherché à établir entre la physiologie qu'ils appellent expérimentale et la physiologie d'observation ; la science doit mettre à son service tous les moyens d'investigation, et elle l'a toujours fait. Pour découvrir ce qui est, elle a eu recours à l'observation, c'est-à-dire à la constatation des faits qui existent sans que nous les ayons fait naître, et à l'expérimentation ou étude des faits dont nous déterminons la manifestation ; l'observation et l'expérience sont deux instruments que la main du physiologiste a toujours maniés et qui lui sont également nécessaires. Les moyens d'étude que les sciences physiques lui fournissent aujourd'hui sont, il est vrai, plus puissants et plus utiles que ceux dont disposaient nos pères ; mais la physiologie expérimentale n'est nouvelle que de nom, et pour la supposer d'origine toute récente, il faut ignorer ce que la science doit à nos devanciers.

En étudiant ici les phénomènes et les instruments de la vie, je n'aurai à m'occuper que de la physiologie et de l'anatomie des animaux. J'avouerai volontiers mon impuissance à traiter de l'ensemble de la *physiologie générale*, qui a pour domaine la Création organique tout entière, et doit embrasser tout ce qui est connu dans l'histoire de la vie chez les plantes et les animaux : je ne pourrais vous parler avec confiance de ce qui est du ressort de la botanique, car on ne parle utilement que de ce qu'on connaît bien, et un professeur de la Faculté de Paris ne doit pas être seulement l'écho des paroles d'autrui.

Mais sans sortir des attributs de ma chaire, j'ai un vaste champ à explorer. Pour remplir ma tâche, je ne dois pas me borner à l'étude des phénomènes et des instruments de la vie chez un animal en particulier : ce n'est pas la physiologie de l'homme éclairée par des expériences faites sur les animaux qui doit nous occuper exclusivement, comme cela arrive lorsqu'on traite de cette science en vue de ses applications à la médecine ; c'est la physiologie des êtres animés en général, depuis les plus simples jusqu'aux plus parfaits. Je dois surtout vous montrer comment les grandes manifestations de la vie se modifient dans le Règne animal tout entier ; comment les instruments variés que la nature a mis en usage concourent à l'exercice des facultés dont ces êtres sont doués, et tracer le tableau de ce qu'il importe le plus de connaître dans l'ensemble de la Création animée, œuvre la plus merveilleuse de toutes les œuvres de Dieu, où chaque chose cependant est une merveille aux yeux de celui qui sait voir.

Pour remplir cette tâche, je me propose d'étudier successivement toutes les grandes fonctions vitales dans le Règne animal tout entier (1). Je ne m'arrêterai pas sur les prolégomènes que les physiologistes placent d'ordinaire en tête de leurs livres, mais qui devraient, ce me semble, en être plutôt le chapitre final. J'entrerai donc presque immédiatement dans le cœur du sujet dont nous avons à nous occuper ; mais avant d'aborder l'histoire des actes physiologiques, il me paraît utile de dire quelques mots sur les lois qui semblent avoir régi la Création animale (2).

Des tendances de la Nature dans la constitution des animaux.

Diversité des êtres.

§ 5. — Lorsque le physiologiste porte les yeux sur les animaux innombrables qui peuplent la surface de la terre ou qui vivent dans le sein des eaux, et que, sans s'arrêter aux diffé-

---

(1) Le nombre des leçons dont se compose le cours semestriel de physiologie et d'anatomie comparée de la Faculté des sciences ne me permet pas de m'étendre également sur l'histoire de toutes les fonctions ; mais chaque année je traite assez longuement d'une partie de ce vaste sujet, sauf à ne présenter qu'une esquisse rapide du reste, et, tout en satisfaisant aux exigences des programmes de l'enseignement universitaire, je puis de la sorte approfondir tour à tour les diverses parties de la science. C'est la réunion des leçons principales ainsi réparties dans une série de cinq ou six cours que je me propose de publier dans cet ouvrage.

(2) J'ai développé ces vues dans un ouvrage sur les tendances de la Nature dans la constitution du Règne animal, publié, il y a quelques années, sous le titre d'*Introduction à la Zoologie générale* (1851).

rences extérieures dont il est d'abord frappé, il observe la
manière dont la vie se manifeste chez tous ces êtres, et le mécanisme de leur organisation, son esprit reste étonné à la vue
de la diversité presque infinie qu'il y remarque. Les conditions d'existence varient, les facultés diffèrent, les instruments,
lors même qu'ils sont affectés à des usages analogues, ne se
ressemblent pas toujours, et les différences anatomiques ou physiologiques se rencontrent, non-seulement d'espèce à espèce,
mais entre les divers individus d'une même espèce, et jusque
dans le même individu, à diverses époques de son existence. Le
premier caractère de la grande Création zoologique semble
être en effet la *diversité des produits*.

Mais lorsqu'on vient à étudier avec plus d'attention l'ensemble du Règne animal, on ne tarde pas à s'apercevoir que la
Nature, tout en satisfaisant si largement à la loi de la diversité
des organismes, obéit aussi à une *loi d'économie*; elle n'a pas
mis en usage toutes les combinaisons physiologiques possibles,
et se montre d'autant plus sobre d'innovations que celles-ci ont
plus d'importance. Il semble aussi qu'avant d'avoir recours à
des ressources nouvelles pour varier ses produits, elle ait voulu
épuiser en quelque sorte chacun des procédés qu'elle avait mis
en usage pour obtenir ces dissemblances, et autant elle se
montre prodigue de variétés dans les œuvres de la Création,
autant elle paraît économe dans les moyens à l'aide desquels
s'obtient cette richesse de résultats.

§ 6. — Parmi les causes qui déterminent les différences physiologiques dont les animaux nous offrent des exemples si multipliés, l'une des plus puissantes est *l'inégalité dans le degré de
perfectionnement* auquel ces êtres arrivent.

Tous les animaux sont, il est vrai, également bien constitués pour remplir le rôle qui leur est assigné dans le
vaste ensemble de la Création, et, à ce point de vue, on
peut dire avec Cuvier qu'ils sont tous également parfaits dans

leur espèce (1) ; mais ce rôle est loin d'avoir toujours la même étendue et la même importance. Chez les uns , les résultats du travail physiologique sont faibles, obscurs et grossiers ; les actes varient peu et sont d'une simplicité extrême ; la puissance vitale ne s'exerce que dans une sphère étroite, et elle s'éteint promptement. Chez d'autres, au contraire, les fonctions se multiplient à un haut degré ; la vie se complique et se prolonge ; les facultés grandissent, et le jeu de l'organisme s'effectue avec non moins de précision que de puissance. En réalité, les animaux sont donc très inégalement dotés : les uns sont supérieurs aux autres sous le rapport physiologique ; et comme les fonctions des êtres vivants, de même que le travail d'une machine inanimée, sont nécessairement en relation avec leur structure, il en résulte que les animaux diffèrent aussi entre eux, par des degrés divers dans le perfectionnement de leur organisme. Pour donner la preuve de cette supériorité relative des uns sur les autres, il suffit en effet de nommer ensemble l'Huître, le Colimaçon ou le Poulpe, les Poissons, le Lièvre, le Chien et le Singe.

Cette cause de diversité se révèle dans les individus d'une même espèce aussi bien que dans les espèces comparées entre elles, et se reconnaît encore dans les modifications que chaque individu subit pendant le cours de son existence.

Le perfectionnement inégal des organismes est donc bien un des caractères de la Création zoologique ; et quoique les animaux ne forment pas, comme le voudraient quelques philosophes, une série naturelle, une sorte de chaîne, depuis les plus simples jusqu'aux plus parfaits, il existe entre ces termes extrêmes une multitude d'intermédiaires, et c'est avec raison qu'en les comparant sous le rapport physiologique, le naturaliste appelle les uns des animaux supérieurs, les autres des animaux plus ou moins dégradés, ou animaux inférieurs.

(1) Voyez Duvernoy, *Leçons sur l'histoire naturelle des corps orga-* nisés, *professées au Collége de France,* 1839, 1ʳʳ fascicule, p. 4.

Nous aurons à étudier, par la suite, les divers phénomènes de la vie à chacun de ces degrés du perfectionnement des organismes ; mais dès ce moment nous devons chercher par quel genre de procédés ces résultats ont été obtenus.

§ 7. — La supériorité relative d'un être vivant, de même que *Sources de supériorité.* celle d'une machine inanimée, peut dépendre, soit de la puissance d'action dont il est doué, soit de la perfection plus grande avec laquelle ses organes fonctionnent. En effet, dans l'organisme, ainsi que dans le travail de nos usines, la quantité des produits est indépendante de la qualité de ces mêmes produits, et l'importance des résultats obtenus est soumise à deux conditions distinctes : à la grandeur des forces mises en jeu, et à la manière dont ces forces sont appliquées. La supériorité d'un animal, par rapport à ceux auxquels on le compare, peut donc tenir à l'une ou à l'autre de ces causes : à l'intensité plus grande de la puissance vitale, ou à un meilleur emploi de la force dépensée.

Or, le corps d'un animal se compose toujours d'un assem- *Influence de la masse.* blage de parties distinctes qui, en fonctionnant, contribuent, chacune pour sa part, à la production de l'ensemble des phénomènes par lesquels la vie de l'individu se manifeste. Il est donc évident que, toutes choses égales d'ailleurs, la somme des forces dont cet organisme dispose doit être proportionnelle au nombre des éléments physiologiques qui concourent à le former, et il est non moins évident que, toutes choses étant encore égales d'ailleurs, ce nombre doit être en rapport avec le volume du corps ainsi composé.

L'influence du volume d'un organe ou instrument physiologique sur la quantité des produits qu'il peut fournir, ou, pour employer ici le langage de la technologie, l'influence de la masse des matières mises en jeu sur le *rendement* de la machine que ces matières constituent est facile à comprendre et à constater.

§ 8. — Le procédé le plus simple à l'aide duquel la supériorité physiologique puisse s'obtenir doit donc consister dans l'augmentation du volume du corps vivant tout entier ou de ses parties les plus importantes. Et en effet, nous verrons que tout être organisé n'arrive à son état parfait qu'après avoir grandi de la sorte pendant un temps plus ou moins long. La *loi d'accroissement* est une loi générale dans les deux règnes de la Création organique, et, lorsque l'on compare entre eux les animaux arrivés au terme de leur développement, on voit que les espèces de grande taille sont toutes des espèces élevées en organisation, tandis que les êtres les plus dégradés sont restés au nombre des plus petits.

Ici la loi d'économie dont il a déjà été question se montre de nouveau ; car, pour obtenir aux moindres frais cet accroissement dans le nombre des instruments physiologiques de l'organisme, la Nature a recours à la *répétition* de parties déjà existantes ; elle se copie elle-même, et elle se borne à multiplier les parties similaires.

§ 9. — Mais cette cause de supériorité ne suffit pas à faire naître toute la diversité que le Règne animal nous offre sous ce rapport, et ce qui contribue à donner aux êtres animés un rang plus ou moins élevé, c'est la qualité bien plus que la quantité des produits de la machine vivante. Or, dans les créations de la Nature, de même que dans l'industrie des hommes, c'est surtout par la *division du travail* que ce perfectionnement s'obtient (1).

Dans les sociétés naissantes, chaque homme est obligé de pourvoir directement aux nombreux besoins dont il est sans

---

(1) Ce principe de physiologie générale, qui aujourd'hui est adopté par presque tous les zoologistes, a été formulé pour la première fois dans un article sur l'*organisation des animaux*, que j'ai publié en 1827 dans le *Dictionnaire classique d'histoire naturelle*. Je l'ai développé dans beaucoup de mes écrits, et mon regretté ami Adrien de Jussieu en a fait récemment l'application à la classification des végétaux. (Voy. son *Cours élémentaire de botanique*.)

cesse assailli, et son activité, quelque grande qu'elle puisse être, suffit à peine pour lui assurer une chétive et obscure existence. Chez les peuples dont la civilisation est avancée, chaque membre de la grande association s'attache au contraire à exécuter seulement une portion minime de la longue série de travaux divers dont l'ensemble est nécessaire à son bien-être, et il se repose sur l'activité d'autrui pour obtenir, en échange des produits superflus de son industrie spéciale, les objets qui lui manquent et qui sont préparés par les mains de ses voisins. Tout s'améliore alors : les subsistances deviennent plus abondantes; mille produits de luxe créent et satisfont à la fois des besoins nouveaux ; la culture de l'esprit élève et agrandit l'intelligence ; enfin le génie du petit nombre se développe et s'exerce pour le profit des masses. La division du travail portée à sa limite extrême rend, il est vrai, bien étroite et bien décolorée la sphère d'activité où s'agitent la plupart des travailleurs ; mais chaque ouvrier, appelé à répéter sans cesse les mêmes mouvements ou à méditer sur un même ordre de faits, devient par cela seul plus habile à remplir sa tâche ; et par la coordination judicieuse des efforts de tous, la valeur de l'ensemble des produits s'accroît avec une rapidité dont l'imagination s'étonne.

Il en est de même dans l'organisation des êtres animés.

Chez les animaux dont les facultés sont les plus bornées et dont la vie est la plus obscure, toutes les parties du corps possèdent les mêmes propriétés physiologiques ; chacune peut se suffire à elle-même et exécuter tous les actes dont l'ensemble nous offre le spectacle. L'individu est une agrégation plutôt qu'une association d'agents producteurs, et l'organisme est comme un de ces ateliers mal dirigés où chaque ouvrier est chargé de la série entière des opérations nécessaires à la confection de l'objet à fabriquer, et où le nombre des mains, employées toutes à l'exécution de travaux semblables, influe par conséquent sur la quantité, mais non sur la qualité des produits.

Il en résulte que chez ces animaux, la destruction d'une partie quelconque du corps n'entraîne la perte complète d'aucune faculté ; chaque fragment de l'organisme, s'il vient à être isolé, peut continuer à fonctionner comme avant sa séparation et agir comme agissait la masse tout entière. Là il n'existe donc aucune division du travail vital, et chaque portion de l'individu est à la fois un instrument de sensibilité, de mouvement, de nutrition et de reproduction.

Les expériences célèbres d'un naturaliste génevois du siècle dernier, Abraham Trembley, sur les Polypes d'eau douce (1), nous fournissent un exemple remarquable de cette coexistence de toutes les facultés de l'animal dans chacune des parties de l'organisme. On sait, en effet, que Trembley, ayant coupé en morceaux le corps d'un de ces polypes, vit chaque fragment continuer à vivre, donner des signes non équivoques de sensibilité, se mouvoir, s'accroître, et constituer bientôt un nouvel

---

(1) TREMBLEY naquit à Genève en 1700, et fit son beau travail sur les Polypes à la Haye, en 1744. Il constata un grand nombre de faits d'un haut intérêt pour la physiologie, et ainsi qu'on peut le voir dans l'introduction du sixième volume des Mémoires de Réaumur, il contribua plus que tout autre à rectifier l'opinion des zoologistes touchant la nature de toute une classe d'êtres aquatiques, celle des Coralliaires ou Polypes, que l'on considérait généralement comme appartenant au Règne végétal, et que Peysonnel venait de reconnaître pour des animaux. L'ouvrage de Trembley a pour titre : *Mémoires pour servir à l'histoire d'un genre de Polypes d'eau douce, à bras en forme de cornes*, 2 vol. in-12. Paris, 1744. — Cet observateur habile et patient mourut à Genève, en 1784.

Les expériences sur la multiplication des Hydres par division naturelle ou artificielle ont été répétées et variées par un grand nombre de naturalistes, parmi lesquels je citerai d'abord Rœsel von Rosenhof, entomologiste célèbre de Nuremberg, et contemporain de Trembley, qui a consacré à ce sujet un chapitre de son ouvrage intitulé : *Der Insecten Belustigungen* (vol. III, p. 465 et suiv.). Enfin, dans ces dernières années, tous ces faits ont été vérifiés de nouveau par L. Laurent, naturaliste distingué, qui a remplacé temporairement Blainville dans la chaire de zoologie de la Faculté des sciences de Paris, et qui a publié un travail très étendu sur l'*Hydre et l'éponge d'eau douce*, dans le *Voyage de la Bonite* (1 vol. in-8, Paris, 1844).

individu semblable par sa conformation et par ses facultés à l'individu dont il faisait primitivement partie. Il est donc évident que, chez ces zoophytes, aucun acte de relation, de nutrition, ni de reproduction ne s'exerce à l'aide d'une partie déterminée de l'organisme qui en serait l'instrument nécessaire : car si la faculté de sentir, par exemple, ou celle de se mouvoir, dépendait de l'action d'un organe spécial, le fragment du corps renfermant cet organe aurait été le seul à conserver sa sensibilité ou sa contractilité primitive ; tous les autres en auraient été privés par le seul fait de leur séparation. Chez ces animaux singuliers, que le morcellement multiplie, toute portion de l'organisme est donc un agent commun, un instrument propre à tous les usages auxquels est destinée soit une partie voisine quelconque, soit l'ensemble de l'individu ; la vie se manifeste, comme toujours, par une série nombreuse d'actes divers, mais on n'aperçoit aucune division dans le travail physiologique, aucune spécialité dans les rôles assignés aux organes.

Il en est autrement dès qu'on s'élève dans chacune des séries d'êtres de plus en plus parfaits dont l'ensemble compose le Règne animal. On voit alors la division du travail s'introduire de plus en plus complétement dans l'organisme ; les facultés diverses s'isolent et se localisent ; chaque acte vital tend à s'effectuer au moyen d'un instrument particulier, et c'est par le concours d'agents dissemblables que le résultat général s'obtient. Or, les facultés de l'animal deviennent d'autant plus exquises que cette division du travail est portée plus loin ; quand un même organe exerce à la fois plusieurs fonctions, les effets produits sont tous imparfaits, et tout instrument physiologique remplit d'autant mieux son rôle que ce rôle est plus spécial.

A chaque pas que nous ferons dans l'étude des phénomènes et des instruments de la vie, considérés dans l'ensemble du Règne animal, nous verrons surgir de nouvelles preuves de la tendance de la nature à perfectionner les organismes par la division du travail, et la vérité de cette loi deviendra si promptement manifeste à vos yeux, que je puis me dispenser de citer ici aucun exemple à l'appui de mes assertions (1).

Conséquences anatomiques. § 10. — Cette tendance à la spécialité dans les fonctions des agents physiologiques, qui se prononce davantage à mesure que l'organisme se montre plus parfait, entraîne à sa suite d'autres conséquences dont il nous importe également de tenir compte.

Dans l'organisme animal, ainsi que dans une machine quelconque, le mode d'action de chaque partie est toujours intimement lié à la forme ou à quelque autre propriété de cette partie elle-même. Les instruments qui sont identiques dans leur nature, et qui sont placés dans les mêmes conditions, doivent posséder les mêmes facultés et fonctionner de la même manière. Il en résulte que là où la division du travail n'a pas été introduite dans l'organisme, il doit y avoir une grande simplicité de structure. Mais, de même que la similitude dans les fonctions des différentes parties du corps suppose l'uniformité dans leur mode de constitution, la diversité dans les rôles doit être accompagnée de particularités dans la structure; et, par conséquent, aussi, plus *la spécialité d'action et la division du travail sont portées loin, plus aussi le nombre de parties dissemblables doit augmenter et la complication de la machine s'accroître.*

Complications organiques. Il en est effectivement ainsi, et l'anatomie, aussi bien que la physiologie, peut nous faire connaître le rang qui, dans le Règne animal, appartient à chaque espèce; le nombre de parties dissemblables qui entrent dans la composition du corps et la grandeur des différences que ces parties présentent entre elles seront les indices du degré auquel la division du travail a été amenée, et de l'étendue de la série des phénomènes spéciaux qui résultera de l'action de l'ensemble.

Les Amibes, par exemple, animalcules microscopiques, qui

____

(1) Pour plus de détails, voyez mon *Introduction à la Zoologie générale,* chap. III.

paraissent être de tous les êtres animés les plus dégradés, ont le corps composé d'un tissu à peu près homogène, dont la disposition n'offre nulle part aucune particularité bien marquée. Les Hydres ou Polypes d'eau douce de Trembley ne présentent pas dans leur organisation une simplicité si grande, mais les divers éléments anatomiques dont ils se composent sont répartis uniformément dans toute l'étendue des parois de l'espèce de sac à bord digité qui forme la totalité de leur corps. Chez les animaux supérieurs, au contraire, il existe rarement plus de deux instruments entièrement semblables entre eux, mais le nombre des organes spéciaux devient énorme.

§ 11. — Si nous cherchons maintenant comment la Nature arrive à diversifier les organes réunis pour constituer le corps des animaux, et à multiplier les facultés dont ces êtres sont doués, nous reconnaîtrons aussitôt cette *tendance à l'économie* dont nous avons déjà signalé l'existence comme une des lois les plus générales de la Création (1). Mode
d'obtention
de cette
diversité.

En effet, lorsqu'une propriété physiologique commence à se localiser dans une série d'animaux de plus en plus parfaits, elle s'exerce d'abord à l'aide d'une partie qui existait déjà dans l'organisme des espèces inférieures, et qui est seulement modifiée dans sa structure pour s'approprier à ses fonctions spéciales. Tantôt c'est, pour ainsi dire, un fonds commun qui fournit aux diverses facultés leurs premiers instruments particuliers ; d'autres fois, c'est à un appareil déjà destiné à des usages spéciaux que la fonction nouvelle emprunte ses organes, et c'est seulement après avoir épuisé les ressources de ce genre, que la puissance créatrice introduit dans la constitution des êtres à organisation encore plus parfaite un élément nouveau. Emprunts
physiologiques.

Nous voyons donc que la tendance générale de la Nature est de varier de plus en plus les instruments physiologiques dont Créations spé-
ciales.

(1) *Op. cit.*, chap. IV, p. 59 et suiv.

la réunion constitue l'organisme animal à mesure qu'elle produit des espèces plus parfaites, et qu'en marchant ainsi du simple au composé, elle semble vouloir utiliser autant que possible chacun des matériaux dont elle enrichit successivement la machine vivante. Lorsqu'une fonction se montre d'abord ou commence à se localiser, elle est confiée, ai-je dit, à un agent qui existait avant que ce perfectionnement se fût introduit, et qui est alors un peu modifié seulement pour s'approprier à son nouveau rôle. Ensuite, ce n'est plus à l'aide d'un emprunt matériel que l'instrument nouveau est obtenu : la partie de l'organisme dont il se compose n'existait pas chez les animaux inférieurs conformés d'après le même plan ; mais on ne peut cependant la considérer comme un élément de création nouvelle, car elle n'est au fond que la répétition d'une partie déjà créée et adaptée ailleurs à d'autres usages. Puis, enfin, ces matériaux d'origine commune ou *homologues* ne suffisant plus aux exigences croissantes de la loi de diversité, un élément organique entièrement nouveau s'introduit dans la constitution de l'animal et fournit à la fonction pour laquelle il a été créé un instrument spécial.

§ 12. — Les faits dont je viens de vous entretenir montrent combien sont fausses les opinions de quelques naturalistes qui admettent comme une sorte d'axiome physiologique, que la fonction dépend toujours de son organe, et que, par conséquent, là où les mêmes facultés existent, il doit y avoir les mêmes instruments. D'après cette hypothèse, l'absence d'un organe déterminé devrait toujours entraîner la perte de la faculté à l'exercice de laquelle cette partie est destinée lorsqu'elle existe, et la similitude dans les propriétés vitales de deux êtres supposerait nécessairement une ressemblance non moins grande dans leur structure.

Mais ces idées ne sont pas acceptables. Il est évident que tout acte vital doit avoir pour cause le jeu d'un instrument ou organe quelconque dont la structure est appropriée aux fonctions que cet agent doit remplir. Mais c'est une erreur grave de croire qu'une faculté déterminée ne puisse s'exercer qu'à l'aide d'un seul et même organe : la Nature arrive au résultat voulu par diverses voies; et lorsqu'on descend dans le Règne animal, depuis l'homme jusqu'aux êtres les plus dégradés, on voit que la fonction ne disparaît pas lorsque l'instrument spécial, qui chez les espèces les plus parfaites était affecté à son service, cesse d'exister; elle se transporte ailleurs, et avant de disparaître de l'organisme, elle s'exerce encore à l'aide d'instruments d'emprunt.

Ces substitutions physiologiques se présentent à chaque instant lorsque l'on compare entre eux les animaux inférieurs, et quelquefois on en voit des exemples se produire d'une manière accidentelle chez un même individu, jusque dans les familles les plus élevées du Règne animal.

Du reste, l'adaptation d'un instrument à des usages nouveaux, lorsque sa destination primitive était tout autre, ne peut donner d'ordinaire que des résultats incomplets ; et quand le travail physiologique doit s'exécuter avec une grande perfection, la nature a presque toujours recours à des créations spéciales. C'est par conséquent chez les animaux inférieurs surtout que les exemples de ces emprunts organiques sont les plus fréquents, les plus évidents ; et c'est peut-être pour avoir trop négligé l'étude physiologique des êtres les plus dégradés que l'on a méconnu jusqu'ici l'importance de ce principe.

§ 13. — La multiplicité des instruments physiologiques et la division du travail sont les principaux moyens que la Nature semble avoir mis en usage pour augmenter le degré de perfection dont elle a doté les diverses espèces animales. Mais ce nombre croissant des agents de la vie, et cette variété dans les fonctions de ceux-ci, nécessitent la coordination de leurs actes, et cette coordination s'obtient par la hiérarchie et la centralisation des forces.

Chez les animaux inférieurs, les diverses parties de la machine vivante, quoique unies entre elles, ne sont que peu dépendantes les unes des autres; l'organisme peut exister pendant long-temps, sans le concours de plusieurs d'entre elles, et l'harmonie de leur action n'est pas nécessaire. Mais à mesure que l'observateur s'élève vers les êtres plus parfaits, il voit cette harmonie devenir de plus en plus intime et la subordination s'établir dans les fonctions aussi bien que dans les caractères physiques des organes. Chaque partie de l'individu devient plus ou moins dépendante des autres parties, et le degré de cette dépendance mutuelle varie suivant que les rôles attribués aux unes sont plus ou moins importants comparativement à ceux que les autres sont destinées à remplir dans le travail d'ensemble par lequel la vie se manifeste.

Subordination physiologique. Cette coordination nécessaire des fonctions, cette dépendance graduée des agents vitaux, n'a pas échappé à l'attention de Cuvier. Les relations qui existent entre le mode de conformation des instruments physiologiques et leur mode d'action étant non moins évidentes pour cet esprit logique et observateur, il est arrivé promptement à comprendre qu'une certaine harmonie fixe et préétablie doit régner dans la constitution organique de chaque espèce animale; que la manière d'être de certaines parties de ces machines doit commander en quelque sorte le mode de conformation de quelques autres, et qu'il doit y avoir entre les divers organes d'un même animal une subordination anatomique aussi bien que physiologique; que les uns dominent pour ainsi dire sur les autres, et que la nature des premiers règle jusqu'à un certain point le caractère de l'ensemble.

Le principe d'économie, dont il a déjà été si souvent question, intervient également ici, et son influence est d'autant plus puissante, que les choses sur lesquelles elle s'exerce offrent plus de valeur. Il en résulte que les particularités de structure présentent d'autant plus de fixité, que leur importance est plus grande; que les détails insignifiants peuvent varier presque à l'infini, chez les espèces ou même chez les divers individus de la Création animée; mais que les différences organiques diminuent en raison du rang qu'elles occupent, et qu'il existe un certain rapport entre la constance des dispositions anatomiques et l'importance des phénomènes qui en sont dépendants.

Il en résulte aussi que pour connaître ce qui nous intéresse le plus dans le mode de conformation des machines physiologiques, nous n'aurons pas à nous arrêter sur l'étude des modifications innombrables que la Nature peut avoir introduites dans les détails secondaires de leur forme ou de leur structure, et qu'il nous suffira d'examiner avec soin les différences d'un ordre supérieur dont l'influence est plus ou moins dominatrice, et dont le nombre est par cela même plus restreint.

Un des moyens que la Nature a employés pour obtenir l'harmonie et la régularité dans les actes vitaux chez les animaux supérieurs, est la centralisation des pouvoirs physiologiques. C'est seulement chez les espèces inférieures, ou dans la constitution des appareils très simples, qu'elle augmente la puissance de la machine en multipliant les instruments similaires, et une de ses tendances les plus évidentes est d'élever l'organisme par la substitution d'un petit nombre d'instruments parfaits à ces assemblages nombreux d'instruments grossiers. Or, pour constituer ces organes spéciaux, elle peut procéder encore par emprunt ou par création : tantôt elle réunit et confond deux ou plusieurs parties qui ailleurs sont distinctes; d'autres fois elle substitue à ces parties multiples un instrument nouveau et unique.

Centralisation des forces.

§ 14. — Les causes de diversité que je viens de signaler sont puissantes, mais n'auraient pas suffi à toute la variété d'organisation dont le Règne animal nous offre le spectacle, et, pour

Diversité des types d'organisation.

multiplier davantage encore ses produits, nous voyons la Nature appliquer ses procédés modificateurs à des types zoologiques divers. En effet, tous les animaux présentent certains caractères communs, et sont constitués à l'aide de matériaux élémentaires qui se ressemblent pour la plupart; mais le tracé fondamental d'après lequel ces matériaux sont réunis et coordonnés n'est pas toujours le même : il n'y a ni unité de composition, ni unité de plan dans cette vaste création; l'animal vertébré ne ressemble, par les traits les plus saillants de sa structure, ni au mollusque, ni à l'insecte, ni au zoophyte, et ainsi que l'a montré le plus grand des naturalistes de nos jours, Georges Cuvier (1), il existe dans le Règne animal quatre types fondamentaux, quatre conceptions zoologiques, dont semblent dériver toutes les espèces animales.

Je ne pourrais, sans m'éloigner du but de ces leçons, m'arrêter ici sur les caractères essentiels de ces quatre plans d'organisation dont la distinction a conduit Cuvier à diviser le Règne animal en autant de groupes primaires désignés sous les noms d'Embranchements des Vertébrés, des Annelés, des Mol-

(1) CUVIER naquit à Montbelliard en 1769, et mourut à Paris en 1832. Il était remarquable par son bon sens exquis, non moins que par la grandeur de ses vues et l'immensité de son savoir. Sa célébrité est trop bien établie pour que j'aie besoin de rappeler ici ses titres de gloire, et d'ailleurs je ne pourrai faire presque aucune de mes leçons sans avoir à citer soit son ouvrage sur l'*Anatomie comparée*, son *Règne animal*, ou ses *Recherches sur les ossements fossiles*, soit ses beaux mémoires sur l'*Organisation des Mollusques* ou ses travaux sur l'*Histoire des Poissons*. Il est du petit nombre des hommes de génie dont la science est fière de compter les noms, et c'est à juste titre qu'on l'appelle parfois l'Aristote des temps modernes. A ceux qui n'auraient pas le loisir nécessaire pour apprécier ses idées par l'étude de ses nombreux ouvrages, ou qui voudraient en voir les traits les plus saillants rapprochés et comparés, je recommanderai la lecture d'un petit volume écrit avec le style élégant du littérateur et la netteté de pensée de l'homme de science, que mon collègue M. Flourens a publié sur les travaux de ce grand naturaliste (*Analyse raisonnée des travaux de Georges Cuvier, précédée de son éloge historique*, par M. Flourens, in-12, Paris, 1841).

lusques et des Zoophytes. Mais j'ai dû insister sur l'existence de ces types divers, car c'est en modifiant les dérivés de chacun d'eux par les procédés dont il a été question il y a quelques instants, que la Nature a satisfait en majeure partie à la loi de diversité des organismes dans la Création zoologique; et en étudiant le perfectionnement progressif des facultés des animaux, nous aurons à examiner la manière dont les instruments de la vie sont constitués et fonctionnent dans chacun des groupes ainsi formés.

§ 15. — A mesure que nous poursuivons nos investigations, nous verrons aussi que les animaux conformés d'après ces divers plans varient entre eux, non-seulement sous le rapport du perfectionnement physiologique, mais aussi par l'adaptation de leur organisme à des conditions d'existence différentes. Les uns sont destinés à vivre dans les eaux, d'autres sur la terre; il en est qui ne se nourrissent que de substances liquides, d'autres qui sont appelés à utiliser comme aliments les débris solides fournis par les corps organisés, et parmi les uns et les autres on en voit qui vivent de matières végétales ou se repaissent uniquement de chair. Il en résulte dans chaque embranchement du Règne animal une diversité extrême; mais ici encore la tendance à l'économie se montre.

Adaptation des types aux diverses conditions biologiques.

En effet, les procédés employés par la Nature pour approprier ainsi l'organisation des animaux à des genres de vie fort différents sont les mêmes que les moyens mis en usage pour le perfectionnement de ces êtres. C'est d'abord en imprimant quelques modifications légères aux parties déjà existantes dans le type général, puis en transformant plus complétement ces parties, qu'elle adapte la structure des dérivés de ce type à des conditions d'existence nouvelles; et elle ne semble avoir recours à des créations organiques spéciales que lorsque le système des emprunts ne répond plus à ses besoins.

Il en résulte que, tant sous le rapport du perfectionnement Termes correspondants.

physiologique des êtres que sous celui de l'adaptation des organismes à des conditions d'existence variées, on retrouve dans
les divers groupes zoologiques une tendance plus ou moins marquée à la répétition des mêmes dispositions; et que, de la sorte,
la Nature introduit dans les séries différentes ainsi fournies
un certain nombre de termes correspondants.

Mais l'étude de ces répétitions trouverait mieux sa place dans
les leçons de zoologie de mon savant collègue M. Isidore
Geoffroy Saint-Hilaire (1), qui, plus que tout autre, a contribué
à les mettre en lumière par sa méthode de classification dite
parallélique, et je me bornerai, par conséquent, à les signaler
ici à votre attention.

Arrêts de développement. § 16. — Une autre tendance de la Nature, dont nous aurons
souvent à enregistrer les effets dans la suite de nos études anatomiques et physiologiques, est également une conséquence de
la loi d'économie dont il a été déjà si souvent question aujour-
d'hui. C'est celle que mon illustre prédécesseur dans cette
chaire, Étienne Geoffroy Saint-Hilaire (2), appelait le *principe
des arrêts de développement*.

Chaque être organisé éprouve, en se développant, des modifications profondes et variées; le caractère de sa structure ana-

(1) Isidore Geoffroy Saint-Hilaire,
*Histoire naturelle générale des Règnes
organiques*, 1854, t. I, p. 417.

(2) Étienne GEOFFROY SAINT-HI-
LAIRE, né à Étampes en 1772, enseigna
pendant longtemps la zoologie et l'anatomie à la Faculté des sciences de
Paris, et a contribué puissamment à
donner à l'étude des animaux la direction philosophique qu'on y remarque
de nos jours. Ainsi que cela arrive
d'ordinaire pour les inventeurs, il se
laissa souvent entraîner au delà des
limites du vrai par son imagination
ardente, mais il n'en a pas moins
rendu aux sciences naturelles d'éminents services, et il était digne à tous
égards de compter au nombre des
zoologistes dont la France s'honore;
ses écrits sont disséminés dans la plupart des recueils du temps, mais ses
principales vues sur le mode de constitution des animaux sont consignées
dans son ouvrage intitulé *Anatomie
physiologique*, et imprimé en 1818.
Il mourut en 1844, au Muséum d'histoire naturelle, où il avait professé
depuis 1793, et avait fondé la Ména-
gerie. Son fils, animé d'un sentiment
pieux, digne de tout notre respect, a

tomique, ainsi que les facultés vitales dont il est doué, change à mesure qu'il passe de l'état d'embryon naissant à l'état d'animal parfait dans son espèce. Or, tous les animaux qui dérivent d'un même type fondamental marchent, pendant un certain temps, dans la même voie embryogénique, et ils se ressemblent pendant une période d'autant plus longue de ce travail d'organisation, qu'ils ont entre eux une parenté zoologique plus étroite ; puis ils dévient de la route commune et acquièrent chacun des caractères qui leur sont propres. Ceux qui doivent avoir la structure la plus parfaite, s'avancent dans cette voie plus loin que ceux dont l'organisme s'établit à moins de frais, et il en résulte que souvent, à certains égards, l'état transitoire ou embryonnaire d'un animal supérieur ressemble d'une manière plus ou moins frappante à l'état permanent d'un autre animal moins élevé dans la même série zoologique.

Quelques auteurs ont cru pouvoir en conclure que la diversité des espèces résultait d'une série d'arrêts de ce genre, s'effectuant à divers degrés de l'évolution embryonnaire, et ces écrivains, tombant dans ces exagérations auxquelles les imitateurs sont si enclins, ont admis que tout animal supérieur, pour arriver à sa forme définitive, passe par la série des formes propres aux animaux qui lui sont inférieurs dans la hiérarchie zoo-

Prétendues
transmutations
zoologiques.

écrit plusieurs ouvrages sur sa vie et sur ses travaux ; ses idées y sont exposées avec une clarté qui manquait parfois dans les écrits de ce grand naturaliste. Geoffroy Saint-Hilaire s'était appliqué surtout à montrer la ressemblance qui existe dans la composition anatomique des animaux ou des organes dont les formes varient ; et si nous devons nous défendre contre les exagérations de quelques-uns de ses disciples, même contre la généralisation trop grande des théories qui lui sont propres, nous n'en aurons pas moins à profiter sou-

vent des lumières de son génie. En rendant à sa mémoire ce juste tribut d'hommages, qu'il me soit permis d'ajouter l'expression de ma reconnaissance personnelle pour l'appui bienveillant qu'il m'a toujours accordé. Au début de ma carrière, il m'a excité à entrer dans la voie des recherches, et, lorsqu'en 1838 ses infirmités physiques l'ont forcé d'abandonner son enseignement à la Faculté des sciences, il m'a fait l'honneur de me choisir comme son suppléant dans la chaire que j'occupe encore aujourd'hui.

logique ; que l'homme, par exemple, avant de naître, est d'abord une sorte de ver, puis un mollusque, puis encore un poisson ou quelque chose de pareille, avant que de revêtir, dans le sein de sa mère, les caractères propres à son espèce. Récemment, un professeur éminent a formulé nettement ces vues, en disant que l'embryologie de l'être le plus parfait est une anatomie comparée transitoire, et que le tableau anatomique du Règne animal tout entier est à son tour la représentation fixe et permanente des aspects mobiles de l'organogénie humaine (1).

Tendances embryogéniques

Mais une pareille opinion ne saurait résister un seul instant à l'examen sérieux des faits que nous fournissent, d'une part

(1) M. Serres, dont je combats ici les doctrines parce que je les crois contraires à la vérité et dangereuses pour la science, pose en principe que « *l'organogénie humaine est une anatomie comparée transitoire, comme à son tour l'anatomie comparée est l'état fixe et permanent de l'organogénie de l'homme* ; et par contre, si l'on retourne la proposition ou la méthode d'investigation, si l'on observe l'animalité de bas en haut, au lieu de s'assujettir à la considérer de haut en bas, on voit les organismes de la série reproduire sans cesse ceux de l'embryon, et se fixer à cet état qui devient pour les animaux le terme de leur développement. La longue série des changements de forme qu'offre le même organisme en anatomie comparée n'est que la reproduction de la série nombreuse des transformations que cet organisme subit chez l'embryon dans le cours de ses développements. Chez l'embryon, le passage est rapide, à cause de la puissance de la vie qui l'anime ; chez l'animal, la vie de l'organisme est épuisée, et il s'arrête là parce qu'il ne lui est pas donné de parcourir la course tracée à l'embryon de l'homme. Arrêt d'une part, marche progressive de l'autre, voilà tout le secret du développement, voilà la différence fondamentale que l'esprit humain peut saisir entre l'anatomie comparée et l'organogénie. La série animale, considérée ainsi dans ses organismes, n'est qu'une longue chaîne d'embryons jalonnés d'espace en espace, et arrivant enfin à l'homme, qui trouve ainsi son explication physique dans l'organogénie comparée (a).* »

Ailleurs, dans le même ouvrage, on lit : « Le Règne animal tout entier n'apparaît plus en quelque sorte que comme un seul animal qui, en voie de formation dans les divers organismes, s'arrête dans son développement, ici plus tôt, là plus tard, et détermine ainsi à chaque temps de ces interruptions, par l'état

(a) *Précis d'anatomie transcendante appliquée à la physiologie,* par M. Serres. In-8 , Paris, 1842, p. 90.

l'embryologie, d'autre part l'anatomie comparée. Lorsque nous étudierons le mode de développement des organismes, nous verrons que la théorie de la transmutation des espèces zoologiques et de la constitution du Règne animal à l'aide de changements successifs dans la structure d'un être vivant qui serait la souche commune de toutes ces espèces, mais qui fournirait des exemplaires dont le développement s'arrêterait à divers stades de leur carrière embryonnaire, pour devenir autant d'animaux différents, est en contradiction avec tous les résultats les mieux acquis à la science. Si j'en parle ici, c'est seulement pour que vous ne puissiez pas attribuer à mes paroles une portée qu'elles ne doivent pas avoir. J'admets avec Geoffroy Saint-Hilaire, que souvent il existe une grande analogie entre l'état final de quelques parties du corps de certains animaux inférieurs et l'état embryonnaire de ces mêmes parties chez d'autres animaux

» même dans lequel il se trouve alors, » les caractères distinctifs et organi- » ques des classes, des familles, des » genres, des espèces (*a*). »

D'après M. Serres, cette production d'espèces zoologiques dégradées, par le seul fait d'un arrêt de développement dans le travail organogénique d'un embryon en quelque sorte unique, serait vrai pour tous les êtres animés, et, pour mieux préciser sa pensée, il cite des exemples. Ainsi, il nous assure que le Lombric terrestre est conformé d'abord à la manière d'un polype ; que parvenu au second degré de ses métamorphoses, il représente le tænia ; qu'à une troisième période de développement, il répète l'hélianthoïde, et dans sa dernière l'arénicole (*b*). Je ne sais pas au juste ce que M. Serres appelle ici un Hé-

lianthoïde, c'est peut-être un actinien ou quelque autre chose ; mais n'importe, tous les zoologistes savent ce qu'est un polype, un tænia ou un arénicole : et nous dire que le Lombric terrestre revêt successivement les caractères organiques propres à ces divers animaux avant que d'arriver à la forme qui lui est propre, me semble devoir suffire pour faire juger la théorie dont ce professeur s'est porté le champion.

Du reste, M. Flourens, dans ses intéressantes études sur les travaux de Cuvier, a fait voir que les idées de ce genre sont loin d'être neuves, et se trouvent à peu de chose près dans un ouvrage publié vers le milieu du siècle dernier par une personne nommée Robinet, sous le titre de : *Considérations philosophiques sur la*

(*a*) Serres, *Op. cit.*, p. 19.
(*b*) Serres, *Op. cit.*, p. 141.

appartenant au même type, mais dont l'organisme se perfectionne davantage, et j'appellerai volontiers avec ce philosophe, arrêt de développement, la cause de cet état d'infériorité permanente; mais je me garderai bien d'admettre avec quelques-uns de ses disciples, que l'embryon de l'homme ou d'un mammifère quelconque représente, à ses divers degrés de développement, les espèces moins parfaites de la Création animée. Non; un mollusque ou un annélide n'est pas plus un embryon de mammifère arrêté dans son développement organique que le mammifère n'est un poisson perfectionné. Chaque animal porte en lui, dès son origine, le principe de son individualité spécifique, et le développement de son organisme, conformément au tracé général du plan de structure propre à son espèce, est toujours pour lui une condition de son existence. Il n'y a jamais parité complète, ni entre un animal

gradation naturelle des formes de l'être, ou les essais de la Nature qui apprend à faire l'homme (Paris, 1768). Ces spéculations de l'esprit forment aussi en grande partie la base des doctrines de Kielmayer, philosophe allemand de la fin du xviiie siècle, et ressemblent singulièrement aux hypothèses de Lamarck, dans ses *Recherches sur l'organisation des corps vivants* (1802), et dans sa *Philosophie zoologique* (a). Mais ces idées, pour être anciennes, n'en sont pas moins fausses.

Pour résumer en peu de mots ma pensée, j'ajouterai que l'arrêt de développement dont serait frappé un embryon, ou une partie d'un embryon d'animal supérieur, pourrait donner lieu à la formation d'un être anormal, à un monstre, pour me servir ici du terme vulgaire, lequel produit tératologique pourrait avoir une ressemblance plus ou moins grossière avec tel ou tel autre animal inférieur, mais ne donnera jamais naissance à un individu de l'une de ces espèces. Chaque animal possède, dès l'origine de son existence, sa nature spécifique, et c'est par différentiation d'un fond commun que les divers membres de chaque groupe zoologique se constituent, mais non par transformation des uns dans les autres. Dans les leçons publiques que je donne à la Faculté des sciences depuis dix-huit ans, j'ai souvent développé ma manière de voir à ce sujet, et j'y reviendrai lorsque je traiterai de l'embryologie.

(a) *Analyse raisonnée des travaux de Georges Cuvier*, par M. Flourens (Paris, 1841), art. iv : *Fixité des espèces*, p. 249 et suivantes.

adulte et un embryon d'autre animal, ni entre un de ses organes
et l'état transitoire du même organe en voie de formation, et
la multiplicité des produits de la Création ne saurait s'expliquer par une pareille transmutation des espèces. Mais nous
verrons par la suite que dans chaque groupe zoologique, composé des animaux qui semblent être des dérivés d'un type
fondamental commun, les diverses espèces ne présentent d'a-
bord entre elles aucune différence appréciable; mais ensuite se
distinguent peu à peu par des particularités de structure de plus
en plus nombreuses. Or, chaque espèce acquiert ainsi un caractère spécial qui la sépare de toute autre espèce en voie de développement, et chacun de ses organes devient différent de ce
que sont les parties correspondantes chez un embryon quelconque ; mais les changements que l'organe ou l'être tout
entier éprouvent après qu'ils se sont déviés ainsi de la forme
génésique commune sont en général d'autant moins considérables, que l'animal est destiné à acquérir une structure moins
parfaite, et par conséquent ils conservent souvent quelque ressemblance avec ces formes transitoires. En disant que la nature
diversifie parfois ses produits en les frappant d'un arrêt de
développement, j'entendrai donc parler non pas d'un état
embryonnaire qui serait permanent pour quelques animaux,
tout en étant transitoire pour d'autres, mais de formes qui, en
se spécialisant, seront restées assez semblables à celles que les
embryons de ces animaux eux-mêmes et des autres espèces
dérivées du même type fondamental affectent à une certaine
période de leur existence.

§ 17. — Ainsi, en étudiant chacun des grands appareils
physiologiques à l'aide desquels les facultés de l'animal s'exercent, il nous faudra, pour en prendre une idée complète, passer en revue son mode de constitution, non-seulement dans
les divers types zoologiques, mais aussi dans les divers états
par lesquels chacun de ces types passe avant que d'arriver à

Résumé.

sa forme définitive, et il nous faudra aussi comparer les uns aux autres, soit pour faire ressortir les points de similitude, soit pour signaler les dissemblances qui peuvent s'y rencontrer. Dans la première partie de ce cours, je serai très sobre dans mes excursions sur le domaine de l'embryologie, sujet dont l'étude nous occupera spécialement dans une autre série de leçons. Mais lorsque pour faire bien saisir la nature ou les liens des choses dont je parle, il me semblera utile de remonter vers l'origine des organismes, je ne manquerai pas de le faire.

Les principes généraux que je viens de poser brièvement ne sont pas les seuls qui ressortiront des études que nous allons faire ; mais ce sont ceux dont j'aurai le plus fréquemment à me servir comme guide dans la coordination et l'appréciation des faits qui vont se dérouler devant nous. Si je n'avais dû y revenir souvent, je les aurais étayés de preuves tellement multipliées et fortes, qu'aucun d'entre vous n'aurait hésité à les considérer comme l'expression de ce qui est. Mais je ne vous demande pas de les adopter sur parole ; vos convictions se formeront d'elles-mêmes, à mesure que vous avancerez dans l'investigation des organismes, et il me suffit aujourd'hui d'avoir appelé votre attention sur ces vues de l'esprit, qui, tout en étant du domaine de la philosophie de la science, seront pour nous de véritables instruments d'étude.

Je ne pousserai pas plus loin ces considérations générales, car j'ai hâte d'arriver à l'examen des questions plus faciles à saisir. Effectivement, je voudrais n'avoir à traiter de ces sujets ardus que lorsque je vous aurais déjà fait connaître tout ce qui me paraît nécessaire pour en éclairer la discussion. La rigueur de la méthode didactique aura peut-être à souffrir un peu de cette marche ; mais en pratique nous y gagnerons, car, au lieu de vous charger d'abord la mémoire de mots dont le sens vous paraîtrait obscur, je vous initierai tout de suite à la connaissance de faits également aisés à comprendre et à retenir. Puis, à l'aide de ces faits qui jalonneront en quelque sorte la route que notre pensée doit parcourir, les idées d'ensemble se placeront sans effort dans votre esprit et y porteront fruit.

Dans la prochaine leçon, j'aborderai donc, sans autre préambule, l'histoire des fonctions vitales, et je commencerai cette étude en vous parlant du liquide dans lequel toutes les parties de l'organisme puisent leur substance ; liquide dont l'influence est partout nécessaire à la manifestation de la vie, et dont l'action est liée à la production de tous les phénomènes physiologiques les plus importants.

DEUXIÈME LEÇON.

Du sang : sa constitution physique ; étude des globules sanguins ou globules rouges ;
— des globules blancs chez les animaux vertébrés.

Sang.

§ 1. — Longtemps avant que la physiologie eût commencé à devenir l'objet d'études sérieuses, on avait vu que le corps de l'homme et des animaux les plus voisins de nous renferme un liquide d'un rouge intense ; que la perte d'une quantité un peu considérable de ce liquide est accompagnée d'un affaiblissement de tout l'organisme ; que la prostration des forces augmente en raison de l'abondance de l'hémorrhagie, et que la mort arrive toujours lorsque cette perte atteint certaines limites. On en a conclu avec raison, que ce liquide, auquel on a donné le nom de *sang*, remplit un rôle des plus importants dans l'économie animale ; de bonne heure on l'a considéré comme la source de la vie, et l'auteur de l'un des livres les plus anciens que l'on connaisse, l'historien inspiré de la Création, disait déjà, il y a 3500 ans :

Anima omnis carnis in sanguine est (1).

Cependant Aristote, à qui il faut toujours remonter lorsqu'on trace l'histoire d'une branche quelconque des sciences naturelles (2), a reconnu que le liquide caractérisé de la sorte n'existe pas chez tous les animaux. Tous, dit ce grand philosophe, ont un fluide dont la privation, soit naturelle, soit acci-

---

(1) *Biblia sacra* vulgatæ editionis. *Leviticus*, cap. XVII, 14.

(2) Ce grand philosophe, qui porterait à bon droit le titre de *père des sciences naturelles*, vivait, comme on le sait, il y a vingt-deux siècles, et par un concours heureux de circonstances il fut conduit à appliquer son génie observateur à l'étude du monde matériel, aussi bien qu'à l'investigation des facultés de l'esprit et à l'examen des questions d'économie sociale,

dentelle, les fait périr : chez les uns, c'est le sang ; chez les autres, c'est un liquide incolore qui le remplace (1). Il a constaté aussi que sous ce rapport, les Oiseaux et les Poissons, aussi bien que les quadrupèdes, ressemblent à l'homme, tandis que les Mollusques, les Crustacés et les Insectes en diffèrent (2).

Ainsi, dès l'origine des sciences physiologiques, on a su qu'il existe deux sortes d'animaux : ceux que nous désignons aujourd'hui sous le nom d'*animaux à sang rouge*, et ceux que les anciens appelaient les *animaux exsangues*, c'est-à-dire les *animaux à sang blanc* des zoologistes modernes.

Cette distinction est loin d'avoir l'importance qu'on serait porté à y attribuer ; mais afin de simplifier l'exposé des faits, j'en ferai usage ici, et je ne m'occuperai d'abord que du sang ordinaire ou sang rouge, c'est-à-dire du fluide nourricier des animaux supérieurs. Pour le moment, je laisserai donc complé-

Sang rouge.

Fils du médecin Nicomaque, qui appartenait à l'une de ces anciennes familles médicales dont Esculape était réputé le chef, ARISTOTE fut initié de bonne heure aux études médicales et apprit ainsi la valeur de l'observation et de l'expérience. Il eut à son tour pour disciple Alexandre le Grand, qui, tout en faisant la conquête de l'Asie, ne négligea pas les intérêts de la science et mit à la disposition de son maître les richesses zoologiques de ce vaste continent. Mais ce qui contribua surtout à rendre fructueux les immenses travaux du philosophe de Stagyre, ce fut son esprit à la fois positif, méthodique et généralisateur. Il s'attacha à connaître tous les détails de la structure intérieure des animaux aussi bien que les fonctions de leurs organes, et on lui doit les premières bases de la classification naturelle des êtres. Persécuté en ses vieux jours par le peuple d'Athènes, et redoutant le sort de Socrate, il alla mourir obscurément dans l'île d'Eubée, en l'an 322 avant l'ère chrétienne. Un grand nombre de ses écrits ont été perdus, mais le plus important de ses ouvrages sur la zoologie nous est parvenu ; c'est celui qui est intitulé Περὶ ζώων ἱστορίας, ou *Histoire des animaux*. Un autre traité, portant sur les parties des animaux, offre moins d'intérêt.

M. Jürgen B. Meyer vient de publier un travail très approfondi sur l'ensemble des connaissances zoologiques d'Aristote (a).

(1) *Hist. des animaux*, liv. 1, § 4.
(2) *Op. cit.*, liv. IV, § 1.

(a) *Aristoteles Thierkunde. Ein Beitrag zur Geschichte der Zoologie, Physiologie und alten Philosophie*, in-8. Berlin, 1855.

tement de côté tout ce qui est relatif au sang des Mollusques, des Entomozoaires et des Zoophytes, et en vous parlant des propriétés du sang, je n'aurai d'abord en vue que l'histoire de ce liquide chez les animaux vertébrés, ou animaux sanguins, pour employer ici le langage d'Aristote.

Étude microscopique du sang.

§ 2. — Les physiologistes de l'antiquité se sont beaucoup occupés de l'étude du sang ; mais, faute de moyens d'investigation appropriés à ce genre de recherches, ils ne firent que peu de progrès dans la connaissance de la nature de cet agent de la vie, et il nous faut arriver au xviie siècle pour rencontrer à ce sujet quelque découverte digne d'intérêt. Mais à cette époque, si brillante dans l'histoire des sciences, des lettres et des arts, la physique venait de donner aux observateurs un instrument nouveau qui, appelé à jouer un rôle analogue à celui de la boussole entre les mains des navigateurs, agrandissait l'horizon autour d'eux, et permettait à leurs regards de sonder les profondeurs du ciel, aussi bien que la structure intime des corps vivants. En effet, vers le commencement de ce siècle, on imagina de combiner des lentilles de façon à augmenter la puissance de notre vue, et à nous permettre de voir avec netteté les objets qui, à raison de leur petitesse ou de leur éloignement, s'étaient jusqu'alors dérobés à nos regards. L'astronomie fut alors dotée du télescope, et, en modifiant un peu cette lunette composée, on inventa le microscope.

Cet instrument est aujourd'hui d'une si grande importance dans les travaux des naturalistes, que je regrette de ne pouvoir rendre ici à son inventeur un juste tribut d'éloges ; mais il règne à ce sujet beaucoup d'incertitude. La première idée de ces associations de lentilles paraît appartenir à un religieux du xiiie siècle, Roger Bacon (1) ; cependant, si elle se réalisa entre

(1) Roger BACON (qu'il ne faut pas confondre avec son illustre homonyme François Bacon, le chancelier du roi d'Angleterre Charles Ier, et l'auteur d'écrits dont l'influence fut très grande sur la marche de la vraie philosophie)

ses mains, ce qui paraît fort douteux, la science n'en tira aucun profit, et de tous les instruments d'optique inventés par ce philosophe expérimentateur, les seuls peut-être qui soient restés après lui, sont les lunettes ordinaires à l'aide desquelles le vieillard supplée à la faiblesse toujours croissante de sa vue (1). Ainsi que je l'ai déjà dit, ce fut au commencement du xviie siècle seulement que le microscope fut placé entre les mains des naturalistes, et le mérite de cette invention a été attribué tour à tour au physicien Drebbel, à l'illustre Galilée, et à un opticien obscur de la petite ville de Middelbourg en Hollande, nommé

était un des esprits les plus remarquables de son siècle, et s'il eût vécu dans des temps meilleurs, il eût certainement rendu de grands services à la science. Il insista sur la nécessité de l'alliance des études scientifiques et littéraires, et proclama hautement qu'en matière de science, l'*expérience* était la seule autorité qui dût prévaloir. On l'appelait le *docteur admirable*, et ses inventions curieuses le firent accuser de magie. Il paya de la perte de sa liberté l'étonnement que causèrent les *nouveautés suspectes et dangereuses* contenues dans ses écrits, et ses manuscrits furent mis sous le séquestre le plus rigoureux. Il appartenait au couvent des Cordeliers à Oxford, et il mourut en 1292. On lui attribue non-seulement l'invention des lunettes, mais la connaissance de la poudre à canon, et l'idée d'employer la force expansive de la vapeur pour faire marcher les voitures et les navires. Ses écrits sur l'optique furent pendant longtemps très utiles, et conduit par ses études astronomiques à reconnaître le défaut de concordance

entre la durée de l'année civile et le temps employé par le soleil pour accomplir ses révolutions, il proposa au pape Clément VII la réforme du calendrier julien, réforme qui ne fut adoptée que trois siècles plus tard (en 1582), et qui a illustré le nom de Grégoire XIII. Le principal ouvrage de R. Bacon, intitulé *Opus majus*, ne fut publié qu'en 1733.

On trouve un chapitre intéressant sur la vie et les écrits de ce philosophe expérimentateur dans l'*Histoire des sciences naturelles au moyen âge*, par M. Pouchet, in-8, Paris, 1853.

(1) Le pouvoir amplifiant des lentilles n'était pas ignoré des anciens. Ainsi on lit dans Sénèque : « Litteræ, » quamvis minutæ et obscuræ, per » vitream pilam aqua plenam, ma- » jores, clarioresque cernuntur (*a*). »

Pline nous dit aussi : « Nero princeps gladiatorum pugnas spectabat » in smaragdo (*b*). » Or, on sait que Néron était myope, et par conséquent l'émeraude en question était probablement une lentille concave.

<hr>

(*a*) *Naturalium quæstionum* lib. I, cap. vi (édit. Lemaire, *Op. phil.*, n° 5, p. 105).
(*b*) *Naturales historiæ*, lib. XXXVII, § 16.

Zacharie Jans, ou à un de ses voisins, Jean Lapprey; on a même prétendu que c'était au hasard seul que la science était redevable de cet instrument, et que des enfants, en jouant avec des lentilles, dans la boutique de Zacharie Jans leur père, avaient formé le premier microscope (1). Il me paraît cependant bien avéré que l'invention de cet instrument appartient à ce dernier opticien; mais il me semble probable aussi que les perfectionnements par suite desquels le microscope est devenu si promptement utile aux naturalistes sont en grande partie dus à l'homme de génie qui, le premier, fit usage du télescope pour étudier le ciel, qui trouva les satellites de Jupiter, et qui découvrit les propriétés du pendule (2).

Quoi qu'il en soit, ce fut un compatriote de l'illustre Galilée

(1) Le contemporain le plus illustre de ces physiciens, Descartes, ne mentionne aucun d'entre eux lorsqu'il parle de l'invention de ces instruments d'optique, et l'attribue à un opticien de la ville d'Alcmar, nommé Jacques Meticus (a). Drebbel, que l'on cite souvent, d'après l'autorité de Huygens, comme l'auteur de cette découverte, contribua beaucoup à faire connaître le microscope en Angleterre, mais il était seulement le possesseur d'un de ces intruments qu'il avait acheté en Hollande. Un des biographes de Galilée, Viviani, assure que la découverte du télescope avait conduit ce grand homme à inventer le microscope, et qu'en 1612 il en envoya un à Sigismond, roi de Pologne. Enfin c'est par les recherches de Pierre Borel, auteur d'un ouvrage intitulé *De vero telescopii inventore*, et imprimé à la Haye en 1655, que les droits de priorité des lunettiers de Middelbourg sont établis; quelques-uns des témoins, interrogés par cet auteur, attribuèrent la première combinaison des lentilles à un ouvrier de cette ville, Jean Lapprey; d'autres rapportent cette découverte à Zacharie Jans, et en fixèrent la date à 1610; d'après le dire du fils de ce dernier, elle remonterait même à 1590. Montucla a discuté cette question avec beaucoup de soin et d'impartialité dans son *Histoire des mathématiques*, II, p. 231.

(2) GALILÉE naquit à Pise en 1564, et étudia d'abord la médecine, mais ne tarda pas à s'occuper principalement de mécanique et d'astronomie. Ce fut à l'âge de dix-huit ans qu'il découvrit les propriétés du pendule; peu de temps après, il constata que l'eau ne s'élève dans les pompes qu'à la hauteur de 32 pieds, fait qui conduisit son disciple Torricelli à la connaissance de la pesanteur de l'atmosphère,

(a) Descartes, *Dioptrique*, p. 1.

qui, l'un des premiers, appliqua le microscope aux investigations physiologiques, et une des observations faites ainsi est relative à la constitution physique du sang.

§ 3. — Effectivement, en 1664, le célèbre Malpighi (1) aperçut dans le sang du Hérisson des corpuscules rouges et arrondis qui flottaient dans ce liquide, et qui lui parurent être des globules de graisse (2). Il ne poussa pas l'observation plus loin ; mais, bientôt après, un autre naturaliste, habile dans l'art de tailler les lentilles et d'observer au moyen de ces instruments,

Découverte des globules du sang.

et il n'avait pas vingt-cinq ans, qu'à ses deux titres de gloire il en ajoutait un troisième par ses recherches sur le mouvement des corps. En 1609, il construisit un télescope, et à l'aide de cet instrument nouveau il enrichit la science de ses observations sur la conformation de la lune, sur les phases de Vénus, sur les satellites de Jupiter, et sur les taches du soleil. On sait quelles persécutions lui suscita le fanatisme ignorant de quelques-uns de ses compatriotes. Devenu aveugle dans ses vieux jours, il mourut en 1642, année également mémorable par la naissance de Newton.

(1) Le nom de MALPIGHI reviendra souvent dans le cours de ces leçons. Il naquit aux environs de Bologne, en 1628, et après avoir obtenu le grade de docteur à l'université de Padoue, il professa la médecine successivement à Bologne, à Pise et à Messine. En 1666, il revint à l'université de Bologne, puis il habita Rome, comme médecin du pape Clément IX. Il y mourut en 1694. Malpighi fut l'un des premiers à s'occuper de l'anatomie des végétaux, et il traita de la structure intime du tissu de ces êtres aussi bien que de la conformation de leurs organes. On lui doit aussi des travaux d'une grande importance sur l'embryologie du poulet, la structure des glandes, la circulation capillaire, l'anatomie du Ver à soie, etc. La plupart de ses écrits furent publiés séparément depuis 1661 jusqu'en 1689 ; ils furent ensuite réunis en un volume in-folio, sous le titre d'*Opera omnia*. L'édition à laquelle je renverrai dans les leçons, parce que je l'ai dans la main, est celle imprimée à Londres en 1686. On a également de lui un volume intitulé *Opera posthuma* ; l'édition que je citerai est celle imprimée à Amsterdam en 1698, 1 vol. in-4.

(2) Voici le passage d'après lequel on peut supposer que Malpighi avait aperçu les globules du sang avant que Leeuwenhoek les eût fait récilement connaître : « Ego in omento » histricis, in sanguineo vase, quot » excurrebat ab acervo pinguedinis in » alterum oppositum, globulos pin- » guedinis propria figura terminatos » vidi rubescentes, et corallorum ru- » beorum vulgò coronam æmula- » bantur. » (*Exercitatio de omento, pinguedine et adiposis ductibus, Bonon.*, 1661, et *Op. omn.*, II, p. 42.)

Leeuwenhock (1), arriva à un résultat plus complet. On peut même dire que c'est à Leeuwenhoek qu'appartiennent réellement la découverte du mode de constitution de notre fluide nourricier et les premières idées nettes sur l'existence des globules du sang. Mais ce serait manquer de justice envers Swammerdam, si je n'ajoutais que plusieurs années avant la publication des faits constatés par ces deux naturalistes, il avait parfaitement bien vu et décrit ces globules chez la Grenouille; seulement ses observations restèrent inédites, et par conséquent la science n'en profita pas (2).

En 1673, Leeuwenhoek vit, à l'aide de son microscope, que le sang humain se compose d'une multitude incalculable de

(1) Antoine Leeuwenhoek naquit en 1632, à Delft en Hollande, et mourut en 1723. Il se servait de microscopes simples qu'il construisait lui-même, et qui consistaient dans une petite lentille biconvexe enchâssée dans une plaque d'argent trouée et garnie d'une aiguille mobile servant de porte-objet; il avait un grand nombre de ces instruments dont le pouvoir amplifiant variait entre 40 et 160 diamètres, et il s'en servait sans cesse pour examiner tout ce qui lui tombait sous la main. Il fit ainsi un nombre considérable de découvertes importantes ; mais il se borna à enregistrer les faits qu'il apercevait sans les coordonner et sans en tirer aucune conclusion générale pour la physiologie ou l'anatomie. J'aurai souvent l'occasion d'en parler dans la suite de ces leçons, et de citer des observations qui furent pour la plupart publiées d'abord dans les *Transactions philosophiques de la Société royale de Londres*, depuis 1673 jusqu'en 1723, et qui se trouvent réunies dans un ouvrage intitulé : *Opera omnia, seu arcana naturæ delecta*, 4 vol. in-4, 1719 à 1722.

(2) Les recherches de Swammerdam sur l'anatomie et la physiologie de la Grenouille datent de 1658, mais ne furent publiées que cinquante-sept ans après la mort de ce grand naturaliste, par les soins généreux de son compatriote Boerhaave. Or, des observations inédites ne peuvent enlever la priorité d'une découverte à celui qui, sans les connaître, a enrichi la science d'un résultat nouveau. La découverte des globules du sang appartient donc en droit à Malpighi et à Leeuwenhoek, mais en réalité avait été faite par Swammerdam avant que le premier de ces anatomistes eût publié ses observations incomplètes sur ces corpuscules. Voici le passage du livre de Swammerdam où l'existence des globules sanguins est indiquée :
« In sanguine serum conspiciebam,
» in quo immensus fluctuabat orbi-
» cularium particularum, ex plano
» veluti ovata, penitus tamen regulari
» figura gaudentium, numerus. Vide-
» bantur autem hæ ipsæ particulæ

corpuscules arrondis, d'une petitesse extrême, qui roulent dans un fluide hyalin (1). Bientôt après, il étendit ses recherches à beaucoup d'animaux, et arriva à cette conclusion importante, que chez les Oiseaux et les Poissons, aussi bien que chez les quadrupèdes, le sang doit sa couleur rouge à des corpuscules de ce genre ; que chez le bœuf, le mouton et le lapin, de même que chez l'homme, ces corpuscules sont terminés par un contour circulaire, et ne présentent pas dans leur volume des différences appréciables à l'aide des instruments dont il faisait usage ; enfin, que chez les Oiseaux, les Grenouilles et les Poissons, ce sont des disques ovalaires (2).

Leeuwenhock réservait le nom de globules aux corpuscules sanguins de l'homme et des autres mammifères, parce qu'il les croyait sphériques ; mais les physiologistes qui le suivirent dans cette nouvelle voie de recherches ne tardèrent pas à constater que chez tous ces êtres, de même que chez les vertébrés ovipares, ils sont plus ou moins aplatis (3), et ressemblent, par

» alium insuper humorem intra se » continere. Quod si a latere eas con- » tuebar ; crystallinos quasi bacillos, » pluresque alias figuras similabant : » prout nimirum diversimode in » sero sanguinis circumvolvebantur. » Animadvertebam præterea, quod » color objectorum tantò semper » remissior adpareat, quò ea, micros- » copii interventu, grandiora repræ- » sentantur (a). »

Swammerdam naquit à Amsterdam en 1637, et fit une partie de ses travaux à Paris ; ses recherches sur l'anatomie et les métamorphoses des insectes sont très importantes. Il était trop pauvre pour pouvoir publier la majeure partie de ses travaux, et il mourut en 1680.

(1) *Microscop. Observ.* (*Philos. Trans. of the Royal Society*, 1674, p. 23).

(2) *Philos. Trans.*, 1684, p. 789. Les observations de Leeuwenhock sur le sang, publiées d'abord dans les *Transactions de la Société royale de Londres*, furent reproduites par ce micrographe dans le second volume de son grand ouvrage intitulé : *Arcana naturæ delecta*. Elles sont entachées de quelques erreurs au sujet de la structure des globules, mais ont une grande importance.

(3) Senac établit nettement ce fait dans son ouvrage sur la *Structure du cœur* (b). Ce pathologiste célèbre naquit en 1693, et mourut en 1770 ; il était médecin du roi Louis XV et a

(a) *De sanguinis circuitu in rana adulta* (*Biblia naturæ*, 1738, t. II, p. 835).
(b) *Traité de la struct. du cœur*, supplém., chap. viii, t. II, p. 656 (1749, édit. in-4).

conséquent, à une lentille ou à un petit disque qui, chez les premiers, aurait une forme circulaire, tandis que chez les derniers il serait elliptique.

Pendant la première moitié du xviiie siècle, nos connaissances relatives à la constitution physique du sang ne firent que peu de progrès; mais en 1770, Hewson(1) commença la publication d'un travail des plus remarquables sur l'histoire de ce fluide, et étudia bien mieux que ne l'avaient fait tous ses devanciers, les globules sanguins; il arriva à des idées beaucoup plus justes sur la structure de ces corpuscules aussi bien que sur leur forme et leur dimension; on peut même dire qu'il posa les véritables bases de l'histoire physique du sang, et l'on trouve dans son ouvrage le germe de la plupart des découvertes accomplies de nos jours sur ce sujet si important pour les physiologistes.

Il est singulier de voir qu'après la publication des travaux dont les résultats sont si nets et si intéressants, la science, loin d'en profiter et d'avancer d'un pas plus rapide dans cette voie d'investigation, resta stationnaire, ou plutôt recula. Dans les traités de physiologie du commencement de ce siècle, on en faisait à peine mention, et l'on alla jusqu'à dire que le microscope ne pouvait nous faire connaître ni la figure ni le volume de ces corpuscules (2), et que probablement c'étaient des bulles d'air que

publié plusieurs écrits dans les *Mém. de l'Acad. des sciences.*

(1) William HEWSON, anatomiste habile ainsi que bon expérimentateur, naquit en 1739 à Hexham, dans le nord de l'Angleterre. Il exerça la chirurgie à Londres, et professa avec distinction à l'école médicale fondée dans cette ville par W. Hunter. Il mourut en 1774, à la suite d'une piqûre qu'il s'était faite en disséquant. Ses recherches sur les propriétés du sang parurent d'abord dans les *Transactions philosophiques* pour l'année 1770; et

son Mémoire sur les particules rouges du sang fut inséré dans le même recueil en 1773. Une nouvelle édition des œuvres de ce physiologiste, accompagnée de notes très précieuses par M. Gulliver, vient d'être publiée par les soins de la Société Sydenhamienne de Londres (1 vol. in-8, 1846). C'est à ce livre que se rapporteront les citations faites dans la suite de ces leçons.

(2) Richerand, *Nouveaux éléments de physiologie*, 1807, 4e édit., I, p. 425.

Hewson avait figurées sous le nom de globules du sang (1); aussi dois-je signaler ici, comme un véritable service rendu à la science, la réhabilitation des observations microscopiques opérée, il y a environ trente ans, par MM. Prévost et Dumas, dont le travail sur les globules du sang excita un vif intérêt (2). Vers la même époque, un physicien habile de Modène, M. Amici, s'occupa avec succès du perfectionnement des microscopes, et grâce à l'impulsion ainsi donnée, les observations se multiplièrent rapidement en même temps qu'elles devinrent plus faciles et plus exactes (3).

Aujourd'hui, la constitution physique du sang a été étudiée

(1) *Précis élémentaire de physiologie*, par F. Magendie. Paris, 1817, I, p. 305.

Il est encore plus surprenant de voir qu'en 1839, au congrès scientifique de Pise, un savant professeur de Padoue, M. Giacomini, se fondant sur ses propres observations, a formellement nié l'existence des globules sanguins, et que son Mémoire sur ce sujet, imprimé d'abord dans le journal d'Omodei, ait eu les honneurs d'une traduction française (a).

(2) Prévost et Dumas, *Examen du sang et de son action dans les divers phénomènes de la vie* (*Bibl. univ. des sciences de Genève*, 1821, t. XVII, p. 215, et *Ann. de chimie*, 1821, t. XVIII, p. 280).

J.-L. PRÉVOST (le collaborateur de mon savant collègue et ami M. Dumas, professeur de chimie à la Faculté des sciences) naquit à Genève en 1790, et y mourut en 1850. Les

études sur le sang dont il est question ci-dessus ne sont pas les seuls travaux physiologiques dont ces deux expérimentateurs ont enrichi la science. On leur doit aussi des recherches sur la contraction musculaire (b) et une série de Mémoires très importants sur la génération (c). En 1842, Prévost fit avec Leroyer, pharmacien à Genève, des expériences sur la digestion (d), et plus récemment il a publié, en commun avec M. Lebert, une série de Mémoires sur la formation des organes de la circulation chez les Batraciens et chez le poulet (e). Prévost était un des médecins les plus distingués de Genève, et il était remarquable par la finesse de son esprit, ainsi que par son profond savoir. Une notice biographique sur ce physiologiste éminent a été insérée dans la *Bibliothèque universelle de Genève* (*Archives des sc. phys. et nat.*, 1850, t. L, p. 265).

(3) Parmi les physiciens qui, dans

(a) *Ann. univ. di med.*, janvier 1840. — *De la nature, de la vie et des maladies du sang* (*Gazette des hôpitaux*, mars 1840, t. II, n° 20).

(b) *Journal de physiol. expérim.* de Magendie, 1823, t. III, p. 301.

(c) *Annales des sciences naturelles*, 1re série, t. I, II, III, IV et XII, 1824 à 1827.

(d) *Mém. de la Soc. d'hist. nat. de Genève*, 1826, t. III, p. 143, et *Ann. des scienc. nat.*, 1825, t. IV.

(e) *Annales des scienc. nat.*, 1844 et 1845, 3e série, t. I à III.

à l'aide de microscopes puissants, dans un nombre immense d'animaux, et la science est riche de faits relatifs aux globules dont l'existence était à peine soupçonnée par l'illustre Malpighi.

Forme
des globules. § 4. — Lorsque ces observations commencèrent à se multiplier, les physiologistes ne tardèrent pas à être frappés de la différence de forme qu'ils apercevaient dans les globules du sang chez les vertébrés dont la peau est garnie de poils, et chez ceux dont le corps est couvert de plumes ou d'écailles. Déjà, vers le milieu du siècle dernier, Weiss (1) appela l'attention sur cette coïncidence, et fut conduit à penser qu'elle ne souffrirait pas d'exception. Les recherches de Hewson, de Prévost et Dumas, de Wagner (2), et de beaucoup d'autres naturalistes, tendirent à confirmer de plus en plus cette règle, et l'on admettait généralement, il y a peu d'années encore, que chez les vertébrés vivipares, c'est-à-dire chez les Mammifères, les globules du sang sont circulaires, tandis que chez les vertébrés ovipares (c'est-à-dire chez les Oiseaux, les Reptiles, les Batraciens et les Poissons), ils sont elliptiques.

Mais de nouvelles observations sont venues montrer qu'ici, comme dans beaucoup d'autres choses, la Nature obéit à des tendances et non à des lois absolues. En effet, M. Mandl (3) a trouvé que chez le Chameau, le sang contient non pas des globules circulaires comme chez tous les mammifères étudiés jusqu'alors, mais des globules de forme elliptique comme chez les Oiseaux et les vertébrés à sang froid. Il trouva ensuite que dans le genre Lama, les globules du sang sont également elliptiques. Ainsi, la petite famille des Caméliens tout entière pré-

ces derniers temps, ont contribué au perfectionnement du microscope, je dois citer aussi M. Lister, auteur d'un Mémoire important sur la construction de ces instruments, inséré dans les *Transactions philosophiques de la Société royale de Londres en 1829,*

(1) *Obs. sur les globules du sang* (*Acta Helvetica*, 1760, t. IV, p. 351).

(2) R. Wagner, *Zur vergleichenden Physiologie des Blutes*, in-8. Leips., 1833-1838.

(3) *Comptes rendus de l'Acad. des sciences*, 1838, t. VII, p. 1060.

sente cette singulière exception ; mais rien de semblable n'a été trouvé chez d'autres animaux de la même classe, et cependant on a examiné au microscope le sang de plus de deux cents espèces choisies dans toutes les subdivisions naturelles de ce groupe, même parmi les Marsupiaux (1) et les Monotrèmes (2), qui, à certains égards, semblent établir le passage entre les mammifères ordinaires et les vertébrés ovipares (3).

On ne connaît, au contraire, aucun oiseau adulte où les globules du sang ne soient pas elliptiques, et comme le nombre des espèces étudiées s'élève à deux cent cinquante, il est à présumer que dans cette classe on ne rencontrera pas d'exceptions à la règle.

Il en est encore de même pour les Reptiles, les Batraciens et les Poissons ordinaires ; mais on voit par les observations de Wagner et de quelques autres naturalistes, que dans un petit nombre des espèces les plus dégradées de la division des Poissons cartilagineux les Lamproies par exemple, la forme de ces corpuscules est à peu près circulaire (4).

(1) Milne Edwards, *Rapport sur la note de M. Mandl, loc. cit.*, p. 1136, et *Ann. des sc. nat.*, 1830, 2e série, t. II, p. 46.—Gulliver, *Proceed. Zool. Soc.*, 1841.

(2) Hobson, *Obs. on the Blood of the Ornithorhynchus Paradoxus (Tasmanian Journal of Nat. Sc.*, vol. 1, p. 94, publié à la terre de Van-Diémen, 1841).

Gulliver, *Sur le sang de l'Echidné*, dans les notes de l'ouvrage de Hewson, 1846, p. 239.

(3) Les observations de M. Wharton Jones tendent à établir que chez les Lamas les globules sanguins sont circulaires avant que d'avoir atteint leur entier développement, et reprennent

facilement cette forme par endosmose en présence de l'eau. Il n'a pas observé le sang de ces animaux pendant la période embryonnaire, mais il a trouvé chez un Alpaca adulte quelques globules circulaires très peu chargés de matière colorante, et il a vu tous les passages entre ces globules et les globules elliptiques ordinaires. Reste à savoir si ces corpuscules circulaires étaient des globules en voie de développement ou des globules altérés. (*On the Blood Corpusc., Phil. Trans.*, 1846, p. 77.)

(4) Les observations de M. Wagner ont été faites chez le Sucet (*Pteromyzon planeri*) et l'*Ammocetes branchialis* (a). M. Wharton Jones a constaté aussi l'existence de globules sanguins

(a) Wagner, *Beitr. zur vergleichenden Physiologie*, t. II. *Nachträge zur vergl. Physiol. des Blutes*, 1838, p. 13, tab. 1, fig. 6.

Enfin, il est aussi à noter que dans les premiers temps de la vie embryonnaire de tous les vertébrés ovipares, les globules normaux n'existent pas encore, et que le sang ne charrie d'abord que des corpuscules circulaires d'un aspect particulier (1).

§ 5. — Lorsque les micrographes ne possédaient que des instruments d'un faible pouvoir amplifiant, ils distinguaient difficilement les différences qui existent dans le volume des globules du sang chez les divers animaux; cependant elles sont parfois très considérables, et elles n'échappèrent pas à l'attention de Senac (2). La mesure exacte de ces corpuscules présenta même jusqu'en ces derniers temps des difficultés insurmontables, et a fourni aux anciens observateurs les résultats les plus discordants; mais par suite du perfectionnement de nos microscopes, elle est devenue facile aujourd'hui, et a été faite avec soin chez plus de cinq cents espèces d'animaux vertébrés (3).

Pour prendre ces mesures, on se sert tantôt d'un micromètre placé dans l'intérieur du microscope, au foyer de l'oculaire, et

Volume des globules.

circulaires chez la Lamproie (a). Mais cette particularité n'existe pas dans toute la famille des Poissons cyclostomes, car M. Müller a trouvé que chez le Gastrobranche (*Myxine glutinosa*), ces corpuscules, examinés à l'état frais, sont elliptiques; quelques-uns sont même presque fusiformes (b).

(1) Ce fait, important pour la solution de plus d'une question, a été établi par MM. Prévost et Dumas (c). Hewson, il est vrai, avait déjà figuré ces globules circulaires chez l'embryon de la vipère aussi bien que chez l'embryon

du poulet, mais il n'avait rien dit dans son texte au sujet de cette forme (d). —Baumgartner a fait des observations analogues chez la grenouille et chez des poissons (e). — Nous reviendrons sur ce point lorsque nous traiterons du développement de l'organisme.

(2) Senac, *Traité de la structure du cœur*, t. II, p. 656.

(3) Il me semblerait tout à fait inutile de nous arrêter ici sur les évaluations données à une époque où la science ne possédait pas encore les moyens nécessaires pour arriver à des

(a) Wharton Jones, *The Blood Corpuscle Considered in its Different Phases of Development* (*Phil. Trans.*, 1846, p. 63, pl. 1).

(b) J. Müller, *Untersuchungen über die Eingeweide der Fische* (*Abhandl. der K. Akad. der Wissensch. zu Berlin*, 1843, p. 119).

(c) Prévost et Dumas, *Sur le développement du cœur et la formation du sang* (*Annales des sciences naturelles*, 1824, 1re série, t. III, p. 102).

(d) Hewson's *Works*, pl. 5, fig. 4 et 7.

(e) Baumgartner, *Ueber Nerven und Blut*, p. 40.

disposé de façon à permettre à l'observateur de faire coïncider les divisions de cet instrument, d'abord avec celles d'un autre micromètre placé sur le porte-objet, au foyer de l'objectif, puis

résultats exacts. Ceux qui seraient curieux de connaître ces premiers essais micrométriques pourraient consulter l'article de la grande *Physiologie* de Haller, où les opinions de Leeuwenhoeck, Muys, Eller, Hales, Schreiber, etc., se trouvent exposées (*Élém. phys.*, vol. II, p. 54-56). En 1818, Evrard Home reprit cette question, et d'après les observations de Bauer, estima le diamètre des globules sanguins normaux de l'homme à $\frac{1}{1700}$ de pouce anglais, c'est-à-dire à environ $\frac{1}{70}$ de millimètre (*a*). Puis il fit connaître les mesures prises, à sa demande, par Kater, qui, dans une observation, trouva $\frac{1}{7000}$ de pouce anglais, et dans une autre $\frac{1}{6000}$, d'où il tira la moyenne de $\frac{1}{5000}$ de pouce anglais, ou environ $\frac{1}{200}$ de millimètre (*b*). Quelque temps avant, le célèbre médecin, physicien et archéologue, Th. Young, était arrivé à des résultats semblables au moyen d'un instrument de son invention, nommé l'*ériomètre* (*c*).

MM. Prévost et Dumas (*d*) furent les premiers à introduire quelque précision dans ces mesures et à prendre d'une manière comparative les dimensions des globules sanguins chez un nombre considérable d'animaux. Leurs évaluations sont un peu trop faibles, mais se rapprochent beaucoup de la vérité. Ainsi ils estimaient le diamètre des globules de l'homme à $\frac{1}{160}$ de millimètre, tandis que toutes les observations les plus récentes ne donnent qu'environ $\frac{1}{125}$ de millimètre. Plus récemment, M. Wagner a publié une série de mesures du même genre (*e*); M. Mandl a augmenté encore la liste des espèces étudiées sous ce rapport (*f*), et M. Ehrenberg a donné également quelques déterminations (*g*). Beaucoup d'autres observations isolées ont été faites aussi depuis quinze ans, mais c'est à M. Gulliver que l'on doit le plus grand nombre de ces mesures. Ses observations parurent d'abord disséminées dans divers journaux (principalement l'*Edinburgh Philos. Magazine*), et furent ensuite réunies en tableau dans l'appendice à la traduction anglaise de l'*Anatomie* de Gerber; enfin elles sont présentées de la manière la plus complète dans les notes dont ce micrographe a enrichi la nouvelle édition des œuvres de Hewson (*h*).

(*a*) *On the Changes the Blood Undergoes in the Act of Coagulation* (*Phil. Trans.*, 1818, p. 172).
(*b*) *Op. cit.*, p. 187.
(*c*) *Remarks on the Measurement of Minute Particles, especially those of Blood and Pus* (*Introduction to Medical Litterature*, 1843, p. 555).
(*d*) *Examen du sang* (*Bulletin universel de Genève*, t. XVII, 1821). Ce mémoire se trouve reproduit sans planche dans les *Annales de chimie et de physique*, 1821, t. XVIII, p. 280.
(*e*) *Vergl. Physiol. des Blutes*, 1833 et 1838. — *Ueber die Anwendung histologischer Charactere auf die Zoologische Systematik* (*Müller's Arch. f. Anat. und Phys.*, 1835, p. 314).
(*f*) *Anatomie microscopique* (*Mémoires sur le sang*, in-folio, 1838).
(*g*) A la suite de son Mémoire sur les organes vitaux (*Mémoires de l'Académie de Berlin* pour 1835, p. 717).
(*h*) *The Works of Hewson Edited with an Introduction and Notes*, by George Gulliver, in-8, 1846.

avec l'image d'un globule sanguin placé au même foyer (1), tantôt de la chambre claire adaptée à l'oculaire du microscope. On trace alors sur un papier placé à une distance déterminée du prisme le contour de l'image des globules, et l'on détermine le pouvoir amplifiant employé, en dessinant de la même manière un objet quelconque de grandeur connue, une règle divisée micrométriquement par exemple, que l'on met sur le porte-objet à la place de la gouttelette de sang précédemment examinée ; puis en mesurant directement les deux images ainsi représentées. Ce dernier procédé, que l'on doit à M. Amici (2), est facile à pratiquer ; il est susceptible d'un grand degré de précision et ne nécessite aucune disposition dispendieuse dans la construction du microscope. Aussi est-ce la méthode dont je conseillerais de préférence l'emploi.

En procédant ainsi, ou à l'aide de moyens analogues, et en employant des microscopes dont le pouvoir amplifiant linéaire est de 300 à 400, on a pu reconnaître que dans une même goutte de sang, les globules rouges, tout en se ressemblant beaucoup, n'ont pas des dimensions invariables (3). Il arrive parfois que quelques-uns de ces corpuscules sont près d'un tiers plus gros que ne le sont la plupart d'entre eux, et que d'autres au contraire sont notablement plus petits; mais, dans l'immense majorité des cas, leurs dimensions ne s'éloignent qu'à peine de la moyenne fournie par la mesure d'un nombre

---

(1) La disposition à laquelle je fais allusion ici est celle employée dans la construction des microscopes de Nachet.

(2) *Obs. microscop.* (*Acta della Soc. ital.*, vol. XIX, et *Ann. des sc. nat.*, 1824, 1re série, t. II, p. 46). C'est à tort que M. Quekett attribue cette méthode à M. Lister (a). Les publications de ce dernier physicien datent, comme nous l'avons déjà dit, de 1829.

(3) Milne Edwards, art. *Blood* in Todd's *Cyclop. of Anat. and Phys.*, 1836, p. 405. — Gulliver, *Notes* de l'ouvrage de Hewson, p. 236.

(a) Quekett, *Pract. Treat. on the Use of the Microscope*, 1848, p. 203.

considérable de ces corpuscules ; nous ne nous occuperons donc ici que de ces moyennes seulement.

La grandeur des globules varie au contraire beaucoup chez les divers animaux. Ainsi, chez l'homme, ils ont en diamètre environ $\frac{1}{125}$ de millimètre (1), tandis que chez la Chèvre ils n'ont que $\frac{1}{250}$, et chez le Chevrotain de Java (2) leur diamètre n'est que de $\frac{1}{483}$ de millimètre, c'est-à-dire que chez ce dernier ruminant ils sont à peu près quatre fois plus petits que chez la Chèvre et environ seize fois plus petits que chez l'homme. Chez la Grenouille ils sont beaucoup plus développés ; leur grand diamètre a environ $\frac{1}{43}$ de millimètre, et chez la Sirène ils ont $\frac{1}{16}$ de millimètre. Ainsi, chez ce dernier Batracien ils ont environ trente fois le diamètre des globules du Chevrotain, et leurs dimensions sont à peu près sept fois et demie celles des globules du sang humain, ce qui suppose un volume au moins cinquante fois plus gros (3).

J'ai réuni dans le tableau ci-joint (4) les mesures de ces corpuscules chez la plupart des animaux vertébrés dont le sang a été étudié sous ce rapport, et par l'inspection des chiffres qui s'y

(1) Wagner a constaté que les globules du sang sont tout à fait semblables chez le nègre et les hommes de la race caucasique (a).

(2) Gulliver, *Blood Corpuscles in Mammalia* (*Ann. of Nat. Hist.*, 1839, vol. IV, p. 283).

M. R. Owen avait, peu de temps avant, signalé la petitesse des globules sanguins chez les Chevrotains ; ceux dont il a publié la mesure variaient entre $\frac{1}{375}$ et $\frac{1}{522}$, et il avait donné comme chiffre moyen $\frac{1}{500}$ de millimètre en diamètre. (*Contributions to the Comparative Anatomy of the Blood Diseases*, in *London Medic. Gazette*, new ser., 1839-1840, vol. 1, p. 283 et 473.)

(3) Quelques auteurs ont pensé que la médecine légale pourrait tirer parti de ces différences de formes ou de dimensions des globules pour distinguer entre elles les taches formées sur du linge ou autres objets par du sang humain ou par du sang de quelque vertébré ovipare ; mais la déformation des globules rend de pareilles observations très difficiles, et, pour placer quelque confiance dans les résultats qu'on en obtient, il faut prendre beaucoup de précautions. Cette question a été traitée d'une manière spéciale par M. Mandl (b).

(4) Voyez le tableau n° 1 placé à la fin de cette leçon.

(a) Wagner, *Nachtr. zur vergl. Physiol. des Blutes*, 1838, p. 5.
(b) Mandl, *Recherches médico-légales sur le sang*, thèse in-4°. Paris, 1842.

trouvent inscrits, on voit que c'est dans la classe des Mammifères que les globules ont les dimensions les plus petites. Dans
ce groupe naturel, on ne connaît aucun exemple de globules
dont le diamètre dépasse $\frac{1}{108}$ de millimètre; dans l'immense
majorité des espèces, il ne varie qu'entre $\frac{1}{130}$ et $\frac{1}{160}$ de millimètre; enfin, la moyenne fournie par toutes les mesures est
d'environ $\frac{1}{108}$ de millimètre.

Dans la classe des Oiseaux, les globules sont plus grands.
Leur petit diamètre est à peu près le même que chez la plupart
des Mammifères, et ne varie qu'entre $\frac{1}{110}$ et $\frac{1}{187}$ de millimètre,
mais leur grand diamètre n'a jamais moins de $\frac{1}{105}$ de millimètre (1), et atteint parfois $\frac{1}{50}$. Les moyennes pour les deux
axes de l'ellipse que représentent ces disques ovalaires sont $\frac{1}{105}$
sur $\frac{1}{70}$ de millimètre.

Chez les Reptiles, les globules du sang sont encore plus grands.
Leur petit diamètre varie entre $\frac{1}{108}$ et $\frac{1}{74}$ de millimètre, et leur
grand diamètre entre $\frac{1}{64}$ et $\frac{1}{41}$ de millimètre.

Les Poissons osseux ne diffèrent que peu des Reptiles sous ce
rapport; en général, cependant, ils ont les globules un peu
moins grands; mais pour les Poissons cartilagineux, le contraire
s'observe : ainsi chez quelques Squales, leur grand diamètre
a jusqu'à $\frac{1}{44}$ de millimètre (2).

Mais c'est dans la classe des Batraciens que les globules du
sang arrivent au maximum de leur développement : chez la
Grenouille, où ils sont le plus petits, leur grand axe a, comme
nous l'avons déjà dit, $\frac{1}{43}$ de millimètre; chez le Triton ou Salamandre aquatique, ils atteignent $\frac{1}{33}$ de millimètre, et chez le

(1) Chez l'Oiseau-Mouche, J. Davy.　pas échappé à Hewson (a), mais sont
(Ann. of Nat. Hist., 1846, vol. XVIII,　établis principalement sur les observa-
p. 58.)　tions plus récentes de MM. Prévost et
　(2) Ces divers résultats n'avaient　Dumas, de Wagner et de M. Gulliver.

(a) Op. cit., p. 217.

Protée ils ont environ $\frac{1}{16}$ de millimètre, et sont, par conséquent, presque visibles à l'œil nu (1).

§ 6. — Ainsi, chez les animaux vertébrés, à respiration aérienne, la tendance générale de la nature semble être de diminuer le volume des globules du sang, à mesure que l'organisme se perfectionne : car, ainsi que chacun le sait, les Batraciens sont les plus dégradés de tous ces êtres ; les Reptiles, quoique supérieurs aux Batraciens, sont à leur tour des animaux inférieurs aux Oiseaux, et ce sont les Mammifères qui occupent le plus haut rang dans cette série. Mais ici encore ce sont des tendances seulement que je signale, et non une règle absolue ; car, parmi les Mammifères, ce sont les Ruminants qui nous offrent les globules les plus petits, et l'homme ainsi que les Singes ne diffèrent guère, à cet égard, des Rongeurs, c'est-à-dire des Mammifères les moins bien doués.

Cette tendance est cependant digne d'attention, et acquiert un nouvel intérêt lorsqu'on étudie le sang d'une manière comparative chez les animaux adultes et chez l'embryon. Tout ce que nous avons dit jusqu'ici, concernant les dimensions des globules, ne s'applique qu'aux premiers. Or, Hewson avait déjà remarqué que chez le Poulet observé au sixième jour de l'incubation, les globules sont plus gros que chez l'adulte, et que le sang d'un embryon de Vipère, comparé à celui de sa mère, offrait une différence du même ordre (2). Prévost a trouvé que chez la Chèvre les globules sont deux fois plus gros dans le fœtus que dans la mère (3) ; M. R. Wagner a constaté des différences encore plus grandes chez des embryons de Chauve-Souris comparés à l'animal adulte, et a observé des

(1) Voy. R. Wagner, *Beitr. zur vergl. Physiol. des Blutes*, 1838, Bd II, p. 21, tab., fig. 4.

(2) *Op. cit.*, p. 233.

(3) *Note sur le sang du fœtus chez les animaux vertébrés* (*Ann. des sc. nat.*, 1825, 1ʳᵉ série, t. IV, p. 499).

faits analogues chez le Lapin, le Poulet, le Pigeon et le Lézard (1). M. Gulliver a étendu ces résultats par ses recherches sur des embryons de Chat, de Cerf et de Grenouille (2). Enfin M. J. Davy a constaté des différences du même genre en comparant le sang du Squale à l'état de fœtus et à l'âge adulte (3). Ainsi, chez tous les animaux de ce grand embranchement, les globules sanguins diminuent de volume à mesure que l'organisme de l'individu se perfectionne (4), et les différences que l'on y remarque à cet égard chez l'embryon et chez l'adulte sont analogues à celles qui se rencontrent dans les

(1) Les premières observations de M. Wagner (*a*) ne s'accordaient pas avec les résultats annoncés par Prévost, mais ont été rectifiées par les recherches ultérieures du même physiologiste (*b*).

Dans un embryon de Chauve-Souris (*Vespertilio murinus*), M. Wagner a trouvé que les globules avaient pour la plupart entre $\frac{1}{150}$ et $\frac{1}{300}$ de ligne; tandis que chez l'adulte leur diamètre était de $\frac{1}{400}$ à $\frac{1}{500}$ de ligne. Chez le Lapin adulte, M. Wagner évalue les globules à $\frac{1}{400}$ et $\frac{1}{500}$ de ligne, et chez l'embryon il les a trouvés entre $\frac{1}{100}$ et $\frac{1}{200}$ de ligne. Pour que la différence soit bien notable chez la Chèvre, il ajoute que les observations doivent porter sur des embryons très jeunes (*c*).

(2) *Annot. de Hewson*, p. 233 et 243. — Weber avait déjà constaté ce fait chez les jeunes têtards de grenouille. (Voy. Wagner, *Op. cit.*, t. I, p. 32.)

(3) Chez le *Squalus Acanthias.* (Voy. *Ann. of Nat. Hist.*, 1847, vol. XVIII, p. 57 et 58.)

(4) M. Bischoff a trouvé des différences du même ordre dans le sang de l'embryon humain comparé à celui de l'homme adulte, et il fait remarquer aussi que dans les premiers temps de la vie les dimensions des globules varient beaucoup dans le même sang, mais que cet état transitoire ne dure que très peu chez les Mammifères (*d*). M. Paget a eu aussi l'occasion d'examiner les globules du sang d'un embryon humain très jeune et les a trouvés plus grands que ceux de l'adulte (*e*). Je suis porté à croire aussi que ces globules primitifs ne sont pas de même nature que les globules normaux. Quelques auteurs pensent qu'ils sont susceptibles de se multiplier par fissiparité (*f*). Nous reviendrons sur ce sujet en traitant du développement de l'organisme.

(*a*) Wagner, *Zur vergleich. Physiol. des Blutes*, 1833, t. I, p. 38.
(*b*) Wagner, *Nachträge zur vergl. Phys. des Blutes*, 1838, p. 35.
(*c*) *Beiträge zur vergleichenden Physiologie*, 1838, t. II, p. 36.
(*d*) *Traité du développement de l'homme et des mammifères*, traduction française, p. 284.
(*e*) *On the Blood Corpuscles of the Human Embryo* (Lond. Medic. Gazette, new. ser., 1849, t. VIII, p. 188).
(*f*) Voyez Fahrner, *De globulorum sanguinis in mammalium embryonibus atque adultis origine.* Turin, 1845.

représentants de plus en plus élevés du type zoologique dont dérivent tous les vertébrés à respiration aérienne. Quant à l'exception apparente à cette règle fournie par les Poissons, nous verrons bientôt qu'elle s'explique facilement lorsqu'on tient compte des nécessités que la respiration aquatique impose à ces animaux.

La comparaison des globules du sang chez les divers Batraciens fournit de nouveaux arguments à l'appui des conclusions déduites des faits précédents. Effectivement ces animaux, comme on le sait, subissent dans le jeune âge des métamorphoses plus ou moins considérables qui tendent toutes à les éloigner du type commun aux vertébrés Anallantoïdiens. Chez les uns, auxquels on a donné le nom de Perennibranches, l'animal adulte ne diffère de la larve que par l'existence de poumons et de membres, et conserve d'ailleurs tous les organes qu'il avait dans le jeune âge ; chez d'autres, appelés Urodèles, les branchies ne sont pas permanentes et disparaissent à mesure que les poumons se développent ; enfin, chez d'autres encore, qui composent la famille des Anoures, la queue s'atrophie par les progrès du travail embryogénique, en même temps que les branchies se flétrissent et que les poumons se développent. Or, dans ces trois groupes, les globules du sang paraissent suivre, quant à leurs dimensions, ces divers degrés de perfectionnement. C'est chez les Batraciens perennibranches qu'ils sont le plus gros, et chez les Batraciens anoures qu'ils sont le plus petits ; enfin les Batraciens urodèles, qui tiennent en quelque sorte le milieu entre ces deux groupes extrêmes, ont aussi, pour la plupart, les globules sanguins d'une grandeur intermédiaire.

Nous voyons donc que chez tous les animaux vertébrés, il y a une tendance à l'amoindrissement du globule sanguin à mesure que l'organisme se perfectionne, soit que ce perfectionnement s'effectue dans la constitution d'un même individu par le progrès de son développement, soit qu'il se montre dans la série naturelle des espèces dérivées d'un même type zoologique.

§ 7. — La discussion des chiffres inscrits dans ce tableau prouve qu'il n'y a aucune relation absolue entre la taille des animaux et le volume des globules de leur sang. En effet, leur diamètre est à peu près le même chez le Cheval et chez la Souris; chez le Paresseux, ils sont plus grands que chez le Bœuf, tandis que chez le Chat ils sont plus petits que chez l'homme, et nous verrons que sous ce rapport la Baleine se place entre la Grenouille et la Chèvre.

M. Gulliver, à qui l'on doit la série la plus complète d'observations micrométriques sur le sang, a pensé avec raison que dans des investigations de ce genre il fallait s'attacher surtout à comparer entre eux les animaux qui se ressemblent le plus par le plan général de leur organisation, et qui appartiennent par conséquent à une même famille naturelle. En procédant de la sorte, il a cru saisir un certain rapport entre la taille de l'individu et la grosseur des globules de son sang. Effectivement, dans la classe des Mammifères, c'est chez l'Éléphant que ces corpuscules sont le plus gros; ils sont aussi très grands chez la Baleine; tandis que c'est chez le Chevrotain, le plus petit des ruminants, que leur volume est le moindre. Cette coïncidence est remarquable aussi chez quelques oiseaux : c'est chez le Casoar et l'Autruche que les globules ont les dimensions les plus fortes, et chez les petits Passereaux qu'ils sont le plus petits. Enfin, chez le Crocodile, ils sont également plus grands que chez les Lézards, et de tous les Batraciens à branchies caduques, c'est la Salamandre gigantesque du Japon qui a les globules les plus gros (1).

Mais d'un autre côté nous voyons que chez le Lion les glo-

(1) M. Van der Hoeven a trouvé que chez ce Batracien (le *Cryptobronchus japonicus*) les globules ont $\frac{1}{19}$ sur $\frac{1}{30}$ de millimètre. (*Tijdscrift voor Natuurlijke Geschiedenis en Physiologie*, 1841, t. VIII, p. 270, et *Ann. des sc. nat.*, 1841, 2ᵉ série, t. XV, p. 251.)

bules du sang ne sont pas plus gros que chez le Chat, et que chez les Cerfs, les Antilopes et les Chevaux, ils sont plus petits que chez le Lapin ou le Rat. Chez la Grenouille, ils sont aussi plus petits que chez les Tritons, dont la taille est cependant bien moindre.

Les variations dans le volume du corps des animaux ne sauraient donc être considérées comme réglant d'une manière directe et nécessaire les dimensions des globules de leur sang. Mais nous verrons plus tard que la respiration est, toutes choses égales d'ailleurs, plus active chez les petits animaux que chez les gros, et qu'il existe aussi d'ordinaire une relation intime entre l'activité de cette fonction et la rapidité des mouvements. Cela nous conduit donc à chercher si la petitesse des globules ne serait pas en rapport avec les besoins de la respiration.

Or, si l'on compare entre eux les divers Mammifères sous ce rapport, en tenant compte tout à la fois de leur volume et de leur activité musculaire, c'est-à-dire des deux circonstances principales qui paraissent devoir faire varier leur puissance respiratrice, on ne tarde pas à voir que chez les animaux constitués d'après le même plan fondamental, la nature tend à rendre les globules du sang de plus en plus petits à mesure que les besoins de la respiration augmentent.

Ainsi, le mammifère dont les mouvements sont les plus lents, le Paresseux, quoique de petite taille, a les globules du sang presque aussi gros que ceux de l'Éléphant. Les animaux herbivores, qui, dénués de moyens de défense, ne peuvent échapper à leurs ennemis que par la rapidité de leur course, et ont été doués par conséquent d'une agilité très grande, sont au contraire ceux où l'on trouve dans le sang les globules les plus petits. Après les Chevrotains, les Chèvres, les Cerfs, les Antilopes, etc., ce sont les Carnassiers chasseurs qui ont besoin de déployer la plus grande énergie musculaire ; aussi ont-ils les globules sanguins plus petits que les Rongeurs. On remarque

pareillement que les Singes, animaux qui, malgré leur pétu-
lance, mènent une vie assez sédentaire, sont au nombre des
mammifères dont les globules sont les plus gros ; enfin l'homme,
qui sous le rapport de la puissance physique est moins bien
doué que la plupart des animaux, a aussi les globules plus volumineux que ceux d'aucun des mammifères constitués pour la
course, le saut ou le vol.

Les Mammifères nageurs ont en général les mouvements
plus lents et ont la respiration moins active que les espèces qui,
tout en appartenant aux mêmes familles, sont organisées pour la
course ; et je ferai remarquer aussi que la nature semble
tendre à augmenter chez ces derniers la petitesse des globules
sanguins. Ainsi, de tous les Carnivores, ce sont les Phoques et
les Loutres qui ont ces globules le plus gros ; les Genettes
et les Féliens qui les ont le plus petits. Parmi les Rongeurs, je
citerai aussi les Castors et les Myopotames comme exemples
d'espèces à gros globules ; les Écureuils et la famille des Rats
comme les ayant très petits.

J'ajouterai que les globules sanguins ont $\frac{1}{181}$ de millimètre
chez le Cheval, et $\frac{1}{187}$ chez l'Ane, dont le corps est cependant
plus petit, mais dont les mouvements sont moins rapides et
moins puissants.

Les Mammifères qui s'engourdissent en hiver, et passent
une grande partie de leur vie dans un état de sommeil léthargique, ont aussi, toutes choses égales d'ailleurs, les globules
sanguins plus gros que ceux dont la vie est toujours active.
Chez la Marmotte et le Porc-Épic, ces corpuscules n'ont
qu'environ $\frac{1}{135}$ de millimètre, tandis que chez les Lièvres ils
mesurent environ $\frac{1}{142}$ de millimètre, et que dans les familles des
Rats ils ont de $\frac{1}{147}$ à $\frac{1}{168}$. Enfin, le Hérisson, qui de même que la
Marmotte et le Porc-Épic appartient à la catégorie des ani-
maux hibernants, est de tous les insectivores celui dont les globules sanguins sont le moins petits.

Ce que nous avons déjà vu au sujet de la grandeur des globules sanguins chez les vertébrés ovipares à respiration aérienne, c'est-à-dire chez les Batraciens, les Reptiles et les Oiseaux, est également d'accord avec cette tendance de la nature à multiplier le nombre de ces corpuscules sous un même volume à mesure que les besoins de la respiration augmentent ; et cette relation nous permet de comprendre maintenant comment les Poissons, tout en étant des animaux inférieurs aux Batraciens, ont les globules du sang plus petits, car ils doivent posséder une grande activité musculaire, et cependant ils se trouvent placés dans des conditions peu favorables au développement de la fonction de la respiration (1).

La diversité dans le volume des globules du sang ne se trouve pas liée seulement aux circonstances dont je viens de parler ; elle est sans doute en rapport avec beaucoup d'autres choses

---

(1) Il me serait facile de multiplier beaucoup les faits qui tendent à montrer l'existence d'une relation intime entre le volume des globules sanguins et l'activité physiologique. Nous reviendrons sur ce sujet lorsque nous étudierons la respiration, et pour le moment je me bornerai à citer quelques exemples fournis par les Oiseaux et les Reptiles, afin de montrer que la tendance signalée ci-dessus n'existe pas seulement dans la classe des Mammifères.

Pour rendre cette comparaison plus facile, je prends le diamètre moyen fourni par la mesure des deux axes de l'ellipsoïde représenté par ces globules chez les vertébrés ovipares ; et en procédant ainsi, je trouve que chez les Struthioniens, oiseaux qui ne sont pas organisés pour le vol, et qui sont de très grande taille, circonstances qui tendent toutes deux à amoindrir les besoins de la respiration, les globules mesurent de $\frac{7}{85}$ à $\frac{1}{102}$ de millimètre.

Chez le Cygne, qui ne vole que peu, et qui, tout en étant un gros oiseau, est beaucoup moins volumineux que les précédents, ce diamètre n'est plus que de $\frac{1}{105}$.

Chez les Vautours, qui se font également remarquer par leur grande taille, mais qui ont le vol puissant, ce diamètre varie entre $\frac{1}{103}$ et $\frac{1}{110}$.

Chez le Paon, les Hoccos, les Dindons et les Faisans, qui sont tous des oiseaux lourds, mais de moindre taille, ce diamètre varie entre $\frac{1}{105}$ et $\frac{1}{120}$.

Chez le Corbeau, il tombe jusqu'à $\frac{1}{126}$, et chez beaucoup de Passereaux il n'est plus que de $\frac{1}{110}$ de millimètre ou moins encore.

Parmi les Reptiles, je citerai le Caïman à museau de brochet, dont les mouvements sont très lents, et le Lé-

qui jusqu'ici ont échappé aux investigations des physiologistes (1); mais j'ai insisté à dessein sur ces coïncidences remar-

zard ocellé, qui se fait remarquer par sa vivacité. On a trouvé que chez le premier le diamètre moyen des globules est d'environ $\frac{1}{80}$, tandis que chez le second il n'était que d'environ $\frac{1}{112}$ de millimètre (a).

Du reste, je suis loin de prétendre que les conditions physiologiques dont il vient d'être question soient les seules qui régissent les différences de volume des globules sanguins, et je suis même porté à croire que toutes choses étant égales d'ailleurs, le régime y influe. Chez les phytophages, par exemple, les globules tendent à être plus petits que chez les carnivores. En effet, parmi les Mammifères, ce sont les Ruminants, les Pachydermes et les Rongeurs qui ont les globules les plus petits; les Carnassiers et les omnivores qui ont les plus gros; et pour prendre des termes de comparaison dans un même ordre, je citerai le Cochon et le Cheval. Chez ce dernier, les globules ont $\frac{1}{181}$ de millimètre, tandis que chez le Cochon ils ont $\frac{1}{166}$, bien que ce dernier pachyderme soit de plus petite taille que le premier.

(1) Je ferai remarquer qu'effectivement il existe une tendance à l'uniformité des globules dans les diverses espèces de beaucoup de groupes naturels, et à certaines différences dans le volume ordinaire de ces corpuscules entre les diverses familles de Mammifères. Ainsi, chez les Singes de l'ancien monde, le diamètre moyen des globules oscille toujours autour de $\frac{1}{136}$, et le nombre diviseur ne s'écarte que de 4 en plus ou en moins.

Chez les Singes d'Amérique, les globules sanguins sont un peu plus petits, mais diffèrent cependant à peine de ce qui existe dans le groupe précédent, car les termes extrêmes sont $\frac{1}{136}$ et $\frac{1}{146}$.

Dans la famille des Lémuriens, la grandeur des globules diminue un peu plus, et tombe entre $\frac{1}{136}$ et $\frac{1}{171}$. Il en est à peu près de même chez les Chéiroptères; ils varient entre $\frac{1}{146}$ et $\frac{1}{176}$.

Dans le petit groupe des Insectivores, les extrêmes sont $\frac{1}{161}$ et $\frac{1}{187}$.

Dans l'ordre des Rongeurs, les variations sont plus considérables; le diamètre des globules atteint $\frac{1}{132}$ et même $\frac{1}{125}$, et s'abaisse jusqu'à $\frac{1}{168}$.

Ainsi, chez les Mammifères discoplacentaires, les globules sanguins ne varient (terme moyen) qu'entre $\frac{1}{131}$ et $\frac{1}{187}$.

Chez les Carnassiers plantigrades, les variations limites sont $\frac{1}{140}$ et $\frac{1}{160}$, et chez les Digitigrades elles se maintiennent, dans l'immense majorité des cas, entre $\frac{1}{140}$ et $\frac{1}{195}$.

Chez le Phoque, ils sont plus gros : ils mesurent $\frac{1}{129}$.

Chez les Édentés, leur volume est plus considérable encore et varie entre $\frac{1}{136}$ et $\frac{1}{113}$.

Dans la famille des Ruminants ordinaires (c'est-à-dire l'ordre tout entier, à l'exception des Caméliens), les globules sanguins sont remarquablement

(a) *Note sur les dimensions des globules du sang chez quelques animaux vertébrés,* par Alphonse Milne Edwards (*Ann. des sciences nat.,* 1856, 4ᵉ série, t. V).

quables, parce que j'aurai à en arguer quand je ferai l'histoire de la respiration.

J'ajouterai encore que la proportion entre le petit et le petits et ne varient guère qu'entre $\frac{1}{110}$ et $\frac{1}{250}$; quelquefois ils n'ont que $\frac{1}{145}$ (chez le Chevrotain de Java).

Chez les Solipèdes, leur diamètre varie entre $\frac{1}{157}$ et $\frac{1}{151}$.

Chez les Pachydermes ordinaires, les chiffres extrêmes sont $\frac{1}{145}$ et $\frac{1}{177}$.

Chez les Proboscidiens, ils n'ont qu'environ $\frac{1}{100}$.

Chez les Cétacés, on a trouvé dans un cas $\frac{1}{122}$ (chez la Baleine), et dans un autre $\frac{1}{150}$ (chez le Dauphin).

Enfin, chez les Marsupiaux, les variations extrêmes sont $\frac{1}{114}$ et $\frac{1}{160}$.

Dans la famille des Oiseaux de proie diurne, le grand diamètre des globules oscille autour de $\frac{1}{74}$; on ne connaît qu'un exemple où il s'élève à $\frac{1}{60}$, et les plus petits de ces corpuscules ont au moins $\frac{1}{76}$. Quant au petit axe de l'ellipse, sa longueur varie ordinairement entre $\frac{1}{123}$ et $\frac{1}{152}$.

Chez les Rapaces nocturnes, les dimensions sont à peu près les mêmes; mais chez les Passereaux et les Grimpeurs, les chiffres qui représentent le grand diamètre ne s'élèvent que rarement au-dessus de $\frac{1}{80}$, et se maintiennent d'ordinaire entre $\frac{1}{52}$ et $\frac{1}{65}$.

Dans la famille des Gallinacés proprement dits, et dans celle des Pigeons, ce diamètre ne varie d'ordinaire qu'entre $\frac{1}{72}$ et $\frac{1}{55}$.

Chez les Palmipèdes, ce diamètre est presque toujours d'environ $\frac{1}{75}$ et $\frac{1}{79}$.

Enfin, chez les Échassiers, il atteint parfois $\frac{1}{59}$, et peut descendre jusqu'à $\frac{1}{47}$.

Chez les Chéloniens, il ne s'éloigne pas notablement de $\frac{1}{40}$, et chez les Sauriens il oscille entre $\frac{1}{41}$ et $\frac{1}{61}$.

Chez les Batraciens et les Poissons, les différences deviennent beaucoup plus considérables.

Lorsqu'il s'agit d'établir une évaluation moyenne, on ne peut avoir une entière confiance dans les résultats, que si les données sont très nombreuses, ou si les variations entre les deux extrêmes sont très petites. Je n'ose donc tirer aucune conclusion de quelques mesures de globules qui ne paraissent pas avoir été faites dans ces conditions, et qui accuseraient des différences notables dans les dimensions de ces corpuscules chez de simples variétés d'une même espèce zoologique; mais je crois devoir les signaler à l'attention des micrographes pour en provoquer le contrôle. Dans les mesures publiées par M. Mandl, l'évaluation des globules du sang est, pour le Mouton d'Écosse, $\frac{1}{250}$ de millimètre ; pour celui d'Astracan $\frac{1}{275}$; et pour celui de Norwége $\frac{1}{100}$ (a). Si ces différences étaient constantes, il faudrait en conclure que les conditions biologiques peuvent exercer une certaine influence sur le développement des globules sanguins, comme sur la taille des animaux ; ou bien que ces divers moutons ne sont pas des variétés d'une même espèce, mais des espèces très voisines d'un même genre.

(a) Mandl, *Anatomie microscopique* (*Mémoires sur le sang*, p. 17).

grand diamètre des globules elliptiques varie aussi beaucoup. En général, ces corpuscules ne sont pas tout à fait deux fois aussi longs que larges ; mais on en connaît dans lesquels les deux axes sont dans le rapport de 1 à 3, et d'autres où ce rapport n'est que de 1 à 1 $\frac{1}{2}$ (1). Il est probable qu'il existe quelque relation entre la minceur de ces globules et la disposition du système capillaire, mais on ne sait encore rien de positif à ce sujet.

§ 8. — J'ai déjà dit que les globules sanguins ne sont jamais sphériques, mais toujours plus ou moins aplatis et de forme lenticulaire ou discoïde. Cela se voit facilement lorsque ces corpuscules roulent sur eux-mêmes ou se réunissent en petites piles, ainsi que cela a souvent lieu dans le sang de l'homme et des autres mammifères pendant la durée de l'observation au microscope (2). M. Gulliver a constaté qu'en général leur épaisseur est égale à environ un quart ou un tiers de leur diamètre (3).

Structure des globules.
§ 9. — L'étude de la structure des globules du sang offre, comme on le pense bien, des difficultés beaucoup plus grandes que celles que présente l'étude de leur forme et de leurs dimensions. Aussi est-ce chez les animaux dont les globules sont les plus gros que les micrographes ont obtenu les premières notions exactes à ce sujet.

Leeuwenhoek, Senac et quelques autres observateurs anciens avaient remarqué dans ces globules une tache centrale qui

(1) Voyez le tableau ci-après.

(2) Cette disposition des globules circulaires à se réunir en pile, comme des rouleaux de pièces de monnaie, ne s'observe pas dans le sang des animaux à globules elliptiques. Elle est très prononcée dans le sang humain, et n'avait pas échappé à l'attention de Hewson (a), mais n'a été mise bien en évidence que par MM. Hodgkin et Lister (b).

(3) Hewson's *Works*, note xcv, p. 216.

(a) *Op. cit.*, p. 228.

(b) *Notice of some Microscopic Observations of the Blood*. (*Philos. Magazine*, 1827, p. 133.) — Voyez aussi les figures publiées par M. Donné dans l'atlas de son *Cours de micrographie*, pl. 2.

tantôt se montre comme un point obscur, et d'autres fois se détache en clair, suivant la manière dont l'objet est frappé par la lumière(1). Della Torre (2) avait cru que cette apparence était due à une perforation, et que par conséquent les globules avaient la forme de petits anneaux. Mais cette erreur ne tarda pas à être rectifiée par Fontana (3) et Hewson (4). Ce dernier observateur a reconnu que chez la Grenouille la tache centrale des globules est due à la présence d'un noyau solide. En étudiant le sang de l'Anguille, il a même vu ce noyau s'échapper de l'intérieur des globules altérés par un commencement de putréfaction (5), et une observation analogue a été faite par MM. Prévost et Dumas sur le sang du Triton (6). Au moment où le sang vient d'être tiré, le noyau est difficile à distinguer, mais il devient promptement très visible, surtout si l'on ajoute un peu d'eau à la gouttelette placée sur le porte-objet du microscope (7). En

(1) Senac, *Traité de la structure du cœur*, t. II, p. 656.

(2) *Nuove osservazioni microscopiche*, in-4. Naples, 1776.

(3) Voyez *Osservazioni sopra i globetti del sangue*, 1766, citées par Fontana dans son *Traité sur le venin de la vipère*, t. I, p. 64, et t. II, p. 245.

(4) *The Works of W. Hewson*, p. 216, etc.

(5) *Op. cit.*, p. 226.

(6) *Bibl. univ. de Genève*, t. XVII, pl., fig. 3.

(7) MM. Wagner (a), Valentin (b), Henle (c), et enfin dans ces derniers temps, M. Moleschott (d), ont été con-

duits à penser que chez la Grenouille les globules sanguins sont dépourvus de noyaux tant qu'ils circulent dans les vaisseaux de l'animal vivant, et que ce corpuscule central ne s'y constitue que par une sorte de coagulation intérieure lorsque les globules sont exposés à l'influence de l'air. M. Donders partage cette opinion (e); mais M. Kölliker ne l'adopte pas (f), et M. Mayer assure qu'il a vu ces noyaux pendant que les globules circulaient dans les vaisseaux capillaires de la membrane palmaire des pattes postérieures de jeunes grenouilles (g).

(a) *Nachträge zur vergleichenden Physiologie des Blutes*, 1838, p. 14.

(b) *Repertorium*, 1837, t. II, p. 185.

(c) *Traité d'anatomie générale*, t. I, p. 459.

(d) *Ueber die Entwickelung der Blutkörperchen* (Müller's *Arch. f. Anat. und Physiol.*, 1853, p. 73, pl. 1, fig. 6).

(e) Donders et Moleschott, *Untersuch. über die Blutkörperchen* (Holländ. Beitr. z. den anat. und physiol. Wissensch., 1848, p. 360).

(f) Kölliker, *Mikroskopische Anatomie*, 1852, t. II, p. 583.

(g) Mayer, *Ueber eigenthümlich gestaltete Blutzellen* (Müller's *Arch. f. Anat.*, 1843, p. 208).

faisant agir un peu d'acide acétique sur le sang de la Grenouille, on démontre cette structure d'une manière encore plus convaincante, car on peut enlever ainsi l'enveloppe du noyau et mettre celui-ci à nu (1). La même organisation se retrouve chez les Poissons, les Reptiles et les Oiseaux, mais la séparation du noyau est plus difficile à effectuer chez ces derniers (2).

Les globules circulaires du sang des Mammifères ne sont pas renflés sur leurs deux faces comme les globules des vertébrés ovipares, et présentent au contraire une dépression centrale, de façon à ressembler à de petites lentilles biconcaves, à bords épais et arrondis. La tache centrale que l'on y observe est due à ce mode de conformation, et chez les Mammifères adultes il ne paraît pas y avoir de noyau à l'intérieur des globules normaux. Par analogie, plutôt que par l'observation directe de ces globules, on a admis pendant longtemps l'existence d'un nucléus chez tous les vertébrés ; mais, aujourd'hui que l'on dispose de moyens d'investigation beaucoup plus puissants qu'il y a un quart de siècle, on a pu s'assurer que chez les Mammifères le centre des globules normaux n'est ni plus solide ni plus opaque que leur partie périphérique (3). Dans le jeune âge

(1) Milne Edwards, *Ann. des sc. nat.*, 1826, 1ʳᵉ série, t. IX, p. 368, et Todd's *Cyclop.*, art. *Blood.*

Müller, *Beobachtungen zur Analyse der Lymphe, des Bluts und des Chylus* (Poggendorf's *Annalen der Physik und Chemie*, 1832, t. II, p 513). — *Obs. sur l'analyse de la lymphe du sang*, etc. (*Ann. des sc. nat*, 1834, 2ᵉ série, t. I, p. 343).

Donné, *Cours de microscopie*, 1844, p. 72.

(2) La forme de ces noyaux est plus ou moins ovalaire, mais le rapport des deux axes de l'ellipse varie dans des espèces fort rapprochées. Chez le Faisan, par exemple, le noyau est deux fois plus long que large, tandis que chez le Coq le grand diamètre ne dépasse le petit que d'environ un cinquième. Il en résulte que ces modifications ne paraissent pas avoir grande importance. Quant au volume de ces corpuscules, il est en général d'environ $\frac{1}{160}$ de millimètre sur $\frac{1}{400}$ chez les Oiseaux, et s'élève à $\frac{1}{125}$ sur $\frac{1}{300}$ chez l'Autruche. Chez les Reptiles, les Batraciens et les Poissons, ils sont en général plus petits, comparativement aux dimensions des globules, que chez la plupart des Oiseaux.

(3) L'existence d'un noyau dans les

cependant il en est autrement, et chez le fœtus on trouve dans ces corpuscules un noyau plus ou moins bien formé qui disparaît par les progrès du développement.

La présence d'un noyau dans les globules du sang peut donc être considérée comme un signe d'infériorité physiologique.

Nous avons vu précédemment que par la forme des globules globules sanguins des Mammifères adultes a été admise par Hewson (a), Home (b), MM. Prévost et Dumas (c), et quelques autres observateurs (d). C'est principalement aux recherches de MM. Hodgkin et Lister en Angleterre (e), et de M. Donné en France (f), que la connaissance du mode de constitution de ces corpuscules est due.

La forme biconcave de ces globules n'avait pas échappé cependant à quelques micrographes plus anciens, tels que Young (g) et M. Amici (h).

L'absence d'un nucléus dans ces globules a été constatée d'abord par MM. Hodgkin et Lister (en 1827), puis par M. Donné, M. Wharton Jones, etc. (i).

Plus récemment, M. Krause a annoncé, il est vrai, que l'on pouvait isoler les noyaux des globules du sang humain en faisant infuser pendant deux jours ces corpuscules dans de l'eau distillée (j); mais ce physiologiste paraît avoir pris pour des noyaux libres un certain nombre de globules décolorés par l'action de l'eau, puis contractés (k).

Aujourd'hui presque tous les micrographes s'accordent pour considérer les globules normaux du sang des Mammifères comme étant dépourvus de nucléus; mais, d'après quelques observateurs, il y aurait parfois parmi ces globules un petit nombre d'autres dont le centre serait occupé par un noyau.

Ainsi M. Wharton Jones assure avoir trouvé chez le Cheval et chez l'Éléphant quelques globules rouges à noyau intérieur. Il a vu aussi que par l'addition de l'eau la même structure devient parfois visible dans quelques globules sanguins chez l'homme, le

(a) On the Red Particles of the Blood (Works of W. Hewson, p. 221, 275, etc.).
(b) Everard Home, On the Changes the Blood Undergoes in the Act of Coagulation (Phil. Trans., 1818, p. 173.
(c) Examen du sang (Bibl. de Genève, 1821, t. XVII).
(d) Milne Edwards, art. Blood (Todd's Cyclop. of Anat. and Physiol., vol. 1, p. 404). Müller, Op. cit. (Ann. des sc. nat., 1834, 2ᵉ série, t. 1, p. 343). Nasse, art. Sang, inséré dans le Handwörterbuch der Physiologie, von R. Wagner, 1842, t. II, p. 90.
(e) Hodgkin et Lister, Microscop. Obs. of the Blood and Animal Tissues (Phil. Mag. and Annals, 1827, t. V, p. 129).
(f) Donné, Recherches sur les globules du sang, Thèse in-4, 1831, et Cours de microscop., p. 67 et 68.
(g) T. Young, Introduction to Medical Litterature, 1813.
(h) Voyez une note de l'archiduc Maximilien d'Autriche, insérée dans le Edinburgh Medical and Surgical Journal, 1819, V, XIX, p. 118.
(i) Vermischte Beobachtungen (Müller's Arch. für Anat. und Physiol., 1837, p. 4).
(j) Wagner, Elem. of Physiol., p. 240.
(k) W. Jones, Observ. on some Points in the Anatomy, [Physiology and Pathology of the Blood (British and Foreign Medical Review, 1842, n° 28).

du sang, les Caméliens diffèrent des autres mammifères et ressemblent aux vertébrés ovipares ; mais ils ne présentent aucune anomalie du même genre relativement à la structure de ces corpuscules. On n'aperçoit dans ces globules elliptiques aucune trace de noyau central (1), et par conséquent le caractère distinctif du sang des vertébrés vivipares et des vertébrés ovipares paraît être la présence ou l'absence du nucléus.

§ 10. — Les micrographes ne sont pas encore complétement fixés au sujet de la structure de la portion périphérique des globules. La plupart des observateurs pensent qu'ils sont limités par une membrane, et que par conséquent ce sont de véritables utricules ou cellules isolées (2) ; d'autres supposent que ce sont

Mouton, etc. (a). M. Schultz a publié des observations analogues sur le sang de l'Éléphant (b), et M. Nasse a signalé l'existence assez fréquente de globules rouges nucléolés chez les femmes enceintes, etc. (c). Enfin M. Busk a trouvé dans le sang d'un homme un globule rouge qui était pourvu d'un noyau bien caractérisé, tandis que tous les autres globules contenus dans le même échantillon offraient l'apparence ordinaire (d).

Mais M. Kölliker est arrivé à des résultats contraires, et pense que c'étaient seulement des globules déformés par l'action des réactifs qui ont pu présenter cette apparence (e).

Il n'est question, dans tout ce qui précède, que des globules dont le développement est achevé ; car, ainsi que nous le verrons bientôt, il y a souvent un noyau distinct dans les globules en voie de formation chez l'embryon des Mammifères, aussi bien que chez les autres vertébrés.

(1) Donné, *De l'origine des globules du sang, etc. (Compte rendu,* 1842, t. XIV, p. 367).

Gulliver, *On the Nuclei of Blood Corpuscles (Medic. Chirur. Trans.,* vol. XXIII).

(2) Un des premiers auteurs qui aient parlé des globules du sang, Bidloo, les considère comme étant des vésicules (f). Weisse arriva à la même conclusion un siècle plus tard (g), ainsi que Hewson (*Op. cit.*). Mais ce fut surtout Wells (h) qui donna des arguments solides en faveur de cette opinion ; ses expériences relatives à

(a) W. Jones, *On the Blood Corpuscles (Philos. Trans.,* 1846, p. 73).
(b) *Ueber das Elephantenblut (Müller's Arch. für Anat. und Physiol.,* 1839, p. 252).
(c) Voy. Wagner, *Handwörterbuch der Physiologie,* t. II, p. 90.
(d) Busk, *On the Occurrence of a Nucleolated Red Corpuscle in Human Blood (Quaterly Journal of Microscopical Science,* 1852, vol. I, p. 145).
(e) Kölliker, *Mikroskopische Anatomie,* t. II, p. 583.
(f) Bidloo, *Anatomia humani corporis,* tab. 23, fig. 16, fol. 1685.
(g) *Acta Helvetica,* 1760, t. IV, p. 221, etc.
(h) Hewson, *Observ. and Experiments on the Colour of the Blood (Phil. Trans.,* 1797, p. 429).

simplement de petites masses lenticulaires de substance gélatineuse (1). Cependant l'existence d'une tunique membraneuse me semble bien démontrée par les expériences dans lesquelles on détermine la turgescence des globules par l'addition d'une certaine quantité d'eau au liquide qui les charrie (2), et mieux encore par celles dans lesquelles on donne ensuite une teinte

l'action de l'eau et des matières salines sur le sang le conduisirent même à admettre que ces vésicules devaient avoir leurs parois formées d'une matière insoluble dans le sérum, ainsi que dans des dissolutions salines faibles, et avoir leur matière colorante renfermée dans l'intérieur de cette tunique capsulaire. En effet, il constata que la matière colorante ne se dissout ni dans le sérum, ni dans les solutions salines, lorsqu'elle est renfermée dans les globules, mais qu'elle est au contraire soluble dans ces menstrues lorsqu'elle a été préalablement extraite de ces corpuscules par l'action de l'eau.

La structure vésiculaire des globules rouges a été mise en évidence d'une manière plus complète encore par les observations de MM. Prévost et Dumas, car ces physiologistes ont vu parfois le noyau central des globules du sang de la Salamandre mis à nu par la déchirure de leur enveloppe (a). Mais ils pensèrent que la tunique de ces corpuscules, au lieu de loger et de protéger la matière colorante, était constituée par cette matière elle-même (b).

(1) Cette opinion fut adoptée par Blumenbach (c). C'est aussi celle de Blainville (d), qui considère le noyau comme étant seulement le résultat de la coagulation de la portion centrale de la masse gélatineuse après la cessation de la vie. Enfin elle a été partagée par M. Donné (e). M. Valentin, dont l'autorité est très grande dans les questions de ce genre, admet l'existence du nucléus, mais pense que celui-ci est enveloppé seulement d'une substance molle.

(2) Ainsi Hewson avait remarqué que si l'on ajoute une quantité convenable d'eau à une gouttelette de sang de Batracien placée sur le porteobjet du microscope, on voit les globules non-seulement se gonfler, mais changer de forme et devenir presque sphériques. Or, on comprendrait difficilement ce changement de forme si le globule était composé d'une matière homogène taillée en disque elliptique et dépourvu d'une membrane enveloppante : car alors la masse, en augmentant de volume par suite de son imbibition d'eau, devrait conserver à peu près sa figure primitive ; tandis que, dans l'hypothèse de la structure vésiculaire des globules, ce phénomène s'explique naturellement par le [seul fait de l'élasticité de la

(a) *Biblioth. univ. de Genève*, t. XVII, pl. 3, fig. 3.
(b) *Examen du sang et de son action dans les divers phénomènes de la vie*, par MM. Prévost et Dumas, loc. cit.
(c) Blumenbach, *Institutions physiologiques*, traduit par Pugnet, 1797, p. 9.
(d) Blainville, *Cours de physiologie*, t. 1, p. 214.
(e) Donné, *Thèse sur les globules du sang*, 1831, p. 13.

jaunâtre à la vésicule par l'addition de l'iode (1). Lorsqu'on les étudie chez les animaux où ils ont le volume le plus considérable, et qu'on les suit de l'œil dans les petits canaux où ils circulent, on les voit s'allonger, se courber quand ils rencontrent un obstacle, puis reprendre tout à coup leur forme première dès que cet obstacle est dissipé; en un mot, on voit qu'ils sont doués d'une grande élasticité et qu'ils se comportent tout à fait comme le feraient de petites utricules ou vessies membraneuses. Enfin l'espace compris entre cette enveloppe et le noyau paraît être occupé par une matière gélatineuse plutôt que par un liquide.

Il est aussi à noter que les globules sont d'une texture très délicate et se laissent altérer ou même détruire par un grand nombre de substances (2). Ils acquièrent facilement de la sorte

tunique et de la propension des molécules du liquide absorbé à affecter une disposition sphérique. Hewson a constaté des faits analogues en étudiant de la même manière le sang de l'homme (*Op. cit.*, p. 222).

(1) On sait que les globules sanguins de la Grenouille et de la Salamandre aquatique sont, dans leur état normal, très aplatis, mais se renflent et deviennent presque sphériques par l'action de l'eau. Si l'on ajoute de l'eau en quantité convenable, ils grossissent alors beaucoup, deviennent de plus en plus transparents, et semblent bientôt se détruire en ne laissant que leurs nucléus; mais M. Schultz a constaté que si l'on ajoute alors au liquide qui les baigne de la teinture d'iode, on les rend visibles de nouveau, et qu'alors ils se montrent sous la forme d'une grande vessie (a).

On trouve également dans le travail de M. Wharton Jones, sur le développement des globules sanguins, beaucoup de faits qui tendent à établir la structure utriculaire de ces corpuscules (b). Je citerai aussi, à l'appui de cette manière de voir, l'autorité de Wagner, qui considère les globules comme étant des cellules formées par un tégument ou cyste (c).

(2) Les globules du sang se détruisent rapidement sous l'influence de divers agents chimiques.

Ainsi Fr. Simon a vu qu'ils se dissolvent assez rapidement dans l'huile d'olive (d), et Magendie avait fait précédemment la même remarque (e).

Si l'on mêle au sang un peu de bile, les globules disparaissent également avec rapidité, et cette action est due essentiellement à la matière que les

(a) Schultz, *Das System der Circulation*, 1836, in-8, p. 16, tab. 1.
(b) W. Jones, *On the Blood corpuscles* (*Philos. Trans.*, 1826, p. 63).
(c) Wagner, *Elem. of Physiol.*, p. 239.
(d) Simon, *Pharmaceutisches Centralblatt*, 1839, p. 672.—*Animal Chemistry*, vol. I, p. 111.
(e) Magendie, *Leçons sur les phénomènes physiques de la vie*, 1838, t. IV, p. 371.

une forme renflée, ou même un aspect framboisé, et des modi-fications du même genre peuvent se produire dans l'organisme sous l'influence de certains états pathologiques (1).

Quant à la structure du nucléus des globules sanguins des vertébrés ovipares, nous ne savons encore que peu de chose. Dans les espèces où leur volume est suffisant pour en rendre l'étude microscopique facile, on y reconnaît une apparence tuberculeuse, et les observations de M. Owen sur ces corpus-

chimistes désignent sous le nom de biline. Fr. Simon, qui a fait beau-coup d'expériences sur ce sujet, a vu qu'en présence d'une très petite quantité de ce principe, les globules du sang de la Grenouille perdent pres-que instantanément leur membrane tégumentaire, et que le noyau se gonfle, puis devient de plus en plus trans-parent, et finit par se réduire en sphérules qui sont animées de mou-vements browniens très vifs (a). Hünefeld pense que les noyaux, après avoir résisté pendant un certain temps à l'action de la bile, se résolvent en un certain nombre de corpuscules élémentaires.

Les expériences de Schultz, de Hünefeld et de Simon (b) montrent que les globules sanguins sont détruits par l'action d'une petite quantité d'éther ; les noyaux ne sont pas attaqués et restent visibles pendant fort longtemps, quand on opère sur du sang de Grenouille ou de Poisson.

Le docteur Chaumont, d'Édimbourg, a constaté que le chloroforme attaque les globules rouges avec plus de puis-sance ; en agitant une petite quantité de cette substance avec du sang, ce-lui-ci devient transparent par suite de la dissolution de ses globules rouges (c).

(1) Ainsi Fr. Simon a trouvé chez un individu atteint de la maladie de Bright les globules rouges du sang entourés d'une série de petites bosse-lures semblables à des perles (d), et Acherson a attribué cette altération à l'expulsion incomplète de la graisse contenue dans ces corpuscules (e).

Prévost, de Genève, a constaté que chez les Grenouilles l'abstinence très prolongée détermine des changements dans l'aspect des globules du sang ; la membrane utriculaire de ces corpus-cules paraît irrégulièrement contrac-tée, et ses bords sont comme chif-fonnés (f).

(a) Simon, *Animal Chemistry*, vol. I, p. 111.

(b) Simon, *Op. cit.*, vol. I, p. 110.

(c) Chaumont, *On the Effects of Chloroform on Blood* (*Monthly Journal of Medicine*, Edinburgh, 1851, vol. XV, p. 470).

(d) Prévost, *Note sur les effets produits sur le sang par une abstinence prolongée* (*Biblioth. univ. de Genève*, arch. des sc., 1848, t. VII, p. 205).

(e) *Ueber die gehemmte und gesteigerte Auflösung der verbrauchten Blutbläschen* (*Hufeland's Journal*, 1838, p. 18).

(f) *Ueber den physiologischen Nutzen der Fettstoffe* (Müller's Arch., 1840, p. 44).

cules chez la Sirène lacertiforme tendent à prouver qu'ils se composent de nucléoles ou granules renfermés dans une capsule membraneuse (1).

§ 11. — En abordant l'histoire de ces globules, j'ai dit que Leeuwenhoek les considérait avec raison comme donnant au sang sa couleur rouge. Cependant, lorsqu'on les observe par transparence et qu'ils sont isolés, ils paraissent au premier abord tout à fait incolores ; mais cela ne dépend que de leur faible épaisseur, et presque toujours lorsque plusieurs de ces corpuscules sont superposés ou qu'on les examine à l'aide de la lumière réfléchie sur leur surface, on voit qu'ils sont rouges, tandis que le liquide dans lequel ils nagent est jaunâtre.

Il est essentiel de noter aussi que, dans les globules nucléolés, la substance rouge n'occupe pas tout l'intérieur de l'utricule et ne constitue pas le nucléus. Celui-ci est incolore et demeure inattaqué lorsqu'on dissout dans de l'eau ou dans de l'acide acétique la partie colorée dont il est entouré (2).

(1) Chez la Sirène, de même que chez les autres Batraciens perennibranches, les globules rouges sont très grands, et M. Owen a distingué dans le nucléus de ces corpuscules un grand nombre de granules ou nucléoles doués d'un pouvoir réfringent considérable. L'existence d'une capsule autour du noyau elliptique ainsi constitué lui a paru démontrée par la double ligne marginale qu'il y apercevait *a*). Chez d'autres animaux, par la dessiccation, ainsi que par l'action de divers réactifs, le noyau des globules sanguins se divise souvent en plusieurs fragments, et quelques physiologistes en ont con-clu que dans l'état normal ils se composent d'un assemblage de petites sphérules. Ainsi M. Nicolucci considère le nucléus comme étant toujours formé de quatre parties ou globules (*b*). M. J.-A. Mayer a cherché à démontrer une segmentation continue du contenu des globules sanguins analogue à ce qui se voit dans l'œuf dans les premiers temps du travail embryogénique ; mais il paraît s'en être laissé imposé par des phénomènes de décomposition et par la présence d'infusoires dans le liquide observé (*c*).

(2) Quelques physiologistes ont cherché à s'éclairer davantage sur la

(*a*) Owen, *On the Blood disks of Siren Lacertina* (*Microscopic Journal and Structural Record*, 1842, vol. II, p. 73, pl. 1, fig. 2).

(*b*) Nicolucci, *Osservazioni microscopiche sulla struttura de'globetti sanguini* (voyez Müller's *Arch.*, 1843, *Bericht*, p. 117).

(*c*) Mayer, *Das Phänomen der Dotterfurchung an den Blutsphären* (Froriep's *Neue Notizen*, 1846, Bd. XXXVII, p. 179).

§ 12.—Les globules rouges, que l'on reconnaît si facilement à leur forme et à leur couleur, ne sont pas les seuls corpuscules solides que le liquide sanguin tient en suspension. Hewson y a découvert d'autres granules qui sont incolores et qui lui parurent être semblables aux noyaux des globules rouges (1). Pendant longtemps on les désignait sous le nom commun de *globules lymphatiques*, mais dans ces derniers temps on en a fait une étude plus attentive, et l'on a reconnu qu'il en existe de plusieurs sortes.

Les premiers pas dans cette nouvelle voie d'investigation ont été faits par MM. Müller (2), Mandl (3) et Donné (4), et à l'exemple de ces derniers micrographes, tous les physiologistes distinguent aujourd'hui dans le plasma au moins deux espèces de globules incolores que j'appellerai *globulins* et *globules plasmiques*.

§ 13.— Les *globulins du sang* sont d'une petitesse extrême;

structure intérieure des globules sanguins de l'homme et de divers animaux, en soumettant ces corpuscules à l'action de certains réactifs, et notamment de l'acide acétique. M. Martin Barry, par exemple, a fait de la sorte une longue série d'expériences dont les résulats lui paraissent établir que ces globules sont des cellules renfermant dans leur intérieur une progéniture plus ou moins nombreuse de jeunes cellules (*a*). Mais les apparences qui se produisent de la sorte ne paraissent pas dépendre de l'existence réelle de cellules incluses, et sont probablement les conséquences de la désorganisation du contenu des globules sanguins et du mode variable de division des matières grasses qui s'y trouvent et y forment des sphérules autour de chacune desquelles se concentre une certaine quantité de matière protéique. Les faits observés par ce physiologiste seraient donc la conséquence de la formation d'une sorte d'émulsion dans l'intérieur du globule, et non l'indice de l'existence de cellules organiques dans l'intérieur de ces utricules.

(1) Hewson's *Works*, p. 82.

(2) Journal de Poggendorff, 1832. et *Ann. des sciences nat.*, 1834, 2ᵉ série, t. I, p. 344.

(3) *Anatomie générale*. M. Mandl applique à ces granules le nom de *globules lymphatiques*, désignation qui comprend ordinairement toutes les sortes de globules blancs.

(4) Donné, *Cours de microscopie*, 1844, p. 85.

(*a*) On the Corpuscles of the Blood, by Martin Barry (*Philos. Trans.*, 1840, p. 595, pl. 29, et 1844, p. 204, pl. 17 à 22).

Globules
incolores.

Globulins.

ils affectent la forme de grains arrondis, et chez l'homme leur diamètre n'atteint pas $\frac{1}{300}$ de millimètre. Enfin ils paraissent être formés par de la matière grasse entourée d'une couche même de substance albuminoïde solidifiée (1).

§ 14. — Les *globules plasmiques*, auxquels M. Donné réserve le nom de *globules blancs*, que M. Mandl appelle *globules fibrineux*, et que d'autres physiologistes nomment *globules lymphatiques* ou *chyleux*, sont, chez l'homme, beaucoup plus grands que les globules rouges, et paraissent être composés ordinairement d'une vésicule arrondie, renfermant un certain nombre de petits corpuscules sphériques qui réfractent fortement la lumière et qui sont empâtés dans une matière gélatineuse. M. Donné en a reconnu l'existence chez les Oiseaux et les Batraciens, aussi bien que chez les Mammifères, et M. Wharton Jones les a retrouvés chez les Poissons. Chez l'homme leur diamètre est d'environ $\frac{1}{100}$ de millimètre, et chez les Batraciens, ainsi que chez les Poissons, ils sont encore plus gros (2). Leur nombre est en général peu considérable; mais,

Globules plasmiques.

(1) M. Kölliker désigne ces corpuscules sous le nom de *granules élémentaires* (a), et les considère comme étant de même nature que ceux du chyle ; ils se voient en grand nombre toutes les fois que des matières grasses sont introduites dans le sang, et ils abondent peu de temps après les repas. Ce sont aussi ces corpuscules que M. Müller a décrits plus anciennement sous le nom de granules lymphatiques (b).

(2) La grosseur de ces corpuscules blancs ne varie pas beaucoup chez les divers Mammifères. M. Gulliver en a pris les mesures chez un certain nombre d'espèces, et a constaté les dimensions suivantes, que j'ai réduites en fractions de millimètre. Chez

L'homme,	1/118ᵉ
Pithecus Satyrus,	1/110ᵉ
Cercopithecus Sabæus,	1/111ᵉ
Helarctos Malayanus,	1/118ᵉ
Nasua rufa,	1/106ᵉ
Herpestes griseus,	1/153ᵉ
Felis Caracal,	1/122ᵉ
— Serval,	1/126ᵉ
Equus Caballus,	1/126ᵉ
Camelus Bactrianus,	1/132ᵉ
Moschus Javanicus,	1/132ᵉ
Capra Hircus,	1/127ᵉ
— Caucasica,	1/126ᵉ
Bos Taurus,	1/118ᵉ
Perameles Lagotis,	1/118ᵉ

(a) Kölliker, *Mikroskopische Anatomie*, t. II, p. 575.
(b) Müller, *Sur le sang* (*Ann. des sc. nat.*, 1834, 2ᵉ série, t. I, p. 344).

comme nous le verrons par la suite, il varie beaucoup suivant les conditions physiologiques de l'organisme. Ils ne glissent pas à la manière des globules rouges lorsqu'on les place sur une lame de verre pour les étudier au microscope, mais tendent à y adhérer, et, lorsque le sang est fraîchement tiré des vaisseaux d'un animal vivant, on y observe souvent des phénomènes de déformation très singuliers ; leur tissu semble être doué de la faculté de se contracter et de se dilater lentement, à la manière de la substance que M. Dujardin a observée chez les Rhizopodes, et que ce naturaliste a désignée sous le nom de *sarcode* (1). Ces mouvements ont été constatés d'abord dans les globules plasmiques du sang de la Raie par M. Wharton Jones, puis chez l'homme par M. Davaine ; et, ainsi que nous le verrons bientôt, ils sont plus fréquents et plus remarquables chez beaucoup d'animaux invertébrés. Enfin M. N. Lieberkühn, qui vient de faire une étude attentive de ces corps, croit même devoir les considérer comme étant des animalcules parasites, et les assimiler aux Amibes, petits Infusoires dont l'intestin de divers animaux est parfois infesté : mais les arguments en faveur de cette opinion ne me paraissent pas assez solides pour

On voit qu'il n'existe, chez ces divers animaux, aucune relation entre la grosseur de ces corpuscules et le diamètre des globules rouges. Dans la classe des Oiseaux, le même physiologiste a trouvé que le diamètre des cellules plasmiques est plus petit. Chez le Coq et le Moineau elles ont $\frac{1}{128}$; chez le Corbeau, $\frac{1}{140}$; chez l'Autruche, $\frac{1}{137}$, et chez la Cigogne, $\frac{1}{102}$ de millimètre. Il leur assigne chez la Couleuvre $\frac{1}{131}$; chez la Grenouille $\frac{1}{147}$, et chez les Tritons $\frac{1}{16}$ de millimètre. (*Notes to W. Hewson's Works*, by G. Gulliver, p. 243.)

(1) Dujardin, *Mém. sur les orga-*

nismes *inférieurs; sur les Rhizopodes, sur les Infusoires appelés Protées ou Amibes, et sur une substance nommée* sarcode (*Ann. des sc. nat.,* 1835, 2ᵉ série, t. IV, p. 343).

— *Sur la substance glutineuse* (le sarcode) *qui constitue en grande partie le corps des animaux inférieurs, et sur la manière de l'étudier* (*Ann. franç. et étrang. d'anatomie,* 1838, t. II, p. 379).

— *Sur la substance glutineuse des animaux inférieurs pour laquelle a été proposé le nom de* sarcode (*Ann. franç. et étrang. d'anatomie,* 1839, t. III, p. 65).

que, dans l'état actuel de la science, on puisse l'adopter; et lors même que quelques-uns de ces corps seraient réellement de la nature des animaux sarcodaires, il n'en faudrait pas conclure que tous les corpuscules incolores et granulés du sang sont des parasites, car il paraît évident, comme nous le verrons par la suite, que ce sont en général bien réellement des produits de l'organisme (1).

Il est aussi à noter que les globules blancs ou cellules

(1) En étudiant le sang d'une Raie, M. Wharton Jones remarqua la formation d'une dilatation partielle sur un point de la tunique des globules blancs granulés, et souvent même le passage successif de granules intérieurs qui du centre des globules pénétraient dans cette expansion; bientôt celle-ci disparaissait peu à peu et une autre dilatation lobiforme se manifestait sur un point différent; les granules y entraient, puis elle s'effaçait; un troisième lobe faisait saillie ailleurs, et ainsi de suite. M. Jones constata des modifications analogues dans les globules blancs du sang des grenouilles vivantes et dans le sang de l'homme (a).

M. Martin Barry paraît avoir observé des phénomènes du même ordre lorsqu'il a cru voir des globules sanguins se couvrir de cils; mais les mouvements brusques qu'il attribue à l'action de ces prolongements étaient dus, suivant toute probabilité, à des courants dans le liquide ambiant (b).

Plus récemment, en observant une gouttelette de sang placée entre deux verres, M. Davaine a vu que ces globules blancs, plus volumineux que les globules rouges, ne tardent pas à se fixer, puis perdent leur forme arrondie et donnent ensuite naissance par un des points de leur circonférence à des expansions transparentes qui changent lentement de volume, de forme et de position. Il ajoute que pendant que ces expansions se produisent, se modifient et se succèdent ainsi, d'autres changements s'opèrent dans l'intérieur des globules où des vacuoles semblent se creuser (c). Dans quelques cas ces changements se sont succédé pendant une demi-heure, et en lisant la description que M. Davaine en donne, on ne peut être que frappé de la ressemblance extrême que ce phénomène offre avec celui de la contractilité et de l'extensibilité du sarcode observé par M. Dujardin chez les Rhizopodes, etc.

Les recherches de M. Lieberkühn (d) portent principalement sur le sang des

(a) W. Jones, *The Blood Corpuscle considered in its different Phases of Development* (Philos. Trans., 1846, p. 64, § 7, p. 67, § 24, et p. 71, § 58.

(b) Martin Barry, *On the Corpuscles of the Blood* (Philos. Trans., 1840, p. 598, et 1841, p. 227, pl. 22, fig. 104 et 105).

(c) Davaine, *Recherches sur les globules blancs du sang* (Mémoires de la Société de biologie, 1850, t. II, p. 103).

(d) Lieberkühn, *Ueber Psorospermien* (Müller's Arch. für Anat. und Phys., 1854, p. 11, pl. 1).

plasmiques ne se comportent pas de la même manière que les globules rouges en présence de certains réactifs. Ainsi l'eau ne les détruit pas tout de suite, mais les gonfle un peu et ne les dissout qu'à la longue. L'acide acétique concentré les contracte sans les dissoudre. Enfin M. Wharton Jones a vu que si on les laisse se gonfler sous l'influence de l'eau, et qu'ensuite on les traite par de l'acide acétique étendu, leurs granules sont attaqués et un noyau central apparaît dans leur intérieur.

§ 15. — Cette circonstance a conduit M. Wharton Jones à penser que les cellules granulées dont il vient d'être question pourraient bien être seulement un état particulier d'autres corpuscules qui flottent aussi dans le plasma du sang des Poissons et des Batraciens, et qui ne paraissent différer à leur tour des globules rouges que par l'absence de la matière colorante dont ces derniers sont pourvus. Il distingue donc parmi les Poissons et des Grenouilles ; mais il a observé aussi les changements lents de forme dans quelques corpuscules blancs (ou globules lymphatiques) du sang de l'homme ; et c'est par l'aspect de ces corps qu'il a été conduit à les considérer comme étant des Amibes, sorte d'Infusoires du groupe naturel des Sarcodaires, que l'on rencontre souvent dans les eaux stagnantes, et que les micrographes désignent quelquefois sous le nom de Protées (a).

Je dois ajouter que déjà, en 1841, M. Valentin (b) avait rencontré dans le sang d'un poisson du genre Saumon des corps qu'il a considérés comme étant des parasites semblables aux Amibes. Un parasite observé par Glug dans le sang d'une Grenouille, et rapporté par cet auteur à ceux trouvés par M. Valentin, avait des mouvements vifs, et ne paraît pas être de même nature (c).

Il me semble très probable que les corpuscules hétéromorphes observés par Mayer dans le sang de la Grenouille, du Bombinator et du Triton, étaient des corpuscules de ce genre dont ce physiologiste n'a pas vu les mouvements, mais dont les variations de forme étaient dues à des phénomènes d'expansion sarcodique (d).

(a) Voyez Dujardin, *Histoire naturelle des Infusoires*, p. 226, pl. 1, fig. 11 ; pl. 3, fig. 26, etc.

(b) Valentin, *Ueber ein Entozoon im Blute von Salmo fario* (Müller's Arch., 1841, p. 435, pl. 15, fig. 16).

(c) *Ueber ein eigenthümliches Entozoon im Blute des Frosches* (Müller's Arch., 1842, p. 148).

(d) H. Meyer, *Ueber eigenthümlich gestaltete Blutzellen* (Müller's Arch., 1843, p. 206, pl. 9. fig. 1-27).

globules blancs deux sortes de corpuscules : d'une part, les *cellules granulées* ou globules plasmiques, dont je viens de parler, et d'autre part, les *cellules nucléolées incolores ;* enfin il suppose que les premières sont de jeunes individus de ces dernières qui, en se développant davantage, se chargeraient d'hématosine, prendraient une forme elliptique et deviendraient des globules rouges (1).

Le physiologiste que je viens de citer a observé des variations analogues dans le contenu des globules plasmiques ou cellules blanches granulées des Mammifères, lorsqu'on traite ces corpuscules par de l'acide acétique très étendu d'eau ; il a vu alors un noyau circulaire se dessiner dans leur intérieur, et en comparant ce noyau aux globules rouges, il a été frappé de leur ressemblance. D'autres faits, qu'il serait trop long d'énumérer ici, sont venus corroborer le rapprochement que M. Wharton Jones avait été conduit à établir d'après ces indices, et dans son opinion les globules rouges ou globules sanguins des Mammifères ne seraient autre chose que le noyau des cellules plasmiques devenues libres.

Ainsi, d'après cette manière de voir, les globules blancs, ou cellules plasmiques, seraient les jeunes globules rouges des vertébrés ovipares, et ces derniers ne seraient pas les analogues des globules sanguins des Mammifères, mais les organes destinés à les produire. Dans l'état actuel de la science, cette

---

(1) *Philos. Trans.*, 1846, p. 71. M. Wharton Jones distingue aussi dans le sang de l'homme, ainsi que dans le sang des Poissons, etc., deux variétés de cellules granulées incolores, l'une à granulations très fines, l'autre à granulations plus grossières. Dans une prochaine leçon je reviendrai sur le rôle que ce physiologiste leur assigne, et j'ajouterai seulement ici que les observations de M. Donders et celles de M. Moleschott tendent à établir l'existence d'une quatrième espèce de globules incolores dont la substance serait plus homogène (a).

(a) Donders und Moleschott, *Untersuchungen über die Blutkörperchen* (*Holländische Beiträge zu den anatom. und physiol. Wissenschaften*, 1848, t. I, n° 3, p. 360).

théorie ne me semble pas admissible, mais je n'ai pas cru devoir la passer sous silence.

§ 16.—Depuis quelques années les physiologistes et les médecins se sont beaucoup occupés de l'étude des divers corpuscules incolores du sang , principalement chez l'homme ; mais nous ne savons en réalité que fort peu de chose touchant la nature et les caractères de ces globules; il me paraît bien démontré que l'on confond d'ordinaire sous ce nom des choses qui peuvent être très différentes , et pour les distinguer il faut avoir recours aux réactions chimiques aussi bien qu'à l'observation microscopique (1). Pour le moment, je crois donc inutile de m'arrêter davantage sur leur histoire, et j'ajouterai seulement que ces cellules plasmiques sont un peu plus denses que le

(1) Les globules plasmiques normaux varient dans leur aspect. Les uns ne présentent dans leur intérieur qu'un seul noyau et ressemblent beaucoup à certains corpuscules du chyle ; d'autres renferment deux ou trois noyaux et ont beaucoup d'analogie avec les globules du pus. Ceux dont les dimensions sont les plus considérables sont rarement aussi granulés que les petits , et leur contenu est souvent assez transparent pour laisser voir les noyaux. Du reste, quand ceux-ci ne sont pas visibles, on peut les mettre en évidence au moyen de l'acide acétique qui dissout la matière granuleuse de ces cellules; ce réactif attaque ensuite le noyau, y détermine une forme irrégulière, des échancrures, etc., puis finit par le désagréger et le réduire en quatre, cinq et même six petits corpuscules arrondis. M. Kölliker pense que les cellules à noyaux multiples résultent d'une modification des cellules à noyau simple dont le nucléus se diviserait comme je viens de le dire (a).

M. Böcker établit aussi une distinction entre les globules blancs, suivant la manière dont ils se comportent en présence de l'acide chlorhydrique et de quelques autres réactifs. Les uns seraient les cellules granulées de M. Wharton Jones ou les globules chyleux de l'auteur ; les autres paraissent être de vieux globules rouges décolorés (b).

Dans l'état pathologique de l'organisme, on rencontre parfois dans le sang de l'homme d'autres espèces de globules, savoir :

1° Des cellules ou sphérules qui renferment un ou plusieurs globules rouges du sang, en général plus ou

(a) Kölliker, *Mikroskopische Anatomie*, 1852, Bd. II, p. 576.
(b) Böcker, *Ueber die verschiedenen Arten und die Bedeutung der gewölbten (farblosen) Blutkörperchen* (Arch. für physiol. Heilk., Stuttgart, 1851, p. 575).

sérum, mais que leur pesanteur spécifique est moins grande que celle des globules rouges; de sorte que lorsque tous ces corpuscules se déposent lentement par le repos dans le sang

moins altérés et qui ont été observés dans la rate, le foie, etc., par MM. Ecker (a), Kölliker (b),Gerlach (c), Sanderson (d) et quelques autres physiologistes.

2° Des cellules granulées pigmentaires décrites par MM. Kölliker, Ecker, H. Meckel, Virchow, Funke, etc., et trouvées principalement chez des malades atteints de fièvres intermittentes et d'affections de la rate (e).

3° Des sphérules ou amas de matière finement granulée et observés dans le sang de la veine splénique par Funke.

4° Des corpuscules à couches concentriques, trois ou quatre fois plus gros que les globules incolores ordinaires, semblables à ceux du thymus, et trouvés par M. Hassal dans un caillot fibrineux du cœur (f).

5° Des cellules semblables aux corpuscules du pus, et à noyau simple.

On les trouve mêlées à beaucoup de noyaux libres, et on les a observées en abondance chez des personnes affectées de tuméfaction de la rate ou des ganglions lymphatiques. Le docteur Chaumont, d'Edimbourg, a trouvé qu'en présence d'une certaine quantité de chloroforme, ces globules incolores se modifient de la même manière que sous l'influence de l'acide acétique, et laissent voir un noyau divisé en deux ou trois parties, caractère qui les rapproche des globules du pus et les distingue des globules blancs ordinaires qui ne sont pas attaqués par le chloroforme, tandis que les globules rouges sont dissous (g).

6° Des cellules pâles, granulées ou pigmentaires, qui sont pourvues de prolongements caudiformes, et qui ont été décrites par M. Virchow, Corvan, etc. (h).

On rencontre parfois aussi, dans le sang à l'état pathologique, des fila-

(a) Ecker, *Ueber die Veränderungen, welche die Blutkörperchen in der Milz erleiden (Zeitschr. für ration. Medicin,* 1847, t. VI, p. 261).

(b) Kölliker, *Ueber den Bau und die Verrichtungen der Milz (Mittheilung der Züricher naturforschenden Gesellschaft,* 1847).—Art. *Spleen (Todd's Cyclopædia of Anatomy,* vol. IV, p. 782).

(c) Gerlach, *Ueber die Blutkörperchen enthaltenden Zellen der Milz (Zeitschr. für ration. Medic.,* 1849, t. VII, p. 75).

(d) Sanderson, *On the Metamorphosis of the Coloured Blood Corpuscles and their Contents in Extravasated and Stagnant Blood (Edinburgh Monthly Journal of Medical Science,* 1851, vol. XIII, p. 216).

(e) Virchow, *Zur patholog. Physiol. des Bluts (Archiv für pathol. Anat.,* Bd. II, p. 587, etc.). Funke, *Ueber das Milzvenenblut (Zeitschr. für rationelle Medicin,* 1851, Bd. II, p. 172). Planer, *Ueber das Vorkommen von Pigment im Blute (Zeitschr. der Gesellschaft der Aerzte zu Wien,* 1854, Bd. I, p. 127).

(f) Voy. Henle, *Ueber Hassall's Concentrische Körperchen des Blutes (Zeitschrift für ration. Medic.,* 1849, Bd. VII, p. 411).

(g) Chaumont, *Action of Chloroform on Blood Globules (Edinb. Monthly Journ. of Medic.,* 1853, vol. XVI, p. 470).

(h) Virchow, loc. cit. — Cowan, *Case of Cholera, in which the Blood was Remarkably Altered (Edinb. Monthly Journ. of Medic.,* 1854, vol. XIX, p. 249).

défibriné, ils forment une couche grisâtre entre ces derniers et le liquide séreux qui surnage (1).

Il est aussi à noter que ces globules incolores sont particulièrement abondants dans le sang de la rate (2), et que dans certains états pathologiques de l'organisme la quantité de ces corpuscules augmente à un tel point, que parfois ce liquide prend un aspect laiteux (3).

Dans l'état normal de l'organisme, ces corpuscules blancs

ments formés par de la fibrine coagulée (a), des pellicules de la même substance (b), et des lamelles d'apparence épidermique (c); mais ces corps ne sont pas au nombre des matériaux normaux de ce fluide, et par conséquent ne doivent pas nous occuper ici. Des flocons fibrineux paraissent être assez communs dans le sang de quelques animaux, et notamment des Lamproies (d).

(1) Donné, *Cours de microscopie*, p. 84.

(2) Voy. Kölliker, *loc. cit.* — Virchow, *Gesamm. Abhandl. zur wissensch. Med.*, 1855.

H. Gray, *On the Structure and Use of the Spleen*. London, 1854.

Il est aussi à noter que certains glo-

bules blancs deviennent beaucoup plus abondants peu de temps après les repas, ainsi que nous le verrons plus en détail dans une des prochaines leçons.

(3) Cette altération remarquable du sang, que l'on désigne aujourd'hui sous les noms de *leukémie*, de *leucocythémie*, etc., a été observée à peu près en même temps à Berlin par M. Virchow, et à Édimbourg par M. Bennett, chez des malades affectés d'hypertrophie de la rate. On l'a rencontrée aussi dans des cas d'hypertrophie des ganglions lymphatiques, de cancer, etc. La plupart de ces cas se trouvent reproduits et discutés dans les ouvrages des deux pathologistes que je viens de citer (e).

(a) Kölliker, *Mikroskopische Anatomie*, Bd. II, p. 578.

(b) Nasse, *Ueber die Form des geronnenen Faserstoffs* (Müller's *Arch. für Anat. und Phys.*, 1844, p. 439).

(c) Lebert, *Physiologie pathologique*, 1845, t. I, p. 44, pl. 1, fig. 17. Donders, *Nederlandsch Lancet*, 1850, p. 30.

(d) Mayer, *Ueber freie Primitivfasern im Blute* (Froriep's *Neue Notizen*, 1841, Bd. XVIII, p. 41).

(e) Virchow, *Zur pathologischen Physiologie des Bluts* (Arch. für Pathol., Anat. und Phys., 1853, Bd. I, p. 547; Bd. II, p. 587; Bd. V, p. 41.—*Zur Geschichte der Leukämie* (Op. cit., Bd. VII, p. 174.— *Gesammelte Abhandlungen zur wissenschaft. Med.*, in-8. Francfort, 1855, I, p. 149. Bennett, *Leucocythemia, or White Cell Blood in Relation to the Physiology and Pathology of the Lymphatic Glandulous System*, in-8. Edinburgh, 1852.

Voyez aussi Uhle, *Ein Fall von lienaler Leukæmie* (Arch. für pathol. Anat., 1853, Bd. V, p. 376). Dans ce cas les cellules plasmiques paraissaient être aussi nombreuses que les globules rouges.

Greisinger, *Zur Leukæmie und Pyämie* (Arch. für path. Anat., 1853, Bd. V, p. 391). Ce pathologiste a remarqué que chez un individu dont le poumon était hépatisé en partie, les cellules plasmiques étaient beaucoup plus nombreuses dans le sang des cavités droites du cœur que dans le ventricule gauche ; tandis que chez un individu dont les poumons étaient dans l'état ordinaire, la proportion de ces corpuscules blancs était la même des deux côtés du cœur. L'auteur attribue la différence

ne jouent qu'un rôle très secondaire dans la constitution du sang des animaux vertébrés, et ce sont les globules rouges qui donnent à ce fluide ses propriétés les plus remarquables. Quelques auteurs pensent qu'il faut assimiler tous ces corpuscules à des vésicules inertes analogues aux bulles que l'eau savonneuse constitue autour des sphérules d'air, et que la formation en serait due à des réactions chimiques seulement. Ainsi Acherson les considère comme étant le résultat de l'action chimique exercée par des gouttelettes de graisse sur les matières protéiques du sérum (1). Mais cette manière de voir me paraît inadmissible. Quoique je ne puisse pas développer aujourd'hui les raisons qui militent en faveur de mon opinion, je crois donc devoir au moins l'énoncer et dire que tous les faits les mieux constatés me semblent montrer que les globules du sang ne sont pas de simples concrétions inertes de matière animale résultant d'une sorte de précipitation ou de coagulation sphéroïdale ; que ce sont au contraire des parties vivantes ; des utricules qui s'accroissent et se modifient dans leur structure par les progrès de l'âge, qui sont le siége de phénomènes physiologiques, et qui doivent être considérées comme autant de petits organes doués d'un genre d'activité spéciale. Nous verrons plus tard que les instruments à l'aide desquels les animaux produisent la bile, la salive,

(1) Acherson, *Recherches sur l'usage physiologique des corps gras, et nouvelle théorie de la formation des cellules à l'aide de ces corps* (*Compt. rend.*, 1838, t. VII, p. 837). —*Ueber den physiologischen Nutzen der Fettstoffe* (Müller's *Arch. für Anat.*, 1840, p. 44).

Je reviendrai sur cette question en traitant du mode de développement des globules du sang.

observée dans le premier cas à une stase des cellules blanches dans les capillaires du poumon, déterminée par leur viscosité.

Leudet, *Histoire et critique de la leukémie, etc.* (*Gazette hebdom. de méd.*, 1855, t. II, p. 525).

Schreiber, *De Leukæmia. Diss. inaug.*, 1854.

Heschl, *Ueber einen Fall von Leukämie* (*Virchow's Arch. für path. Anat.*, 1855, Bd. VIII, p. 353).

J. Vogel, *Ein Fall von Leukämie, mit Vergrösserung der Milz und Leber* (*Arch. für pathol. Anat.*, 1851, Bd. III, p. 570).

Vidal, *De la leucocythémie splénique* (*Gazette hebdom. de méd.*, 1856, t. III, p. 99).

l'urine ou le sperme, se composent essentiellement d'utricules ou cellules vésiculaires, dans l'intérieur desquelles siége le travail de sécrétion qui donne naissance à ces produits. Les globules du sang me paraissent être des utricules de même nature qui, au lieu d'être réunies entre elles pour former des lamelles, des tubes ou des masses compactes, sont restées disjointes et flottent librement dans le liquide nourricier. Ce sont, comme je le montrerai plus tard, des organes élémentaires ou *organites*, et c'est à cause de la vitalité dont ces corpuscules sont doués que l'on peut dire avec raison que le sang est une matière vivante (1).

(1) L'idée que le sang est une matière vivante a été émise depuis longtemps ; on la trouve dans les écrits de Harvey (a), et Hunter l'a soutenue avec talent (b). Depuis lors elle a été adoptée par quelques auteurs, mais repoussée par le plus grand nombre, parce qu'il leur était difficile de concevoir l'existence d'un *liquide vivant*. Mais en la restreignant comme je le fais ici aux globules du sang, ces difficultés n'existent plus, et les arguments dont on s'est servi pour la combattre me semblent de peu de valeur. Ainsi, M. Gulliver objecte que le sang peut être gelé sans perdre sa coagulabilité. En effet, Hewson a constaté ce fait (c), ainsi que Hunter (d), et M. J. Davy a pu répéter cette expérience de la congélation à deux reprises sur le même sang, sans l'empêcher de se coaguler après qu'on l'eut laissé dégeler pour la seconde fois. Mais cela ne prouve rien contre la vitalité des globules sanguins, ni même contre l'opinion que

cette vitalité se conserve tant que la fibrine plasmique est à l'état liquide ; car on sait également bien que la congélation n'est pas toujours une cause de mort dans les tissus qui en sont frappés, et que parfois l'organisme tout entier résiste à cette cause de destruction. Ainsi Bonnet a vu des larves d'insectes revenir à la vie après avoir été congelées, et le célèbre chimiste Humphry Davy a observé le même fait sur des Sangsues (e).

L'argument contre la vitalité du sang, tiré de la propriété que possèdent les alcalis et divers sels d'empêcher la coagulation du sang, n'a pas une valeur plus grande ; car dans ces cas on détermine la formation de composés protéiques nouveaux, qui sont solubles, et leur fluidité ne dépend pas, comme celle de la fibrine plastique, d'une influence physiologique.

Mais, tout en attribuant une vitalité obscure aux globules du sang, il faut bien se garder de supposer ces orga-

(a) Harvey, *De gener. exercit.*, 51 et 52 (*Op. omn.*, p. 388 à 398).
(b) *Traité sur le sang* (*Œuvr.* de J. Hunter, trad. par Richelot, t. III, p. 123).
(c) Hewson, *Op. cit.*, p. 17, etc.
(d) Hunter, *Op. cit.*, t. III, p. 130.
(e) Voy. J. Davy, *Researches, Physiological and Anatomical*, t. II, p. 121.

En terminant cette leçon, je rappellerai que les indications micrométriques relatives aux globules sanguins, dont je me suis borné à citer les plus importantes, se trouvent consignées dans les tableaux ci-joints.

nites doués de facultés que la plupart des tissus vivants de l'organisme ne possèdent pas, et de les croire susceptibles de se mouvoir spontanément (a). Parfois on y voit, il est vrai, non-seulement les phénomènes de contraction et d'expansion sarcodiques dont j'ai déjà fait mention, mais aussi des mouvements de va-et-vient, une sorte de locomotion qui en a imposé à quelques observateurs.

Ces mouvements sont quelquefois si marqués, qu'il m'a été impossible d'obtenir par la photographie des images nettes des globules tenus en suspension dans un liquide, tandis que desséchés sur une lame de verre, ils me donnaient dans les mêmes conditions des épreuves très belles. Mais l'observation attentive de ces phénomènes m'a convaincu qu'il n'y a là rien de vital, et que c'est seulement le résultat soit de courants déterminés par l'échauffement inégal des différentes parties du liquide ambiant, soit de courants endosmotiques établis entre ce liquide et l'intérieur des globules, soit enfin quelque chose d'analogue à ce que Dutrochet a appelé l'épipolisme.

(a) Emmerson and Reader, *On a Peculiar Motion observed in the Globules of the Blood* (*Edinb. Medic. and Surg. Journ.*, 1836, t. XLV, p. 358).

Hawley, *Vital or Self-moving Power in Blood* (*Edinb. Med. and Surg. Journ.*, t. XLVI, p. 305).

Pappenheim, *De cellularum sanguinis indole ac vita*, Berol., 1841 (*Müller's Arch.*, 1842, *Bericht*, p. 75).

Mayer, *Das Phänomen der Dotterfurchung an den Blutsphären* (*Froriep's Neue Notizen*, 1846, Bd. XXXVII, p. 170).

TABLEAU N° 1.

Dimensions des globules rouges du sang des animaux vertébrés.

Ces mesures doivent être considérées comme de simples approximations, et il ne faut pas attacher beaucoup d'importance aux différences qu'elles accusent, lorsque celles-ci sont très légères, 2 ou 3 centièmes de millimètre par exemple ; car les chiffres réunis ici sont des moyennes obtenues par un nombre assez restreint d'observations, et doivent nécessairement varier un peu, selon que le hasard aura amené sous l'œil du micrographe une proportion plus ou moins forte de globules gros, petits, ou moyens. Cette comparaison doit être faite avec plus de réserve encore lorsqu'il s'agit de mesures prises chez différents animaux par deux ou plusieurs observateurs. En effet, pour les mesures micrométriques, comme pour les observations astronomiques, il existe des différences constantes qui dépendent de la manière dont chaque observateur procède dans les opérations qu'il effectue, et ces différences, que les astronomes appellent les *erreurs personnelles*, varient ici suivant que le micrographe a l'habitude de prendre ses mesures en dehors, sur ou en dedans du contour apparent de l'objet, et suivant qu'il emploie tel ou tel procédé de mensuration. Par exemple, toutes les dimensions données par MM. Prévost et Dumas et par M. Schmidt de Dorpat me paraissent être un peu trop faibles, et celles fournies par les recherches de Wagner, de Gulliver, ne sont pas identiques avec les estimations publiées par M. Mandl. Ainsi le diamètre des globules du sang humain est évalué à $\frac{1}{130}$ de millimètre par MM. Prévost et Dumas, $\frac{1}{125}$ par M. Mandl, et $\frac{1}{126}$ par M. Gulliver. M. Mandl a cherché à corriger les chiffres présentés par ses devanciers en considérant comme d'égale valeur l'estimation variable du diamètre des globules du sang de la Grenouille par les divers observateurs, et en l'employant comme unité de mesure pour y rapporter les estimations faibles chez les autres animaux (*Anat. microscop.*, *Mém. sur le sang*, p. 10). Il me paraît évident que ces corrections ne sont pas toujours suffisantes, et que parfois elles seraient nuisibles : il était peut-être utile d'y avoir recours lorsque la science ne possédait que peu d'éléments comparables entre eux ; mais aujourd'hui que, grâce aux travaux de M. Gulliver, on a une longue série de mesures prises de la même manière, il me semble préférable de négliger les données, en petit nombre, qui paraissent être en désaccord avec l'ensemble des faits, et de ne placer en regard que les résultats qui sont réellement comparables entre eux.

J'ai déjà dit quelques mots des procédés employés pour mesurer les globules (page 48) ; j'ajouterai ici que la manière la plus commode de les préparer pour les observations de ce genre consiste à placer une gouttelette de sang sur la lame de verre employée comme porte-objet, et à secouer fortement celle-ci, afin d'étendre le liquide en une couche aussi mince que possible et à le faire sécher très rapidement. On sait, par les recherches de M. Schmidt (a), que les globules ne sont pas notablement altérés dans leur diamètre par l'effet de cette dessiccation rapide, et la petite cause d'erreur qui peut en résulter est largement compensée par les avantages résultant de l'immobilité des globules ainsi collés sur le porte-objet et par la facilité avec laquelle on les conserve. J'ai reçu ainsi en très bon état des échantillons du sang d'un axolotl pêché dans le lac de Mexico par un de mes jeunes amis (M. H. de Saussure), et je crois devoir conseiller aux voyageurs de se servir de ce procédé si simple pour recueillir du sang des Poissons, des Reptiles et des autres animaux exotiques dont nos ménageries sont rarement pourvues.

Afin de rendre ces évaluations plus faciles à comparer, je les ai réduites toutes en fractions de millimètre.

Dans le tableau ci-joint, les espèces dont le nom n'est pas suivi d'une lettre initiale sont celles dont les globules ont été mesurés par M. Gulliver; l'origine des autres chiffres est spécifiée par une indication de ce genre :

D. = J. Davy, *Ann. and. Mag. of Nat. Hist.*, 1846, vol. XVIII, p. 56.

E. = Alph. M. Edwards, *Ann. des sc. nat.*, 1856, t. V.

M. = M. Mandl, *Anatomie microscopique*.

V. H. = M. Van der Hoven, *Tydschrift for Natuurliske Geschiedenis en Physiologie*, 1841, VIII, p. 270.

W. = M. Wagner, *Vergl. Phys. des Blutes*, Bd. I, p. 32 ; Bd. II, p. 13.

§ I. — **Globules circulaires.**

MAMMIFÈRES.

Homme	1/126

QUADRUMANES.

Singes de l'ancien monde.

Maximum, 1/132. — Minimum, 1/140.

Simia troglodytes	1/134
Pithecus satyrus	1/133
Hylobates Hoolock	1/132
H. leucogenys	1/135
H. Rafflesii	1/139
Semnopithecus mona	1/138
Cercopithecus maurus	1/136
C. sabæus	1/132
C. fuliginosus	1/139
C. ruber	1/134
C. pileatus	1/140
C. pygerythrus	1/134
C. petaurista	1/137
C. griseo-viridis	1/135
C. æthiops	1/136
Macacus radiatus	1/140
M. Rhesus	1/135
M. niger	1/140
M. cynomolgus	1/134
M. Silenus	1/134
M. nemestrinus	1/137
M. sylvanus	1/134
M. melanotus	1/133
Cynocephalus Anubis	1/136
C. leucophæus	1/140

Singes d'Amérique.

Maximum, 1/136. — Minimum, 1/146.

Ateles subpentadactylus	1/142
A. ater	1/141
A. Belzebuth	1/140
Cebus Apella	1/136
C. capucinus	1/136
Callithrix sciureus	1/146
Jacchus vulgaris	1/143
Midas Rosalia	1/138

Lémuriens.

Maximum, 1/136. — Minimum, 1/175.

Lemur albifrons	1/156

(a) Schmidt, *Die Diagnostik verdächtiger Flecke in Criminalfällen*. Milan, 1848.

L. catta				
L. anjuancensis	1/153		**ÉDENTÉS.**	
L. nigrifrons	1/157			
Loris tardigradus	1/175		Bradypus didactylus	1/143
L. gracilis	1/145		Dasypus sexcinctus	1/136
	1/136		D. villosus	1/130

CHÉIROPTÈRES.   **CARNIVORES.**

Maximum, 1/146. — Minimum, 1/176.   Maximum, 1/429. — Minimum, 1/225.

Vespertilio murinus			Ursus maritimus	1/152
V. noctula	1/146		U. arctos	1/146
V. pipistrellus	1/173		U. americanus	1/145
Plecotus auritus	1/170		U. americanus var.	1/149
	1/176		U. ferox	1/140
			U. labiatus	1/146
INSECTIVORES.			Meles vulgaris	1/155
			Arctonyx collaris	1/143
Maximum, 1/164. — Minimum, 1/187.			Helarctos malayxanus	1/140
			Mellivora capensis	1/150
Talpa europæa	1/187		Procyon lator	1/156
Erinaceus europæus	1/161		Nasua fusca	1/149
Sorex tetragonurus	1/181		N. rufa	1/152
			Basaris astuta	1/159
RONGEURS.			Cercoleptis caudevolvulus	1/180
			Canis familiaris	1/139
Maximum, 1/125. — Minimum, 1/168.			C. dingo	1/133
			C. vulpes	1/164
Pteromys nitidus	1/149		C. fulvus	1/154
P. volucella	1/153		C. argentatus	1/153
Sciurus vulgaris	1/157		C. cinereo-argenteus	1/148
S. niger	1/151		C. lagopus	1/153
S. maximus	1/150		C. aureus	1/152
S. cinereus	1/157		C. mesomelas	1/143
S. capistratus	1/155		C. lupus	1/142
S. palmarum	1/151		Lycaon tricolor	1/149
S. Listeri	1/155		Hyæna vulgaris	1/148
Arctomys pruinosus	1/137		H. crocuta	1/149
A. empetra	1/138		Felis leo	1/170
Dypus ægyptius	1/164		F. concolor	1/175
Mus giganteus	1/153		F. unicolor	1/176
M. decumanus	1/154		F. tigris	1/165
M. rattus	1/147		F. leopardus	1/170
M. musculus	1/150		F. jubata	1/166
M. sylvaticus	1/154		F. pardalis	1/182
M. messorius	1/168		F. domestica	1/173
M. Alexandrinus	1/153		F. bengalensis	1/174
Arvicola amphibia	1/145		F. caracal	1/185
A. riparia	1/165		F. cervaria	1/166
Ondatra zebethica	1/140		F. serval	1/162
Histrix cristata	1/132		Galictis vittata	1/164
Erithizon dorsatum	1/133		Herpestes griseus	1/183
Synetheris prehensilis	1/135		H. javanicus	1/189
Capromys Fournieri	1/137		H. Smithii	1/176
Myopotamus coypus	1/132		Paradoxurus leucomystax	1/167
Castor fiber	1/131		P. bondar	1/225
Cavia cobaya	1/139		P. binotatus	1/183
Dasyprocta aurata	1/151		P. Pallasii	1/216
D. Acouchi	1/149		Viverra civetta	1/168
Cœlogenys subniger	1/137		V. tigrina	1/211
Hydrochœrus capybara	1/125		Mustella zorilla	1/168
Lepus cuniculus	1/142		M. furo	1/163
L. timidus	1/140		M. vulgaris	1/165

M. putorius	1/164
Lutra vulgaris	1/138
Phoca vitulina	1/129

PACHYDERMES.

Maximum, 1/108. — Minimum, 1/177.

Elephas indicus	1/108
Rhinoceros indicus	1/148
Sus scrofa	1/166
S. babyroussa	1/170
Dicotylis torquatus	1/177
Tapirus indicus	1/157
Equus caballus	1/181
E. asinus	1/157
E. Burchellii	1/171
E. hemionus	1/174

RUMINANTS.

Maximum, 1/155. — Minimum, 1/483.

Moschus javanicus	1/483
M. Stanleyanus	1/426
Cervus Wapiti	1/163
C. hippelaphus	1/149
C. axis	1/200
C. dama	1/166
C. alces	1/155
C. barbarus	1/189
C. elaphus	1/170
C. macrourus	1/199
C. mexicanus	1/203
C. marbal	1/200
C. porcinus	1/212
C. Reevesii	1/249
C. capreolus	1/204
C. virgineanus	1/198
Antilopa cervicapra	1/201
A. Dorcas	1/193
A. Gnu	1/189
A. Sing-sing	1/202
A. Philantomba	1/201
A. picta	1/192
A. bubalis	1/220
Camelopardalis girafa	1/180
Capra caucasica	1/270
C. hircus	1/250
C. hircus var.	1/253
Ovis musmon	1/196
O. aries	1/209
O. tragelaphus	1/211
Bos taurus	1/168
B. taurus var.	1/180
B. bison	1/160
B. bubalus	1/181
B. caffra	1/187
B. frontalis	1/169
B. sylhetanus	1/166

CÉTACÉS.

Delphinus phocæna	1/150
Balæna boops	1/122

MARSUPIAUX.

Maximum, 1/135. — Minimum, 1/160.

Didelphys virgineana	1/140
Dasyurus viverrinus	1/160
D. Maugei	1/150
D. ursinus	1/130
Perameles lagotis	1/153
Hypsiprymnus setosus	1/157
Macropus Bennettii	1/130
M. oeydromus	1/135
M. Derbyanus	1/134
Halmaturus Billandieri	1/142
Phalangista vulpina	1/142
P. nana	1/151
P. fuliginosa	1/145
Petaurista sciurus	1/144
Phascolomys Wombat	1/136

MONOTRÈMES.

Echidna hystrix	1/130

§ II. — **Globules elliptiques.**

MAMMIFÈRES.

Camelus dromedarius	1/128	1/233
C. bactrianus	1/123	1/231
Auchenia Vicugna	1/140	1/253
A. Paco	1/132	1/247
A. lama	1/132	1/247

OISEAUX.

Grand diamètre : Max., 1/59. — Min., 1/105.

Petit diamètre : Max., 1/110. — Min., 1/158.

RAPACES.

Diurnes.

Gypaëtus barbatus	1/75	1/135
Cathartes iota	1/74	1/145
Sarcoramphus gryphus	4/70	/1153
S. pupa	1/74	1/140
Vultur auricularis	1/72	1/130
V. fulvus	1/72	1/133
V. Kolbii	1/70	1/131
V. leuconotus	1/71	1/135
V. angolensis	1/66	1/124
Polyborus vulgaris	1/72	1/140
Buteo vulgaris	1/73	1/145
P. lagopus	1/73	1/145
Aquila chrysaëtos	1/71	1/143
A. Bonellii	1/73	1/142
A. fucosa	1/73	1/137
A. Choka	1/72	1/145
Helotarsus typicus	1/74	1/136
Haliaëtus albicilla	1/72	1/133
H. leucocephalus	1/75	1/133

H. aguia	1/71	1/141
Falco peregrinus	1/75	1/152
F. tinnunculus	1/74	1/137
F. subbuteo	1/72	1/138
F. rufipes	1/79	1/149
Milvus vulgaris	1/78	1/145
Gypogeranus serpentarius	1/68	1/130

Nocturnes.

Otus brachyotus	1/70	1/160
O. vulgaris	1/72	1/133
Bubo maximus	1/68	1/140
B. virginianus	1/72	1/157
Syrnium aluco	1/76	1/150
Strix flammea	1/73	1/147
S. passerina	1/76	1/140
Surnia nyctea	1/64	1/159

PASSEREAUX.

Dentirostres.

Lanius excubitor	1/79	1/209
Vanga destructor	1/80	1/153
Muscicapa grisola	1/86	1/164
Merula vulgaris	1/83	1/167
Turdus musicus	1/87	1/163
T. migratorius	1/91	1/163
T. canosus	1/90	1/153
T. viscivorus	1/89	1/157
Orpheus polyglottis	1/88	1/147
O. rufus	1/88	1/143
Motacilla alba	1/86	1/141
Sylvia phragmites	1/79	1/140
Philomela luscinia	1/74	1/173
Accentor modularis	1/92	1/157
Erythaca rubecula	1/90	1/163
Curruca atricapilla	1/90	1/163
Regulus cristatus	1/90	1/163
Troglodytes europæus	1/93	1/163

Fissirostres.

Hirundo rustica	1/84	1/157
H. urbana	1/85	1/157
Cypselus apus	1/78	1/151

Conirostres.

Alauda arvensis	1/84	1/162
Parus cœruleus	1/90	1/162
P. caudatus	1/84	1/180
Emberiza citrinella	1/90	1/157
E. cristata	1/91	1/160
Plectrophanes nivalis	1/84	1/187
Fringilla cœlebs	1/89	1/163
F. Chloris	1/88	1/142
F. amandava	1/89	1/189
F. cyanea	1/85	1/147
Linaria minor	1/95	1/190
Pyrgita domestica	1/84	1/138
P. simplex	1/89	1/157
Amadina fasciata	1/79	1/172

A. punctularia	1/84	1/163
Cardinalis Dominicana	1/84	1/143
C. cucullata	1/84	1/143
Ploceus textor	1/88	1/180
Vidua paradisæa	1/79	1/147
Loxia coccothraustes	1/81	1/149
L. curvirostra	1/93	1/157
L. enucleator	1/89	1/161
L. javensis	1/90	1/145
L. Astrild	1/90	1/187
L. cœrulæa	1/90	1/147
L. Malacca	1/93	1/164
Dolichonyx oryzivorus	1/94	1/164
Sturnus vulgaris	1/84	1/153
S. prædatorius	1/84	1/164
Molothrus sericeus	1/84	1/179
Corvus corax	1/77	1/157
C. frugilegus	1/74	1/126
C. monedula	1/88	1/164
C. pica	1/77	1/132
Gracula religiosa	1/82	1/164
Fregilus graculus	1/83	1/177
Garrulus pileatus	1/80	1/166
G. glandarius	1/81	1/152
G. cristatus	1/80	1/139
Nucifraga caryocataces	1/74	1/125
Barita tibicen	1/83	1/153
Coracias garrula	1/79	1/137

Ténuirostres.

Trochilus (Sp ?) D.	1/105	1/158
Sitta europæa	1/87	1/161
Certhia familiaris	1/91	1/137

Syndactyles.

Alcedo hispida	1/83	1/145
A. gigantea	1/83	1/140

GRIMPEURS.

Picus minor	1/85	1/153
Cuculus canorus	1/75	1/148
Psittacus erythacus	1/75	1/157
P. albifrons	1/76	1/145
P. Augustus	1/82	1/142
P. americanus	1/83	1/150
P. Regulus	1/80	1/149
P. Dufresnii	1/89	1/133
P. amazonicus	1/71	1/150
P. leucocephalus	1/81	1/147
P. badiceps	1/85	1/142
P. menstruus	1/83	1/146
P. melanocephalus	1/79	1/153
P. mitratus	1/80	1/153
Psittacula cana	1/82	1/164
P. Pullaria	1/85	1/153
Tanygnathus macrorhynchus	1/83	1/153
Palæornis Alexandri	1/84	1/153
P. torquatus	1/86	1/153
P. bengalensis	1/89	1/157
Trichoglossus capistratus	1/87	1/153
Psittacara leptorhyncha	1/82	1/155

P. Murina	1/84	1/159
P. Patachonica	1/83	1/157
P. viridissima	1/80	1/165
P. solstitialis	1/84	1/157
P. virescens	1/83	1/163
Lorius domicellus	1/82	1/163
L. ceramensis	1/83	1/157
L. amboinensis	1/80	1/163
L. coccineus	1/85	1/157
L. sinensis	1/83	1/145
Nymphicus Novæ-Hollandiæ	1/85	1/164
Platycercus niger	1/84	1/153
P. Pennantii	1/81	1/156
P. pacificus	1/81	1/163
P. eximius	1/87	1/153
P. flaviventris	1/83	1/153
P. Vasa	1/81	1/153
P. scapulatus	1/80	1/159
Macrocerus Illigeri	1/75	1/170
M. Araranga	1/77	1/163
M. Macao	1/75	1/188
M. severus	1/85	1/149
Plyctolophus Eos		
P. sulfureus		
P. rosaceus		
P. galeritus		
P. Philippinorum		

GALLINACÉS.

Pigeons.

Columba palumbus	1/78	1/143
C. risoria	1/84	1/139
C. turtur	1/79	1/133
C. tigrina	1/82	1/142
C. rufina	1/91	1/135
C. chalcoptera	1/87	1/160
C. Nicobarica	1/84	1/145
C. Guinea	1/85	1/151
C. Gorensis	1/86	1/143
C. aurita	1/91	1/139
C. montana	1/88	1/145
C. Zenaida	1/87	1/141
C. migratoria	1/75	1/183
C. coroneta	1/77	1/137
C. leucocephala	1/84	1/144
C. mystica	1/83	1/138

Gallinacés proprement dits.

Penelope leucolophus	1/75	1/142
P. cristata	1/75	1/142
Crax globicera	1/78	1/144
C. rubra	1/79	1/144
C. Yarellii	1/79	1/136
Ourax mitu	1/79	1/137
Pavo cristatus	1/72	1/144
P. muticus	1/72	1/141
P. javanicus	1/74	1/137
Phasianus pictus	1/87	1/142
P. nychthemerus	1/74	1/136
P. superbus	1/83	1/141
P. lineatus	1/73	1/132

P. colchicus	1/85	1/144
Gallus domesticus	1/83	1/130
Meleagris gallopavo	1/80	1/142
Numida Rendallii	1/81	1/174
Perdrix longirostris	1/81	1/149
P. Bonhami	1/78	1/120
Francolinus vulgaris	1/83	1/159
Coturnix Argoondah	1/92	1/136
Otryx virginianus	1/87	1/157
O. Neoxyemus	1/80	1/151
Tetrao urogallus	1/88	1/151
T. ctrix	1/92	1/147
T. caucasica	1/76	1/136
Tinamus rufescens	1/69	1/181

ÉCHASSIERS.

Struthio camelus	1/66	1/118
Rhea americana	1/75	1/119
Casuarius javanicus	1/59	1/110
Dromaius Novæ-Hollandiæ	1/67	1/119
Ædicnemus crepitans	1/85	1/157
Vanellus cristatus	1/78	1/130
Hæmatopus ostralegus	1/75	1/157
Dicholophus cristatus	1/74	1/133
Psophia crepitans	1/74	1/137
Anthropoides virgo	1/74	1/148
A. Stanleyanus	1/75	1/129
Balearica pavonina	1/74	1/145
B. Regulorum	1/73	1/137
Ardea cinerea	1/75	1/137
A. minuta	1/78	1/150
A. nycticorax	1/70	1/140
Platalea leucorodia	1/73	1/141
Ciconia alba	1/69	1/135
C. nigra	1/71	1/134
C. Argala	1/68	1/140
C. Marabou	1/73	1/136
Ibis ruber	1/76	1/124
Numenius phæopus	1/73	1/176
Limosa melanura	1/77	1/148
Scolopax gallinago	1/85	1/145
Ballus philippinensis	1/82	1/133
Gallinula chloropus	1/81	1/151

PALMIPÈDES.

Podiceps minor	1/79	1/126
Pelicanus onocrotalus	1/70	1/133
Phalacrocorax carbo	1/70	1/148
Larus ridibundus	1/82	1/157
L. canus	1/78	1/151
Plectropterus Gambensis	1/73	1/147
Chenalopex ægyptiaca	1/73	1/151
Cereopsis Novæ-Hollandiæ	1/68	1/145
Bernicla Sandvicensis	1/73	1/151
B. magellanica	1/73	1/151
Cygnus atratus	1/71	1/145
Dendrocygna viduata	1/70	1/140
D. autumnalis	1/75	1/158
D. arborea	1/76	1/147
Dendronessa sponsa	1/79	1/161
Anas galericulata	1/76	1/135

Querquedula crecca			Triton cristatus	1/33	1/51
Q. acuta	1/81	1/181	T. Bibroni	1/33	1/51
Q. circia	1/79	1/151	Lissotriton punctatus	1/32	1/49
Mareca Penelope	1/82	1/151			
Tadorna vulpanser	1/78	1/137			
	1/78	1/151			

PERENNIBRANCHES.

Proteus anguinus. W.	1/18	1/44
Siren lacertina	1/16	1/30
Axolotes mexicanus. E.	1/25	1/45

REPTILES.

Grand diamètre : Max., 1/44.—Min., 1/68.

Petit diamètre : Max., 1/47.—Min., 1/108.

POISSONS.

Poissons osseux.

Grand diamètre : Max., 1/61.—Min., 1/110.

Petit diamètre : Max., 1/95.—Min., 1/157.

Chéloniens.

Testudo græca		
T. radiata	1/49	1/87
Cistudo europæa. E.	1/49	1/86
Emys rubriventris. E.	1/55	1/75
Emys sigriz. E.	1/52	1/90
Chelonia Mydas	1/48	1/90
	1/48	1/74

ACANTHOPTÉRYGIENS.

Perca fluviatilis	1/83	1/111
Labrus lupus. E.	1/100	1/135
Acerina cernua	1/97	1/118
Serranus cabrilla. E.	1/80	1/122
Serranus scriba. W.	1/78	
Mullus barbatus. E.	1/95	1/135
Cottus gobio	1/79	1/114
Scorpena scrofa. W.	1/78	1/107
Sparus (Sargus ?). W.	1/88	1/133
Mugil cephalus. E.	1/90	1/130
Scomber Colias ? D.	1/90	1/157
Thymnus communis. E.	1/66	1/120
T. Pelamides. D.	1/79	1/118
Xiphias gladius. D.	1/100	1/168
Labrus pavo. W.	1/110	1/155
Anarrhichas lupus. V. H.	1/61	1/130
Gobius niger. W.	1/66	
Lophius piscatorius. W.	1/78	

Sauriens.

Crocodilus acutus		
C. lucius	1/48	1/90
Alligator	1/44	1/87
A. sclerops. E.	1/52	1/84
Champsa fissipes	1/42	1/75
Varanus arenarius. F.	1/51	1/91
Iguana cyclura	1/56	1/90
Lacerta viridis	1/48	1/90
L. ocellata. E.	1/61	1/108
	1/60	1/100

MALACOPTÉRYGIENS.

Cyprinus carpio	1/85	1/95
Cyprinus barbatus. W.	1/66	1/110
C. auratus	1/70	1/117
Tinca vulgaris	1/90	1/107
Leucescus phoxinus	1/79	1/114
L. erythrophthalmus	1/79	1/126
Cobitis fossilis. P. et D.	1/75	1/123
C. barbatula. W.	1/88	
Esox lucius	1/79	1/140
Gadus lota. M.	1/80	1/120
Platessa flesus. W.	1/88	1/133
Anguilla vulgaris	1/69	1/112
Rhombus maximus. E.	1/80	1/105
Muræna conger. E.	1/80	1/100
Gymnotus electricus	1/69	1/102

Ophidiens.

Anguis fragilis		
Psodopus Pallasii. E.	1/41	1/105
Natrix torquata	1/55	1/90
Coluber berus	1/54	1/85
C. viperina. E.	1/50	1/71
Python tigris	1/62	1/90
	1/59	1/94

LOPHOBRANCHES.

Syngnathus hippocampus. W.	1/78	1/110
S. acus. W.	1/88	

BATRACIENS.

Grand diamètre : Max., 1/16. — Min., 1/48.

Petit diamètre : Max., 1/30. — Min., 1/78.

ANOURES.

Rana esculenta. M.		
R. temporaria	1/45	1/66
Bufo vulgaris	1/43	1/71
B. calamita. W.	1/41	1/78
Bombinator igneus. W.	1/44	1/66
Pelobates fuscus. W.	1/44	1/66
Hyla arborea. E.	1/48	1/66
	1/55	1/80

URODÈLES.

Salamandra maculata. E.	1/28	1/45
Cryptobronchus japonicus. V. H.		
	1/19	1/32

   SANG DES ANIMAUX VERTÉBRÉS.

STURIONIENS.

Acipenser sturio. V. H. 1/78 1/160

SÉLACIENS.

Grand diamètre : Max., 1/31. — Min., 1/52.

Petit diamètre : Max., 1/39. — Min., 1/79.

Squalus (catulus ?). D. 1/52 1/79
S. acanthias. D. 1/48 1/70

S. (indéterminé). D. 1/39 1/45
S. (canicula ?). D. 1/39 1/79
Squatina angelus. E. 1/40 1/63
Zygæna malleus. E 1/58 1/66
Torpedo oculata. D. 1/31 1/39
Raja clavata. W. 1/35 1/60
Raia batis. E. 1/42 1/63

CYCLOSTOMES.

Petromyzon planeri. W. 1/87
Ammocetes branchialis. W. 1/68

TROISIÈME LEÇON.

1° Du sang chez les animaux invertébrés ; couleur de ce liquide ; globules plasmiques ; sang à sérum coloré ; liquide cavitaire ; séro-chyme des Zoophytes inférieurs. — 2° De la coagulation spontanée du sang ; plasma ; fibrine ; caillot, couenne.

Du sang chez les animaux invertébrés.

§ 1. — En abordant l'étude du fluide nourricier, j'ai dit que les anciens naturalistes réservaient le nom de sang au liquide rouge dont l'histoire physique vient de nous occuper, et qu'ils appelaient *animaux exsangues* ceux chez lesquels les humeurs sont incolores. Mais aujourd'hui, avec raison, on n'attache que peu d'importance à ces différences de teintes, et l'on comprend sous la même dénomination tout suc propre de l'organisme qui dans l'économie animale est l'agent spécial du mouvement nutritif.

En effet, si l'on ouvre le cœur d'un Colimaçon ou d'une Huître, on y trouve un liquide dont le rôle physiologique, comme nous le verrons bientôt, est le même que celui du sang d'un animal vertébré ; seulement, au lieu d'être rouge, il est incolore. C'est donc bien du sang au même titre que le fluide nourricier de l'homme ou du cheval, par exemple, mais c'est du sang blanc au lieu d'être du sang rouge (1).

(1) La constatation de ce fait important est due à Swammerdam. Vers le milieu du xviie siècle, cet habile naturaliste écrivait : « Le sang du Colimaçon est d'un blanc bleuâtre très différent de celui de l'homme et des grands animaux, qui est d'un rouge foncé ; et parce que le sang des insectes, à l'exception, je crois, des seuls Vers de terre, n'a point cette couleur, les auteurs ont prétendu que ces animaux n'avaient pas de sang. » (*Biblia naturæ*, I, p. 119.)

Cette espèce particulière de sang se rencontre chez presque tous les Mollusques, chez les Insectes, les Crustacés et chez la plupart des autres animaux invertébrés : on le désigne généralement sous le nom de *sang blanc;* mais cette expression en donnerait une idée fausse si on l'employait sans faire au préalable quelques réserves. En effet, le sang de ces animaux n'offre presque jamais un aspect laiteux, et il est même très rarement tout à fait incolore; presque toujours il présente une teinte jaunâtre, ou bien une légère nuance de lilas ou de bleu; mais dans tous les cas c'est le sérum qui est coloré de la sorte, et cette coloration est en général très faible. J'ajouterai même que très souvent elle paraît être accidentelle plutôt qu'inhérente à la nature de l'animal, et qu'elle semble dépendre essentiellement des substances alimentaires dont celui-ci fait usage. En effet, chez les chenilles qui sont phytophages, le sang est en général verdâtre, mais devient incolore ou jaunâtre, quand, à la suite de l'achèvement des métamorphoses, le régime de l'animal change; et d'ailleurs on peut déterminer à volonté des variations du même ordre en mêlant aux aliments dont ces petits êtres se nourrissent des matières tinctoriales telles que l'indigo ou la garance (1). Il me semble donc inutile d'insister davantage sur les différences légères qui se remarquent dans le sang presque incolore de la plupart des animaux invertébrés (2), sauf

(1) M. Alessandrini, de Bologne, ayant remarqué que les Vers à soie à qui on a fait manger de la garance ou de l'indigo ont les trachées teintes, et M. Bassi ayant confirmé ce résultat par de nouvelles expériences (a), M. Blanchard reprit l'examen de cette question, et trouva que, sous l'influence de ce régime, le sang des chenilles et des larves de Hanneton prend tantôt une nuance rose, d'autres fois une teinte bleue, suivant la nature de la matière colorante employée dans l'alimentation (b).

(2) Dans l'embranchement des MOLLUSQUES, le sang est généralement incolore ou seulement opalin; quelquefois on y remarque une teinte bleuâtre

(a) *Rapport fait au congrès des naturalistes à Venise par M. Bassi* (*Gaz. médic. de Milan*, t. VI, et *Ann. des sc. nat.*, 3ᵉ série, t. XV, p. 362).

(b) Blanchard, *Nouv. observ. sur la circulation et la nutrition chez les Insectes* (*Ann. des sc. nat.*, 1851, 3ᵉ série, t. XV, p. 371).

à revenir sur ce sujet quand je parlerai des Annélides, qui, au contraire, ont en général le fluide nourricier fortement coloré.

§ 2. — Les animaux invertébrés ne sont pas les seuls dont le sang est incolore; ce caractère, ainsi que je l'ai déjà dit, se rencontre également chez l'*Amphyoxus lanceolatus*, sorte de pois-

Sang blanc chez des Vertébrés.

ou même violacée très pâle : chez les Colimaçons et les Paludines, par exemple (a). Les zoologistes ne sont pas d'accord au sujet de la couleur du sang chez les Gastéropodes du genre Planorbe. Swammerdam avait trouvé ce liquide coloré en rouge (b), et des observations analogues ont été faites plus récemment par M. Quatrefages (c) et par M. Moquin-Tandon (d). Cuvier, au contraire, affirme que le sang de ce mollusque est d'un blanc bleuâtre, et que le suc rougeâtre que l'on voit suinter du corps de ces animaux, lorsqu'ils se contractent, est le produit d'une sécrétion analogue à celle du pourpre chez les Aplysies (e). Enfin M. T. Williams assure avoir constaté que le sang répandu dans la cavité générale du corps des Planorbes est incolore, à moins que, par suite de quelque lésion, il ne s'y soit mêlé une certaine quantité du suc rouge sécrété par l'appareil tégumentaire (f). Ces discordances d'opinion me semblent pouvoir s'expliquer à l'aide de quelques faits constatés par M. Quatrefages. Celui-ci a trouvé le sang incolore chez les jeunes individus et coloré en rouge chez les individus adultes, mais chez ceux-ci le liquide contenu dans le péricarde offrait la même couleur. Or, ce liquide péricardique n'est pas du sang, et par conséquent il me paraît probable que sa coloration était due à une infiltration du suc rouge du système tégumentaire; s'il en était ainsi, la coloration du sang pouvait dépendre du même phénomène, et serait un accident au lieu d'être l'état normal de ce liquide.

Burdach (g), en s'appuyant sur l'autorité de Carus, dit que le sang des Tarets est rouge ; mais Carus, à son tour, n'en parle que d'après Home (h), qui était un observateur fort peu exact. Et, d'ailleurs, le fait annoncé par ce dernier (i) est controuvé : le sang des Tarets est en réalité incolore comme celui des autres Mollusques (j).

Quelques naturalistes ont dit que les Éolides ont les uns du sang rouge, les

(a) Erman, *Wahrnehmungen über das Blut einiger Mollusken* (Abhandlungen der Akad. der Wissensch. zu Berlin, 1816-17, p. 209).

(b) Moquin-Tandon, *Hist. nat. des Mollusques terrestres et fluviatiles de France*, p. 92.

(c) Swammerdam, *Biblia naturæ*, t. I, p. 189.

(d) Quatrefages, *Sur le Planorbis imbricatus* (journal l'*Institut*, 1846, t. XIV, p. 4).

(e) Moquin-Tandon, *Observations sur le sang des Planorbes* (Ann. des sc. nat., 1851, 3e série, t. XV, p. 145).

(f) Cuvier, *Mémoires pour servir à l'histoire des Mollusques : Sur la Limnée et le Planorbe*, p. 12.

(g) Burdach, *Traité de physiol.*, trad. par Jourdan, t. VI, p. 16.

(h) Carus, *Anat. comp.*, t. II, p. 507.

(i) Home, *On the Teredo Gigantea and T. Navalis* (Philos. Trans., 1806, p. 276).

(j) Quatrefages, *Mém. sur le genre Taret* (Ann. des sc. nat., 1849, 3e série, t. XI, p. 50).

son fort singulier qui appartient à l'embranchement des Vertébrés, mais qui est le représentant le plus dégradé de ce grand

autres du sang vert (a); mais cela n'est pas, et l'erreur s'explique facilement : c'était probablement des matières alimentaires rouges ou vertes qui avaient été aperçues en mouvement dans les ramifications de l'appareil gastro-vasculaire de ces Mollusques (b), et qui avaient été prises pour du sang, car ce liquide est en réalité presque incolore.

J'ai observé aussi sur les côtes de Sicile une Ascidie simple, du genre *Phallusia* (Savigny), qui avait le sang coloré en rouge ; mais le plasma était incolore comme chez les Mollusques ordinaires, et la teinte en question était due à la présence d'une multitude de petits granules qui flottaient dans ce liquide (c). Je n'ai rencontré qu'un seul individu de cette espèce d'Ascidie, et je suis assez porté à croire que la couleur rouge de son sang pouvait tenir à quelque circonstance pathologique ; du moins on ne pourrait sans de nouvelles observations arguer de cet exemple unique pour établir une exception à la règle générale qui régit à cet égard toute la classe des Tuniciers.

Dans la classe des INSECTES, le sang est tantôt incolore, tantôt jaune ou d'une teinte verte plus ou moins prononcée.

Lyonnet a constaté que chez la chenille du Cossus ce liquide paraît incolore quand on l'examine en couche mince, mais présente une couleur orangée quand on le réunit en grosses gouttes (d). Chez le Bombyx du mûrier il est jaune (e). Comme exemple d'insectes à sang vert on peut citer la chenille de la *Vanessa urticœ* (f).

M. Marcel de Serres (g) a cru remarquer une relation constante entre la couleur du sang des insectes et celle de leur tissu graisseux ; il ajoute qu'elle est verdâtre chez certains Orthoptères, brun sombre chez la plupart des Coléoptères, etc., mais il n'indique pas les espèces chez lesquelles il a fait ses observations. Burdach (h) attribue ces résultats à Meckel, qui s'est borné à en rendre compte (i). J'ai trouvé le sang jaunâtre ou verdâtre chez beaucoup de Coléoptères, mais jamais d'un brun foncé.

Berzelius a dit que les Mouches ont du sang rouge dans la tête, et du sang incolore dans le reste du corps (j); mais cela n'est pas, et c'est la matière colorante rouge des yeux de ces insectes qui en a imposé au savant chimiste de Stockholm.

Dans la classe des CRUSTACÉS, le sang est souvent d'une couleur rose

(a) Voyez Wagner, *Handwörterbuch des Physiologie*, Bd. I, p. 76.

(b) Milne Edwards, *Sur l'existence d'un appareil gastro-vasculaire chez la Calliopée* (Ann. des sc. nat., 2ᵉ série, t. XVIII, p. 330).

(c) Milne Edwards, *Rech. zool.* (Comptes rendus de l'Acad. des sciences, 1844, t. XIX, p. 1140).

(d) Lyonnet, *Traité anatomique de la chenille qui ronge le bois de saule*, 1762, p. 426.

(e) Malpighi, *Dissertatio epistolica de Bombyce*, p. 15.

(f) Swammerdam, *Biblia naturæ*, t. II, p. 574.

(g) Marcel de Serres, *Observ. sur les usages du vaisseau dorsal* (Mém. du Muséum, t. IV, p. 170).

(h) *Traité de physiologie*, trad. franç., t. VI, p. 16.

(i) J.-F. Meckel, *Ueber das Rückengefäss der Insekten* (Deutsches Archiv für die Physiologie, 1815, Bd. I, p. 469).

(j) Berzelius, *Traité de chimie*, édit. de 1833, t. VII, p. 78.

type zoologique (1). Nous avons vu aussi que le sang est incolore chez les Vertébrés ordinaires pendant la première période de la vie embryonnaire. En général, cet état transitoire ne dure que très peu de temps; mais il paraîtrait que chez les Poissons il n'en est pas toujours ainsi, et que chez quelques-uns de ces animaux le sang ne se colore qu'à une période assez avancée de la vie embryonnaire. Effectivement cela a été constaté chez le Brochet par M. de Quatrefages.

Ces variations observées chez des animaux de la même classe, et jusque chez le même individu à différentes époques de la vie, doivent nous porter à n'attribuer à la couleur du fluide nourricier que peu d'importance, et les observations microscopiques viennent confirmer cette manière de voir, car elles nous montrent que le sang incolore des animaux invertébrés et le sang rouge des Vertébrés sont constitués à peu près de la même manière, sauf ce qui est relatif aux proportions de leurs matériaux solides et liquides.

grisâtre très légère, ou plutôt de celle que les peintres désignent sous le nom de *teinte neutre*; chez la Langouste cette nuance est plus marquée que chez les Écrevisses ou les Crabes.

Chez les ARACHNIDES, le sang est presque incolore. Chez les Araignées, il est d'une teinte un peu bleuâtre, et chez les Scorpions il est jaunâtre (*a*). Chez une espèce de la famille des Tardigrades qui se rattache à la classe des Arachnides (l'*Emydium testudo*), M. Doyère a trouvé le sang coloré en brun rouge (*b*).

Chez les Zoophytes qui ont du sang proprement dit, ce liquide est incolore ou teinté en jaune.

(1) L'existence d'un sang parfaitement incolore chez l'*Amphioxus* a été constatée successivement par MM. Retzius, Müller, Quatrefages et Huxley. Ces observateurs ont remarqué aussi que le liquide ne contient pas des globules analogues à ceux des Vertébrés ordinaires, et ne charrie que quelques corpuscules semblables à ceux que j'appelle ici les globules plasmiques (*c*).

(*a*) Blanchard, *Note sur le sang des Arachnides* (Ann. des sc. nat., 4ᵉ série, t. XII, p. 351, 1849).
(*b*) Doyère, *Mémoire sur les Tardigrades* (Ann. des sc. nat., 1840, 2ᵉ série, t. XIV, p. 311).
(*c*) Müller, *Ueber den Bau und die Lebenserscheinungen des Branchiostoma lumbricum* (Costa), *Amphyoxus lanceolatus* (Yarrel), p. 33 (tiré des Mém. de l'Académie de Berlin, 1842).
Quatrefages, *Mémoire sur le système nerveux et sur l'histologie du Branchiostome ou Amphyoxus* (Ann. des sc. nat., 1845, 3ᵉ série, t. IV, p. 232).
Huxley, *Examin. of the Corpuscles of the Blood of Amphyoxus* (Trans. Brit. Assoc., 1847, p. 95).

En effet, le sang blanc contient aussi bien que le sang rouge des globules d'apparence utriculaire; seulement ces corpuscules sont presque toujours incolores, leur contenu est granulaire, et leur nombre est beaucoup moins considérable (1).

Sang
des
Mollusques.§ 3. — Chez les Mollusques (2) les globules du sang sont circulaires et plus ou moins aplatis ; leur contenu offre en général un aspect granuleux, et leur enveloppe utriculaire devient souvent bien distincte par l'action de l'eau qui la distend et la sépare de la portion centrale (3).

Une tendance que l'étude du sang chez les divers animaux vertébrés nous a laissé entrevoir se montre ici de la manière la plus nette : c'est l'abondance croissante des globules à mesure que l'organisme se perfectionne. Chez les Bryozoaires, qui occupent les rangs les plus inférieurs de l'embranchement des

(1) Jusqu'en ces derniers temps, on n'avait fait que très peu d'observations microscopiques sur le sang des animaux invertébrés ; mais, en 1846, M. Wharton Jones publia dans les *Transactions philosophiques* de la Société royale de Londres un travail important sur ce sujet (a), et en 1852 M. T. Williams inséra dans le même recueil de nombreuses recherches sur la constitution physique du fluide nourricier dans tous les principaux groupes inférieurs du Règne animal (b). C'est principalement à ces physiologistes que l'on doit la connaissance des faits exposés ici.

(2) Pour les observations microscopiques sur les globules du sang des Mollusques, voyez :

Poli, *Testacea utriusque Siciliæ*, t. I, p. 48, tab. 2, fig. 1-5 (1791);

—Milne Edwards, *Sur le sang de la Mactre* (*Ann. des sc. nat.*, 2ᵉ série, t. IX, p. 369, pl. 50, fig. 9 (1826);

— Schultz, *Das System der Circulat.*, p. 35, pl. 2, fig. 10 et 12 (1836);

— Wagner, *Zur vergleichenden Physiologie des Blutes*, p. 19, etc. (1833) ;

— Lebert and Robin, *Kurze Notiz über allgemeine vergleichende Anatomie niederer Thiere* (Müller's *Arch.*, 1846, p. 121).

— Wharton Jones, *loc. cit.*, p. 96.

— Williams, *loc. cit.*, p. 643.

(3) Voy. les observations de M. Wharton Jones sur les globules du sang de la Moule et du Buccin. Par l'action de l'eau, la cellule finit par se dissoudre et laisse échapper son contenu. (*Loc. cit.*, p. 96 et 97.)

(a) Wharton Jones; *The Blood Corpuscle considered in its different Phases of Development on the Animal Series.* Mem. 2, *Invertebrata* (*Philos. Trans.*, 1846, p. 89).

(b) Williams, *On the Blood Proper and Chylaqueous Fluid. of Invertebrate Animals* (*Philos. Trans.*, 1852, p. 595).

Mollusques, ces corpuscules ne sont qu'en très petit nombre ; il en est encore de même chez les Tuniciers. Chez les Mollusques acéphales et gastéropodes le sang en est plus chargé, et c'est dans la classe des Céphalopodes, c'est-à-dire dans le groupe comprenant tous les animaux les plus parfaits du type Malacozoaire, qu'ils abondent le plus.

Il est aussi à noter que ces corpuscules, comparés entre eux chez le même animal, présentent, sous le rapport du volume et de l'aspect, d'autant moins de fixité qu'on les étudie chez des espèces plus dégradées. Chez les Mollusques les plus parfaits en organisation, ils sont loin d'offrir l'uniformité qui se remarque d'ordinaire dans les globules sanguins d'un vertébré, et chez les espèces les plus imparfaites (les Molluscoïdes) on en voit de toutes les grandeurs, depuis environ $\frac{1}{100}$ jusqu'à $\frac{1}{75}$ de millimètre, et même davantage, sans qu'aucune de ces dimensions soit prédominante.

Dans la classe des Bryozoaires, animaux qu'on a confondus pendant longtemps avec les Polypes, les corpuscules charriés par le sang varient dans leur aspect. Les uns sont des sphérules opaques et d'apparence homogène ; d'autres ont dans leur intérieur un amas de petites granulations, et il en est aussi où l'on aperçoit soit seul, soit au milieu de ces granulations, un noyau proprement dit. On distingue aussi ces trois sortes de globules chez les Mollusques acéphales et gastéropodes (1); mais les cellules granulées ou framboisées, qui sont les plus gros, varient moins sous le rapport du volume, et c'est surtout dans la classe des Gastéropodes et dans celle des Céphalopodes que l'on trouve souvent un nombre considérable de globules à noyau simple (2).

(1) Voyez les observations et les figures que M. Williams a données des corpuscules sanguins chez un grand nombre de Mollusques (loc. cit., pl. 34, fig. 64-80).

(2) Voici comment M. Williams s'exprime en parlant du sang des Céphalopodes : « Ce liquide est riche en globules, et ceux-ci ont une structure mieux élaborée que chez les autres

I.

13

Il y a donc une grande analogie entre tous ces globules du sang des Mollusques et les globules blancs que nous avons trouvés en petit nombre dans le sang des Vertébrés, et que nous avons été conduit à considérer comme n'étant que des éléments organiques accessoires dans la constitution de ce liquide ; mais dans l'embranchement dont nous nous occupons ici leur rôle doit avoir plus d'importance, car on ne rencontre jamais de globules semblables à ces utricules colorées qui sont les globules sanguins proprement dits de l'animal vertébré (1).

Sang des Insectes.

§ 4. — Chez les animaux de la grande division zoologique des Arthropodaires, ou animaux articulés proprement dits, les globules du sang varient beaucoup quant à leur forme et à leurs dimensions ; mais ici encore ils ne ressemblent jamais aux globules rouges des animaux vertébrés.

Dans la classe des Insectes ces corpuscules sont pour la plupart fusiformes ou naviculaires et plus ou moins déprimés ;

Mollusques ; ils offrent plus d'uniformité sous le rapport du volume et de la forme que dans les familles moins élevées en organisation, et se rapprochent davantage des globules sanguins des Vertébrés. Ils ont toujours un noyau, qui d'ordinaire est central, mais quelquefois périphérique. L'espace compris entre ce noyau et l'enveloppe utriculaire est occupé par un liquide bleuâtre fortement chargé de granules d'une petitesse extrême ; enfin on y distingue par-ci par-là une gouttelette huileuse. D'autres globules simplement utriculaires et sans noyau ni granules intérieurs se rencontrent également ; et, entre ces deux formes extrêmes, il y a beaucoup d'intermédiaires. Du reste, les globules arrivés à l'état de maturité offrent une régularité remarquable sous le rapport du volume aussi bien que de la structure et sont toujours utriculaires, mais leur capsule est très mince.» (Williams, *loc. cit.*, p. 648.)

(1) Dernièrement M. Davaine a insisté avec raison sur l'analogie qui existe entre les globules blancs des Vertébrés et les corpuscules sanguins des Invertébrés, ainsi que sur les différences qui distinguent ces derniers des globules rouges du sang des Vertébrés, différences qui consistent dans la manière dont ils se comportent en présence de divers réactifs, aussi bien que dans leurs caractères physiques (a).

(a) Davaine, *Remarques sur les corpuscules du sang de la Lamproie et sur ceux des animaux en général* (Mém. de la Soc. de Biologie, 1856, 2º série, t. II, p. 55).

ils sont incolores, et par l'action de l'eau ils s'arrondissent et se détruisent avec une grande facilité. En général, chez la larve, ils ne présentent d'abord ni noyau ni granulations intérieures; parfois ils se chargent bientôt de granules très fins et leur structure utriculaire est d'ordinaire assez bien caractérisée. Chez l'adulte, ils sont plus petits et sont pourvus d'un noyau très distinct ainsi que de granulations périphériques; enfin leur membrane tégumentaire semble s'être atténuée au point de devenir difficile à apercevoir, et après leur sortie du corps ils se désagrégent rapidement, surtout en présence de l'eau. On voit donc qu'ici, de même que chez les Vertébrés, les globules du sang se modifient avec les progrès du développement de l'organisme, et éprouvent des métamorphoses quand l'animal passe de l'état de larve à l'état parfait.

Chez les Crustacés, les globules sont en général ovoïdes ou circulaires, quelquefois naviculaires, et ils offrent un aspect framboisé dû à la présence de granules intérieurs. Dans ceux qui sont arrivés à l'état de maturité on distingue d'ordinaire un noyau central comme chez les Insectes, et ici encore l'enveloppe membraneuse paraît tendre à disparaître (1).

Sang
des
Crustacés
et des
Arachnides.

(1) L'existence de globules dans le sang de quelques animaux articulés avait été constatée par Leeuwenhoek, et Baker en mentionna l'existence chez les Sauterelles (a). Hewson publia aussi quelques observations sur les globules du Homard et du Palémon (b). — M. Bowerbank a été un des premiers à faire bien connaître les caractères microscopiques du sang des Insectes, dans un Mémoire sur la circulation chez les larves d'Éphémères (c). M. Wagner (d), Newport (e) et Wharton Jones ont publié aussi quelques observations à ce sujet (f); enfin M. Wil-

(a) Baker, *The Microscope Made Easy*, 1742, p. 130.
(b) Hewson's *Works*, p. 234.
(c) Bowerbank, *Observ. on the Circulation of the Blood in Insects* (*Entomological Magazin*, 1833, vol. 1, p. 240).
(d) Wagner, *Ueber Blutkörperchen bei Regenwürmern, Blutegeln und Dipteren-Larven* (Müller's *Arch.*, 1835, p. 311). — *Vergl. Phys. des Blutes*, Bd. 1, p. 20.
(e) Newport, *On the Structure and Development of the Blood* (Ann. of Nat. Hist., 1849, vol. XV. p. 281). — Ce travail n'a été publié que par extrait, et l'auteur m'a dit avoir changé d'opinion quant à l'interprétation des faits qu'il avait observés.
(f) Wharton Jones, *Op. cit.* (*Philos. Trans.*, 1846).

Chez les Arachnides les globules du sang ressemblent en général à ce que nous venons de voir chez les Crustacés (1).

Je ne pourrais, sans consacrer à l'histoire de ces corpuscules plus de temps qu'il ne convient ici, rendre compte de tous les détails relatifs à leur aspect chez les divers animaux articulés. Mais je crois devoir ajouter qu'ici, plus encore que chez les Vertébrés, il semble y avoir une certaine relation entre

liams en a fait une nouvelle étude, principalement chez des larves de Libellules et autres espèces aquatiques.

Ce dernier physiologiste a trouvé les globules fusiformes transparents et dépourvus de granules à leur intérieur chez la larve des Libellules, tandis que chez les mêmes insectes à l'état parfait, ils renferment des granulations ainsi qu'un nucléus. Chez d'autres larves, il a trouvé les globules tantôt oblongs, tantôt fusiformes et légèrement granulés, mais toujours dépourvus de nucléus. Malheureusement il ne donne pas la détermination spécifique des diverses espèces chez lesquelles il a observé et figuré ces corpuscules. On voit du reste par ces figures que les globules naviculaires sont toujours mêlés à des globulins circulaires (a).

Il est à noter que chez quelques larves aquatiques de Diptères les globules sont en si petit nombre, qu'ils échappent facilement à l'observation (b).

(1) Les premières observations sur les globules du sang chez les Crustacés furent faites par Leeuwenhoek sur les Crabes. En 1753, Baker signala l'existence de ces corpuscules chez l'*Aselle vulgaire*, petite espèce d'Isopode d'eau douce assez voisine des Cloportes. (*Employment for the Microscope*, p. 352.)

Enfin, depuis une vingtaine d'années, le sang de plusieurs autres espèces a été examiné par Weber, Wharton Jones, Williams et quelques autres naturalistes.

Chez le Carcin Ménade, j'ai trouvé un petit nombre de globules circulaires ou un peu ovoïdes qui paraissent être légèrement déprimés au centre, qui varient en diamètre de $\frac{1}{200}$ à $\frac{1}{125}$ de millimètre, et qui nagent au milieu d'une multitude de granulations d'une petitesse extrême.

Chez le *Maia squinado* il y a quelques gros corpuscules fortement granulés dans lesquels j'ai cru distinguer un noyau central (c); mais M. Wagner les croit simplement granulés (d). M. Wharton Jones ne dit pas sur quelle espèce de Crabe il a fait ses observations ; mais, comme le Tourteau (*C. pagurus*) est le plus commun sur

(a) Th. Williams, *On the Blood Proper and Chylaqueous Fluid of Invertebrate Animals* (*Philos. Trans.*, 1852, p. 595, pl. 32 et 33, fig. 40-50).

(b) Wagner, *Op. cit.* (Meckel's *Arch.*, 1835, p. 320).

Verloren, *Mém. sur la circulation dans les Insectes* (Extr. des *Mém. de l'Acad. de Bruxelles*, Mém. couronnés, t. XIX, p. 64).

(c) Milne Edwards, *Rech. microsc.* (*Ann. des sc. nat.*, 1826, t. IX, p. 369, pl. 50, fig. 9).

(d) Wagner, *Vergl. Phys. des Blutes*, Bd. I, p. 21, 1833.

la taille des animaux et les dimensions des globules de leur sang. Ainsi c'est chez les Crabes, les Homards et les Langoustes que ces corpuscules sont les plus gros ; ils sont beaucoup plus petits chez les Amphipodes et les Entomostracés ; enfin M. Williams a remarqué que c'est principalement par leur petitesse que les globules du sang des Araignées diffèrent de

le marché de Londres, on peut supposer que c'est ce Crustacé qu'il a étudié (*loc. cit.*, pl. 34, fig. 64-80). Quoi qu'il en soit, il fait mention des globules circulaires biconcaves dont il vient d'être question, et en décrit d'autres beaucoup plus gros qui, au premier moment de la sortie du sang, sont elliptiques ou même fusiformes, mais changent promptement d'aspect et deviennent circulaires. Les uns, dit-il, sont granulés et ne laissent bien apercevoir leur noyau central que lorsque leur enveloppe a été distendue par l'eau et leurs granulations intérieures dissoutes par l'action de l'acide acétique ; les autres sont pourvus d'un noyau seulement. M. Wharton Jones ajoute que, dans le sang du Homard, les globules offrent les mêmes caractères (*Phil. Trans.*, 1846, p. 89, etc.).

M. Williams a examiné le sang d'un plus grand nombre d'espèces. Les corpuscules qu'il figure dans le sang des Crabes varient beaucoup entre eux par leur aspect ainsi que par leur volume ; outre les granules libres il y a des corpuscules finement granulés qui sont les uns circulaires, les autres ovalaires, et qui diffèrent aussi entre eux par l'existence ou l'absence d'un noyau ; enfin il y a également de gros globules nucléolés qui ne renferment que très peu de granules. Le noyau est rarement central et la membrane utriculaire si ténue, que sa présence n'a pu être nettement constatée. (*Loc. cit.*, pl. 34, fig. 61.)

Chez le Bernard l'ermite (*Pagurus bernhardus*), les globules sont moins gros que chez les Crabes, et leur forme est en général ovoïde ; mais beaucoup sont sphériques. Chez l'Écrevisse ils sont encore plus petits ; mais chez le Homard ils sont presque aussi gros que chez les Crabes.

Chez les Amphipodes (exemples : Crevettes et Talitres), M. Williams a trouvé que les globules sont pour la plupart orbiculaires, et le noyau, étant plus central, est moins visible que chez la plupart des Crustacés. Ils sont aussi plus petits que chez les Décapodes. (Voy. les fig. 53 à 61 des pl. 33 et 34 du Mémoire de M. Williams inséré dans les *Philos. Trans.*, 1852.)

M. Wiegmann a trouvé que, chez un Leptomère, petit Crustacé de l'ordre des Læmodipodes, le sang charrie des globules naviculaires (a). D'après les observations de M. Williams il paraîtrait que chez une autre espèce du même groupe (le *Caprella linearis*), ils sont ovoïdes, mais deviennent facilement pyriformes (*loc. cit.*, fig. 56).

(a) *Abweichende Form der Blutkörperchen und Blutlauf bei Lämopoden* (*Archiv für Naturgeschichte*, 1839, p. 111).

ceux des Crustacés, animaux qui ont avec les Arachnides une grande parenté zoologique, mais sont en général de plus grande taille (1).

Un fait sur lequel je dois cependant fixer ici l'attention, est relatif au mode de déformation des globules du sang chez beaucoup d'animaux articulés, et chez un grand nombre de Mollusques. Ces globules, après leur sortie du corps, semblent laisser échapper une matière glutineuse qui tantôt s'étale irrégulièrement en manière de lobes, d'autres fois affecte la forme de filaments ou de rayons, et donne à ces corpuscules un aspect rayonné ou l'apparence de spores végétales en voie de développement. Ce phénomène remarquable a été fort bien observé

(1) M. Wharton Jones a trouvé que, chez les Araignées, les globules simplement granulés sont moins abondants que les cellules nucléolées (a), mais le noyau de ceux-ci est central et en général très difficile à distinguer. Ces corpuscules sont d'abord pour la plupart ovalaires, mais deviennent promptement sphériques après leur sortie du corps, et de même que chez les Crustacés ils ne présentent pas de membrane tégumentaire bien visible. Chez le Scorpion ils sont plus fortement granulés que chez les Araignées (b).

Dans la petite famille des Tardigrades, qui semble devoir prendre place dans la classe des Arachnides, M. Doyère (c) a trouvé que, chez une espèce, l'*Emydium testudo*, ce liquide est fortement coloré en rouge brun, tandis que, dans les genres *Macrobiotus* et *Milnesium*, il est in-colore. Chez tous, le sérum est incolore, légèrement visqueux et coagulable. Les globules qui y nagent sont de deux sortes, savoir : des cellules à contenu granuleux, et des sphérules simples, d'apparence homogène, qui paraissent être des gouttelettes huileuses, et qui, chez l'*Emydium*, sont colorées. Les cellules, ou globules composés, sont formées d'une membrane vasculaire extrêmement délicate, renfermant un liquide où nagent des corpuscules très petits animés d'un mouvement oscillatoire fort vif. Pendant la vie, elles sont irrégulières et polyédriques tant qu'elles sont dans l'intérieur du corps ; mais, hors de l'organisme ou après la mort, elles deviennent sphériques. Chez les Macrobiotes, elles ont en général $\frac{1}{100}$ à $\frac{1}{160}$ de millimètre. Enfin, chez les *Emydium*, elles sont fortement colorées.

(a) Wharton Jones, *Op. cit. (Philos. Trans.*, 1846, p. 92, pl. 2, fig. 1-9.
(b) Voyez aussi Wagner, *Vergl. Physiol. des Blutes*, Bd. 1, p. 27.
Blanchard, *Note sur le sang des Annélides (Ann. des sc. nat.*, 1849, 3ᵉ série, t. XII, p. 351).
Williams, *loc. cit.*, p. 642.
(c) Doyère, *Mémoire sur les Tardigrades (Ann. des sc. nat.*, 2ᵉ série, 1840, t. XIV, p. 309, pl. 13, fig. 6).

par M. Wharton Jones, ainsi que par M. Williams et par quelques autres physiologistes. Nous avons déjà vu qu'il se manifeste aussi dans les globules blancs du sang des Vertébrés (1), où il a été considéré par les uns comme dû à l'exsudation de la fibrine, par d'autres comme dépendant d'une propriété vitale analogue à celle dont sont doués les tissus sarcodiques chez les animaux les plus simples (2), et il est si fréquent ici que je ne saurais l'attribuer à l'existence d'Amibes parasites, comme le fait M. Lieberkühn (3).

(1) Les variations qui se remarquent dans les dimensions des globules contenus dans une même goutte de sang chez les Crustacés, les Arachnides, les Mollusques, etc., sont si fortes qu'il me semble difficile de se former des idées justes du volume de ces corpuscules par l'indication de quelques mesures micrométriques, données dont on ne trouve d'ailleurs qu'un nombre fort restreint dans les divers ouvrages cités ci-dessus. Il est aussi à noter que les mesures en question ne paraissent pas avoir été prises de façon à les rendre bien comparables entre elles, et par conséquent j'ai cru devoir ne pas les rapporter ici.

(2) Ci-dessus, page 73.

(3) Ce phénomène de la production d'expansions lobiformes autour des globules ressemble beaucoup à ce que j'ai décrit dans le développement de l'enveloppe tégumentaire de l'embryon chez les Ascidies (a), et même à ce qui se voit chez les Amibes et les autres animaux sarcodiques étudiés par M. Dujardin (b). L'existence en a été constatée chez des Crustacés, des Araignées, des Insectes, des Mollusques, etc., et il se manifeste sans addition d'eau aussi bien qu'après le gonflement des globules par l'action de ce liquide (c). Avant que d'avoir connaissance de cette découverte, j'avais remarqué des phénomènes du même ordre dans le sang des Doris; enfin, c'est probablement encore de cette production d'expansions parfois filiformes que M. Williams veut parler dans son Mémoire sur le sang, lorsqu'il dit que, chez ces animaux, les corpuscules, en se crevant, produisent des fibrilles (d). Je suis porté à croire que ce sont des modifications de ce genre qui, mal observées, ont fait naître l'opinion soutenue il y a quelques années par M. Guérin-Méneville au sujet de la transformation des globules du sang du Ver à soie en une espèce particulière de végétal parasite connue des sériciculteurs sous le nom de *muscardine* (e).

(a) Milne Edwards, *Observ. sur les Ascidies composées des côtes de la Manche* (Mém. de l'Acad. des sciences, t. XVIII, p. 253).
(b) Voyez ci-dessus, p. 73.
(c) Op. cit. (*Philos. Trans.*, 1846, p. 90, etc., pl. 2).
(d) « *Their contents fibrillate*, » dit cet auteur (*Op. cit.*, p. 641, etc.).
(e) *Observations sur la composition intime du sang chez les Insectes et surtout chez les Vers à soie en santé et en maladie, et sur la transformation des éléments vivants de ce sang en rudiments du végétal qui constitue la muscardine*, par M. Guérin-Méneville (Comptes rend. de l'Acad. des sciences, 1849, t. XXIX, p. 499).

Le fluide nourricier est également incolore chez les Zoophytes et charrie des corpuscules organisés qui d'ordinaire sont en petit nombre, mais ressemblent tout à fait aux globules granulés dont l'étude vient de nous occuper. Nous verrons plus tard que chez les Zoophytes échinodermes une portion de ce sang incolore se trouve renfermée dans des vaisseaux propres, une autre contenue dans la cavité générale du corps ; mais on sait, par les observations de M. Williams, qu'il présente dans toutes les parties de l'économie les mêmes caractères. Enfin, chez d'autres Zoophytes, tels que les Méduses et les Polypes, l'eau de la mer qui baigne le corps de ces singuliers animaux pénètre librement dans les cavités contenant le fluide nourricier et s'y mêle en grande quantité. Il n'y a donc plus chez ces Zoophytes du sang proprement dit, mais le liquide commun de l'organisme représente cet agent physiologique et charrie également des cellules libres ou globules sanguins. Nous reviendrons sur ce sujet lorsque nous traiterons de l'irrigation de l'organisme, et je me contenterai d'enregistrer ici ce fait de dégradation physiologique.

§ 5. — Nous venons de voir que chez presque tous les animaux invertébrés le sang est incolore, ou si faiblement teinté, qu'on l'appelle d'ordinaire du sang blanc ; mais il n'en est pas toujours de même, avons-nous dit, et le seul fait de cette variabilité suffirait aux yeux des zoologistes pour prouver que le mode de coloration du fluide nourricier ne saurait avoir une grande importance. En effet, la valeur des choses peut d'ordinaire se mesurer par le degré de leur fixité. Or, on a constaté que dans une des classes naturelles du Règne animal, celle des Annélides, la couleur du sang varie d'une espèce à une autre, et que ces variations ne coïncident pas avec d'autres différences physiologiques dignes d'attention.

Ainsi on sait depuis longtemps que le Lombric terrestre, ou Ver de terre, a du sang rouge comme celui des Vertébrés (1). Cuvier a constaté le même caractère chez un grand nombre de Vers marins, et il a reconnu que tous ces animaux, conformés d'après un même plan fondamental, devaient constituer dans nos méthodes zoologiques un groupe particulier auquel il donna d'abord le nom de *Vers à sang rouge* (2) : c'est la division qui porte aujourd'hui le nom de classe des Annélides (3). Mais, vers la fin du siècle dernier, Pallas avait déjà remarqué que chez un de ces vers marins, l'Aphrodite, les vaisseaux sanguins ne renferment qu'un liquide qu'il comparait à de la lymphe, c'est-à-dire une humeur incolore (4), et des recherches récentes ont fait voir qu'au milieu des espèces qui méritent réellement le nom de *Vers à sang rouge*, il s'en trouve beaucoup d'autres qui ont le sang incolore ou teinté de jaune seulement; enfin que chez d'autres encore, ce liquide est d'un vert intense (5).

Dans une seconde classe de Vers, celle des Turbellariés, on trouve aussi des différences considérables dans la couleur du

(1) Swammerdam, qui vivait au milieu du XVIIe siècle, signale le Ver de terre comme ayant du sang rouge et comme faisant ainsi exception à ce qui se voit chez les autres animaux auxquels il donnait aussi le nom d'Insectes. (*Biblia naturæ*, t. I, p. 119.)

(2) Cuvier, *Sur les vaisseaux sanguins des Sangsues et sur la couleur rouge du fluide qui y est contenu* (*Bull. de la Soc. phil.*, 1798, p. 146).

(3) Ce fût Lamarck qui substitua le nom d'*Annélides* à celui de Vers à sang rouge.

(4) *Miscell. Zool.*, p. 89, 1778. Ce fait, accepté par les uns (a), fut révoqué en doute par d'autres (b).

(5) J'ai constaté l'existence du sang vert chez les Sabelles (c), et, peu de temps après, le même fait a été vu par M. Dujardin dans un autre Annélide auquel ce naturaliste a donné le nom de *Chloronema Edwardsi* (d). M. de Quatrefages a trouvé aussi le sang vert chez la plupart des espèces du genre Sabelle; mais, dans une espèce qu'il appelle Sabelle térébrante, ce liquide est d'un rouge foncé (e). M. Delle Chiaje avait parlé de certains Annélides comme ayant du sang rouge

(a) Voy. Blainville, article Vers (*Dict. des. sc. nat.*, 1828, t. LVII, p. 376).
(b) Cuvier, *Règne animal*, 1830, 2e édit., t. III, p. 186.
(c) Milne Edwards, *Recherches pour servir à l'histoire de la circulation chez les Annélides* (*Ann. des sc. nat.*, 1838, 2e série, t. X, p. 196).
(d) Dujardin, *Observ. sur quelques Annélides marins* (*Ann. des sc. nat.*, 2e série, t. XI, p. 288).
(e) Quatrefages, *Sur la circulation des Annélides* (*Ann. des sc. nat.*, 3e série, t. XIV, p. 287).

sang; en général, ce liquide y est incolore, mais dans la famille des Némertes on connaît plusieurs espèces dont le sang est rouge (1).

Je ne m'arrêterai donc pas ici à énumérer toutes ces variations de teinte; mais j'appellerai l'attention sur un fait plus important : c'est que lors même que chez un animal invertébré le sang est rouge comme celui d'un Vertébré, il s'en distingue par la manière dont cette coloration est produite. Chez les Vertébrés, avons-nous dit, la couleur rouge du sang est due aux globules que ce liquide charrie; chez les Vers à sang rouge, c'est en dissolution dans le liquide lui-même que se trouve la matière

dans une portion du système vasculaire et du sang vert dans une autre portion du même système (a). Mais M. de Quatrefages a expliqué cette anomalie en constatant que, chez quelques Annélides tubicoles des côtes de la Sicile, il est parfaitement rouge quand il est en masse, mais paraît d'un jaune verdâtre quand il est en couches minces (b). Je me suis assuré que le sang est incolore ou jaunâtre seulement dans les genres Aphrodite, Polynoé, Sigaléon et Phyllodocé. M. de Quatrefages a observé la même chose chez des Syllis (c). L'existence de sang incolore chez quelques Hirudinées avait été constatée en 1825 par MM. Mayor et Gosse, de Genève (d). D'après d'autres observations analogues, M. de Filippi a séparé cette

famille en deux sections, d'après des différences de cet ordre, savoir : les Sangsues à sang rouge (genres *Sanguisuga*, *Hœmopis*, *Nephelis*, *Albione*, etc.), et les Sangsues à sang blanc, qui forment les genres *Hœmocaris* et *Clepsina* (e). Enfin, M. Blanchard a constaté aussi l'existence de sang incolore chez les Malacobdelles (f).

(1) Milne Edwards, art. *Annelida* (Todd's *Cyclop. of Anat. and Physiol.*, V, p. 165, 1836). M. de Quatrefages a observé ce caractère dans le *Cerebratulus crassus*, le *C. depressus*, la *Polia sanguirubra* et la *P. bembix*. Dans cette dernière, la teinte du sang est jaune verdâtre quand il est en lames minces, et d'un rouge foncé quand il est en couches épaisses (g).

(a) Delle Chiaje, *Memorie sulla storia e notomia degli animali senza vertebre del regno di Napoli*, vol. II, p. 399.

(b) Quatrefages, *Note sur le sang des Annélides* (Ann. des sc. nat., 2ᵉ série, t. V, p. 370).

(c) Quatrefages, *Op. cit.* (Ann., 3ᵉ série, t. XIV, p. 287).

(d) Voy. *Monogr. des Hirudinées*, par Moquin-Tandon, 1826, p. 59, et *Bibl. univ. de Genève*, mai 1827, p. 47.

(e) De Filippi, *Mem. sugli Annelidi della famiglia delle Sangusughe*, in-4. Milano, 1837.

(f) *Deuxième Mém. sur les Malacobdelles* (Ann. des sc. nat., 3ᵉ série, 1849, t. XII, p. 270).

(g) Quatrefages, *Mém. sur la famille des Némertiens* (Ann. des sc. nat., 1846, 3ᵉ série, t. VI, p. 264).

colorante. C'est donc le plasma qui, jaune ou incolore chez les Vertébrés, et offrant d'ordinaire la même teinte chez les Invertébrés, se colore parfois en jaune foncé, en rouge ou en vert chez les animaux inférieurs. Les globules ne jouent dans cette coloration aucun rôle essentiel, et d'ordinaire ces corpuscules paraissent même manquer complétement dans ce liquide, qui ressemble par conséquent au sang incomplet d'un embryon de Vertébré dans la première période de son développement, plutôt qu'au sang parfait de ces mêmes animaux parvenus au terme de leurs métamorphoses embryogéniques (1).

Au premier abord l'absence complète de globules dans le sang rouge de beaucoup d'Annélides semble devoir renverser tout ce que j'ai dit relativement à l'importance du rôle que ces corpuscules organisés jouent dans l'économie animale. Mais une étude plus attentive des choses fait disparaître cette objection. En effet, ce sang rouge n'est pas le seul fluide nourricier dont les Annélides sont pourvus. Ils ont en même temps dans le système de cavités où se trouve en majeure partie le sang

(1) La constatation de ces faits relatifs à la composition physique du sang chez les Annélides est due principalement à M. de Quatrefages. J'avais déjà remarqué que, d'ordinaire, ce sang, quoique rouge, ne contient pas de globules comparables à ceux des animaux vertébrés ; et Hünefeld avait annoncé que, par l'examen microscopique, on n'y apercevait aucune trace de ces corpuscules (a). M. Cohn avait constaté que la matière colorante du sang du Lombric terrestre n'est pas contenue dans les corpuscules qu'il voyait mêlés à ce liquide (b). Enfin, M. de Quatrefages a reconnu que, chez ces êtres, le principe colorant est dissous dans le sang lui-même. Les corpuscules que l'on y trouve souvent, dit-il, n'appartiennent pas à ce fluide, et proviennent du liquide contenu dans le système cavitaire général (c). Par ses recherches ultérieures, M. de Quatrefages a été même conduit à penser que, dans l'immense majorité des cas, le sang rouge des Annélides est complétement privé de globules quelconques. Il n'a rencontré qu'une exception à cette règle, et elle lui a été fournie par une espèce de Glycère des côtes de la Manche, chez laquelle il a trouvé des globules rouges

(a) *Ueber das Blut der Regenwürmer* (*Journ. für prakt. Chem.*, 1839, vol. XVI, p. 152).
(b) *De sanguine ejusque partibus*, *Dissert. inaug.*, Berol., 1842 (voy. *Müller's Arch.*, 1843, *Bericht*, p. CXVI).
(c) *Note sur le sang des Annélides* (*Ann. des sc. nat.*, 1846, 3ᵉ série, t. V, p. 380).

incolore des autres animaux articulés, un liquide qui remplit évidemment des fonctions analogues et qui ressemble au sang rouge des Vertébrés aussi bien qu'au sang blanc des animaux inférieurs par la présence de globules organisés et libres. Avant que d'avoir étudié la disposition des canaux d'irrigation et des réservoirs du fluide nourricier chez les animaux invertébrés, il serait peut-être difficile de comprendre comment les Annélides peuvent avoir à la fois du sang de deux sortes, et comment je suis conduit à assimiler au sang blanc des Mollusques, des Crustacés et des Insectes, le liquide qui chez les Vers occupe la cavité générale du corps plutôt que le liquide contenu dans leur système vasculaire. Je ne discuterai donc pas la question aujourd'hui, me réservant d'y revenir quand je traiterai de la circulation chez les Vers. J'ajouterai seulement que le fluide nourricier général ou cavitaire des Annélides a été étudié avec une sagacité remarquable par M. de Quatrefages (1), et que les vues émises à ce sujet par ce naturaliste ont été pleinement

et de forme discoïde nageant dans un liquide incolore (a). Mais M. Williams, qui a publié récemment une série nombreuse d'observations sur le fluide nourricier des animaux invertébrés, affirme que cette exception n'existe pas ; que les globules rouges décrits par M. de Quatrefages se trouvent dans le liquide de la cavité générale du corps, et non dans les vaisseaux sanguins, et que, dans aucun Annélide, le sang proprement dit (ou sang coloré) ne renferme des éléments « morphotiques » quelconques, c'est-à-dire des globules (b). Carus admettait aussi que, chez les Sangsues, il n'y a pas de globules sanguins ; mais il dit positivement que, chez les Lombrics, le sang en est chargé (c). Nous verrons bientôt ce qui a causé cette divergence dans les résultats de l'étude microscopique du sang des Annélides.

(1) Voyez de Quatrefages : *Note sur le sang des Annélides* (Ann. des sc. nat., 1846, 3ᵉ série, t. V, p. 280). — *Mémoire sur la cavité générale du corps des Invertébrés* (Ann. des sc. nat., 1850, 3ᵉ série, t. XIV, p. 309).

(a) *Mém. sur la circulation des Annélides* (Ann. des sc. nat., 1850, 3ᵉ série, t. XIV, p. 288).
(b) *On the Blood Proper and Chylaqueous Fluid of Invertebrate Animals* (Philos. Trans., 1852, p. 632).
(c) Carus, *Anat. comp.*, t. II, p. 314 et 315.

confirmées par les observations plus récentes de M. Williams (1).
Il est aussi à noter ici que la description des globules du sang
rouge des Annélides, donnée par Wagner (2), Wharton Jones (3)
et quelques autres physiologistes (4), s'applique en réalité,
non pas à cette humeur, mais au liquide cavitaire dont il vient
d'être question (5), et que dans quelques animaux de cette
classe les globules charriés par ce dernier liquide sont rouges
comme les corpuscules sanguins des Mammifères (6).

§ 6. — Pour avoir des idées nettes au sujet du fluide nourricier dans l'ensemble du Règne animal, il me paraît nécessaire,
tout en résumant ce qui vient d'être dit, d'anticiper un peu sur
les résultats de nos études ultérieures, et de considérer ce
liquide non-seulement en lui-même, comme nous venons de
le faire, mais aussi dans quelques-uns de ses rapports avec les
autres agents physiologiques.

Dégradations
physiologiques
du fluide
nourricier.

Nous avons vu que chez tous les animaux il existe un fluide
nourricier, mais nous verrons par la suite que ce liquide n'est
pas toujours renfermé dans un système de cavités closes, et

(1) Voy. *Report on the British Annelida*, by Doctor Thomas Williams
(*Report of the British Association for
the Advancement of Sciences for* 1851,
p. 168, etc.). — *On the Blood proper*, etc. (*Phil. Trans.*, 1852, p. 595).

(2) *Vergl. Phys. des Blutes*, Bd. I,
p. 23.

(3) *Phil. Trans.*, 1846, p. 94, etc.

(4) Ainsi, c'est parce que le sang
rouge des Annélides, dont j'ai parlé
dans mon Mémoire sur la circulation
chez ces animaux, s'est trouvé mêlé
à du liquide cavitaire, que j'y avais
admis l'existence de globules, tout en
reconnaissant que la matière colorante
se trouve dissoute dans le sérum.

(5) Quatrefages, *Ann. des sc. nat.*,
3e série, t. XIV, p. 312.

(6) M. de Quatrefages a constaté
ce fait chez des Vers assez voisins des
Térébelles, qu'il a nommés Apneumes
(a), et M. Williams a observé la même
chose chez la *Glycera alba*. Chez cet
Annélide, le liquide de la cavité générale du corps charrie en très grande
abondance des globules rouges, ovalaires et aplatis, qui ressemblent
beaucoup à ceux de la Grenouille. Le
sang rouge des vaisseaux est faiblement rougeâtre, et serait, comme d'ordinaire dans cette classe, dépourvu
de globules. (*Op. cit.*, et *Brit. Assoc.*,
1851, p. 172.)

(a) Quatrefages, *Op. cit.* (*Ann. des sc. nat.*, 1850, 3e série, t. XIV, p. 311).

que chez beaucoup d'animaux inférieurs, tels que les Polypes et les Acalèphes, les réservoirs qui le contiennent ne sont pas distincts de la cavité digestive. Chez ces Zoophytes, ce fluide n'est donc pas une humeur particulière, et ne consiste que dans l'eau qui arrive directement du dehors dans l'intérieur de l'estomac, et qui s'y mêle avec les matières alimentaires élaborées par le travail digestif et avec les produits excrémentitiels éliminés de la substance des tissus organiques. Ce n'est donc pas du sang, et l'on pourrait l'appeler *sérosité chymeuse* ou *séro-chyme*.

Chez les autres animaux la division du travail physiologique s'établit entre l'élaboration digestive des aliments et l'irrigation nutritive ; le fluide nourricier est distinct du chyme ou fluide alimentaire et se trouve renfermé dans un système de cavités closes : c'est alors un suc propre de l'organisme, et l'on peut y appliquer d'une manière générale le nom de *sang*.

Mais chez la plupart des animaux inférieurs, tels que les Mollusques, les Crustacés et les Insectes, cette division du travail physiologique n'a fait que peu de progrès, et il n'existe dans la profondeur de l'organisme qu'un seule sorte de liquide chargé à la fois de remplir les fonctions d'un agent de nutrition et de servir à d'autres usages dont l'étude nous occupera dans la suite de ces leçons. Ce liquide général est appelé le *fluide cavitaire* ou *sang séreux*.

Chez les Échinodermes et les Annélides, la plus grande partie du fluide nourricier est encore représentée par ce liquide cavitaire, mais il existe en outre un liquide particulier qui est contenu dans un système vasculaire distinct, et qui paraît prendre une part de plus en plus considérable dans le travail nutritif à mesure que l'on s'élève des Zoophytes vers les Annélides les plus parfaits. Ce dernier liquide acquiert alors une couleur distincte, et il constitue le *sang proprement dit*.

Enfin chez les animaux supérieurs, dont se compose l'embranchement des Vertébrés, la division du travail est portée encore plus loin, et au lieu d'un liquide cavitaire général partout le même, on trouve dans les divers réservoirs de l'organisme trois sortes de liquides : la *sérosité*, qui occupe les lacunes interorganiques, comme le fait le fluide nourricier commun chez les animaux inférieurs, mais qui n'intervient plus d'une manière directe dans la nutrition ; le *sang proprement dit*, qui est au contraire l'agent essentiel de la nutrition ; enfin la *lymphe*, qui ne diffère guère du sang que par l'absence de globules rouges, et qui semble être, comme nous le verrons par la suite, un simple dérivé de ce liquide, destiné à y retourner promptement et à y porter les matières dont elle s'est chargée en passant à travers certaines parties de l'organisme.

Je ne pourrais, sans m'éloigner beaucoup trop de l'objet de cette leçon, m'arrêter sur les caractères et les usages de ces diverses humeurs organiques ; mais il m'a semblé indispensable d'en signaler ici l'existence, pour faire bien comprendre ce qu'est le fluide nourricier chez les animaux inférieurs. En effet, nous voyons que chez les Vertébrés il existe quatre liquides récrémentitiels : le chyme ou liquide alimentaire, le sang ou liquide nourricier, la lymphe, qui est une dépendance du sang, et la sérosité ; mais que ces diverses humeurs tendent à se confondre de plus en plus à mesure que l'organisme se dégrade, jusqu'à ce qu'enfin il n'y ait plus dans l'économie animale qu'un seul liquide qui est en même temps du chyle, du sang, de la lymphe et de la sérosité, ou plutôt qui tient lieu de tous ces agents sans avoir encore d'une manière nette les caractères propres à aucun d'entre eux.

Dans la suite de ces leçons j'aurai plus d'une fois à revenir Résumé. sur ce sujet ; mais dans ce moment je me bornerai à rappeler les principaux résultats généraux fournis par les faits dont l'étude nous a déjà occupés.

En résumant ces faits, nous voyons que chez tous les animaux qui sont pourvus d'un fluide nourricier propre, il existe, flottant dans ce liquide, un nombre plus ou moins considérable de globules ou corpuscules organisés qui paraissent être des utricules, ou cellules fermées, dont les parois sont membraneuses et d'une délicatesse extrême ; que ces organites abondent dans le sang des animaux vertébrés et se trouvent aussi dans le sang cavitaire des animaux invertébrés, mais manquent d'ordinaire dans le sang proprement dit chez ces derniers : de sorte que dans le petit nombre de ces êtres qui possèdent à la fois ces deux humeurs, c'est au sang cavitaire plutôt qu'au sang vasculaire que semble être dévolu le rôle le plus important dans le travail nutritif.

Nous avons vu aussi que ces corpuscules organisés augmentent en nombre et se régularisent de plus en plus à mesure que l'on s'élève des groupes inférieurs jusqu'aux classes les plus perfectionnées du Règne animal.

Ces corpuscules organisés ne sont pas tous de même nature et se rangent en deux catégories principales : d'une part, les globules ordinaires, ou *globules hématiques* proprement dits, qui sont des cellules à parois membraneuses bien distinctes, qui renferment une matière colorante rouge, qui dans l'état normal ne sont que peu ou point granulés à leur intérieur, et qui ne sont pas le siége de mouvements sarcodiques ; d'autre part, les *globules plasmiques*, qui sont incolores, qui ont une structure utriculaire moins bien caractérisée, qui ont le plus souvent un apparence granulée et qui semblent être composés en grande partie d'une substance sarcodique susceptible de changer de forme et d'exécuter même des mouvements lents analogues à ceux de certains animalcules infusoires. Bientôt nous aurons l'occasion de voir que ces deux sortes de corpuscules diffèrent aussi entre eux par leurs propriétés chimiques.

Les *globules plasmiques* se rencontrent dans le fluide nourricier de tous les animaux. Chez les Invertébrés, ils existent

seuls ou mêlés seulement à des granules libres que l'on a nommés *globulins*, et même dans les cas, d'ailleurs très rares, où
ils sont colorés, ils se distinguent des globules hématiques par
l'ensemble de leurs caractères. Chez les Vertébrés, ils ne
paraissent jouer qu'un rôle secondaire et se trouvent mêlés
aux globules hématiques.

Les *globules hématiques*, que l'on désigne le plus ordinairement sous le nom de globules rouges, ne se trouvent que chez
les Vertébrés ordinaires, et nous avons vu aussi que chez
ceux-ci, dans les premiers moments de la vie embryonnaire,
de même que chez le vertébré le plus dégradé et chez tous
les animaux invertébrés, le sang en est dépourvu. Nous rencontrons donc ici un premier exemple de cette ressemblance
qui existe si souvent entre l'état transitoire de l'embryon des
animaux supérieurs et l'état permanent de l'organisme chez
d'autres animaux moins parfaits ; mais dans ce cas, de même
que dans les autres dont j'aurai à parler dans la suite de ces
leçons, c'est une analogie seulement que je signale, et rien
ne nous autorise à croire que le fluide nourricier d'un Mollusque ou d'un Amphioxus soit réellement de même nature
que celui d'un embryon de Poulet ou de Mammifère.

Je rappellerai également que la coloration du sang n'est pas
toujours en rapport avec le mode de constitution physique de
ce fluide, et que le sang des Annélides, quoique le plus ordinairement rouge, comme celui des Vertébrés, en diffère par un
caractère des plus importants : il doit sa couleur à la teinte
particulière du plasma, et non à l'existence de globules hématiques.

Ainsi, pour le physiologiste qui étudie d'une manière attentive les modifications introduites par la Nature dans la constitution du fluide nourricier, le Règne animal se divise, non pas
en animaux à sang rouge et animaux à sang blanc, comme on
serait porté à le penser au premier abord, mais en animaux

dont le sang est chargé de globules hématiques ou en manquent; et cette division correspond, sauf quelques cas de dégradation organique, à celle fondée sur l'anatomie comparée, dont nous aurons souvent à faire usage ici. En effet, les animaux dont le sang charrie des globules hématiques sont tous pourvus d'une colonne vertébrale, et ceux dont le sang ne contient que des globules plasmiques manquent de vertèbres. Les résultats fournis par l'étude de la constitution physique du suc nourricier des animaux sont donc en accord parfait avec les faits d'un tout autre ordre, d'après lesquels les zoologistes ont classé ces êtres en deux groupes principaux : les Vertébrés et les Invertébrés.

Coagulation du sang.

§ 7. — La densité des globules sanguins ne diffère que peu de celle du liquide dans lequel ils sont plongés, et, lorsque le sang de l'homme, d'un Mammifère, d'un Oiseau ou de tout autre Vertébré est dans son état normal, ces corpuscules y nagent librement; ils y donnent de l'opacité, mais ils n'en diminuent que peu la fluidité.

Lorsque le sang est sorti du corps vivant et abandonné à lui-même, il n'en est plus ainsi. On le voit alors se figer en quelque sorte, et se prendre en une masse gélatineuse qui peu à peu se contracte et laisse suinter de sa substance un liquide jaunâtre.

Par suite de cette *coagulation* spontanée, le sang de tous ces animaux (les seuls dont nous ayons à nous occuper en ce moment) se sépare donc en deux parties : l'une, solide, opaque, rouge et d'une consistance gélatineuse, occupe le milieu du vase; l'autre, fluide, transparente et presque incolore ou légèrement teintée en jaune, surnage en plus ou moins grande abondance. Le premier de ces produits se nomme le *caillot*, ou *cruor* du sang ; le second est appelé le *sérum*.

Principe
coagulable.

§ 8. — Ce phénomène a été connu de tous temps, même par le vulgaire. Mais les physiologistes de l'antiquité et du moyen âge ne savaient, au sujet de cette coagulation spontanée, que le peu que je viens d'en dire; et ici encore c'est à Malpighi que l'on doit les premières expériences instructives Par le lavage, ce physiologiste dépouilla le caillot de la matière rouge du sang, et il reconnut que la trame en est formée par une substance fibreuse blanchâtre (1). A la même époque, les recherches de Borelli conduisirent ce médecin-mathématicien à penser que cette matière fibrineuse se trouve à l'état liquide dans le sang encore contenu dans l'organisme vivant, mais se coagule spontanément lorsque cette humeur s'est échappée du corps (2), opinion que les expériences les plus récentes des physiologistes de nos jours ont pleinement justifiée.

Guglielmini (3) fit un pas de plus, car, en examinant le caillot au microscope, il y reconnut la présence des globules rouges du sang mêlés aux filaments blanchâtres précédemment observés par Malpighi et les autres physiologistes de la fin du xviie siècle. Enfin Ruysch (4), anatomiste célèbre par son habileté

---

(1) *De polypo cordis dissertatio* (*Op. omn.*, p. 123, 1666).

(2) *De motu animalium*, proposit. cxxxii, vol. II, p. 167 (édit. de 1710).

(3) *De sanguinis natura et constitutione*, 1701. (*Op. omn.*, t. II, p. 30.)

(4) Comme divers auteurs qui font autorité dans la science attribuent cette découverte à un chimiste du xviiie siècle nommé Bucquet (a), il me paraît utile de rapporter ici l'un des passages de l'ouvrage de Ruysch, où elle se trouve consignée:
N° XXXIX. « Phiola in liquore continens ramulum fruticis capensis

» Portulacæ, folio Hort. Amst. part. 1.
» Inferior pars dicti ramuli obsita
» est pseudo - membranula ex san-
» guine seu cruore meo (post venæ
» sectionem) a me confecta, idque
» sola conquassatione ramuli per san-
» guinem, donec frigus contraheret
» sanguis : hoc facto aquæ puræ ra-
» mulum indidi, aquâ autem sæpius
» renovatâ, ramuloque digitis ali-
» quoties compresso, cruor ramulo
» cohærens, albedinem induit, repre-
» sentans membranam veram, foliis
» firmiter cohærentem et pseudo-
» fibris membranosis ita pertextam,
» ut omnes sint putaturi veram esse

(a) Voyez Dumas, *Traité de chimie*, t. VIII, p. 476.

dans l'art des injections, compléta les découvertes dont il vient d'être question en séparant du sang encore fluide la matière blanche et fibrineuse qui était destinée à former le caillot, et en empêchant ainsi le sang de se coaguler. Il y parvint en battant ce liquide avec des baguettes dès sa sortie du corps de l'animal vivant, procédé qui se pratique aujourd'hui dans tous les abattoirs lorsqu'on veut conserver au sang sa fluidité, afin de l'utiliser dans certaines opérations industrielles. De petits filaments blanchâtres et élastiques s'attachent alors aux baguettes avec lesquelles on pratique le battage ; et, en comparant ces filaments avec ceux que l'on obtient en lavant le caillot, Ruysch les trouva de même nature.

Ainsi, il fut dès lors bien établi que la propriété de se coaguler spontanément, dont jouit le sang, est due à la présence d'une matière particulière qui, en se condensant, prend la forme de filaments (1). Dans les ouvrages des anciens physiologistes, elle est ordinairement désignée sous le nom de *matière fibreuse*. D'autres écrivains l'ont appelée tantôt *gluten du sang*, tantôt *lymphe coagulable;* enfin Fourcroy, au commencement du siècle actuel, lui donna le nom de *fibrine* (2), sous lequel elle est généralement connue de nos jours.

» membranam, è corpore desumptam. Notandum vero illud neutiquam successurum, nisi illico, post venæ apertionem, spiritibus nondum dissipatis, hoc fuerit institutum. Vid. tab. 3, fig. 6, thes. 7. » (*Thesaurus anatomicus septimus.* Amst. 1707, in-4°, p. 11.)

Dans la figure à laquelle Ruysch renvoie se trouvent représentés les filaments de fibrine retirés du sang par le battage et encore adhérents à la petite branche qui avait servi dans cette opération.

(1) Récemment M. Mayer a étudié la structure intime des filaments que la fibrine forme en se coagulant, et il les décrit comme étant constitués par des séries de granules d'environ $\frac{1}{5000}$ de ligne, qui, à leur tour, sont composés de corpuscules plus petits ($\frac{1}{1000}$ de ligne). Il a observé des mouvements moléculaires vifs, de contraction et de contorsion, dans ces fibrilles, pendant plusieurs heures. (*Correspondenzbl. Rhein. Westph. Aerzte,* 1844, n° 10. Cité par Müller, *Arch. für Anat. und Phys.,* 1846, *Bericht,* p. 45.)

(2) *Système des connaissances chimiques,* t. IX, p. 157, an IX (1800).

§ 9. — C'est à la présence de la fibrine, disons-nous, que le sang doit la propriété de se coaguler spontanément et de se prendre en une masse de consistance gélatineuse et de couleur rouge. Mais d'où vient cette fibrine ? Dans le sang normal se trouve-t-elle réellement en dissolution dans le sérum, comme le pensait Borelli, ou est-elle fournie par les globules rouges ? Ces questions ont longtemps partagé les physiologistes, et n'ont été pleinement résolues que par les expériences récentes d'un des naturalistes les plus habiles de notre époque, le professeur J. Müller, de Berlin.

La plupart des physiologistes les plus éminents du siècle dernier pensaient que les globules du sang interviennent seuls dans le travail de la coagulation, et fournissaient à la fois la matière rouge et la fibrine du caillot (1). Cette manière de voir fut adoptée et développée il y a environ trente ans par Home (2), MM. Prévost et Dumas (3) et quelques autres micrographes. Elle était même assez généralement reçue tant en Allemagne qu'en France, et, dans cette hypothèse, on se rendait compte du phénomène de la coagulation spontanée du sang, en supposant que les globules privés de l'influence de la vie s'attiraient

Source de la fibrine.

---

(1) SYDENHAM, célèbre médecin anglais du XVIIe siècle, pensait que la couenne du caillot est formée par la substance rouge du sang (qu'il appelait fibrine) dépouillée de son enveloppe colorée (a). Boerhaave considérait les fibres sanguines comme étant formées d'une chaîne de globules (b), et Haller, dont l'autorité était si grande parmi les physiologistes du siècle dernier, dit, dans son commentaire sur le passage précédent des écrits de Boerhaave, que les fibres de la couenne,

ainsi que celles obtenues dans l'expérience de Ruysch sur le sang, ne sont autre chose que les globules sanguins de Leeuwenhoek dépouillés de leur couleur (c). Jurin s'exprime d'une manière plus nette, et attribue la formation du caillot à la réunion spontanée des globules (d).

(2) *Croonian Lectures on Blood*, etc. (*Philos. Trans.*, 1818 et 1820).

(3) *Examen du sang*, etc. (*Bibl. univ. de Genève*, 1821, t. XVII).

(a) *Opera omnia*, p. 246.
(b) *Prædilectiones academicæ*, vol. II, p. 310.
(c) *Note f, loc. cit.*
(d) Jurin, *An Account of Some Experiments Relating to the Specific Gravity of Blood* (*Philos. Trans.*, 1719, p. 1000).

promptement, laissaient échapper leur nucléus, composé de fibrine, et, réduits à leur portion tégumentaire et rouge seulement, se trouvaient alors enveloppés et saisis par l'espèce de trame résultant de la réunion des noyaux ou corpuscules fibrineux ainsi mis en liberté.

Hewson, à l'exemple de quelques-uns de ses prédécesseurs, avait soutenu cependant une thèse contraire; et, si les faits sur lesquels il basait ses convictions avaient été suffisamment développés, son opinion aurait certainement prévalu depuis longtemps.

Les médecins avaient déjà remarqué que, dans les maladies inflammatoires et dans quelques autres cas pathologiques, la masse gélatineuse formée par la coagulation du sang n'a pas le même aspect dans toute son épaisseur; que, dans sa partie inférieure, elle est rouge comme d'ordinaire; mais que, vers le haut, elle est formée par une matière blanchâtre, à laquelle ils donnèrent le nom de *couenne*. Or, un physiologiste dont les écrits n'ont eu que peu de retentissement, Davies, avait vu aussi que cette couche couenneuse est formée par une substance identique, au moins en apparence, avec celle qui constitue la trame de la portion rouge du caillot situé au-dessous; et il s'expliquait la différence de couleur entre ces deux couches en admettant que, dans les circonstances ordinaires, la coagulation du sang ayant lieu avant que les globules, dont la pesanteur spécifique est plus grande que celle du fluide d'alentour, aient eu le temps de descendre vers le fond du vase, ceux-ci se trouvent empâtés également dans toutes les parties du caillot, qu'ils colorent uniformément; tandis que, dans les cas où une couenne se produit, les globules descendent plus aisément et plus vite, de façon qu'ils ont déjà abandonné la partie supérieure du liquide lorsque la coagulation s'effectue : et alors le caillot est blanc là où la matière coagulable n'en rencontre plus, tandis qu'il devient rouge là où il saisit ces corpuscules (1). Davies considérait donc la matière plastique comme étant distincte des globules aussi bien que du sérum, dont elle se sépare par la coagulation spontanée; et, sans connaître les idées déjà émises à ce sujet en France par Petit, il professa une opinion analogue.

Effectivement, ce chirurgien avait été conduit à regarder le sang comme étant formé, non pas de globules et de sérum seulement, mais aussi d'un troisième élément physiologique, savoir, la lymphe, ou, pour me servir du langage moderne, la fibrine (2).

Hewson soutenait la même doctrine, et il fit à ce sujet une expérience des plus ingénieuses et des plus concluantes. En examinant l'action de divers agents chimiques sur le sang, on avait constaté qu'en ajoutant à ce liquide une portion convenable de sulfate de soude ou de sel commun en solution dans l'eau, on retarde beaucoup sa coagulation, et Hewson ayant préparé un de ces mélanges de sang humain et de dissolu-

(1) Davies, *Essays to Promote the Experimental Analysis of Human Blood*, in-8. Bath, 1760.

(2) J.-L. PETIT, qu'il ne faut pas confondre avec un autre académicien du même nom et de la même époque, l'anatomiste F. Petit, naquit à Paris en 1674, et fut bon observateur non moins que chirurgien habile. Il mourut en 1750, et il est plus connu comme pathologiste que comme physiologiste; mais je croirais manquer à la justice qui lui est due, si je ne citais ici textuellement l'explication qu'il donne de la coagulation du sang.

«Tout le monde convient que toutes » les parties du sang ne sont pas sus- » ceptibles de coagulation; il est ce- » pendant vrai que, quand on tire du » sang dans une palette, il se coagule » d'abord tout entier; mais, lorsqu'on » le laisse reposer, on voit que la » sérosité se sépare du caillot de la » même manière que le petit-lait se » sépare du lait caillé. La sérosité » du sang n'est donc point susceptible » de coagulation. Les deux autres par- » ties, qui sont la *lymphatique* et la » *globuleuse*, pour l'ordinaire, font » ensemble un caillot qui nage dans » la sérosité; et l'on pourrait croire » que ces parties du sang sont toutes » deux susceptibles de coagulation, si » nous n'avions pas observé plusieurs » fois, au fond des palettes et surtout » à l'ouverture des cadavres, que la » partie globuleuse et la sérosité con- » servent quelquefois leur fluidité, » pendant que la partie lymphatique » est seule coagulée. Il est ordinaire » qu'à l'ouverture des cadavres, on » trouve le sang coagulé dans le cœur » et dans tous les vaisseaux; mais » cette coagulation n'est pas toujours

tion saline (1) le laissa reposer jusqu'à ce que les globules se fussent déposés dans la partie inférieure du vase, puis il décanta le liquide incolore qui surnageait, et y reconnut la présence de la fibrine. Effectivement, en y ajoutant un peu d'eau, il la vit se prendre en gelée, comme cela a lieu dans le sang chargé de ses globules rouges, et former un caillot blanc.

» la même. Quelquefois, la partie » rouge et la lymphe, exactement mê- » lées, forment un caillot rouge et » assez ferme ; d'autres fois, ces deux » substances, quoique coagulées, sont » presque exactement distinctes et » forment un caillot de deux couleurs ; » mais, attendu que la lymphe est plus » légère, la moitié supérieure de ce » caillot est blanche, et l'inférieure » est d'un rouge brun, supposant que » le cadavre se soit refroidi dans la » situation horizontale, comme cela » arrive d'ordinaire. Si l'on examine le » bassin dans lequel on vient de sai- » gner du pied, on trouvera toutes les » parties du sang noyées dans l'eau » chaude, et, si l'on veut voir à l'in- » stant quelle est la partie susceptible » de coagulation, on n'a qu'à jeter un » pot d'eau froide dans le bassin, et » sur-le-champ on verra la partie » blanche se séparer de la partie » rouge et s'élever sur la surface de » l'eau, où elle forme des caillots très » durs, pendant que la partie rouge » demeure exactement mêlée avec » l'eau et sans former de caillot. De » ces expériences, connues de tout le » monde, on peut conclure que la par- » tie blanche est non-seulement plus » disposée à la coagulation que la par- » tie rouge, mais qu'elle est la seule » qui se coagule, et que la partie rouge » ne ferait point partie du caillot sans » la partie blanche qui la retient (a). »

Pour mettre ce passage en accord complet avec la théorie de la coagulation du sang adoptée aujourd'hui, il suffirait de mettre le mot *fibrine* à la place du mot *lymphe*, et de dire *globules rouges* au lieu de *partie rouge*.

(1) Cette propriété remarquable que possèdent le sel commun et quelques autres substances de retarder la coagulation du sang lorsqu'on les emploie en proportion convenable était déjà connue il y a un siècle. Senac en parla (b) ; Fordyce également (c) : et il paraîtrait même que cette influence du sel sur le sang n'était pas ignorée du vulgaire, car, en 1771, Hewson disait qu'en Angleterre, les personnes qui emploient le sang des animaux de boucherie pour la préparation de substances alimentaires avaient l'habitude de recevoir ce liquide dans un vase contenant du sel, et de l'y agiter à mesure qu'il s'écoulait des vaisseaux, ce qui l'empêchait de se coaguler et permettait de le faire passer à travers un tamis sans qu'il restât sur celui-ci le moindre caillot (d). Quelques physiologistes ont cru avoir découvert ce fait il y a une quinzaine d'années.

(a) Petit, *Second Mémoire sur la manière d'arrêter les hémorrhagies* (*Mém. de l'Acad. des sciences*, 1732, p. 392).

(b) Senac, *Traité de la structure*, 1749, t. II, p. 439.

(c) G. Fordyce, *Elements of the Practice of Physic*, 1768, 2ᵉ partie, p. 28.

(d) Hewson's *Works*, p. 14.

Cette belle expérience date de 1770 (1), et, pour la rendre décisive, il ne restait plus qu'à voir si, dans ce cas, les globules rouges étaient restés intacts, car on pouvait croire que la fibrine provenait de ces corpuscules, et que le dépôt coloré était formé de la matière rouge enveloppante des globules séparés de leur noyau. La théorie de la coagulation du sang soutenue par Hewson, et adoptée par beaucoup de compatriotes de ce physiologiste habile, manquait donc encore d'une démonstration suffisante, et les faits dont ils arguaient pouvaient s'expliquer également bien par l'hypothèse contraire.

Tel était à peu près l'état de la question (2), lorsque M. Müller vint s'en occuper à son tour, et en donna une solution complète. Il fit d'abord une expérience très analogue à celle de Hewson. Elle consista dans la filtration du sang de Grenouille délayé dans un peu d'eau sucrée, ce qui en retarde la

(1) *On the Properties of Blood*, chap. 1, *Experiment III* (*Op. cit.*, p. 12).

Hunter a fait à peu près la même expérience, et c'est pour cette raison que quelques écrivains lui attribuent la découverte de la théorie de la coagulation du sang; mais ses observations sont postérieures à celles de Hewson. (*On Blood, loc. cit.*, p. 38.) Une observation assez analogue à celle de Hewson a été faite par MM. Piorry et Scelle-Mondezert en opérant sur du sang couenneux non mélangé de liquide salin. Mais ces expériences ne suffisaient pas pour donner la clef du phénomène de la formation du caillot sanguin, car beaucoup de physiologistes pensaient que la matière de la couenne était différente de la fibrine ordinaire. (Voy. *Rech. sur le sérum du sang*, thèse par M. Scelle-Mondezert, 1830.)

(2) L'illustre Berzelius pensait que la fibrine devait être en dissolution dans le sang, et non en suspension sous la forme de globules. Mais les motifs qu'il donne à l'appui de cette opinion pêchent par leur base, et n'avaient par conséquent aucune valeur aux yeux des physiologistes. Voici, en effet, comment il s'exprime : « Le » liquide incolore que charrient les » vaisseaux lymphatiques ne contient » pas, que nous sachions, de globules » en suspension, ce qui n'empêche » pas qu'il se coagule exactement » comme le sang et qu'il dépose un » caillot incolore. Mais, si ce liquide, » séparé du sang par une espèce de » filtration, contient la fibrine dis- » soute, cette dernière est aussi en » partie à l'état de dissolution dans le » sang. La coagulation consiste alors » en ce que la fibrine dissoute se sé- » pare et emprisonne les globules. »

coagulation. Les globules des Batraciens, à raison de leur volume considérable, ne passent pas à travers le papier du filtre, comme cela arrive souvent lorsqu'on se sert de sang humain ; et M. Müller obtint ainsi un liquide incolore, dont la coagulation eut lieu cependant tout comme si les globules n'en avaient pas été préalablement séparés (1). Puis, dans une autre expérience, il s'assura, à l'aide du microscope, que dans le sang défibriné par le battage, et rendu par conséquent incoagulable, les globules ne sont ni déchirés ni altérés d'aucune manière appréciable (2). Enfin, il arriva encore au même résultat par un autre procédé. Il plaça au foyer de son microscope une gouttelette de sang de Grenouille étendu avec du sérum, de façon à écarter beaucoup les globules entre eux, et il vit bientôt le tout se prendre en une masse gélatineuse, bien que les globules fussent demeurés intacts.

§ 10. — Ainsi, aujourd'hui, on ne peut plus se refuser à admettre que la fibrine, dont dépend la coagulabilité du sang,

(*Traité de chimie*, t. VII, p. 32.) Ce raisonnement est logique ; mais les prémisses en sont erronées, car Hewson, et tous les autres micrographes qui se sont occupés de l'étude de la lymphe, y ont reconnu la présence de corpuscules incolores qui ressemblent beaucoup au noyau des globules sanguins et aux globulins du sang. (Voy. Hewson, *On the Fluid of Lymphatic Glands*, loc. cit., p. 253, etc.)

(1) *Beobachtungen zur Analyse der Lymphe, des Bluts und des Chylus* (Poggendorff's *Ann. für Physik*, 1832, t. XXV, p. 537 ; — Trad. franç., *Ann. des sc. nat.*, 2ᵉ série, t. I, p. 339).

(2) Müller, *Elements of Physiology, Translated by Bally*, t. I, p. 113. Le passage relatif à l'état des globules manque dans la traduction française de cet ouvrage (t. I, p. 95). Si l'on ajoute de l'eau au sang avant de le battre, l'expérience ne réussit pas, et ce fait donne peut-être l'explication de ce que Berzelius avait dit relativement à la disparition des globules dans le sang défibriné. (*Traité de chimie*, t. VII, p. 33.)

M. Figuier, qui a répété cette expérience avec succès, tout en opérant parfois dans des conditions moins favorables, puisqu'il s'est servi même de sang humain, a obtenu les meilleurs résultats en mêlant à un volume de sang deux volumes d'une dissolution de sulfate de soude marquant 16° à 18° à l'aréomètre de Baumé (a).

Pour empêcher l'altération des glo-

(a) Voyez *Comptes rendus de l'Académie des sciences*, 1844, t. XIX, p. 101, et *Ann. de chimie*, 3ᵉ série, t. XI, p. 503.

se trouve en dissolution ou en suspension (à l'état de division extrême) dans le liquide où flottent les globules, et ne provient pas de ces corpuscules eux-mêmes (1).

Le sérum qui se sépare du caillot après la coagulation du sang n'est donc pas identique avec le liquide qui tient les globules en suspension dans l'intérieur de l'organisme ; et, pour introduire de la précision dans le langage de la physiologie, il est nécessaire de lui donner un nom particulier : c'est ce qui a été fait dans ces derniers temps, et aujourd'hui on l'appelle généralement le *plasma* (2).

Le sang normal se compose donc de globules solides et de plasma liquide.

La fibrine se trouve alors dans le plasma.

Par la coagulation spontanée, cette fibrine abandonne le bules et la dissolution d'une partie de leur matière colorante pendant la durée de la filtration, M. Dumas a trouvé de l'avantage à faire passer dans le liquide placé sur le filtre un courant de bulles d'air (*a*). Voyez aussi à ce sujet une Note sur les globules du sang, par M. Bonnet (*Comptes rendus*, t. XXIII, p. 361, 1845).

(1) J. Hunter, un des physiologistes et des chirurgiens les plus distingués de l'Angleterre, a publié en 1794 un travail très étendu sur le sang, et tout en admettant que la lymphe coagulable (c'est-à-dire la fibrine) se trouve à l'état liquide, il pensait qu'elle est simplement mélangée avec le sérum et non dissoute dans ce fluide (*b*). C'est aussi l'opinion d'un des pathologistes les plus célèbres de l'époque actuelle, M. Andral. Ce dernier pense que la fibrine affecte la forme de granulins de $\frac{1}{500}$ de millimètre, qui seraient tenus en suspension dans le sérum (*c*).

(2) Schultz, *Das System der Circulation*, 1836, p. 8.

En 1830, M. Babington a publié un Mémoire intéressant sur le sang, dans lequel, venant à l'appui des opinions de Hewson sur le mécanisme de la coagulation, il cherche aussi à établir que, dans le sang normal, la fibrine et le sérum sont unis, et forment un liquide particulier auquel il donne le nom de *liquor sanguinis* (*d*). C'est aussi sous ce nom que le plasma est désigné par Müller (*e*), par M. Mandl (*f*) et par plusieurs autres physiologistes.

(a) Dumas, *Rech. sur le sang* (*Ann. de chimie*, 3ᵉ série, 1846, t. XVII, p. 453).
(b) *Œuvres de Hunter*, trad. par Richelot, t. III, p. 34.
(c) Andral, *Essai d'hématologie pathologique*, 1843, p. 34.
(d) *Some Considerations with Respect to the Blood Founded on one or two Very Simple Experiments* (*Medico-chirurgical Transactions*, vol. XVI, p. 293).
(e) Müller, *Physiologie*, t. 1, p. 80.
(f) Mandl, *Sanguis respectu physiologico*, in-8. Pesth, 1836.

plasma pour se réunir autour des globules et constituer avec eux le caillot, tandis que le plasma dépouillé de fibrine devient du sérum.

Au moment où la coagulation spontanée du sang s'effectue, le caillot et le sérum ne forment qu'une seule masse gélatineuse; mais la fibrine qui constitue la trame de ce caillot est une substance très élastique, qui tend à revenir sur elle-même, et, en se resserrant, elle chasse peu à peu la majeure partie du sérum emprisonné dans ses mailles. Le caillot acquiert ainsi plus de consistance et nage dans le sérum, mais il n'expulse jamais la totalité de ce liquide, et dans la plupart des cas en conserve environ un cinquième de son volume, circonstance dont il faut tenir compte lorsqu'on veut évaluer les proportions des matières solides et fluides du sang (1). Il est aussi à noter

Quelques auteurs l'appellent liquide intercellulaire (a), et des vues théoriques au sujet du mode d'origine des cellules organiques y ont fait donner le nom de *zoocambium* (b); mais aujourd'hui le nom de *plasma* est plus généralement employé.

(1) Le professeur Schmidt, de Dorpat, a fait, à l'occasion de ses recherches sur le choléra, un grand nombre d'expériences sur le sang, et a étudié avec beaucoup de soin le phénomène de la coagulation. Il a constaté que dans les circonstances ordinaires le caillot se resserre d'une manière lente et continue pendant fort longtemps; mais que dans les premières douze heures les trois quarts de la quantité totale du sérum en sont expulsés. Dans les douze heures suivantes, 14 à 17 centièmes de ce liquide se séparent du caillot, et pendant les deux ou trois jours qui suivent il en suinte encore une petite quantité (8 à 10 centièmes de la quantité totale du sérum). Lorsque la température est d'environ 16°, la rétraction du caillot atteint son maximum entre vingt-quatre et quarante-huit heures; mais lorsque la température est entre 0° et 5°, la séparation du sérum et du caillot se fait plus lentement. Quoi qu'il en soit, le sérum qui s'échappe ainsi peu à peu paraît être identique pendant toute la durée du phénomène, et il en reste toujours une certaine quantité dans le caillot. En examinant au microscope des tranches minces de celui-ci, M. Schmidt a vu que les globules y sont très serrés, mais il a évalué l'espace occupé par le liquide interglobulaire, ou sérum, à environ un cinquième du volume total du caillot. Enfin il estime que les globules forment au moins les 4 dixièmes du volume total du sang; quelquefois même le volume de ces corpuscules est supérieur à celui du sérum (environ 53 ou 54 pour 100 (c).

(a) Schmidt, *Charakteristik der epidemischen Cholera.* Leipzig, 1850, p. 3.
(b) Horn, *Leben des Blutes und Gesetze des Kreislaufs.* Würtzb., 1842.
(c) C. Schmidt, *Charakteristik der epidemischen Cholera,* p. 9.

que cette propriété rétractile de la fibrine n'est pas également développée chez tous les animaux, et que chez l'homme elle s'affaiblit dans certains états pathologiques de façon à ne plus pouvoir déterminer la séparation entre le sérum et le caillot. Celui-ci reste alors sous la forme d'une sorte de gelée tremblotante, et quelques physiologistes ont cru nécessaire de distinguer par une dénomination particulière la fibrine ainsi modifiée. On l'a appelée *pseudo-fibrine* (1).

Le temps pendant lequel le sang conserve sa fluidité après sa sortie du corps varie un peu chez les divers animaux, ainsi que chez les individus d'une même espèce, et jusque chez le même individu, suivant qu'il est en santé ou qu'il est malade. Ainsi le sang du Cheval se coagule plus lentement que celui de l'homme. Le sang du Chien, au contraire, se prend en masse plus vite que le nôtre, et celui du Mouton et du Lapin éprouve le même changement avec une rapidité encore plus grande. La coagulation du sang des Oiseaux, des Reptiles et des Poissons s'effectue aussi très promptement. On a remarqué encore que chez les jeunes individus elle est en général plus rapide que chez les adultes, et que des différences du même ordre existent entre le sang de la femme et celui de l'homme (2). Ainsi la résistance

(1) Magendie a désigné de la sorte la fibrine qui se produit rapidement dans l'organisme à la suite de saignées copieuses, et qui est moins dense que la fibrine normale (*a*).

(2) Le temps que le sang met à se coaguler a été estimé très diversement par les auteurs, et ce désaccord tient d'une part aux variations qui existent réellement à cet égard, et d'autre part à la phase du phénomène dont les observateurs ont tenu compte. En général il se forme d'abord une pellicule mince à la surface du fluide, et ce premier degré de coagulation a lieu pour le sang de l'homme entre 1 minute 45 secondes et 6 minutes après que la saignée a été pratiquée ; un second degré dans la coagulation consiste le plus souvent dans la formation d'une couche gélatineuse contre les parois du vase, et a lieu au bout de 2 à 7 minutes ; la masse tout entière se prend en gelée entre 4 et 12 minutes après la sortie du sang ; enfin la coagulation devient complète entre 7 et 16 minutes après cette sortie, et alors le sérum commence à se séparer du

(*a*) Magendie, *Leçons sur les phénomènes physiques de la vie*, 1837, t. III, p. 353.

que le sang oppose à cette altération semble être plus grande chez les organismes puissants et actifs que chez les êtres faibles ou lents dans leurs mouvements. Et j'insiste sur cette circonstance, parce qu'elle viendra corroborer les vues dont j'aurai bientôt à vous entretenir relativement à la cause de la fluidité du plasma. Il est aussi à noter qu'en général la consistance du caillot est en raison inverse de la rapidité avec laquelle le sang s'est coagulé (1).

§ 11. — La couenne du sang (2), dont j'ai parlé il y a quel-

caillot, qui offre assez de consistance pour pouvoir être remué sans se déchirer. Or les observateurs qui parlent du temps employé par le sang pour se coaguler font allusion, les uns à l'apparition de la première pellicule, les autres à la prise en masse, et d'autres encore à la consolidation de cette gelée. M. Nasse a étudié avec attention tous ces divers degrés, et les chiffres rapportés ci-dessus sont basés sur ses observations (a).

La coagulabilité relative du sang de divers animaux a été étudiée par Thackrah, Nasse et quelques autres physiologistes; mais les observations n'ont pas été assez multipliées pour que l'on puisse donner une évaluation moyenne du temps pendant lequel cette humeur conserve sa fluidité. Dans les expériences de Thackrah le sang des petits Passereaux commença à se coaguler en 20 secondes ou 1 minute; celui du Canard et de l'Oie en 1 à 2 minutes; celui du Lapin en moins de 1 minute; celui du Chien en moins de 3 minutes; celui du Bœuf, terme moyen, en 6 minutes, et celui du Cheval

entre 5 et 13 minutes (b). M. Nasse a trouvé que le sang du Pigeon se coagule plus vite que celui de la Poule, et celui de l'Oie plus lentement que ce dernier. Ses observations sur le sang des Mammifères sont en général assez d'accord avec celles de Thackrah, mais il considère le sang du Chien comme étant plus lent à se coaguler que celui du Bœuf et du Cochon.

Dans les expériences de Nasse, la coagulation a commencé; terme moyen, au bout d'un peu moins de 3 minutes pour le sang de la femme et de 4 minutes pour le sang de l'homme. La prise en masse gélatineuse s'est effectuée aussi environ une minute et demie plus tard chez l'homme.

(1) Hunter, *Traité du sang et de l'inflammation* (Œuvres, trad. franç., t. III, p. 38).

(2) On donne souvent à cette couche le nom de *couenne inflammatoire*, parce qu'elle se montre le plus ordinairement dans les cas de phlegmasies, et que beaucoup de médecins l'ont considérée comme étant un signe caractéristique de ces maladies; mais

(a) Article SANG, par Nasse, dans Wagner's *Handwörterbuch der Physiologie*, 1842, t. I p. 104.
— Voyez aussi Hunter, *Traité du sang* (Œuvres, t. III, p. 36).
(b) Thackrah, *Inquiry into the Nature and Properties of Blood*, 1819, p. 29.

ques instants, et dont l'étude a beaucoup occupé les médecins de tous les temps, n'est que la portion du caillot qui ne renferme pas de globules rouges, et, par sa nature, elle ne diffère pas notablement de la fibrine, qui, dans les couches inférieures du même caillot, a englobé les globules dans sa substance au moment de sa solidification. Aussi la présence ou l'absence de cette matière blanchâtre à la surface supérieure du caillot et son épaisseur plus ou moins considérable dépendent-elles principalement soit de la lenteur ou de la rapidité avec laquelle la fibrine se prend en gelée, soit du degré de promptitude avec lequel les globules cessent de rester en équilibre dans le plasma et tendent à se déposer au fond du vase où le sang a été recueilli. Chez quelques animaux dont le sang ne se coagule que lentement (le Cheval, par exemple), il se forme presque toujours une couche épaisse de couenne ; tandis que chez ceux dont le sang se prend en masse très vite (comme cela s'observe chez les Oiseaux), l'existence d'une portion incolore du caillot n'a pas été observée (1).

elle n'est pas nécessairement liée à cet état pathologique. Dans ces derniers temps, M. Hatin a proposé de l'appeler *hémaleucine*, et de donner l'épithète d'*hémaleucogène* au sang qui en produit ; mais cette nomenclature, dont je ne rapporte ici que la moitié, ne me semble offrir aucun avantage, et par conséquent je ne l'emploierai pas (a). En parlant de la digestion, nous aurons à revenir sur l'influence que M. Hatin attribue à cette fonction sur la production de la couenne.

(1) L'influence que la lenteur de la coagulation de la fibrine plasmique exerce sur la production de la couenne a été mise bien en évidence par les recherches récentes d'un médecin italien, M. G. Polli. Effectivement, celui-ci a constaté, par une série de plus de quatre cents observations, que pour l'espèce humaine la coagulation du sang s'opère, terme moyen, en 27 minutes lorsque le caillot est couenneux, et en 11 minutes quand il n'y a pas de couenne ; il a vu aussi que tout sang qui ne donne pas de couenne est toujours susceptible d'en fournir lorsqu'on en ralentit suffisamment la coagulation, et qu'au contraire du sang couenneux donne un

(a) Hatin, *Rech. expérim. sur l'hémaleucose* (l'Esculape, 1840), et *Rech. expérim. sur la partie blanche du sang appelée fibrine* (l'Examinateur médical, nov. 1841).

§ 12. — Nous connaissons donc maintenant le mécanisme de la coagulation spontanée du sang ; mais, si nous voulions aller plus loin et chercher quelle est la cause du changement qui se manifeste ainsi dans la fibrine, nous nous trouverions prompte-

caillot dépourvu de couenne lorsqu'on accélère suffisamment la coagulation (a).

Il est évident que si le temps employé par la fibrine pour se solidifier reste constant, mais que la rapidité avec laquelle les globules tendent à descendre et à se déposer au fond du vase vienne à varier, il en résultera des différences du même ordre dans l'aspect du caillot. Or l'observation nous apprend que cette tendance est loin de se manifester toujours avec une égale promptitude, et l'on a fait un grand nombre d'expériences pour découvrir la cause de cette inégalité.

La tendance des globules à se déposer au fond du vase dans lequel on a reçu le sang varie suivant diverses circonstances ; on l'observe dans le sang qui a été défibriné aussi bien que dans le sang normal, et par le repos seulement ces corpuscules se séparent du sérum presque aussi complétement que lorsqu'ils sont entraînés par la solidification de la fibrine (b). Les différences qui se remarquent dans la rapidité avec laquelle ce dépôt s'effectue paraissent dépendre en grande partie des rapports qui existent entre la densité du plasma et la pesanteur spécifique des globules.

La densité des diverses parties du sang avait été étudiée par Jurin au commencement du siècle dernier (c), et a été déterminée avec plus de précision il y a quelques années. Les expériences de M. J. Davy ont donné, pour la densité du sérum, 1020 à 1030, et, pour celle des globules, environ 1132, évaluation qui ne s'éloigne que peu de celle donnée par Jurin. D'après quelques essais de M. Babington, la densité des globules serait même un peu plus considérable (d). M. J. Davy estime la densité de la fibrine à 1046 ou 1060 (e). Enfin, MM. A. Becquerel et Rodier ont tiré de leurs expériences à ce sujet les résultats suivants : densité du sang défibriné de l'homme, moyenne, 1060 ; max., 1062 ; min., 1058 ; — du sérum, moyenne, 1028 ; max., 1030 ; min., 1027 (f). La détermination exacte de la densité des globules présente de grandes difficultés à cause de la quantité variable de sérum qui reste toujours interposée entre ces corpuscules ; mais à l'aide de quelques précautions on peut arriver à une approximation suffisante. M. Schmidt, de Dorpat, a fait beaucoup d'expériences à ce sujet, et, à l'aide d'une méthode qu'il serait trop long d'exposer ici, il est

(a) Polli, *Ricerche ed esperimenti intorno alla formazione della cotenna nel sangue*, in-8, Milano, 1843. (Extrait des *Annali universali di medicina*, 1843.)

(b) Schmidt, *Charak. der Cholera*, p. 13.

— Popp, *Untersuchung über die Beschaffenheit des menschlichen Blutes in verschiedenen Krankheiten*, 1845, p. 8.

(c) *Philos. Trans.*, 1719, p. 1001.

(d) Voy. art. *Morbid Blood* in Todd's *Cyclop. of Anat.*, vol. 1, p. 418.

(e) Voy. J. Davy, *Research., Physiol. and Anat.*, vol. II, p. 17.

(f) Becquerel et Rodier, *Rech. sur la composition du sang*, in-8, 1844, p. 22.

ment arrêtés. Effectivement, on ne sait presque rien à ce sujet. On en a fait l'objet d'un grand nombre d'expériences, mais on n'est guère arrivé qu'à des résultats négatifs.

Ainsi, on a constaté que la coagulation du sang ne dépend

arrivé à des résultats propres à jeter quelque jour sur la question dont nous nous occupons ici (a).

Effectivement il a vu que la densité des globules sanguins est susceptible de varier notablement. Chez l'homme à l'état de santé il n'a trouvé que des différences très légères, la pesanteur spécifique de ces corpuscules se maintenant entre 1,0885 et 1,0889. Chez la femme leur densité est un peu plus faible (entre 1,0880 et 1,0886). Enfin il a constaté que dans certains états pathologiques ces corpuscules acquièrent une densité sensiblement plus grande que dans l'état normal, tandis que dans d'autres maladies le contraire a lieu. Ainsi M. Schmidt dit que leur pesanteur spécifique était de :

1,1025 ou même 1,1027 chez des malades atteints de choléra ;

1,0855 dans un cas de dysentérie;

1,0845 dans un cas d'albuminurie;

1,0817 chez un hydropique (b).

On peut juger approximativement de la densité du plasma par celle du sérum. Or, celle-ci est également sujette à varier. Ainsi MM. A. Becquerel et Rodier ont trouvé que dans les maladies inflammatoires et autres affections aiguës où le sang donne généralement une couche couenneuse plus ou moins épaisse, la densité du sérum, au lieu

de s'élever à 1,028, comme dans les circonstances ordinaires, n'est que de 1,027. Ils ont trouvé aussi que chez la femme la densité de ce liquide est, terme moyen, de 1,027, mais s'élève à 1,0281 pendant la grossesse et descend à 1,0257 chez les chlorotiques (c).

On voit par ces exemples que le dépôt des globules peut être accéléré ou ralenti, soit par les modifications qu'ils sont susceptibles d'éprouver dans leur densité, soit par les variations du même ordre dans les propriétés physiques du sérum. On comprend donc que l'apparition d'une couche couenneuse puisse être due à des causes très différentes.

Quelques physiologistes ont pensé que la promptitude plus ou moins grande avec laquelle les globules se déposent est dépendante de la disposition de ces corpuscules à s'accoler entre eux et à se réunir en piles nummulaires. On a cru aussi pouvoir expliquer ces différences par l'adhérence plus ou moins grande entre leur surface et le liquide visqueux qui les charrie (d). Mais ces hypothèses ne reposent pas sur des bases solides.

Il est d'ailleurs à noter que la fibrine n'exerce que peu d'influence sur ce phénomène, et l'on a constaté que les

(a) Schmidt, *Op. cit.*, p. 18 et suiv.
(b) *Op. cit.*, p. 53 et 143.
(c) Becquerel et Rodier, *Recherches sur la composition du sang*, p. 92.
(d) Henle, *Traité d'anatomie générale* (*Encyclop. anatom.*, t. I, p. 467).
Gulliver, *On the Formation of t: c Buffycoat of Blood* (*Lancet*, 1845, vol. 1, p. 221).
Lehmann, *Lehrbuch der physiologischen Chemie*, 1853, t. II, p. 134.

pas de ce qu'il est en repos, au lieu d'être en mouvement, comme cela a lieu dans l'intérieur de l'organisme vivant, bien que cette circonstance puisse contribuer à la déterminer (1).

globules du Cheval, qui se déposent plus rapidement que ceux de la plupart des animaux, se comportent à cet égard de la même manière quand on les place dans le sérum d'une autre espèce. M. Müller, il est vrai, a vu les globules se déposer plus lentement dans du sang défibriné que dans du sang dont la coagulation avait été retardée par l'addition d'un peu de carbonate alcalin, mais cela dépendait probablement de l'action de ce dernier réactif (a).

Quant à l'influence accélératrice que certaines matières, telles que le sucre et la gomme, exercent sur le dépôt des globules, bien qu'elles augmentent la viscosité du sérum, il est probable que cela tient à une action exosmotique qu'elles auraient sur ces corpuscules et à l'augmentation de la densité de ceux-ci par suite de la soustraction d'une portion de leur eau.

La connaissance du mécanisme de la formation de la couenne nous permet d'expliquer plusieurs phénomènes singuliers en apparence qui ont depuis longtemps attiré l'attention des pathologistes. Ainsi on avait d'abord pensé que le sang n'était couenneux que dans les cas de maladie inflammatoire; mais on a vu que diverses circonstances indépendantes de l'état de l'économie influent également sur la production

de la couenne : la forme du vase dans lequel le sang est recueilli, par exemple. En effet, le même sang peut donner une couche couenneuse épaisse ou mince, suivant qu'on le reçoit dans un vase large et peu profond, tel qu'une des palettes à saigner de nos hôpitaux, ou dans un vase étroit et conique, comme un verre à vin de Champagne, ce qui dépend probablement de la facilité plus ou moins grande que les globules trouvent alors pour s'éloigner de la surface du liquide en se déposant (b).

La rapidité du jet et l'état d'agitation plus ou moins grande du liquide au moment de sa réception dans le vase influent d'une manière analogue sur la promptitude de la chute des globules, et par suite sur la couleur des parties supérieures du caillot.

Il paraîtrait, d'après les expériences de M. Schultz, que la proportion de couenne est susceptible de variations assez grandes par l'effet du mélange de diverses substances médicamenteuses dans le sang. Ainsi le sang, qui, dans son état normal, fournissait 1,44 pour 100 de couenne fraîche, en donne, par l'addition de la teinture de cantharides, 1,66 ; avec le sulfate de quinine, 2.06 ; et avec l'essence de romarin, 2,74 (c).

(1) Lower attribuait la coagulation du sang à ce défaut de mouvement (d).

(a) Müller, *Manuel de physiologie*, t. I, p. 97.
(b) Voyez Scudamore, *Essay on Blood*, 1824, p. 42.
Ratier, *Essai sur la couenne inflammatoire*, thèse, 1819.
Babington, *On Blood* (Med. Chir. Trans., 1830, vol. XVI, p. 296).
(c) Schultz, *Versuche über künstliche Bildung von entzündlichem Blut durch Arzneiwirkungen* (Ann. der Phys. und Chem., t. LXVI, p. 294).
(d) Lower, *De corde*, 1669, p. 173.

On sait que le refroidissement éprouvé par le sang après sa sortie de nos vaisseaux n'est pas la cause de la coagulation de ce liquide, car il se prend également en masse lorsqu'on le maintient à la température de notre corps. D'ailleurs, comme l'a fait remarquer Hunter, il se coagule chez les animaux à sang froid aussi bien que chez les animaux à sang chaud, et cependant il n'éprouve par le fait de sa sortie au dehors aucun refroidissement (1).

On a prouvé d'une manière non moins certaine que ce n'est pas le contact de l'air qui détermine ce phénomène, car on a

et cette opinion a été adoptée par beaucoup de physiologistes Senac constata aussi qu'on peut empêcher ce liquide de se prendre en masse en le secouant fortement dans un flacon (a). Mais Hewson a prouvé que l'agitation ne retarde pas la coagulation de la fibrine (Op. cit., p. 9), et les recherches de J. Davy (b), de Scudamore (c), de Prater (d) et de quelques autres physiologistes montrent que, si le sang ne se prend pas toujours en masse lorsqu'on l'agite violemment, comme dans l'expérience de Senac, cela tient à la rupture du caillot à mesure de sa formation et à la réunion de la fibrine en grumeaux, mais non au défaut de coagulation de cette matière. C'est en agissant d'une manière analogue qu'on peut retarder notablement la prise en masse du sang, en remuant ce liquide au moment de sa sortie de l'organisme. Du reste, le repos, tout en n'étant pas la cause immédiate de la coagulation, est une circonstance qui est favorable à la pro-

duction de ce phénomène et qui en est souvent la cause indirecte (e).

(1) Voyez Hewson, On the Properties of Blood, Exper. I (Op. cit., p. 3). On a fait aussi beaucoup d'expériences pour déterminer l'influence de la température sur la rapidité avec laquelle la coagulation s'effectue, et, d'après l'ensemble des résultats ainsi obtenus, il paraîtrait que, pour le sang humain et probablement celui de tous les animaux à sang chaud, la température la plus favorable à la prompte coagulation est à peu près celle du corps ; qu'une température plus élevée, mais insuffisante pour solidifier l'albumine, retarde la formation du caillot, et que le froid agit dans le même sens, mais d'une manière encore plus marquée. Dans quelques expériences de M. J. Davy, la coagulation, qui d'ordinaire s'opère en quelques minutes, a été retardée de plus d'une heure par l'influence d'une température de 0°. On peut consulter sur ce sujet l'ouvrage de Hunter sur le sang, ceux de Hey

(a) Senac, *Traité de la structure du cœur*, t. II, p. 134.
(b) *Researches, Physiological and Anatomical*, vol. II, p. 64.
(c) Scudamore, *On the Blood*, p. 41 et 113.
(d) *Exper. Inquir. in Chem. Phys.*, part. I, p. 17.
(e) Voyez Hunter, *Traité du sang* (*Œuvres*, t. III, p. 43).

vu le caillot se former dans le vide barométrique aussi bien que dans des vases ouverts (1).

On s'est convaincu que la sortie du sang au dehors de l'économie animale n'était pas la seule cause de sa coagulation spontanée, car, dans beaucoup de cas pathologiques aussi bien que dans les expériences des physiologistes, on a vu ce fluide se solidifier de la sorte dans l'intérieur du corps vivant (2).

Enfin on n'a pu découvrir aucun phénomène physique, ni aucune réaction chimique qui soit de nature à nous éclairer sur la cause de ce changement dans le mode de constitution de

(*Obs. on Blood*, in-8, 1779), de Thackrah (*On Blood*, 1819, p. 937, etc.), de Scudamore (*Op. cit.*), de J. Davy (*Researches*, vol. II), et les expériences consignées par M. Gulliver dans ses *Notes* à l'ouvrage de Hewson.

(1) Hunter, *Op. cit.*, p. 35. J. Davy a obtenu le même résultat en recueillant sous une couche d'huile le sang au moment de sa sortie du corps vivant, de façon à le préserver du contact de l'air (*a*). Dans les expériences de Scudamore, la coagulation du sang, toutes choses étant égales d'ailleurs, s'est faite plus lentement à l'abri du contact de l'air qu'en vase ouvert (*b*). Schrœder van der Kolk déduit de ses expériences que le contact de l'air, quoique n'étant pas nécessaire à la coagulation du sang, la favorise (*c*). Les mêmes résultats ont été obtenus par M. Gulliver.

Nous reviendrons sur ce fait lors-que nous étudierons les propriétés chimiques de la fibrine.

(2) Les expériences de Hewson (*d*), les observations des chirurgiens sur la formation du caillot dans l'intérieur des poches anévrysmales, et l'histoire nombreuse des cas pathologiques dans lesquels la coagulation du sang a eu lieu dans l'intérieur des veines chez des malades affectés d'œdème des membres inférieurs, etc., prouvent assez que ce phénomène n'est pas nécessairement lié à la sortie de ce liquide hors de l'économie (*e*). On sait aussi que, dans le cadavre, on trouve des caillots dans le cœur et les gros vaisseaux; mais, dans toutes ces circonstances, l'influence de la vie a cessé de s'exercer d'une manière normale: tantôt elle est éteinte, et d'autres fois on peut penser qu'elle a été beaucoup diminuée par le fait de la mort partielle dont les globules extravasés peuvent avoir été frappés.

(*a*) *Edinb. Medic. Journ.*, 1828, t. XXIX, p. 244, et *Research.*, t. II, p. 90.
(*b*) *Essay on the Blood*, in-8, 1824, p. 27.
(*c*) Schrœder van der Kolk, *Commentatio de sanguinis vase effluentis coagulatione.* Groninga, 1820, p. 11.
(*d*) *Notes* de l'ouvrage de Hewson, p. 20.
(*e*) Bouchut, *Mémoire sur la coagulation du sang veineux dans les cachexies et les maladies chroniques (Gazette médicale*, 1845, p. 241).

la fibrine plasmique, et, ainsi que nous le verrons dans la prochaine leçon, nous ignorons encore ce qui se passe dans la composition de cette matière au moment où elle cesse d'être liquide pour se prendre en gelée (1).

Ce qui, dans les circonstances ordinaires, contribue le plus à la conservation de l'état particulier de la fibrine en vertu duquel celle-ci reste fluide et coagulable, c'est l'influence de la vie. Hewson, dans ses expériences sur les animaux vivants, a vu que du sang rendu stagnant dans l'intérieur des vaisseaux au moyen de deux ligatures ne s'y coagule qu'à la longue (2).

(1) Quelques chimistes ont pensé que la coagulation du sang est accompagnée d'un dégagement de chaleur, phénomène qui semblerait indiquer une réaction chimique. Ainsi Fourcroy avait annoncé que, pendant ce changement, la température du sang s'élève de plusieurs degrés (a). Gordon assure avoir constaté le même fait (b), et plus récemment Scudamore a cru pouvoir tirer une conclusion analogue d'expériences qui lui sont propres (Op. cit., p. 75). Hunter, au contraire, avait dit que ce changement n'est accompagné d'aucun dégagement de chaleur (Op. cit., p. 28). M. J. Davy est arrivé au même résultat en prenant beaucoup de précautions pour éviter les causes d'erreur qui se produisent dans les expériences de ce genre (c). M. Schrœder van der Kolk, qui a fait à ce sujet beaucoup d'expériences, en tenant compte de la température du sang près du fond du vase aussi bien qu'à la surface, est arrivé à cette conclusion, que, pendant la coagulation, il n'y a aucun dégagement sensible de chaleur (d). Les recherches de M. Denis viennent également à l'appui de l'opinion de Hunter (Rech. expér. sur le sang, 1830, p. 75).

Moscati pensait que la solidification du sang tenait à une combinaison plus intime de l'air fixe ou acide carbonique qu'il supposait exister dans ce liquide (e), et Scudamore attribuait cette coagulation à un dégagement d'acide carbonique (f) ; mais ces opinions n'ont pu se soutenir devant un examen sérieux du phénomène. Quant aux modifications chimiques que l'on a supposé devoir s'opérer dans la fibrine au moment de son changement d'état, nous y reviendrons dans la prochaine leçon.

(2) Hewson's *Works*, p. 22, etc.

(a) *Ann. de chimie*, 1790, t. VII, p. 147.
(b) *On the Extraction of Caloric during the Coagulation of the Blood* (*Ann. of Philos.*, 1814, vol. IV, p. 139).
(c) J. Davy, *Research., Physiol. and Anat.*, t. II, p. 2.
(d) Schrœder van der Kolk, *Dissert. sistens sanguinis coagulantis historiam.*
(e) *Osserv. ed esper. sul sangue*, in-8. Milano, 1776.
(f) *Essay on Blood*, p. 102, etc.

Le même fait a été constaté par plusieurs autres physiologistes (1), et des chirurgiens citent des cas dans lesquels du sang extravasé dans l'intérieur du corps a conservé tout à la fois sa fluidité et sa coagulabilité pendant plusieurs semaines (2). Les différences que l'on observe à cet égard dépendent peut-être de la durée plus ou moins grande de la vitalité des globules aussi bien que de celle de l'influence exercée par les tissus vivants d'alentour. On a objecté à cette théorie de la coagulation de la fibrine par le fait de la cessation de l'influence vitale, que le sang pouvait être gelé et conservé ainsi pendant un temps fort long sans perdre la faculté de se coaguler après le dégel (3). Mais ce fait ne prouve en aucune façon que la fluidité

(1) Dans les expériences de Thackrah, par exemple, le sang, maintenu en repos entre deux ligatures appliquées sur la veine, ne s'est coagulé que beaucoup plus tard que dans les cas où le sang du même animal etait retiré du corps et renfermé dans un vaisseau de même nature, mais privé de vie ou dans un vase inorganique. La conclusion que ce physiologiste tire de tous ces faits, est que *la fluidité du sang est due à l'influence vitale ou nerveuse, et que la cessation de cette influence est la cause de la coagulation de ce fluide.* (*On Blood*, 1817, p. 80.)

Dans une expérience faite par Scudamore, le sang compris entre deux ligatures placées à deux pouces de distance sur la veine jugulaire d'un cheval fut trouvé liquide au bout d'une heure trois quarts, mais se coagula au bout de cinq minutes après qu'on l'eut fait sortir de ce vaisseau. Dans une autre expérience, la portion de la veine ainsi liée, au lieu d'être laissée en place, fut extraite du corps de l'animal et son contenu examiné au bout de quarante minutes : le sang n'était pas encore coagulé, mais paraissait déjà épaissi. (Scudamore, *Essay on Blood*, 1824, p. 53.)

(2) Hunter cite à ce sujet le cas d'un malade chez lequel un petit vaisseau ayant été piqué dans l'opération de l'hydrocèle, le sang extravasé s'accumula dans le sac vaginal, et lorsque, au bout de soixante-cinq jours, la ponction fut renouvelée, le sang, qui s'était épaissi, s'écoula au dehors, et, aussitôt après sa sortie de l'organisme, se coagula comme d'ordinaire (a).

Les médecins ont souvent remarqué aussi que le sang ingéré dans la cavité digestive des Sangsues reste fluide pendant très longtemps, sans perdre cependant la faculté de se coaguler spontanément (b).

(3) Hewson a fait cette expérience

(a) *Œuvres de Hunter*, t. III, p. 48.
(b) Hunter, *loc. cit.* — Schultz, *System der Circulation*, p. 81.

de la fibrine plasmique ne soit pas liée à l'action exercée sur elle par des parties vivantes, car on sait également que la coagulation n'est pas toujours une cause de mort pour l'animal qui l'éprouve, et que, dans certains cas, la vie peut devenir latente sans s'éteindre.

La coagulation du sang est ralentie aussi par diverses causes qui semblent tendre à empêcher une prompte altération des globules, telles que le mélange de diverses matières inertes dans le sérum : du sucre, par exemple.

Enfin, il est aussi des agents chimiques qui empêchent le sang de se solidifier de la sorte (1). Les uns détruisent com-

sur du sang de Lapin (*Op. cit.*, p. 17), et plus récemment M. J. Davy a obtenu des résultats analogues (*Research.*, t. II, p. 120). Voyez aussi à ce sujet les expériences de Hunter (*OEuvres*, t. III, p. 130).

(1) Ainsi Hewson a très bien constaté que le sel de Glauber, c'est-à-dire le sulfate de soude, maintient la fluidité du sang sans empêcher sa coagulation par la chaleur et par l'action d'autres agents. Ce physiologiste dit aussi qu'en ajoutant de l'eau à du sang ainsi modifié, il se coagule comme d'ordinaire ; que le sel commun, le sel digestif de Sylvius (ou chlorure de potassium), le nitre cubique (ou nitrate de soude), le sel diurétique (ou acétate de potasse), le borax (ou borate de soude), l'acétate de chaux et l'acétate de soude, agissent de la même manière ; enfin que d'autres sels (le sulfate de potasse, le sulfate de magnésie, le chlorhydrate d'ammoniaque, le nitrate de potasse et le tartrate de potasse et de soude) empêchent la coagulation de s'effectuer, même lorsqu'on ajoute ensuite au mélange de l'eau en quantité plus

ou moins considérable. (*Op. cit.*, p. 13.)

Le docteur J. Davy (frère du célèbre chimiste Humphry Davy) a fait un grand nombre d'expériences sur le même sujet, et a beaucoup augmenté la liste des matières qui retardent la coagulation de la fibrine, sans y détruire la propriété de se prendre en masse en présence d'une proportion convenable d'eau. Plusieurs substances végétales sont de ce nombre et paraissent agir en modifiant la densité du liquide sanguin. (*Researches,* vol. II, p. 99.)

On peut consulter aussi sur ce point d'hématologie, et sur l'action exercée par diverses substances sur les globules sanguins, les travaux suivants :

Scudamore, *Essay on Blood*, 1824, p. 63.

Prater, *Experimental Inquiry in Chemical Physiology*, 1832.

Magendie, *Leçons sur le sang*, 1838, p. 203 et suivantes.

Ludov. Pappenheim, *De cellularum sanguinis indole ac vitâ observationes microscopicochemicæ.* Berlin, 1841.

plétement cette faculté ; d'autres semblent au premier abord la suspendre seulement, et l'on a argué encore de cette circonstance pour repousser l'idée de la vitalité du sang (1). Mais on a confondu ici des choses essentiellement distinctes : ce n'est plus de la fibrine plasmique qui existe dans le sang auquel on a ajouté ainsi des alcalis ou des matières salines, mais un composé nouveau de fibrine inerte avec ces diverses substances, composé qui est de sa nature soluble dans l'eau ; et si, dans plusieurs de ces expériences, on peut déterminer ensuite à volonté la coagulation du mélange par le seul fait de l'addition d'une certaine quantité d'eau, c'est que l'eau enlève aux composés instables ainsi formés une partie plus ou moins grande de leur base et en sépare la fibrine, qui, étant alors insoluble comme la fibrine coagulée ordinaire, se précipite sous la forme d'une masse gélatineuse. Cette explication de la coagulation du sang chargé de matières minérales par le seul fait de l'addition de l'eau ne repose pas sur des théories, mais sur des expériences chimiques d'une grande précision, et s'accorde d'ailleurs avec une multitude de faits que nous fournit l'étude des corps inorganiques (2). Mais ce sont là des questions qui se lient

Ancell, *Lectures on Physiology and Pathology of the Blood* (*The Lancet*, 1839, vol. I, p. 532).

Hamburger, *Exper. circa sanguinis coagulationem specimen primum.* Diss. inaug. Berol., 1839.

Hünefeld, *Der Chimismus in der thierischen Organisation*, p. 43-84.

Nasse, article *Sang* dans Wagner's *Handwörterbuch der Physiologie*, 1842, t. I, p. 116 et suiv.

Dumas, *Rech. sur le sang* (*Ann. de phys. et chim.*, 1846, 3ᵉ série, t. XVII).

Bellini e Tigri, *Delle alterazioni che subiscono i globetti rossi del sangue per l'azione d'alcune sostanze medicamentose, ricerche microscopiche* (*Giorn. italiano di scienze med. e nat., il Progresso*, n° 4596).

Donders et Moleschott (*Untersuchungen über die Blutkoerperchen* (*Holländische Beitraege zu den anatomischen und physiologischen Wissenschaften von J. Van Deen, Donders und Moleschott.* Dusseldorf, 1848, p. 370 et suiv.)

(1) Gulliver, *Notes* ajoutées aux Œuvres de Hewson (*loc. cit.*, p. 21).

(2) Ainsi M. Denis a constaté que la fibrine déjà coagulée est susceptible de se dissoudre dans une solution de sel commun ou de nitrate de potasse,

d'une manière intime à un sujet que je n'ai pas encore traité, et qui fera l'objet de notre prochaine séance, savoir, l'histoire de la composition chimique du sang.

§ 13. — Le sang incolore des animaux invertébrés est susceptible de se coaguler spontanément à la manière du sang rouge des Vertébrés; mais le caillot qui se produit ainsi offre d'ordinaire très peu de consistance, et ne se contracte pas de façon à expulser, sous la forme de sérum, la partie fluide du plasma. Chez les Crustacés, par exemple, le sang se prend assez promptement en une masse gélatineuse et tremblotante; mais cette propriété s'affaiblit chez les animaux inférieurs, où le sang devient très aqueux et disparaît chez beaucoup d'entre eux : ainsi, chez l'Huître, le sang extrait du cœur reste fluide.

§ 14. — En résumé, nous voyons donc que la coagulabilité du sang est due à la présence de la fibrine, matière qui, sous l'influence de la vie, se présente sous la forme fluide; mais qui, abandonnée à elle-même, devient insoluble dans l'eau et se

Coagulation du sang blanc

Résumé.

et de s'y coaguler lorsqu'on vient à ajouter à cette combinaison chimique une certaine quantité d'eau (*Essai sur l'application de la chimie à l'étude pathologique du sang*, in-8, 1838, p. 72); mais il ne faut pas confondre ce phénomène avec celui de la coagulation *spontanée* de la fibrine plasmique, car, dans ce dernier cas, on n'aperçoit aucun indice de décomposition chimique.

Une observation très singulière, faite il y a quelques années par un médecin de Glasgow, M. Buchanan, mais qui a été interprétée d'une manière très différente par son auteur, trouvera peut-être son explication dans le fait annoncé par M. Denis. M. Buchanan a trouvé que le liquide séreux de l'hydrocèle, qui n'est pas coagulable spontanément à la manière du plasma, acquiert cette propriété lorsqu'on y fait digérer de la fibrine obtenue par le lavage d'un caillot, ou même de la chair musculaire. L'auteur arguë de cette observation pour attribuer au caillot et aux tissus organiques en général une *influence coagulante* sur les liquides albumineux, influence qu'il rapporterait à la classe des phénomènes de métabolisme. Or, dans le cas où le résultat annoncé par M. Buchanan ne serait pas inexact, ne pourrait-on pas penser que le sérum de l'hydrocèle a dissous de la fibrine et s'est transformé de la sorte en une espèce de plasma artificiel? (Voy. *On the Coagulation of Blood and other Fibriniferous Fluids*, in *Proceedings of Glasgow Phil. Soc.*, 1845.)

prend en une masse gélatineuse dans laquelle les globules rouges du sang se trouvent empâtés.

Nous voyons aussi que cette faculté de se coaguler spontanément se perd par l'action de divers agents chimiques, et je dois ajouter que parfois la fibrine plasmique semble éprouver, en partie au moins, une modification analogue dans le sein même de l'organisme, car, dans certains cas de mort subite par l'effet de la foudre (1), ou d'empoisonnement par des matières que les toxicologistes appellent des poisons septiques, on voit que le sang reste fluide après la mort (2). Mais, dans

(1) Hunter pensait que, chez les animaux tués subitement par une commotion électrique (l'homme frappé de la foudre, par exemple), le sang perd la propriété de se coaguler spontanément (a); mais un résultat différent a été invariablement obtenu par Scudamore b). J'ai vu aussi le sang se coaguler très bien chez des oiseaux de petite taille tués par une décharge de la batterie électrique. Mais, dans certains cas, le sang est évidemment moins coagulable chez les individus foudroyés que dans les cadavres ordinaires, et cette particularité se trouvant liée en général à une rigidité cadavérique très considérable, je suis porté à penser qu'elle peut dépendre de la solidification d'une portion de la fibrine du sang dans les capillaires, même des muscles, plutôt qu'à la transformation de cette matière en une substance non coagulable. Chez les foudroyés, cette rigidité est parfois telle que le cadavre reste debout dans la position où était l'individu au moment de la décharge électrique (c).

(2) Le sang a été trouvé presque fluide dans le cadavre de quelques personnes empoisonnées par des champignons, par l'acide cyanhydrique, etc., ou asphyxiées par le gaz acide sulfhydrique (d). Ainsi J. Davy a souvent trouvé le sang liquide dans le cadavre d'individus asphyxiés, et s'est assuré que cet état ne dépendait pas d'un état de putréfaction (e).

Les pathologistes ont enregistré plusieurs exemples de sang non coagulable. Ainsi Senac parle d'un de ses malades, un homme de trente-cinq ans, qu'il fit saigner, et dont « le sang ne se figea point (f). » Hewson rapporte l'observation d'une femme en couche dont le sang était également incoagulable (g). On trouve des ob-

(a) Hunter, *Traité sur le sang* (*Op. cit.*, p. 137).
(b) *Essay on Blood*, 1824, p. 536.
(c) Voyez Boudin, *Sur les victimes de la foudre* (*Comptes rendus de l'Acad. des scienc.*, 1854, t. XXXIX, p. 783).
(d) Orfila, *Traité des poisons*, 1827, t. II, p. 447, 482.
(e) *Traité du cœur*, t. II, p. 129.
(f) Hewson's *Works*, p. 60.
(g) J. Davy, *Researches*, t. II, p. 192.

les circonstances ordinaires, rien de semblable n'arrive, et la fluidité du sang se trouve liée à l'activité vitale, soit de l'ensemble de l'économie, soit des parties avec lesquelles

servations analogues dans les *Notes* ajoutées à la nouvelle édition des *OEuvres* de Hewson par M. Gulliver, et dans beaucoup d'ouvrages de médecine. Nous reviendrons sur ce sujet dans une des prochaines leçons.

Amussat a cru remarquer que, par l'effet de l'éthérisation, le sang devient souvent moins coagulable que dans l'état normal (a). Hunter pensait que le sang est coagulé dans les vaisseaux des animaux hibernants pendant qu'ils sont en léthargie, et se liquéfierait à leur réveil (b); mais les observations de Saissy montrent qu'il n'en est rien, et que le sang, quoique dans un état de stagnation apparente, reste liquide chez les Marmottes, les Hérissons, etc., au plus profond de leur léthargie (c). Ce fait a été vu également par M. Marshall-Hall (d).

On attribue aussi au défaut de coagulabilité du sang l'impossibilité où l'on s'est trouvé quelquefois d'arrêter l'écoulement de ce liquide, soit par des plaies très petites, telles que des piqûres de sangsues, soit à travers le tissu des membranes muqueuses. Ainsi, dans un cas de ce genre observé par M. Tardieu, le sang ne s'est pas coagulé par six heures de repos et paraissait dépourvu de fibrine (e). Les patholo-

gistes désignent cet état morbide sous le nom de *diathèse hémorrhagique*, ou *hémorrhagie constitutionnelle*, et il en est fait mention dans les écrits d'un médecin arabe Alsaharave ou Albucasis, qui vivait probablement dans le xiie siècle (f). Des exemples très remarquables de cette disposition à l'hémorrhagie ont parfois été observés chez divers membres d'une même famille. Ainsi un médecin américain, Hughes, cite une famille où, pendant quatre ou cinq générations, tous les individus mâles étaient sujets à des accidents de ce genre; les plus petites incisions donnaient lieu à un écoulement de sang qu'on ne pouvait pas toujours tarir, et plusieurs de ces personnes en sont mortes (g). M. Dubois, de Neuchatel, a publié des observations analogues : dans une famille du nom de Gambe, trois enfants sont morts ainsi d'hémorrhagie, l'un par l'application de ventouses scarifiées au genou, un second pour s'être entamé la peau de la tempe en se heurtant à l'angle d'une table, et le troisième à la suite d'une application de deux sangsues à l'épaule (h).

Beaucoup d'autres faits du même ordre ont été recueillis, principalement en Allemagne, en Amérique et

(a) *Comptes rendus de l'Acad. des sciences*, 1847, t. XXIV, p. 284.
(b) Hunter, *Traité sur le sang*, t. III, p. 48.
(c) *Rech. sur les anim. mammifères hibernants*, p. 46.
(d) Marshall-Hall, *On Hybernation* (*Philos. Trans.*, 1832, p. 354).
(e) *Archives générales de médecine*, 1841, 3ᵉ série, t. XI.
(f) *Liber theoricæ nec non practicæ Alsaharavii e manusc. Arab. lat. versus a P. Ricio*, 1519, fol. CXIV, chap. XV.
(g) Hughes, *Case of Hereditary Hemorrhagic Tendency* (*American Journal of the Medical Science*, 1842, vol XI, p. 542)
(h) Dubois, *Observ. remarquable d'hémorrhaphilie* (*Gazette médicale*, 1838, p. 43).

ce liquide est en contact, soit des organites qu'il charrie avec lui (1).

en Angleterre, depuis un quart de siècle, et l'on connaît aujourd'hui plus de cent exemples de familles où cette disposition était héréditaire, ainsi qu'un grand nombre de cas isolés. Pour plus de détails à ce sujet, je renverrai aux publications faites par Bradley, Rush et Otto, Nasse et Krimmer, Schleimann, Grandidier, Sanson, Osborne, M. Lebert, M. Dequevauviller, M. Burnes, M. Wolff, M. Wachsmuth, Lange, M. Bordmann, etc. (a).

(1) La manière dont Hunter comprenait la vitalité du sang est très différente de la théorie présentée ici. En effet, ce physiologiste pensait que la fibrine (ou lymphe coagulable, comme il l'appelait) est elle-même une matière vivante, et que sa coagulation spontanée est un phénomène d'organisation commençante, comme celui du dépôt de la matière plastique dans la cicatri-

sation des plaies par première intention et les inflammations adhésives en général b. Dans l'opinion professée ici, la fibrine ne serait pas elle-même une partie vivante, mais une matière dont la fluidité est déterminée par l'influence vitale, comme on conçoit qu'elle pourrait l'être par une température déterminée ou par toute autre cause physique; et sa coagulation spontanée, loin d'être un phénomène vital, serait au contraire la conséquence de sa soustraction à cette influence, exercée soit par les globules, soit par les parois des vaisseaux ou par l'ensemble des parties organisées et vivantes de l'économie animale. Il est probable que ce changement d'état de la fibrine tient à quelque phénomène chimique encore inaperçu; mais ce qui détermine ce phénomène, ce semble être la cessation de l'influence de la vie.

(a) Bradley Rush et Otto, *Medical Repository.* New-York, 1803, t. VI, p. 1.
Nasse et Krimmer, *Arch für medicinische Erfahrungen,* von Horn, 1820, p. 385.
Schleimann, *De dispositione ad hemorrhagias perniciosas hereditaria.* Wirceburgii, in-8, 1831.
Grandidier, *De dispos. ad hemorrhag. lethal. haeredit.* Diss. inaug. Caseli, 1832.
Sanson, *Des hémorrhagies traumatiques.* Th se de concours. Paris, 1836, p. 16
Osborne, *Dublin Journal of Medical Sciences,* 1835, t. V, n° 19, et *Arch. gén. de méd.* 2e série, t. VIII, p. 387.
Lebert, *Recherches sur les causes, les symptômes et le traitement des hémorrhagies constitutionnelles* (*Archives générales de médecine,* 1837, 2e série, t. XV, p. 36).
Dequevauviller, *De la disposition aux hémorrhagies,* th se. Paris, 1844.
Wolff, *De la diathèse hémorrhagique héréditaire,* thèse. Strasbourg, 1844.
Burnes, *Hemorrhagic Diathesis* (*Lancet,* 1840-41, vol. I, p. 404).
Wachsmuth, *Die Bluterkrankh i',* 1849.
Lange, *Statistische Untersuchung über Blutkrankheit,* 1850.
Bordmann, *De l'hémophilie, ou de la diathèse hémorrhagique congénitale,* thèse. Strasbourg, 1851.
(b) Voyez Hunter, *Traité sur le sang, l'inflammation et les plaies d'armes à feu* (Œuvres, t. III).

QUATRIÈME LEÇON.

Composition chimique du sang. — Notions historiques. — Classification des matières constitutives. — Eau. — Principes albuminoïdes. — Matières grasses. — Matières sucrées. — Matières salines. — Matières de passage dans le sang.

§ 1. — Les applications utiles de la chimie aux études physiologiques datent d'une époque si récente, qu'il ne me faudra pas remonter au delà d'un petit nombre d'années pour rencontrer les premières indications fournies par cette science au sujet de la composition du sang. Les alchimistes s'en étaient beaucoup occupés; mais il serait oiseux pour nous d'examiner leurs travaux.

Les premières expériences sur lesquelles j'appellerai ici l'attention nous apprirent seulement que le sérum contient en dissolution une matière qui se coagule par l'action de la chaleur et de certains acides : c'est la substance qui donne au blanc d'œuf ses propriétés les plus remarquables, et qui est connue de nos jours sous le nom d'*albumine*. L'illustre Harvey constata ce fait vers le milieu du xvıı siècle (1), et un de ses successeurs, Willis, en donna une démonstration plus complète (2).

A la même époque, ainsi que je l'ai déjà dit, Malpighi (3) sépara du sang coagulé la matière rouge dont la couleur de ce liquide dépend, et une autre substance, la *fibrine*, que Ruysch isola plus tard à l'aide du battage, procédé dont les chimistes se servent encore aujourd'hui (4). J'ajouterai aussi qu'un con-

(1) Harvey, *De generat. anim.* 1651, exercit. Lıı (*Opera omnia*, p. 406).

(2) Willis, *De febribus*, 1659, ch. ı, p. 13 et suiv.

(3) En 1666, voyez ci-dessus, p. 115.

(4) Ruysch, *Thesaurus anatomicus septimus*, 1707, p. 119.

temporain de Ruysch, Guglielmini, dont le nom a déjà été prononcé ici, constata l'existence de sels cristallisables dans le sang (1), et qu'un demi-siècle plus tard, Menghini, Badia et quelques autres expérimentateurs y démontrèrent la présence d'une certaine quantité de fer (2).

Vers 1773, l'étude du sang fit un pas de plus : on savait déjà vaguement par les expériences de Boyle, de Haen et de quelques autres physiologistes, que ce liquide contient des matières terreuses et les laisse sous la forme de cendres lorsqu'on le calcine. Or, Rouelle, professeur au Jardin des plantes médicinales (établissement qui porte aujourd'hui le nom de Muséum d'histoire naturelle de Paris), fit voir alors que l'une de ces matières inorganiques qui résiste à l'action du feu n'est autre chose que de l'*alcali minéral*, c'est-à-dire de la soude (3). Un autre chimiste de Paris, Bucquet, fit en même temps une étude comparative des diverses matières animales contenues soit dans le sérum, soit dans le caillot, et Macquer eut le mérite de réunir tous ces résultats épars et de les coordonner de façon à donner

(1) D. Guglielmini, professeur à l'université de Bologne, publia en 1701, à Venise, une dissertation intitulée *De sanguinis natura et constitutione*, et chercha à prouver que le sang contient une matière combustible qu'il désigne sous le nom de *soufre*, et que c'est par la décomposition de cette matière que cette humeur fournit dans les organes sécrétoires tantôt un liquide acide, tantôt un liquide alcalin. (*Opera*, t. II, sect. 44.)

(2) Menghini, médecin de Bologne, fit un grand nombre d'expériences pour établir non-seulement que le sang contient du fer, mais que la proportion de ce corps y augmente lors de l'administration des médicaments ferrugineux (a) Vers la même époque, Badia publia des observations sur le même sujet (b). L'existence du fer dans les cendres provenant de la combustion du corps des animaux avait été constatée précédemment par Galeati (c).

(3) Rouelle, *Exp. sur le sel qu'on trouve dans le sang* (*Journ. de méd.*, 1773, t. XL, p. 374). — *Obs. de chimie* (*Op. cit.*, 1776, t. XLVI, p. 67).

(a) Menghini, *De ferrearum particularum sede in sanguine* (Instituto Bononiensi Commentarii, 1746, t. II, part. II, p. 244, et part. III, p. 475).
(b) Badia, *Opusculi scientifiche e filologici.* Venezia, t. XVIII, p. 242.
(c) Galeati, *De ferreis particulis quæ in corporibus reperiuntur* (Instit. Bonon. Comment., 1746, t. II, part. II, p. 20).

pour la première fois un aperçu assez net de la constitution chimique du sang (1).

Jusqu'alors c'était surtout en décomposant le sang par la distillation, que les chimistes avaient cherché à connaître les matières qui concourent à le former; or, en agissant de la sorte, ils détruisaient la plupart de ces substances et en produisaient d'autres, de façon que leurs expériences ne donnèrent que peu de résultats utiles (2). Mais à l'époque où nous sommes arrivés maintenant, on entra dans une voie nouvelle, ou plutôt on marcha d'un pas plus ferme dans celle déjà ouverte par Malpighi, Lower, Willis, Ruysch, et quelques autres physiologistes dont on néglige trop souvent de citer les travaux lorsqu'on fait l'histoire chimique du sang. En effet, on s'appliqua alors non pas à détruire, mais à séparer seulement les

---

(1) Voyez l'article *Sang* dans la 2ᵉ édition du *Dictionnaire de chimie* de Macquer, t. II, p. 341. Paris, 1778. C'est dans cet article que furent publiées les recherches de Bucquet. Ce dernier naquit à Paris, en 1746. Il rendit des services réels à la physiologie. Mais c'est à tort que quelques chimistes lui attribuent la découverte de la fibrine ; l'expérience de la séparation du caillot en fibrine et en matière colorante au moyen du lavage avait été faite plus d'un siècle avant par Malpighi , et, comme je viens de le rappeler, en 1707, Ruysch avait extrait cette substance du sang liquide à l'aide du battage. Bucquet mourut en 1780.

(2) Voyez, par exemple, les recherches de Homberg sur le sang, insérées dans les *Mémoires de l'Académie des sciences*, pour 1712. Les premières expériences de ce genre paraissent avoir été faites par Juncken, médecin

à Francfort (*Chimia experimentalis curiosa*, 1681, p. 75).

Il est singulier de voir combien les anciens chimistes se contentaient facilement d'explications vagues et de ressemblances grossières dans leurs études physiologiques. Comme exemple de cette disposition et de l'obscurité qui devait en résulter dans leurs écrits, je citerai le chapitre du *Cours de chimie* de Lemery, où celui-ci expose ses idées relativement au sang et à la nutrition. C'est à propos du magistère de soufre (ou sulfure de potassium) qu'il en parle, et c'est par la ressemblance des phénomènes offerts par cette substance avec ceux de la sanguification qu'on peut, dit-il, se former *une idée* de cette opération physiologique (*Op. cit.*, p. 527, 11ᵉ édition, Paris, 1780). Le contraste entre les idées dont Lemery se contente et celles exposées avec tant de netteté, trois ans avant, par Lavoisier, est frappant.

matériaux constitutifs de cette humeur et à les étudier isolément; pour cela on substitua à l'action du feu celle des réactifs, tels que l'eau, l'alcool, les acides, ou les alcalis, à l'aide desquels on parvient à dissoudre telle ou telle matière sans toucher aux autres (1).

Cette direction nouvelle conduisit bientôt à des résultats importants, et, grâce aux travaux de Berzelius, qui datent des premières années du siècle actuel, on put se former une idée assez juste des principaux matériaux qui entrent dans la composition du sang (2).

§ 2. — Les connaissances acquises de la sorte auraient été cependant insuffisantes pour la physiologie, si en même temps les chimistes n'avaient jeté de nouvelles lumières sur la nature intime ou composition élémentaire de toutes ces matières dont le rôle est si important dans l'économie animale.

Quelques expériences de Priestley (3) et de Berthollet (4) nous avaient appris que les matières animales, telles que la fibrine ou l'albumine, diffèrent des substances végétales, du

(1) Ce changement de direction dans les études de chimie physiologique a été très bien indiqué par Fourcroy dans ses *Éléments d'histoire naturelle et de chimie* (Paris, 1786, t. IV, p. 314). L'article sur le *sang.* qu'il publia en 1800 dans son grand ouvrage intitulé *Système des connaissances chimiques* (t. IX, p. 125 à 167), marque un grand progrès depuis l'époque de Macquer : c'est clair et riche de faits.

(2) Les travaux de BERZELIUS sur le sang et les autres liquides de l'économie animale parurent d'abord dans un ouvrage en langue suédoise intitulé *Förelasningar i Djurkemien* (Stockh., 1808, 2 vol.), mais demeurèrent ignorés de la plupart des physiologistes et des chimistes, jusqu'au moment où cet expérimentateur habile fit un voyage en Angleterre, et publia, à la demande de Marcet un Mémoire très étendu sur cette partie de la chimie animale, dans le troisième volume des *Transactions de la Société médico-chirurgicale de Londres* (1812).

Ce grand chimiste naquit en 1779, à Westerlös, dans la province d'Ostfo-gotbie, et mourut en 1848.

(3) Les expériences de Priestley sur la production de l'air phlogistiqué par l'action de l'acide nitrique sur les substances animales furent publiées en 1775 (*Exper. on Air*, etc., t. II, p. 145).

(4) Berthollet, *Recherches sur la nature des substances animales* (*Mémoires de l'Académie des sciences*, 1779.—Suite, *loc. cit.*, 1785, p. 331).

sucre ou du bois, par exemple, en ce qu'elles contiennent un élément qui ne se voit pas dans ces derniers, savoir de l'*azote;* du *mouffet*, pour me servir du langage de Berthollet, ou de l'air phlogistiqué, suivant la vieille nomenclature encore employée par Priestley.

Mais c'est à Lavoisier que l'on doit les premiers essais judicieux d'analyse élémentaire des matières organiques. Ce grand chimiste comprit que pour se rendre compte des molécules simples qui en sont pour ainsi dire les matériaux primitifs, il fallait sinon isoler ces éléments, du moins les réduire à un petit nombre de composés dont la constitution serait bien connue et dont le dosage serait facile. Pour y arriver, il les fit brûler dans des cloches remplies d'oxygène, de façon à transformer, d'une part, leur carbone en acide carbonique, et, d'autre part, leur hydrogène et leur oxygène en eau; puis il calcula la proportion de ces éléments d'après le poids des produits obtenus (1). Le principe sur lequel cette analyse repose est celui employé de nos jours, mais le procédé à l'aide duquel on l'exécute a changé. Si j'avais à faire ici l'histoire des progrès de la chimie organique, il me faudrait dire comment cette méthode a été modifiée et rendue applicable à la solution des questions dont nous nous occupons ici par deux des anciens professeurs les plus aimés de cette école, Gay-Lussac et M. Thenard (2); comment elle a été ensuite améliorée par Berzelius (3) et par beaucoup d'autres

(1) Lavoisier, *Mémoire sur la combinaison du principe oxygine (sic) avec l'esprit-de-vin, l'huile et différents corps combustibles (Mém. de l'Acad. des sc.,* 1784, p. 593).

(2) Gay-Lussac et Thenard, *Méthode pour déterminer la proportion des principes que contiennent les substances animales et végétales (Recherches physico-chimiques,* 1811, t. II, p. 265). La méthode inventée par ces chimistes consiste à fournir de l'oxygène aux corps combustibles au moyen du chlorate de potasse qui se décompose facilement sous l'influence de la chaleur.

(3) Par la combustion lente à l'aide de l'oxygène fourni par le peroxyde de plomb. (Voy. Berzelius, *Traité de chimie,* trad. par Esslinger, 1831, t. V, p. 27.)

expérimentateurs habiles ; mais ce serait m'éloigner du sujet de ces leçons, et je me bornerai à ajouter que le perfectionnement le plus grand apporté à l'analyse élémentaire des matières organiques consiste dans l'emploi de l'oxyde de cuivre, pour opérer la combustion des substances que Lavoisier brûlait à l'aide de l'oxygène gazeux, et que ce perfectionnement est dû à Gay-Lussac (1).

Depuis lors les deux genres d'investigation que je viens de caractériser ont été poursuivis par un grand nombre d'expérimentateurs : les uns se sont appliqués à séparer les divers principes immédiats qui coexistent dans le sang, et à en déterminer la quantité relative soit dans l'état de santé, soit dans l'état de maladie ; les autres ont étudié les propriétés et la composition élémentaire de ces diverses matières. Les travaux relatifs à l'histoire chimique du sang, faits depuis le commencement de ce siècle, sont trop nombreux pour que je puisse en présenter ici l'énumération, et je me bornerai à ajouter que c'est principalement dans les écrits de Berzelius (2), de MM. Prévost et Dumas (3),

(1) Gay-Lussac, *Recherches sur l'acide prussique* (*Ann. de chimie*, 1815, t. XCV, p. 156).

(2) Le travail fondamental de Berzelius sur ce sujet date, comme nous l'avons déjà dit, de 1808 (*a*), mais demeura presque ignoré jusqu'en 1812, époque de la publication d'un Mémoire sur le même sujet, en langue anglaise (*b*). En 1814, M. de la Rive, de Genève, donna une traduction française de ce Mémoire, et les faits qui s'y trouvent consignés ont été reproduits dans le *Traité de chimie* de Berzelius, dont une édition fut traduite en français, en 1831, et une autre en 1839.

(3) En 1821, Prévost, de Genève, et M. Dumas, après avoir publié les recherches sur les Globules du sang dont il a été question dans la deuxième leçon (p. 45), donnèrent un second Mémoire relatif à l'examen du sang et y consignèrent les résultats de nombreuses expériences sur la constitution chimique de ce liquide chez l'homme et divers animaux. Enfin dans un troisième Mémoire, ils firent connaître leurs découvertes relatives à l'existence de l'urée dans le sang et au rôle de cette humeur dans les sécrétions. Ces derniers travaux parurent d'abord dans la *Bibliothèque universelle* de Genève, et se trouvent reproduits dans les *Annales de chimie et de physique* (1823, t. XXIII, p. 50 et p. 90).

(*a*) Berzelius, *Foerelaesninger i Djurkemien*. 2 vol., Stockh., 1808.
(*b*) *General Views of the Composition of Animal Fluids* (*Med. Chir. Trans.*, vol. III).

de M. Chevreul (1), de M. Lecanu (2), de M. Mulder (3), de M. Nasse (4), de M. Denis (5), de Fr. Simon (6) et de

(1) En 1824, M. Chevreul publia les résultats de ces expériences sur les matières grasses du sang et sur la composition du sérum dans certains états pathologiques. En 1827, il donna aussi sur l'histoire chimique de ce liquide un article général. Voyez *Mém. sur plusieurs points de chimie organique et considérations sur la nature du sang* (Journal de physiologie, de Magendie, 1824, t. IV, p. 119), et l'article *Sang* du *Dictionnaire des sciences naturelles*, 1827, t. XLVII, p. 187.

(2) M. Lecanu, professeur à l'École de pharmacie de Paris, a publié plusieurs Mémoires sur ce sujet. Son principal travail est sa thèse inaugurale soutenue à la Faculté de médecine en 1837, et intitulée : *Études chimiques sur le sang humain*.

(3) M. Mulder, professeur de chimie à Utrecht, s'est principalement occupé de l'étude des matières albuminoïdes du sang ; ses publications à ce sujet sont très nombreuses et se trouvent disséminées dans divers recueils hollandais et allemands ; mais

il en a donné le résumé dans son ouvrage sur la chimie physiologique (a).

(4) Le professeur Nasse, de Marbourg, après avoir publié une série d'analyses du sang de divers animaux domestiques (b) et des recherches sur plusieurs autres points d'hématologie (c), a résumé les résultats de ses propres travaux et de ceux de ses contemporains dans un article très étendu inséré dans le *Dictionnaire de physiologie* publié par M. Wagner (d).

(5) M. Denis, médecin à Commercy, a fait des expériences intéressantes sur les propriétés chimiques de la fibrine du sang et sur les modifications que ce fluide peut éprouver dans sa composition. Son dernier ouvrage sur ce sujet vient de paraître au moment où cette feuille allait passer sous la presse (e).

(6) Franz Simon, né à Francfort-sur-l'Oder, en 1807, s'occupa d'abord de pharmacie et de toxicologie ; il débuta dans la chimie physiologique par un travail sur le lait de la femme (en 1838), et fit paraître bientôt après plusieurs Mémoires importants, ainsi

(a) Müller, *The Chemistry of Vegetable and Animal Physiology*, translated by Fromberg, with Notes by Johnston. In-8, 1849.

(b) Nasse, *Ueber das Blut der Hausthiere* (Journ. für praktische Chemie, von Erdmann und Marchand, 1843, t. XXVIII, p. 146).

(c) *Das Blut in mehrfacher Beziehung physiologisch und pathologisch Untersucht.* In-8, Bonn, 1836. (On trouve à la fin de cet ouvrage des indications bibliographiques très nombreuses relatives à l'hématologie.)

(d) *Handwörterbuch der Physiologie*, von Rud. Wagner. Brunswick, 1842, t. I, p. 75 à 220.

(e) Denis, *Recherches expérimentales sur le sang humain considéré à l'état sain.* 1 vol. in-8, Paris, 1850.

— *Essai de l'application de la chimie à l'étude physiologique du sang de l'homme et à l'étude physiologico-pathologique, hygiénique et thérapeutique des maladies de cette humeur.* 1 vol in-8, Paris, 1838.

— *Études chimiques, physiologiques et médicales sur les matières albuminoïdes.* 1 vol. in-8, 1842.

— *Nouvelles études chimiques, physiologiques et médicales sur les substances albuminoïdes.* 1 vol. in-8, 1856.

M. Lehmann (1), que je puiserai les faits dont je vais vous entretenir. Les recherches récentes des pathologistes de la France et de l'Allemagne sur la constitution du sang dans les maladies me fourniront aussi des résultats importants pour la physiologie. Mais, en abordant cette étude, je ne dois pas vous dissimuler l'imperfection extrême de nos connaissances à ce sujet, et l'impuissance réelle où se trouve la chimie de faire dans l'état actuel de la science une analyse rigoureuse du sang, faute de moyens propres à séparer entre elles les nombreuses matières qui s'y trouvent réunies, sans en changer la nature. Les résultats obtenus ont certes une grande importance, mais ce serait s'en former une idée fausse que d'y attribuer un caractère de précision qui est incompatible avec la nature des choses.

Nature des matériaux du sang.

§ 3. — L'ensemble de ces recherches nous a appris que le sang se compose essentiellement d'eau tenant en dissolution ou en suspension des matières très variées, mais qui se rapportent toutes à quatre classes de corps, savoir :

1° Des principes immédiats azotés que les chimistes con-

qu'un traité général de chimie animale fort riche en observations originales et renfermant un chapitre étendu sur l'histoire du sang. Cet ouvrage, intitulé *Physiologische und Pathologische Anthropochemie mit Berücksichtigung der eigentlichen Zoochemia* (Berlin, 1842), a été traduit en anglais par les soins de la Société Sydenhamienne (a). On doit aussi à Simon un recueil périodique intitulé : *Beiträge zur physiologischen und patholo-gischen Chemie und Mikroscopie, in ihrer anwendung auf die praktische Medizin* (1 vol. in-8, Berlin, 1844), dont la publication a été interrompue par sa mort.

(1) Le professeur Lehmann, de Leipzig, a publié récemment un ouvrage très important sur la chimie physiologique, dans lequel il rend compte de ses recherches sur le sang et expose l'état actuel de l'hématologie (b).

(a) *Animal Chemistry with reference to the Physiology and the Pathology of Man*, by Fr. Simon, translated by G. Day and L. Canteb. 2 vol. in-8, 1845.

(b) Lehmann, *Lehrbuch der physiologischen Chemie*. Zweite Auflage, 1853, Bd. II, p. 125 à 244. Un petit abrégé de ce Manuel vient d'être traduit en français sous le titre de *Précis de chimie physiologique animale* (in-18, 1855). Enfin, une traduction anglaise par M. Day a été publiée par les soins de la Société Cavendish de Londres. 3 vol. in-8, 1852 à 1854.

naissent aujourd'hui sous le nom de *matières albuminoïdes* ou *protéiques*;

2° Des principes immédiats neutres hydrocarbonés, de la subdivision des corps gras;

3° Des matières sucrées;

4° Des matières salines.

Sous ce rapport, le sang ressemble aux autres fluides que la nature élabore pour servir à la nutrition des animaux. En effet, le lait, qui est pour ainsi dire le type de l'aliment naturel, se compose d'eau, d'une matière albuminoïde (la caséine), de graisse (le beurre), d'une matière sucrée (la lactine), et de matières salines. Enfin, le jaune de l'œuf qui est destiné à fournir les premiers matériaux constitutifs de l'embryon, est aussi un mélange de matières albuminoïdes, de matières grasses, de sels inorganiques et d'eau. La composition chimique du sang est par conséquent en harmonie complète avec le rôle physiologique de cet agent.

§ 4. — L'eau constitue la plus grande partie de la masse du sang; et il est important de noter qu'une portion de cette substance entre dans la composition des globules, tandis que l'autre portion, chargée de fibrine et des principes propres au sérum, forme le plasma.

Eau.

§ 5. — Ce sont les MATIÈRES ALBUMINOÏDES qui donnent au sang la plupart de ses propriétés les plus remarquables, et on les appelle souvent des *matières plastiques*, parce que ce sont elles surtout qui sont susceptibles de s'organiser et de constituer les parties vivantes de l'économie. La fibrine, que nous avons vue jouer un rôle si important dans la coagulation du sang, appartient à ce groupe. Il en est de même de l'albumine, dont nous avons également signalé la présence dans le plasma, et de la matière rouge qui donne aux globules sanguins leur couleur caractéristique.

Matières albuminoïdes.

Ces divers principes se ressemblent beaucoup entre eux et

sont composés essentiellement d'azote, de carbone, d'hydrogène et d'oxygène unis à peu près dans les mêmes proportions. Ils sont si peu stables, qu'abandonnés à eux-mêmes sous l'influence de l'air humide et d'une température douce, leurs éléments se dissocient ; ils se *putréfient*, et, par l'effet d'une sorte de combustion lente, ils se transforment en produits dont la constitution moléculaire est plus simple que la leur, savoir : de l'eau, de l'acide carbonique et de l'ammoniaque, par exemple. Cette instabilité est d'ailleurs une conséquence nécessaire de leur mode de constitution. La chimie nous apprend que les corps s'unissent entre eux, toutes choses égales d'ailleurs, avec d'autant plus de force que leurs relations atomiques sont plus simples. Or dans chaque molécule d'un principe albuminoïde il entre comme matériaux constitutifs un nombre très considérable de molécules élémentaires. Ainsi, tandis que la composition de l'eau se représente par la formule HO, c'est-à-dire une molécule d'hydrogène unie à une molécule d'oxygène, celle de l'acide carbonique par CO^2, et celle de l'ammoniaque par AzH^3, la composition d'un atome ou équivalent de matière albuminoïde paraît correspondre à $C^{40}H^{30}Az^{10}O^{12}$ (1).

(1) Dans toutes les analyses qu'on a faites de cette matière, on a trouvé, pour 100 de protéine réputée pure, environ 55 de carbone, de 15 à 16 d'azote, environ 7 d'hydrogène et environ 22 d'oxygène. Mais la manière d'interpréter ces résultats et de représenter la protéine par une formule varie suivant l'idée qu'on se forme de ce composé, et sera nécessairement très arbitraire jusqu'à ce qu'on ait trouvé quelques combinaisons bien définies et cristallisables, dans lesquelles on pourra déterminer le nombre atomique correspondant à un équivalent de cette substance. Dans ses premiers travaux, M. Mulder adopte la formule $C^{40}H^{31}Az^5O^{12}$ (a) ; mais, par suite d'une rectification dans le poids atomique du carbone et d'un changement dans la manière de considérer l'équivalent d'azote, il y substitua ensuite la formule $C^{40}H^{30}Az^{10}O^{12}$ (b). M. Dumas a adopté cette dernière formule (sauf le changement dépendant d'un dédoublement

(a) Mulder, *Sur la composition de quelques substances animales* (*Bulletin des sciences physiques et naturelles en Néerlande*, 1838, p. 104).
(b) Mulder, *Chemistry of Animal and Vegetable Physiology*, p. 294.

L'histoire chimique des substances albuminoïdes est encore très obscure ; mais, d'après l'ensemble des faits connus, il semble y avoir lieu de penser que ces corps dérivent tous d'un même principe organique, lequel, combiné avec quelques autres substances inertes, telles que de l'eau, de la soude ou des sels en proportions très minimes, revêtirait des caractères variés et constituerait les matières que l'on distingue depuis longtemps sous les noms de *fibrine*, d'*albumine*, de *caséine*, etc. Un habile chimiste hollandais, M. Mulder, pense même avoir isolé et obtenu à l'état de pureté cette substance fondamentale de tous les principes albuminoïdes, et il lui a donné le nom de *protéine* (1). M. Liebig et ses disciples, il est vrai, sont d'avis

dans l'équivalent du carbone qui la fait écrire $C^{80}H^{30}Az^{10}O^{12}$), mais il fait remarquer qu'on pourrait également bien représenter la composition centésimale de cette substance par $C^{96}H^{60}Az^{12}O^{12}$, ce qui la rendrait comparable à quelques autres principes immédiats (a). M. Scherer pense que ces évaluations sont trop élevées en carbone et en azote, et d'après ses analyses, il serait préférable d'écrire $C^{48}H^{72}Az^{12}O^{14}$ (b). Enfin, M. Regnault adopte pour cette substance la formule $C^{36}H^{25}Az^4O^{10}$ (c). Mais les physiologistes qui, au premier abord, pourraient s'étonner de différences en apparence si grandes, ne doivent pas oublier qu'elles dépendent en majeure partie de la manière dont les chimistes évaluent le poids atomique du carbone et de l'azote, de sorte que dans le système symbolique des uns Az^2 correspond à la même quantité pondérale que Az dans le système des autres ;

et que C^{80} dans l'ouvrage de M. Dumas est en réalité la même chose que C^{40} dans ceux de M. Mulder. Ces explications paraîtront superflues aux personnes qui sont au courant des travaux chimiques récents, mais ne seront peut-être pas inutiles à quelques naturalistes.

(1) Depuis fort longtemps, on avait remarqué la grande analogie qui existe entre l'albumine, la fibrine, etc. Quelques chimistes les considéraient même comme étant identiques, tandis que d'autres les regardaient comme formant une famille naturelle de produits dont la composition élémentaire varierait dans des limites étroites. La théorie proposée par M. Mulder, et qui consiste à admettre, non l'identité de ces matières ni la dégradation dans la proportion de quelques-uns de leurs éléments, mais l'existence d'un principe fondamental dont les combinaisons variées avec de petites quantités

(a) Dumas, *Traité de chimie*, t. VII, p. 439.
(b) Scherer, *Chemisch-physiologische Untersuchungen* (*Ann. der Chemie und Pharm.*, 1841, t. XL, p. 44).
(c) Regnault, *Cours élément. de chimie*, 1851, t. IV, p. 114.

que ce corps ne préexiste pas dans les matières plastiques, mais résulte de l'action des alcalis employés dans sa préparation ; que d'ailleurs il n'a pas été dégagé de toute substance étrangère à sa constitution, et que par conséquent il ne faut pas le considérer comme un principe immédiat de l'organisme ; mais, quoi qu'il en soit à cet égard, les résultats obtenus par Mulder me paraissent jeter beaucoup de lumière sur le rôle physiologique des corps albuminoïdes, et sans vouloir faire l'histoire chimique de la protéine, je crois devoir en dire ici quelques mots.

de substances inorganiques ou autres produiraient toute la série des matières albuminoïdes, date de 1838 (a), et a été adoptée par Berzelius, M. Dumas et beaucoup d'autres chimistes éminents. Le nom de *protéine*, donné à cette substance, n'est pas destiné à rappeler la variabilité de ses produits, comme on le dit parfois, mais dérive de πρῶτος (le premier), et indique que c'est en quelque sorte le point de départ de tous les principes albuminoïdes. Quelque temps après la publication des vues dont je viens de parler, M. Liebig, sans s'éloigner beaucoup de ce qui est essentiel dans les idées de M. Mulder, révoqua en doute l'existence de la protéine, en déclarant que ni lui ni ses élèves n'avaient pu obtenir une telle substance exempte de soufre (b). Mais M. Mulder a repris la question et a étayé sa théorie de beaucoup . de faits et d'arguments nouveaux (c); aussi l'existence de la

protéine, comme fond, ou comme produit commun de toutes les substances albuminoïdes, est-elle assez généralement adoptée aujourd'hui (d). Les découvertes récentes de M. Würtz et de quelques autres expérimentateurs tendent cependant à modifier les vues théoriques des chimistes relativement au mode de constitution des matières protéiques et à faire considérer celles-ci comme n'ayant pas pour fond commun un principe immédiat albuminoïde, mais un groupe complexe de corps comparable à un sel double et susceptible de se dédoubler de diverses manières (e). Nous aurons à revenir sur ces idées lorsque nous étudierons les transformations de la matière organisée dans l'intérieur de l'économie animale ; mais en ce moment il importe surtout d'appeler l'attention sur les propriétés communes et l'étroite analogie de toutes les substances albuminoïdes, et l'hypothèse de

(a) Liebig, *Ueber das Proteinbioxyd (Ann. der Chem. und Pharm.,* 1846, t. LVII, p. 129). Laskowsky, *Ueber das Proteintheorie (Ann. der Chem. und Pharm.,* 1846, t. LVIII, p. 129).

(b) Mulder, *De vraag van Leibig, aan de Zedeligkeit en de Wetenschap gestœdst (Scheikundige Onderzoekingen,* III, 357). — *Zur Geschichte des Proteins (Journ. für prakt. Chemie,* 1847, t. XL, p. 60). — *Chemistry of Vegetable and Animal Physiologie,* p. 291). — Voyez aussi Berzelius, *Rapp. sur les progrès de la chimie pour* 1846, p. 338.

(c) Voyez Liebig, *Traité de chim. org.,* 1844, t. III, p. 264. — Regnault, *Cours élém. de chim.,* 1851, t. IV, p. 114.

(d) Voyez Lehmann, *Lehrbuch der physiologischen Chemie,* 1853, t. I, p. 309.

Lorsqu'on traite successivement de la fibrine extraite du sang par le battage, de l'albumine solide retirée du même liquide ou puisée dans le blanc de l'œuf d'une poule, ou bien encore la matière qui est connue des chimistes sous le nom de *caséine* et qui abonde dans le lait ; ou, en d'autres mots, lorsqu'on traite une matière albuminoïde quelconque par l'eau, puis par l'alcool et ensuite par l'éther, de façon à enlever tout ce que ces menstrues peuvent en dissoudre (1) ; lorsque par l'action de l'acide chlorhydrique affaibli, on dépouille ensuite de certaines matières terreuses (2) la substance ainsi purifiée, et qu'après l'avoir dissoute dans une solution aqueuse de potasse (3), on l'en précipite par l'acide acétique, on obtient un résidu qui est toujours le même : c'est la *protéine* de M. Mulder. Par l'analyse élémentaire cette substance se résout en azote, carbone, hydrogène et azote, sans laisser une quantité appréciable de matières salines, et sa composition paraît pouvoir être représentée par la formule indiquée ci-dessus.

Elle est insoluble dans l'eau aussi bien que dans l'alcool et dans l'éther ; mais elle est très hygrométrique et susceptible de former avec l'eau une matière de consistance gélatineuse. De même que beaucoup d'autres corps indifférents, elle semble pouvoir jouer tour à tour le rôle d'un acide ou celui d'une base, suivant la nature du réactif avec lequel elle est en présence ; et ainsi qu'on peut le prévoir par le chiffre élevé des équivalents chimiques dont se compose la formule qui représente chacun de

M. Mulder y est très propre : je l'emploie donc tout en faisant des réserves quant à la manière de se représenter le groupement des atomes dont la réunion constitue le type albuminoïde.

(1) Pour enlever les matières grasses, etc.

(2) Surtout du phosphate de chaux.

(3) La solution alcaline chauffée à environ 50 degrés détermine la formation d'un peu de phosphate de potasse et de sulfure de potassium aux dépens du soufre et du phosphore de l'albumine. La protéine se dissout également dans cette lessive, et on l'en précipite en ajoutant un très faible excès d'acide acétique : si l'on versait trop de cet acide, le précipité gélatineux se redissoudrait ; on lave celui-ci pour en enlever l'acétate de potasse.

ses atomes, elle ne s'unit ainsi qu'à une quantité pondérale de ces matières très minime comparativement à son poids. Ainsi, combinée avec une petite quantité de potasse ou de soude, la protéine constitue une substance albuminoïde soluble dans l'eau; en saturant l'alcali par un acide, on la précipite de sa dissolution, et si l'on y verse un peu d'acide acétique ou d'acide chlorhydrique très affaibli, on reconstitue un composé soluble, mais si peu stable, que dans certaines circonstances il suffit d'y ajouter de l'eau pour enlever une portion de l'acide avec lequel il s'était combiné et le solidifier, ou du moins le transformer en une masse gélatineuse.

La protéine entre en combinaison avec les oxydes terreux et métalliques aussi bien qu'avec les alcalis; mais les protéates alcalins sont les seuls qui soient solubles, et leurs propriétés varient un peu suivant qu'ils sont neutres ou avec excès de base.

La protéine constitue des composés neutres plus ou moins solubles avec tous les acides; mais les produits qui naissent en présence d'un petit excès d'acide, et que l'on peut considérer comme des sels protéiques acides, sont tous insolubles, à l'exception de ceux formés par l'acide acétique et par l'acide phosphorique trihydrique (1).

Enfin la protéine est également susceptible de se combiner avec les sels neutres, et de constituer ainsi des composés dont quelques-uns sont solubles, mais dont la plupart ne le sont pas. Quelques-unes de ces réactions sont caractéristiques de la famille des matières albuminoïdes: la précipitation de celles-ci

---

(1) Il paraîtrait, d'après les expériences de M. Panum, que les acides ne se bornent pas à entrer en combinaison avec les matières albuminoïdes, mais les modifient dans leur constitution, car elles sont alors précipitables par les sels neutres tels que le chlorure de sodium, le phosphate de soude, etc. (a).

(a) Panum, *Sur les substances albuminoïdes* (*Ann. de chimie*, 1853, 3e série, t. XXXVII, p. 237).

par le cyanoferrure de potassium, par exempl e(1) ; et j'insiste sur le fait général de l'affinité de la protéine pour les sels neutres, parce qu'il paraît jouer un rôle considérable dans divers phénomènes physiologiques (2).

Il est aussi à noter qu'en présence d'agents énergiques, tels que le chlore, les alcalis concentrés ou les acides puissants, la protéine se modifie plus ou moins profondément dans sa constitution chimique, et donne naissance à des corps très variés sur l'histoire desquels nous n'avons pas à nous arrêter ici (3).

Ajoutons encore que la protéine s'empare facilement d'une certaine quantité d'oxygène, et forme alors plusieurs matières albuminoïdes plus ou moins brûlées dont les unes sont solubles dans l'eau et les autres insolubles dans ce liquide.

L'albumine et la fibrine qui se montrent dans le sang paraissent être formées principalement de protéine, mais on y découvre aussi des éléments qui d'ordinaire n'entrent pas dans la

---

(1) La protéine est également précipitée de ses solutions acides par le cyanoferride de potassium, par le tannin, etc. Elle forme aussi avec le bichlorure de mercure un composé insoluble qui ne se putréfie pas comme le font les matières albuminoïdes ordinaires, et c'est sur cette réaction qu'est fondé l'usage de ce chlorure pour la conservation des préparations anatomiques et pour l'embaumement des cadavres, ainsi que l'emploi de l'albumine comme contre-poison de ce même composé mercuriel.

(2) Les expériences récentes de M. Denis ont conduit ce physiologiste à penser que toutes les matières protéiques à l'état de pureté sont insolubles, et que leur solubilité dans le sérum et dans les autres humeurs de l'économie n'est due qu'à leur combinaison avec du chlorure de sodium, du phosphate de soude ou quelque autre composé salin (a) ; mais cette hypothèse n'est pas compatible avec les résultats des expériences de M. Würtz dont il sera question plus loin.

(3) L'acide azotique, en agissant sur la protéine, donne naissance à une matière jaune, nommé *acide xanthoprotéique*, et l'on utilise quelquefois cette réaction pour reconnaître la présence des principes albuminoïdes dans les tissus organiques. Un caractère encore plus saillant est la coloration rouge que prennent les dissolutions albumineuses au contact d'un mélange d'azotate et d'azotite de mercure. (Voy. Regnault, *Cours élém. de chimie*, t. IV, p. 114.)

(a) Denis, *Nouvelles études sur les substances albuminoïdes*, in-8, 1856.

constitution des principes immédiats organiques : du soufre et du phosphore. On ne sait pas comment ces matières s'y trouvent associées à l'azote, au carbone, à l'hydrogène et à l'oxygène de la protéine : la plupart des chimistes admettent que tous ces éléments entrent directement dans la constitution de la molécule de matière albuminoïde, et l'on comprendrait facilement que, par quelque phénomène de substitution analogue à ceux qui s'observent si souvent quand le chlore déplace de l'oxygène pour en tenir lieu dans un composé dont la forme moléculaire reste constante (1), le soufre et le phosphore pourraient bien s'introduire ainsi dans la molécule protéique, et cela en quantité variable; mais d'autres expérimentateurs sont plus portés à croire que la protéine, sans changer de nature, s'est simplement combinée avec un composé sulfophosphoré, du sulfimide ou du phosphimide, par exemple (2). La discussion de cette question serait déplacée dans ces leçons, et d'ailleurs, dans l'état actuel de la chimie physiologique, elle ne nous serait d'aucun secours immédiat : ce qu'il nous importe surtout de connaître, c'est la proportion suivant laquelle ces éléments ainsi surajoutés aux matériaux ordinaires des principes immédiats des êtres organisés se rencontrent dans l'albumine et dans la fibrine. C'est un point dont M. Mulder n'a pas négligé

(1) Cette substitution du chlore dans la composition de certains produits protéiques a été étudiée par M. Mulder (a), et nous explique comment le chlore peut agir comme désinfectant en présence de matières organiques de ce genre aptes à se putréfier.

(2) Le sulfimide et le phosphimide sont des composés qui semblent pouvoir être considérés comme des espèces d'ammoniaques dans lesquelles un des équivalents d'hydrogène serait remplacé par un équivalent de soufre ou de phosphore (AzH^2S et $AzH^2Ph.$). Si l'on considère l'ammoniaque comme un hydrure du radical amide (Az^2H^4), ces corps seraient des sulfures ou des phosphures du même radical (b).

(a) Mulder, *Ueber die Einwirkung des Chlors auf das Protein und das Hämatin* (*Journ. für prakt. Chemie*, 1839, t. XVIII, p. 126).

(b) Voyez Fresenius, *Ueber das Proteïn von Mulder* (*Journ. für prakt. Chemie*, 1847, t. XL, p. 299). Mulder, *Ueber Proteïn* (*Journ. für prakt. Chemie*, 1848, t. XLIV, p. 488). Regnault, *Cours élément. de chimie*, 1851, t. IV, p. 114.

l'étude, et, d'après ses expériences, il y aurait dans la fibrine un équivalent de soufre et un de phosphore pour dix équivalents de protéine, et dans l'albumine du sang deux équivalents de soufre pour la même proportion de phosphore et de protéine (1).

§ 6.—La fibrine, telle qu'on l'extrait du sang par le battage au moment de sa coagulation spontanée, renferme des matières étrangères, des corps gras, par exemple ; elle contient aussi, emprisonnée dans sa substance, une quantité considérable d'eau, et se présente sous la forme de filaments irréguliers ou de grumeaux d'un blanc grisâtre et d'une élasticité remarquable ; mais toutes ses propriétés physiques dépendent de l'eau interposée, et par la dessiccation elle se transforme en une matière dure, cassante et jaunâtre, qui est hygrométrique, et qui, plongée dans l'eau, se ramollit de nouveau, se gonfle et

Fibrine.

(1) M. Mulder a trouvé que 10 000 parties en poids de fibrine de sang de bœuf donnent 33 de phosphore et 36 de soufre. L'albumine du sérum lui fournit la même quantité de phosphore, mais $\frac{68}{10000}$ de soufre (a). L'existence d'une quantité si minime de phosphore et de soufre, comparativement à la quantité de carbone et des autres éléments constitutifs de ces matières protéiques, est un argument puissant contre l'hypothèse de la présence de ces deux métalloïdes comme éléments de la molécule albuminoïde ; car s'il en était ainsi, chaque équivalent de fibrine ou d'albumine devrait renfermer 400 atomes de carbone, etc. Dans l'hypothèse de la constitution de ces matières par la combinaison de la protéine avec un produit sulfo-phosphoré, cette difficulté disparaît, car on comprendrait facilement qu'un équivalent de cette dernière substance se trouvât uni à plusieurs équivalents de protéine. Le dosage du soufre dans diverses matières protéiques a été fait plus récemment dans le laboratoire de M. Liebig, par M. Rütling (b) ; mais ce chimiste ne paraît pas avoir opéré sur des matières pures (c). M. Verdeil s'est occupé du même sujet (d).

(a) Mulder, *Op. cit.* (*Bulletin des sc. phys. et naturelles en Néerlande*, 1838, p. 108).
(b) Rüling, *Bestimmung des Schwefels in den schwefel- und stickstoffhaltigen Bestandtheilen des Pflanzen- und Thierorganismus* (*Ann. der Chem. und Pharm.*, 1846, t. LVIII, p. 301, etc.).
(c) Voyez Berzelius, *Rapport ann. sur les progrès de la chimie pour* 1846, p. 343.
(d) Verdeil, *Schwefelbestimmung einiger organischen Körper* (*Ann. der Chemie und Pharm.*, 1846, t. LVIII, p. 317).

reprend son aspect primitif (1). De même que la protéine, elle est insoluble dans l'eau, dans l'alcool et dans l'éther; mais elle se laisse attaquer par le premier de ces liquides, quand celui-ci est aiguisé d'une petite quantité d'acide chlorhydrique ou d'acide acétique; elle se gonfle alors en absorbant beaucoup d'eau, devient gélatineuse et se dissout peu à peu (2). L'acide phosphorique trihydrique jouit aussi de la propriété de former avec la fibrine un composé soluble, tandis que l'acide sulfurique, l'acide phosphorique monohydraté, etc., donnent avec elle des produits insolubles.

La fibrine du sang, de même que la protéine, se dissout facilement dans de la potasse ou de la soude étendues d'eau, et peut former avec ces alcalis un composé neutre, dont elle est précipitée par l'acide acétique sans avoir perdu aucune de ses propriétés caractéristiques. Cela nous explique comment l'addition de l'une ou de l'autre de ces matières empêche la coagulation du sang de s'effectuer, car la solidification de la fibrine dont ce phénomène dépend n'a plus lieu du moment que ce principe immédiat entre dans une combinaison de ce genre.

Un autre fait intéressant, aux yeux du physiologiste, a été constaté par M. Denis, et vérifié plus récemment par M. Liebig

(1) La quantité d'eau que la fibrine du sang abandonne par la dessiccation est très considérable, et s'élève aux 4/5ᵉ environ de son poids (a).

(2) Cette action remarquable de certains acides très dilués sur la fibrine n'était qu'imparfaitement connue avant les recherches de M. Bouchardat. Ce chimiste donne le nom d'*albuminose* au produit soluble ainsi obtenu, et le forme aussi en traitant de l'albumine, de la caséine et du gluten par l'eau aiguisée d'acide chlorhydrique (b). Il le considère comme étant la matière fondamentale de toutes les substances albuminoïdes; mais c'est plutôt un composé d'acide chlorhydrique et de protéine ou, suivant M. Mulder, de cette matière protéique modifiée que ce chimiste nomme bioxyprotéine (c).

(a) Voyez Chevreul, *De l'influence que l'eau exerce sur plusieurs substances azotées insolubles* (*Ann. de phys. et chim.*, 1821, t. XIX, p. 37).

(b) Bouchardat, *Sur la compos. immédiate de la fibrine*, etc. (*Compt. rend.*, 1842, t. XIV, p. 962).

(c) *Chemistry of Veget. and Anim. Phys.*, p. 315.

et M. Scherer : c'est que la fibrine, telle qu'on l'extrait du sang veineux, forme avec le nitrate de potasse, le chlorure de sodium, le sulfate de magnésie et plusieurs autres sels, des composés solubles, et que la solution albuminoïde ainsi obtenue se prend en masse par l'addition d'une certaine quantité d'eau (1) ; mais, par l'effet de l'ébullition, la fibrine perd la propriété de se

(1) Cette expérience de M. Denis (a) ne réussit bien ni avec la fibrine extraite du sang artériel, ni avec la fibrine qui a bouilli. Il faut que la fibrine soit très divisée, la solution saline concentrée et la température douce ; il faut aussi avoir soin d'agiter souvent le mélange. D'après M. Dumas, la liqueur qui opère le mieux cette dissolution doit être composée de 300 parties d'eau, 50 de nitre et 3 de soude pour 150 parties de fibrine humide (b).

Les faits annoncés par M. Denis furent d'abord révoqués en doute, mais furent bientôt confirmés par divers chimistes (c).

Dans des expériences faites par Zimmermann, 1 partie de fibrine a été dissoute en 24 heures par 480 parties d'une dissolution saturée, soit de nitrate de potasse, soit d'acétate de potasse, de carbonate de soude, de carbonate d'ammoniaque, de chlorure de baryum, de chlorhydrate d'ammoniaque ou d'iodure de potassium ; la même proportion de fibrine n'a été dissoute qu'au bout de 48 heures par les solutions saturées de phosphate de soude ou de borate de soude, et au bout de 78 heures par la solution de sulfate de potasse (d).

Cet auteur a trouvé que la fibrine du sang veineux, couenneux ou non, est toujours soluble dans l'eau nitrée, et que celle du sang artériel l'est moins ; celle des deux espèces de sangs du Bœuf paraît être insoluble ; il résulte aussi de ses expériences que chez le Cheval, la fibrine du sang artériel serait au contraire plus soluble dans ce sel que la fibrine du sang veineux ; enfin que la fibrine du sang des capillaires de l'homme est soluble (e).

Berzelius remarque avec raison que cette dissolution protéique n'a pas toutes les mêmes propriétés que l'albumine ; elle ne se coagule qu'à une température plus élevée, et l'albumine ne donne pas comme elle un précipité gélatineux par l'addition de l'eau (f). C'est donc à tort que MM. Denis, Liebig et Scherer ont admis que la fibrine se convertit en albumine par l'action du salpêtre.

(a) Denis, *Essai sur l'application de la chimie à l'étude physiologique du sang de l'homme*, 1838, p. 70. — *Études chimiques et physiologiques sur les matières albumineuses*, par M. Denis. Commercy, 1842, p. 104, etc. — *Nouvelles études sur les subst. albuminoïdes*, 1856, p. 35.
(b) *Traité de chimie*, t. VII, p. 450.
(c) Liebig, *Lettre sur l'albumine*, etc. (*Comptes rendus*, 1841, t. XII, p. 539).
(d) *Pharm. Central Blatt*, 1843, p. 614.
(e) Zimmermann, *Polemisches und Positives über den Faserstoff* (*Arch. für phys. Heilk.*, 1846, t. V, p. 348, et *Gaz. med.*, 1847, p. 109).
(f) Berzelius, *Rapp. sur les progrès de la chimie pendant l'année* 1841, p. 312.

dissoudre de la sorte (1), et, comme nous le verrons par la suite, elle peut éprouver une modification analogue dans l'intérieur de l'organisme.

Par une ébullition prolongée dans l'eau, la fibrine subit une autre transformation qu'il est important de noter : elle paraît absorber de l'oxygène, et elle donne naissance à deux produits, dont l'un, appelé par M. Mulder du *bioxyprotéine*, est insoluble, tandis que l'autre, nommé *trioxyprotéine*, se dissout dans ce liquide (2).

Cette dernière substance paraît exister toute formée dans le sang ou s'y produire très facilement, et abonde dans la couche couenneuse du caillot; mais sa nature chimique n'est encore que très imparfaitement connue.

Une transformation remarquable s'opère aussi dans la fibrine fraîche, lorsqu'elle est exposée à l'action prolongée de l'air: M. Denis a vu qu'elle peut alors se changer en partie en une matière albuminoïde soluble (3), et M. Scherer a constaté que dans les premiers temps qui suivent son extraction du corps vivant, elle absorbe de l'oxygène et dégage de l'acide carbonique (4). Le même phénomène a été observé par M. George

(1) Scherer, *Chem. physiol. Untersuch.* (*Ann. der Chem. und Pharm.*, t. XL, p. 13). La fibrine qui a été mise en digestion dans l'alcool devient également insoluble dans les dissolutions salines; celle obtenue en fouettant le sang, ou qui a été exposée pendant un certain temps à l'air humide, est dans le même cas.

(2) Le tritoxyprotéine de M. Mulder est probablement la même chose que la *cruorine* de M. Denis, matière soluble dans l'eau, surtout à chaud, que ce physiologiste a obtenue en faisant bouillir de la fibrine dans 40 ou 50 fois son poids d'eau ; la quantité de matière ainsi formée ne varie que peu pour une quantité déterminée de fibrine, et un résultat analogue est fourni par le traitement de l'albumine (*a*). Des expériences de M. Lecanu tendent à établir que cette substance est un composé de soude et d'albumine (*b*).

(3) Denis, *Études sur l'albumine,* p. 97, et *Nouv. études sur les principes albuminoïdes,* p. 114.

(4) Scherer, *Chem. physiol. Untersuch.* (*loc. cit.*).

C'est peut-être à une réaction du

(*a*) Denis, *Rech. expérim. sur le sang,* p. 108.
(*b*) Lecanu, *Nouvelles recherches sur le sang* (*Journ. de pharmacie,* 1831, t. XVII, p. 493).

Liebig (1). Mais, d'après les expériences de M. Scheerer, il paraîtrait que la fibrine modifiée par l'ébullition ne jouit plus de cette propriété, et que les changements opérés dans la constitution de la fibrine fraîche par l'action de l'oxygène ne consistent pas seulement dans l'élimination d'une partie de son carbone. Effectivement, une portion de l'oxygène employé n'est pas représentée par l'acide carbonique exhalé et reste probablement unie à de la protéine pour constituer un composé soluble.

Nous verrons plus tard quelle relation peut exister entre cette oxydation de la fibrine et d'autres phénomènes physiologiques ; mais il ne sera peut-être pas inutile de faire immédiatement l'application de ce fait à une circonstance particulière de l'histoire du sang que M. Marchal, de Calvi, a récemment signalée à l'attention des médecins.

Ce pathologiste distingué a trouvé que le même sang fournit des quantités variables de fibrine suivant les conditions dans lesquelles la coagulation s'en effectue, et qu'il en donne moins lorsqu'il a été fortement agité que lorsqu'on le laisse en repos. Or l'agitation multiplie et renouvelle les points de contact entre la fibrine non coagulée et l'air dissous dans le sang ou mêlé à ce liquide, et par conséquent doit favoriser l'espèce de combustion lente par laquelle une portion de ce principe protéique s'oxyde au point de devenir soluble. On comprend donc que dans cette opération il puisse y avoir de la sorte destruction

même ordre que tient la propriété dont jouit la fibrine fraîche de décomposer l'eau oxygénée sans changer notablement de composition, phénomène qui ne se produit pas sous l'influence des autres matières azotées neutres de l'organisme (a). Il est du

reste à noter que cette propriété se perd quand la fibrine a été modifiée par l'ébullition, l'action de l'alcool, etc. (Scherer, *loc. cit.*)

(1) *Études sur la respiration* (*Ann. des sc. nat.*, 1850, 3ᵉ série, t. XIV, p. 321).

(a) Voyez Thenard, *Nouvelles observ. sur l'eau oxygénée* (*Ann. de phys. et de chim.*, 1819, 1ʳᵉ série, t. XI, p. 86).

d'une partie de la matière spontanément coagulable du sang, ainsi que l'ont observé MM. Corne et Alhiet, aussi bien que M. Marchal (1).

Fibrine plasmique.

§ 7. — La fibrine que nous venons d'étudier diffère beaucoup de celle qui se trouve dans le sang à l'état normal, et que l'on peut appeler la *fibrine plasmique*. Celle-ci est en dissolution ou à un état de division extrême dans le sérum, et jouit seule de la singulière propriété de se prendre en masse sans le concours d'aucun agent étranger, et par le seul fait de la cessation de l'influence physiologique qu'exercent sur elle soit les globules du sang, soit les tissus vivants de l'économie animale. Nous avons vu que la chimie nous fournit les moyens de retarder cette transformation de la fibrine plasmique en fibrine solide, ou de former avec la première de ces substances des composés solubles; mais une fois que la coagulation spontanée de ce principe s'est effectuée, il nous est impossible de le ramener à son état primitif, c'est-à-dire de reconstituer de la fibrine plasmique. Les

(1) Marchal de Calvi, *Note sur la diminution de la fibrine par l'agitation du sang* (*Comptes rendus*, 1850, t. XXX, p. 30).

Ces expériences intéressantes ont été répétées par M. Corne et ont donné le même résultat. Voici comment il opérait : Le premier et le quatrième quart de la saignée ont été versés dans un même vase cylindrique ; le deuxième et le troisième quart ont été reçus dans un autre vase semblable au premier. Le sang contenu dans l'un de ces vases a été laissé en repos ; l'autre a été soumis, pendant dix minutes, à une agitation rapide ; puis, ces deux portions de sang, placées d'ailleurs dans les mêmes conditions, ont été analysées environ six heures après la saignée. La différence a été quelquefois de près d'un cinquième. (*Comptes rendus*, t. XXX, p. 346.)

De nouvelles recherches, faites par M. Alhiet, sont venues confirmer ces résultats ; dans une expérience, la différence a été dans le rapport de 3,8 à 4,0, et dans la seconde de 2,9 à 3,0 pour 1000 parties de sang (a). Les résultats obtenus par M. Abeille paraissent être en opposition avec ces conclusions ; mais comme il n'a pas fait connaître tous les détails de ses expériences, nous ne pouvons y avoir une confiance entière (b).

(a) Alhiet, *Effet de l'agitation du sang considéré par rapport à la diminution qui en résulte dans la proportion de la fibrine* (Compt. rend., 1851, t. XXXII, p. 723).

(b) *Mém. sur la cause de la fibrination et de la défibrination du sang* (Compt. rend., 1851, t. XXXII, p. 378).

dissolutions de la fibrine dans des eaux alcalines, acides ou salines, ne donnent jamais ce résultat ; jamais on n'y rend la propriété caractéristique de la fibrine plasmique, savoir : la faculté de se dissoudre dans le sérum sans le concours d'autres agents chimiques et de s'y coaguler spontanément.

La cause de ce changement d'état ou plutôt de mode de constitution de la fibrine est encore inconnue. Nous avons vu dans la dernière leçon que l'intervention ni de l'oxygène de l'air, ni d'aucun autre agent chimique ou physique, n'est nécessaire à la production de ce phénomène, et l'on considère généralement ces deux espèces de fibrines comme étant des substances isomériques, c'est-à-dire des matières composées des mêmes éléments réunis dans les mêmes proportions pondérales, mais dont les molécules constitutives sont groupées entre elles d'une manière différente, et dont les propriétés chimiques varient par suite de ces divers modes d'arrangement intérieur. Je suis porté à croire cependant qu'il y a ici quelque chose de plus, et qu'il s'opère alors un dédoublement dans la molécule de fibrine plasmique, par suite duquel une portion de ses éléments formerait une substance nouvelle insoluble, et une autre portion une matière soluble, à peu près comme dans la production des deux oxydes de protéine dont il a été question ci-dessus, mais sans addition d'oxygène et par un simple partage inégal de cet élément entre les deux dérivés de la fibrine plasmique (1).

En effet, on trouve toujours dans le sang, comme nous le

(1) Les recherches de M. Cahen, quoique insuffisantes pour établir les conclusions qu'il en déduit, ont conduit ce chimiste à une opinion qui a quelque analogie avec celle émise ci-dessus. En effet, il pense que la fibrine et l'albumine, telles que nous les connaissons, n'existent pas dans le sang, mais s'y produisent au moment de la coagulation, par le dédoublement d'une substance albuminoïde plasmique déterminé par l'alcali libre du sang. Le rôle de la soude ne paraît pas avoir une importance si grande, et l'on voit, par les expériences de M. Würtz, que l'albumine peut être soluble lors même

verrons bientôt, une certaine quantité de matière protéique soluble, qui se distingue de l'albumine et qui pourrait bien avoir cette origine.

Albumine.

§ 8. — L'albumine qui se trouve aussi à l'état liquide dans le plasma du sang ressemble beaucoup à la matière protéique qui existe en grande abondance dans le blanc d'œuf, et qui est généralement désignée sous le même nom; mais elle n'est pas identique avec cette substance, et M. Denis l'appelle *sérine* (1).

De même que la fibrine, elle est susceptible d'affecter deux formes principales, et elle constitue tantôt une substance soluble dans l'eau, d'autres fois une matière solide et insoluble.

Cette dernière, qu'on appelle *albumine coagulée* (2), se produit quand la température du sérum (ou, en d'autres mots, de

qu'elle a été dépouillée des matières minérales avec lesquelles on la trouve d'ordinaire unie, tout aussi bien que lorsqu'elle est à l'état d'albuminate alcalin. (Voyez, pour le travail de M. Cahen sur l'alcalinité du sang, les *Arch. gén. de méd.*, 4ᵉ série, t. XXIII, p. 519.)

Une hypothèse analogue est soutenue par M. Denis. Ce physiologiste pense que la fibrine n'existe pas dans le sang, mais provient de la décomposition de quelque matière albuminoïde unie à des principes salins (a). Du reste, l'état actuel de la science ne permet que des conjectures vagues à ce sujet.

(1) Il résulte des expériences de M. Mulder que l'albumine du sérum contient deux fois autant de soufre que l'albumine du blanc d'œuf, laquelle ressemble sous ce rapport à la fibrine. Ce chimiste croit pouvoir représenter l'albumine de l'œuf par la formule 10 Prot. + S.Ph., et l'albumine du sang par 10 Prot. + S²Ph. (b). MM. Tiedemann et Gmelin ont trouvé que cette dernière variété d'albumine n'est pas coagulée par l'éther privé d'alcool, tandis que la première l'est toujours (c). Enfin M. Melsens a remarqué que l'albumine du blanc d'œuf donne par l'agitation des filaments élastiques (d), tandis que M. Denis n'a pu obtenir rien de semblable avec l'albumine du sérum. Ce dernier auteur réserve le nom d'*albumine* à la variété propre au blanc d'œuf, et appelle *sérine* la variété qui se rencontre dans le sang (e).

(2) M. Denis a désigné cette variété d'albumine sous le nom d'*albumin* (f).

(a) Denis, *Nouv. études sur les substances albuminoïdes*, 1856, p. 165.
(b) Mulder, *Chemistry of Animal and Vegetable Physiology*, p. 306.
(c) Tiedemann et Gmelin, *Rech. sur la digestion*, trad. par Jourdan, 1827, t. 1. p. xvij.
(d) Melsens, *Note sur les matières albuminoïdes* (*Ann. de chimie et de physique*, 1851, 3ᵉ série. t. XXXIII, p. 170).
(e) Denis, *Nouvelles études sur les substances albuminoïdes*, p. 79.
(f) Denis, *Études sur les matières albumineuses*, p. 79.

l'albumine liquide) s'élève à 75 degrés, ou que ce fluide est soumis à l'action de certains réactifs avides d'eau, de l'alcool, par exemple ; elle ressemble alors extrêmement à la fibrine ordinaire, mais elle n'agit pas de la même manière sur l'oxygène (1), et elle ne paraît pas avoir tout à fait la même composition ; elle renferme un peu plus de soufre pour une même quantité de protéine, et d'après les analyses qu'en ont faites MM. Dumas et Cahours, elle contiendrait un peu plus d'oxygène relativement à la quantité pondérale de ses éléments combustibles (2).

De même que la protéine et la fibrine, l'albumine coagulée entre en combinaison avec les alcalis, et forme ainsi des espèces de sels solubles. Plusieurs chimistes pensent que *l'albumine soluble* n'est autre chose qu'un composé de ce genre, et que c'est à l'état d'albuminate de soude que ce principe protéique se trouve en dissolution dans le sérum du sang. Mais, ainsi que Berzelius l'a fait remarquer, l'albuminate alcalin ne se coagule

(1) M. Scherer a trouvé que le sérum du sang frais absorbe beaucoup moins d'oxygène que ne le fait la fibrine humide, et ne donne pas, comme celle-ci, de l'acide carbonique (a). La plupart des auteurs indiquent aussi comme un des caractères propres à distinguer l'albumine de la fibrine l'inactivité de la première sur l'eau oxygénée ; mais nous avons vu ci-dessus que la fibrine modifiée par la chaleur, l'alcool, etc., ne jouit plus de la faculté de déterminer la décomposition de ce corps.

(2) Dans les diverses espèces d'albumine d'origine animale analysées par MM. Dumas et Cahours, la quantité pondérale du carbone n'a varié qu'entre 0,535 et 0,532, tandis que pour la fibrine ces chimistes ont trouvé seulement entre 0,527 et 0,525 de carbone. Dans l'albumine, l'évaluation de l'hydrogène a été de 0,0708 à 0,0729, tandis que pour la fibrine la proportion de cet élément a été estimée à 0,0692 ou 0,0700 (b). Dans les analyses de M. Scherer, le carbone s'est trouvé, terme moyen, pour la fibrine, 0,5474, et pour l'albumine, 0,5488 (c).

Il est aussi à noter que M. Vogel a toujours trouvé plus d'azote dans la fibrine du sang de Bœuf que dans l'albumine de l'œuf de Poule (d).

(a) Scherer, *Chem. physiol. Untersuch.* (*loc. cit.*, p. 18).
(b) Dumas et Cahours, *Mém. sur les substances azotées neutres* (Annales de chimie, 1842, 3ᵉ série, t. VI, p. 385).
(c) Scherer, *Chem. physiol. Untersuch.* (*Ann. der Chem. und Pharm.*, t. XL, p. 1).
(d) *Ueber einige Gegenstände aus der thierischen Chemie* (*Ann. der pr. Chem.*, 1839, t. XXX, p. 36).

pas sous l'influence de la chaleur, comme le fait l'albumine séreuse (1); et d'ailleurs M. Würtz a montré que celle-ci peut être séparée presque complétement des matières minérales avec lesquelles elle est d'ordinaire associée, sans que pour cela elle vienne à perdre sa solubilité (2).

L'albumine du sérum peut être solidifiée par une évaporation lente au-dessous de la température de 60 degrés, sans que cela la rende insoluble; et, chose remarquable, quand elle est ainsi à l'état solide, elle peut supporter sans se modifier une chaleur bien supérieure à celle qui en détermine la coagulation quand elle est en présence de l'eau. Je note ce fait, dont la constatation est due à M. Chevreul, parce qu'il nous fournira plus tard l'explication de phénomènes physiologiques très singuliers, observés chez quelques Animaux inférieurs, connus des naturalistes sous les noms de Tardigrades et de Rotifères.

Quant à la différence chimique qui peut exister entre l'albumine soluble et l'albumine coagulée, l'expérience ne nous a encore rien appris, et je suis porté à considérer également cette coagulation comme étant due à une simple transformation isomérique de ce corps (3).

(1) Berzelius, *Traité de chimie*, t. VII, p. 83.

(2) *Ann. de phys. et de chim.*, 1844, 3ᵉ série, t. XII, p. 217.

Le résultat obtenu par M. Würtz vient également à l'encontre des idées émises par M. Denis, au sujet de l'état de l'albumine liquide dans le sang.

En effet, ce dernier auteur pense que l'albumine pure est une substance insoluble, et que c'est à raison de sa combinaison avec des principes salins, tels que le chlorure de sodium, qu'elle devient soluble. (*Nouv. étud.*, p. 80.)

(3) Quelques chimistes pensent que l'albumine en se coagulant abandonne toujours une certaine quantité de soude, et que c'est de cette modification dans sa constitution chimique que dépend son état particulier, quand elle est coagulée (a). Il est d'ailleurs à noter que l'albumine coagulée, de même que la fibrine, est susceptible d'éprouver une modification inverse par l'action de la chaleur. Effectivement, à la température de 150 degrés, ces matières redeviennent solubles dans l'eau (b).

(a) Lehmann, *Lehrbuch der physiologischen Chemie*, 1853, t. I, p. 313.

(b) Wöhler, *Ueber die Löslichkeit des fibrinen und coagul. Albumins in Wasser* (*Ann. der Chem. und Pharm.*, 1842, t. XLI, p. 238).

En parlant des propriétés de la protéine, qui sont aussi celles de toutes les matières albuminoïdes, j'ai dit que ce corps pouvait s'unir aux sels neutres à base alcaline et former ainsi divers composés solubles. Or, le sérum, comme nous le verrons bientôt, contient plusieurs de ces substances salines, et par conséquent la sérine ou albumine que ce liquide renferme doit y exister sous la forme d'un ou de plusieurs de ces composés salifères. J'insiste sur ce point, parce que la proportion des principes salins ainsi combinés avec l'albumine peut faire varier quelques-uns des caractères de cette substance (par exemple, le degré de chaleur auquel la coagulation s'en effectue); et que si le physiologiste n'en tenait pas compte, il serait souvent porté à croire à l'existence de principes protéiques nouveaux là où il ne rencontre en réalité que de l'albumine ordinaire combinée avec une proportion plus ou moins grande de chlorure de sodium, de phosphate de soude ou de quelque autre sel du même ordre (1).

On admet généralement que l'albumine du sang se trouve en dissolution dans le plasma ; et, en effet, l'observation microscopique vient confirmer cette opinion. Mais le liquide ainsi constitué ne filtre pas à travers les membranes organiques, comme cela a lieu quand l'albumine a été modifiée par l'action des acides dilués ou de quelques autres agents dont nous aurons à nous occuper par la suite. Cette circonstance a conduit M. Miable à penser que l'albumine du sang se trouve à l'état granulaire, et, pour le prouver, il ajoute à ce liquide un peu d'eau

---

(1) Les expériences de M. Panum montrent qu'en général le point de coagulation s'abaisse à mesure que la proportion de sel combiné ou mêlé avec l'albumine augmente. Il a trouvé aussi que la quantité d'acide nécessaire pour précipiter cette substance à une température donnée est en proportion inverse de la quantité de sel qui y a été ainsi ajoutée (a).

(a) Panum, *Ferneres über die bisher wenig beachtete coagulirte Proteinverbindung, die constant im Serum vorkommt (Archiv für pathol. Anat.*, 1852, t. IV, p. 17 ; — *Ann. de chimie*, 1853, 3ᵉ série, t. XXXVII, p. 237).

de baryte qui y fait apparaître des granules albumineux (1); mais cette expérience ne me paraît pas démonstrative, et le résultat obtenu s'explique facilement par la formation d'un albuminate de baryte insoluble qui se précipiterait sous la forme globulaire.

Caséine soluble.

§ 9. — La fibrine et l'albumine ne sont pas les seules matières protéiques contenues dans le plasma. Dans les premières analyses un peu exactes de ce fluide complexe, les chimistes y avaient reconnu l'existence de substances organiques qui ne se coagulent point par l'action de la chaleur; on les désignait sous le nom de *matières extractives*, et Berzelius pensait qu'elles étaient formées en partie par de l'albumine unie à de la soude. Mais dans ces dernières années, ces résidus solubles ont été l'objet de nouvelles investigations, et l'on a extrait ainsi du sérum une substance protéique qui diffère notablement de l'albumine et qui est considérée par beaucoup de chimistes comme étant identique avec la *caséine* ou principe albuminoïde du lait.

Pour l'obtenir, après avoir séparé le caillot du sérum et avoir dépouillé celui-ci de son albumine, en faisant coaguler ce principe à l'aide de la chaleur, on fait bouillir la liqueur filtrée avec quelques gouttes d'acide acétique, sous l'influence duquel cette substance, qui était restée dans la dissolution, se coagule et se précipite.

Elle ressemble beaucoup à la caséine du lait, mais ne jouit pas de toutes les propriétés chimiques que possède cette sub-

---

(1) Voyez *De l'albumine et de ses divers états dans l'économie animale*, par M. Mialhe (*Union médicale*, juillet 1852), et *Chimie appliquée à la physiologie*, par le même, 1856, in-8, p. 146. Une opinion analogue relative à l'état granulaire de l'albumine dans le sang a été soutenue aussi par Horn (a).

(a) *Neue medizinisch-chirurgische Zeitung*, et *Gaz. méd.*, 1851, p. 39.

stance (1), et elle semble se rapprocher davantage encore d'une matière qui se produit aux dépens de l'albumine quand celle-ci est soumise à l'action des agents de la digestion. Ce dérivé de l'albumine a été désigné sous le nom d'*albuminose* (2), et quelques chimistes la considèrent comme étant identique avec la matière protéique du sang dont nous nous occupons en ce moment. Ce serait nous éloigner trop de l'objet essentiel de ces leçons que de discuter ici cette question, dont la solution d'ailleurs n'aurait dans l'état actuel de la science que peu d'importance pour nos études actuelles ; car les propriétés et la nature des diverses substances protéiques sont encore trop imparfaitement connues pour qu'il y ait grand intérêt à savoir si la

---

(1) Ainsi, M. Lehmann fait remarquer que cette substance protéique est précipitée de sa dissolution par l'acide carbonique, tandis que la caséine ne l'est pas (*Lehrb. der physiol. Chemie*, 1853, t. I, p. 359).

(2) Ainsi que je l'ai déjà dit, le nom d'*albuminose* a été créé par M. Bouchardat pour désigner la matière qui se produit par l'action des acides très dilués sur les diverses substances protéiques (*a*), mais a été ensuite détourné de son acception primitive pour être appliqué par M. Mialhe à la substance qui résulte de l'action du suc gastrique (ou pepsine acidifiée) sur les principes albuminoïdes, substance qui est soluble dans l'eau et n'est précipitable ni par la chaleur, ni par les acides, ni par la pepsine (*b*). Dans un autre travail, MM. Mialhe

et Pressat se proposent de démontrer qu'il existe un état intermédiaire entre l'albumine proprement dite et l'albuminose, et ils désignent sous le nom d'*albumine modifiée* ou *caséiforme*, ce produit qui serait incomplétement précipitable par la chaleur et l'acide nitrique, mais apte à se redissoudre dans un excès de ce réactif (*c*). MM. Robin et Verdeil, qui emploient également le nom d'*albuminose*, l'appliquent à toutes les substances protéiques qui sont liquides, non coagulables par la chaleur, incomplétement coagulables par les acides et susceptibles de se redissoudre dans un excès de ceux-ci (*d*).

Enfin, M. Lehmann a donné le nom de *peptone* au même produit que M. Mialhe avait appelé albuminose (*e*).

(*a*) *Compt. rend.*, 1842, t. XIV, p. 962.
(*b*) *De la digestion et de l'assimilation des matières albuminoïdes* (*Journ. de pharmacie*, 1846, 3ᵉ série, t. X, p. 161).
(*c*) *Mém. sur l'état physiologique de l'albumine dans l'économie* (*Compt. rend.*, 1851, t. XXXIII, p. 450).
(*d*) *Traité de chimie anatomique et physiologique*, 1853, t. II, p. 329.
(*e*) *Lehrbuch der physiologischen Chemie*, 1853, 2. Aufl., Bd. I, p. 348.

I.

matière albuminoïde du sérum, qui est incoagulable par la chaleur, se rapproche seulement de la caséine par l'ensemble de ses propriétés, ou s'en distingue par quelque caractère secondaire.

Quoi qu'il en soit, cette albuminose, ou *caséine hématique*, n'avait été signalée d'abord que dans du sang à l'état pathologique ; mais depuis une dizaine d'années son existence comme un des matériaux normaux du sérum a été nettement constatée par plusieurs expérimentateurs (1). Ainsi un chimiste habile de Bruxelles, M. Stass, l'a trouvée dans le sang placentaire de la femme (2), et vers la même époque, M. Panum (3) à Copenhague, et MM. Natalis Guillot et Leblanc à Paris, après l'avoir rencontrée en abondance dans le sang des nourrices, en ont

(1) Dès 1821, l'existence d'une matière caséeuse dans le sang se trouve mentionnée plusieurs fois dans l'ouvrage de Tiedemann et Gmelin, intitulé : *Recherches expérimentales physiologiques et chimiques sur la digestion* (trad. franç., t. 1, p. 189, etc). Une observation relative à la présence du caséum dans le sérum du sang d'une Anesse, morte peu de jours après avoir mis bas, a été faite par M. Morand, et publiée par M. Lepecq dans sa thèse inaugurale intitulée : *Dissertations sur les causes qui donnent lieu à l'altération du sang.*

(2) *Note sur le liquide de l'amnios et de l'allantoïde* (*Comptes rendus*, 1850, t. XXXI, p. 629).

(3) M. Panum a constaté la présence de cette substance protéique dans le sérum de toutes les personnes qu'il a examinées sous ce rapport ; il l'a vue se précipiter soit par l'addition d'environ 10 parties d'eau, soit par l'action d'un peu d'acide acétique très affaibli. Dans le sang d'une femme en couche il a trouvé 9 millièmes de cette espèce de caséine et 53 millièmes d'albumine sec (a). J. Zimmermann pense que la matière ainsi précipitée ne préexiste pas en solution dans le sérum, et se produit par l'action de l'acide carbonique ou d'un autre acide faible sur l'albumine. Il a observé qu'il ne s'en dépose que fort peu lorsqu'on fait usage d'eau distillée et récemment bouillie ; tandis qu'il s'en produit beaucoup quand l'eau que l'on ajoute est chargée d'acide carbonique (b).

(a) Son Mémoire, publié d'abord dans le recueil intitulé : *Bibliothek für Läger* (janv. 1850), fut traduit en anglais dans le *London Journal of Medicine* (1850, t. II, p. 685), et en allemand dans le *Archiv für pathologische Anatomie* de Virchow et Reinhardt, 1850, t. III, p. 254, et t. IV, p. 17.

(b) Zimmermann, *Ueber das Serum Kasein* (Müller's *Arch. für Anat.*, 1854, p. 377).

constaté la présence dans le sang de l'homme et d'un grand nombre de Mammifères (1).

§ 10. — Ce sont aussi des substances protéiques très voisines de l'albumine et de la fibrine, qui, unies à de petites quantités de matières grasses et inorganiques, constituent les globules sanguins.

M. Lecanu a fait voir que ces corpuscules fournissent à l'analyse chimique au moins deux de ces substances, l'une incolore, l'autre colorée en rouge intense (2). Il considéra la première

Globuline.

(1) Dans une première note, ces expérimentateurs annoncent avoir extrait du sérum du sang de deux femmes en pleine lactation une substance qui leur a offert tous les caractères de la caséine. Le sérum du sang, privé d'albumine par la coagulation à chaud et filtré, donna ce précipité lorsqu'on le fit bouillir avec quelques gouttes d'acide acétique (a). Dans un second travail, MM. Natalis, Guillot et Leblanc établissent que la présence de la caséine dans le sang de l'homme, de la femme et de divers animaux tels que le Taureau, le Bœuf, la Vache, le Bouc, la Chèvre, le Mouton, la Brebis, le Porc et le Chien, est un fait normal ; ils l'ont trouvée aussi dans le sang du fœtus, chez la Brebis et la Vache (b).

Plus récemment, M. Moleschott, de Heidelberg, a fait de nouvelles recherches sur cette substance albuminoïde du sérum, et il la considère comme étant bien réellement de la caséine (c).

(2) Le nom de *globuline* a été d'abord donné à la matière rouge des globules sanguins, par M. Lecanu (d), mais a été abandonné par ce chimiste pour celui d'*hématosine*, précédemment employé par M. Chevreul. Dans la première édition de la *Chimie* de Berzelius, il est encore employé dans cette acception ; mais, dans la dernière édition du même ouvrage, le chimiste suédois l'a appliqué à la substance protéique incolore dont il est ici question.

La confusion due à l'emploi d'un même nom pour désigner des corps différents a été augmentée récemment par quelques chimistes qui appellent *globuline* la matière albuminoïde du cristallin de l'œil (e), ou *cristalline* de certains auteurs (f), et la distinguent de la globuline proprement dite ou

(a) *Comptes rendus*, 1850, t. XXXI, p. 520.
(b) *Note sur la présence de la caséine et les variations de ses proportions dans le sang de l'homme et des animaux* (loc. cit., 1850, p. 585).
(c) *Käsestoff im Blut* (Erdmann's *Journ. für prakt. Chem.*, 1852, Bd. LV, p. 237, et Vierordt's *Archiv für physiologische Heilkunde*, 1852, Bd. II, p. 105).
(d) *Journ. de pharm.*, t. VI, p. 734, et *Ann. de phys. et chim.*, 1re série, t. XLV.
(e) Lehmann, *Lehrb. der physiol. Chemic*, 1853, t. I, p. 360.
(f) Hünfeld, *Lehrb. der physiol. Chemic*, 1827, t. II, p. 45. — Mulder, *Animal Chemistry. — Sur la protéine du cristallin* (*Bulletin des sc. phys. et naturelles en Néerlande*, 1839, p. 360). — Robin et Verdeil, *Traité de chimie anatomique*, t. III, p. 360.

comme étant de l'albumine; mais Berzelius a montré qu'on ne pouvait l'assimiler complétement à cette substance, et il l'en a distinguée sous le nom de *globuline*.

Celle-ci ne se dissout pas dans de l'eau chargée de matières salines: dans le sérum, par exemple, où l'albumine est cependant en dissolution; mais elle se dissout dans l'eau pure, et lorsqu'on chauffe cette solution jusqu'à une température voisine de celle de l'ébullition, la globuline se coagule sous la forme d'une masse grenue dont l'aspect est très différent de celui de l'albumine coagulée. La globuline est insoluble dans l'alcool à froid, mais s'y dissout en petite quantité à chaud. Elle a donc beaucoup d'analogie avec la caséine. Un chimiste habile de l'école de Berlin, Fr. Simon, la considérait comme ne devant pas en être distinguée (1). Mais en chimie organique, une ressemblance qui n'est point parfaite ne suffit pas pour établir une identité, et Berzelius a fait remarquer qu'il existe entre ces deux substances une différence essentielle, puisque l'une se coagule à environ 83 degrés, et que l'autre supporte l'ébullition sans se solidifier (2).

La globuline du sang présente d'ailleurs un autre caractère bien plus important, qui n'a été découvert que récemment, et

matière constitutive principale des globules du sang, parce qu'elle est précipitée de sa dissolution aqueuse par le gaz acide carbonique, tandis que cette dernière ne présente pas le même caractère; il en résulte que pour ces chimistes l'existence de ce qu'ils appellent globuline est au moins problématique dans le sang. Il est fâcheux que pour des corps dont les caractères chimiques sont si vagues et dont la nature est encore si peu connue, on change la signification des noms pour les plier à des opinions encore imparfaitement établies, et qu'on ne prenne pas dans les cas de ce genre l'origine ou le siége des matières protéiques pour base de la nomenclature. (Voy. Lehmann, *Précis de chimie physiologique animale*, p. 12.)

(1) Fr. Simon, *Beiträge zur Kenntniss der thierischen Flüssigkeiten* (*Archiv. der Pharm.*, von Brandes und Wackenroder, 1839, t. XVIII, p. 35). — *Animal Chemistry*, t. I, p. 22.

(2) Berzelius, *Rapport sur les progrès des sciences physiques et chimiques pour* 1839, p. 317.

qui n'a été constaté jusqu'à présent dans aucun autre corps albuminoïde : c'est la propriété de se transformer en une substance protéique cristallisable, à laquelle on a donné le nom d'*hématocristalline* (1). Celle-ci n'existe pas dans le sang et ne prend naissance qu'à la suite de l'action prolongée de l'oxy-

(1) La formation de produits cristallisables aux dépens des principes organiques du sang a été observée d'abord accidentellement dans un certain nombre de cas pathologiques, mais il est évident que ces produits ne sont pas toujours de même nature, et la substance dont il est ici question n'a été étudiée que dans ces dernières années.

Elle a été signalée à l'attention des physiologistes en 1849, par M. Reichart (a). MM. Nasse (b) et Remak (c) paraissent l'avoir aperçue quelque temps auparavant ; mais elle n'a été étudiée d'une manière suivie que plus récemment, et c'est principalement à MM. Funke (d), Kunde (e), Lehmann (f) et quelques autres expérimentateurs contemporains de ces derniers (g), que nous devons la connaissance de ses principales propriétés.

Pour obtenir l'hématocristalline, Funke recommande de placer une goutte de sang sur le porte-objet du microscope, de la recouvrir d'une petite lame de verre, de la laisser se dessécher incomplétement, puis d'y ajouter un peu d'eau ; au bout de quelque temps (parfois plusieurs heures), on voit alors les globules s'y détruire et leur contenu se transformer en cristaux. Plus récemment, M. Lehmann est parvenu à les préparer en grand par un autre procédé, et à les purifier de façon à lui permettre d'en étudier la composition élémentaire aussi bien que les propriétés chimiques.

(a) Reichert, *Ueber eine eiweisse Substanz in Krystallform* (Müller's Arch. für Anat., 1849, p. 197, et 1852, Bericht, p 68).
(b) Nasse, *Ueber die Form des geronnenen Faserstoffs* (Müller's Arch., 1841, p. 439).
(c) Reichert, *Ueber die sogenannten Blutkörperchen enthaltenden Zellen* (Müller's Arch., 1851, p. 481.)
(d) Funke, *Ueber das Milzvenenblut* (Henle und Pfeufer's Zeitschrift für ration. Medicin, 1851, n° 5, Bd. I, p. 172, tab. 1).
— *Neue Beobachtungen über die Krystalle des Milzvenen- und Fisch-Blutes* (Zeitschr. für ration. Med., 1852, t. II, p. 199).
— *Ueber Blutkrystallisation* (Zeitschr. für ration. Med., 1852, t. II, p. 288).
— *Atlas der physiologischen Chemie*, Leipzig, 1853. — *Atlas of Physiol. Chemistry*, p. 15, pl. x.
(e) Kunde, *Ueber Krystallbildung im Blute* (Zeitschr. für ration. Med., 1862, t. II, p. 271, tab. 9, fig. 1-3).
(f) Lehmann, Ber. d. Königl. Sächs. Ges. d. Wiss., Leipzig, 1852, p. 23 et 78. — *Annales de chimie*, 1852, 3e série, t. XXXVI, p. 245. — *Lehrb. der physiol. Chemie*, 1853, t. I, p. 364.
(g) Parkes, *On the Formation of Crystals in the Human Blood* (Medical Times, 1852, n° 5, vol. V, p. 103, et *Journal de pharmacie*, 1853, 3e série, t. XXIV, p. 368).
— Sieveking, *Review on Albuminous Cristallisation* (British and Foreign Medico-Chirurgical Review, 1853, V, p. 348).
— Teichmann, *Ueber die Krystallisation der organischen Bestandtheile des Blutes* (Zeitschr. für ration. Med., 1853, n° 5, Bd. III, p. 375).

gène, de l'acide carbonique et de la lumière sur la matière albuminoïde des globules; mais elle offre beaucoup d'intérêt, et son étude jettera probablement un nouveau jour sur la nature

M. Funke a étudié d'abord la formation de ces cristaux dans le sang veineux de la rate du cheval, mais il l'a observée ensuite dans le sang de l'homme, du Chien et de divers Poissons. M. Kunde a constaté les mêmes phénomènes en opérant sur du sang d'un grand nombre d'autres Mammifères, du Pigeon et de la Tortue: il n'avait pas réussi en employant du sang de Grenouille; mais dernièrement M. Teichmann a obtenu des cristaux d'hématocristalline dans ses expériences sur ces Batraciens, de sorte qu'on peut considérer la production de cette matière comme étant un phénomène général dans tout l'embranchement des Vertébrés.

L'hématocristalline est soluble dans l'eau à 40 ou 50 degrés, et sa dissolution se coagule comme celle de l'albumine, entre 63 et 65 degrés. Elle n'est pas précipitée par le sublimé corrosif, le sous-acétate de plomb et plusieurs autres sels qui donnent un précipité avec les corps albuminoïdes proprement dits, mais elle précipite avec le bichromate de potasse et le protonitrate de mercure (a). On remarque de très grandes variations dans la solubilité de ces cristaux, suivant les différences dans leur origine; et il est aussi à noter que leurs formes ne se rapportent pas toujours au même système cristallin, de sorte qu'on est porté à croire que leur nature chimique n'est pas toujours la même. Ainsi l'hématocristal-

line du sang de l'homme et de la plupart des mammifères carnivores forme des prismes; celle du sang du Rat, de la Souris et du Cochon d'Inde, des tétraèdres; celle du sang de l'Écureuil, des tables hexagonales, et celle de l'Hamster, des rhomboïdes (b). En général, ces cristaux sont colorés en rouge; mais M. Teichmann est parvenu à les obtenir privés de la matière colorante du sang et incolores.

MM. Robin et Verdeil (c) pensent que tous ces cristaux hématiques sont formés par le phosphate de soude qui existe dans le sérum du sang, et qui, en se déposant, entraînerait des quantités variables d'albumine et de matière colorante. Mais M. Lehmann, qui en a fait l'analyse élémentaire, les a trouvés composés à peu près de la même manière que les matières protéiques, et il les regarde comme étant formés d'un corps de ce genre uni à environ 1 centième de matières salines inorganiques.

Un autre produit cristallin que l'on n'est pas encore parvenu à former artificiellement, se rencontre parfois dans le sang et a été souvent confondu avec le précédent, mais paraît devoir en être distingué, car ses propriétés chimiques ne sont pas les mêmes : et par exemple, il est insoluble dans l'eau. C'est la matière que M. Virchow a désignée sous le nom d'*hématoïdine*.

Évrard Home paraît avoir été le premier à rencontrer de ces cristaux dans

(a) Lehmann, *Op. cit.*, et *Précis de chim. phys.*, p. 94.
(b) Voyez les figures que Funke a données dans son *Atlas de chimie physiologique* (trad. angl., pl. 10).
(c) *Traité de chimie anatomique et physiologique*, t. II, p. 335.

intime du groupe des substances protéiques, substances dont la composition chimique n'a pu être représentée jusqu'ici que par des formules arbitraires.

le caillot d'une poche anévrysmale (a). Plus récemment M. Scheerer (b), à Heidelberg, observa dans du sang extravasé par suite d'une contusion et mêlé à du pus, des cristallisations dont quelques-unes lui semblaient dues à de la cholestérine, mais étaient probablement formées d'hématoïdine. L'année suivante, M. Zwicky (c) rencontra de ces cristaux dans les corps jaunes de l'ovaire des Vaches, des Lapins et des Truies ; il en donna des figures et les étudia de façon à fixer l'attention des physiologistes. Quelques observations du même ordre furent enregistrées aussi par M. Günsburg (d), par M. Rokitansky (e) et par M. Goote (f) ; enfin un des médecins les plus distingués de l'Allemagne, M. Virchow, en fit l'objet d'un examen approfondi, et en 1847 il commença la publication d'une série de recherches sur la pathologie du sang, dans lesquelles il traita de ces cristaux, ainsi que des matières pigmentaires anormales, etc.

Dans un premier Mémoire (g), M. Virchow décrit les cristaux rouges qu'il a observés sous la forme de petits rhombes dans l'intérieur de cellules libres des caillots sanguins trouvés dans la rate, le cerveau, l'ovaire, etc. Il décrit aussi les granulations que la matière colorante des globules sanguins forme parfois dans l'intérieur de cellules analogues, et il arrive à cette conclusion, que ces granulations, ainsi que les cristaux en question, ne sont que des produits de la transformation de l'hématosine. Dans un second article (h), le même auteur étudia l'action de divers réactifs sur ces cristaux hématoïdiens, et conclut de ses expériences qu'ils ne sont pas formés de matières grasses, ainsi que le pensaient Scheerer, Zwicky et Henle (i), mais sont composés d'hématosine unie à une matière protéique ou albuminoïde modifiée. Peu de temps après, M. Virchow revint sur le même sujet (j), et rapporta divers faits tendant à montrer que les matières grasses de l'organisme exercent une certaine influence sur la production des cristaux d'hématoïdine ; mais il les considère toujours comme étant formés essentiellement par une matière protéique, et comme ne devant leur teinte plus ou moins rouge qu'à un simple mélange de cette

(a) E. Home, *A Short Tract on the Formation of Tumors.* Londres, 1830, p. 22, pl. 1.

(b) Scheerer, *Chemische und mikroskopische Untersuchungen.* Heidelberg, 1843, in-8, p. 194, fig. 11.

(c) Zwicky, *Dissertatio de corporum luteorum origine atque transformatione* (Diss. inaug., Turini, 1844).

(d) Voyez *Hœser's Arch.*, 1845, p. 104.

(e) Rokitansky, *Spec. pathol. Anat.*, 1839, t. 1, p. 790, et *Allgem. pathol. Anat.*, 1846, p. 170.

(f) *Lancet*, 1846, vol. II, p. 5.

(g) *Die pathologischen Pigmente* (*Archiv für pathologische Anatomie und Physiologie*, von Virchow und Reinhardt, Berlin, 1847, Bd. I, p. 379, pl. 3, fig. 7 à 11).

(h) *Loc. cit.*, p. 439.

(i) Henle, *Handbuch der rationellen Pathologie*, Bd. II, p. 738.

(j) Virchow, *Hæmatoïdin und Biliverdin* (*Verhandlungen der physikalisch-medicinischen Gesellschaft in Würtzburg*, 1850, p. 305).

Hématosine.

Le principe colorant rouge des globules du sang, que l'on désigne généralement sous le nom d'*hématosine*, est une matière albuminoïde comme toutes celles dont nous venons de faire substance avec la matière colorante du sang.

Plus récemment, M. Lebert a également étudié ces cristaux hématiques qu'il considérait comme étant probablement composés d'acide margarique et de matière colorante (a), et il a cherché à en déterminer la formation, en arrêtant une certaine quantité de sang entre deux ligatures placées sur une veine chez des Chiens, mais sans succès (b).

M. Lyons a fait aussi des observations sur la production de cristaux analogues dans le sang de l'homme, du Canard et du Saumon (c).

Vers la même époque, M. Kölliker (d) publia des observations très intéressantes sur certaines cellules sanguines qu'il avait rencontrées dans la rate d'un Chien, et qui renfermaient dans leur intérieur un petit corps rougeâtre en forme de bâtonnet, ainsi que sur des corpuscules cristallins qu'il avait observés dans la pulpe de cet organe et qu'il considérait comme étant identiques avec les premiers. Il rencontra aussi de ces cristaux soit libres, soit dans l'intérieur des globules rouges dans le sang de divers Poissons, et, d'après la manière dont ils se comportent avec les réactifs, ce physiologiste a été conduit à penser qu'ils ne devaient pas différer de ceux décrits par Virchow sous le nom d'*hématoïdine*.

Dernièrement, M. H. Gray a observé des cristaux analogues dans le sang splénique du cheval (e).

Tous ces cristaux d'hématoïdine sont insolubles dans l'eau, l'alcool et l'éther; l'acide acétique les fendille, les gonfle et les décolore, mais ne les dissout pas. La potasse les désagrège aussi, puis les dissout. J'ajouterai que récemment M. Teichmann (f), en faisant agir divers acides organiques (acétique, lactique, oxalique, tartrique et citrique) sur les globules du sang desséché, comme dans les préparations de Funke pour la production de l'hématocristalline, a obtenu des cristaux d'une substance qu'il nomme *hæmine*, et qui ne paraît pas différer notablement de l'hématoïdine de Virchow. Ce sont des cristaux rhomboédriques ou des aiguilles insolubles dans l'eau, l'alcool et l'éther, mais solubles dans la potasse. Cela tendrait à faire penser que tous ces produits cristallins des globules sanguins sont des composés salins d'une même substance protéique.

Je dois ajouter que M. Virchow a remarqué une grande analogie entre les cristaux d'hématoïdine et ceux

(a) *Compt. rend. des séances de la Société biologique*, 1852, p. 51.

(b) Voy. Robin et Verdeil, *Traité de chimie*, t. III, p. 432.

(c) Lyons, *Researches on the Primary Stages of Hystogenesis and Hystolysis* (*Proceed. of the Roy. Irish Acad.*, 1853, vol. V, p. 445).

(d) Kölliker, *Ueber Blut-örperchen haltige Zellen* (*Zeitschrift für wissenschaftliche Zoologie*, 1849, Bd. I, p. 266).

— Art. *Spleen*, in Todd's *Cyclopædia of Anat. and Physiol.*, vol. IV, p. 792, fig. 537, 538.

— *Mikroskop. Anat.*, Bd. II, p 585, fig. 376.

(e) H. Gray, *On the Structure and Use of the Spleen*. Londres, 1854, in-8, p. 148.

(f) *Zeitschr. für ration. Med.*, Bd. III, p. 375 (1853).

l'étude, et, de même que celle-ci, peut se présenter dans deux états différents : coagulé et non coagulé (1). C'est sous cette dernière forme qu'il se trouve dans le sang, mais jusqu'ici on n'est point parvenu à l'obtenir isolé, et presque toutes les observations dont cette substance a été l'objet s'appliquent à la variété coagulée ou à une combinaison qu'elle forme avec la globuline (2). Du reste, les faits ainsi constatés n'en intéressent pas moins le physiologiste. Ainsi on a trouvé que l'hématosine non coagulée est très soluble dans l'eau pure ; la présence de l'albumine ne l'empêche pas de s'y dissoudre, celle du chlorure de sodium non plus ; mais elle est insoluble dans l'eau chargée à la fois d'une certaine quantité de ces deux substances, et c'est pour cette raison qu'elle ne se dissout pas dans le plasma ou dans le sérum normal, tandis qu'elle s'y dissout lorsqu'on étend ces liquides d'une certaine quantité d'eau.

Cette propriété singulière de l'hématosine et de la globuline nous explique comment les globules du sang peuvent exister et conserver leur structure particulière dans le plasma ou dans le sérum, mais se détruisent lorsqu'on ajoute de l'eau à ce

formés par une matière qu'il a rencontrée parfois dans la bile, et qu'il a désignée sous le nom de *biliverdine*, quoique ce ne soit pas la même chose que la biliverdine de Berzelius. M. Zenker, de Dresde, a trouvé que cette biliverdine peut facilement se transformer en hématoïdine, et des résultats analogues ont été obtenus par M. Funke (a).

(1) Dans beaucoup de traités de chimie récents on a substitué à ce nom celui d'*hématine* ; mais ce changement ne peut être accepté, car depuis plus de quarante ans le mot *hématine* a une autre signification, et appartient à la matière colorante propre au bois de Campêche, ou *Hæmatoxylum campechianum*.

(2) En général, on prépare cette matière colorante en la coagulant par de l'acide sulfurique, puis en dissolvant les sulfates d'albumine, de globuline et d'hématosine ainsi formés dans de l'alcool bouillant, et en précipitant l'albumine et la globuline par un léger excès d'ammoniaque ; on évapore ensuite la solution, et l'on traite le résidu successivement par l'eau, l'alcool et l'éther pour enlever le sulfate d'ammoniaque et la graisse ; le résidu insoluble, d'un brun foncé, constitue ce que les chimistes appellent de l'hématosine coagulée.

(a) Voyez Lehmann, *Lehrb. der physiol. Chemie*, t. I, p. 291.

liquide (1). L'hématosine, à raison de sa grande solubilité, se dissout alors très rapidement, et la globuline, qui résiste davantage, après être restée pendant quelque temps sous la forme d'une sphérule incolore, finit par se dissoudre aussi, pourvu que le sérum soit suffisamment dilué. Aussi, dans les observations microscopiques sur le sang, lorsqu'on a besoin de délayer ce liquide, faut-il bien se garder d'y ajouter de l'eau pure, et faut-il employer soit du sérum, soit une dissolution dans laquelle l'hématosine est insoluble : de l'eau chargée de sulfate de soude ou de sel commun, par exemple ; ou bien encore une solution dans laquelle l'eau se trouve pour ainsi dire retenue en captivité par la présence du sucre, de la gomme ou de quelque autre matière organique analogue.

Les propriétés chimiques des principes constitutifs des globules sanguins nous permettent aussi de comprendre la cause de quelques-uns des accidents qui se sont manifestés chez un malade atteint d'hydrophobie qu'un physiologiste avait espéré guérir en lui injectant de l'eau dans les veines (2).

L'hématosine soluble, de même que l'albumine, ne se laisse ni coaguler ni fixer par le sulfate de magnésie, caractère qui l'éloigne de la caséine ; mais le sulfate de chaux l'entraîne et le retient, comme les mordants employés dans les arts fixent les matières tinctoriales (3). Unie à la globuline, elle se coagule à

---

(1) Cette action de l'eau sur la matière colorante des globules sanguins a été constatée par Young (a).

Mais c'est surtout par les expériences de Schultz sur la coloration des globules ainsi attaqués que la distinction entre la matière colorante et le tissu tégumentaire des globules a été mise en évidence. (Voyez ci-dessus p. 68.)

(2) A la suite d'une expérience de ce genre, le malade eut une hémorrhagie passive très abondante par la membrane muqueuse intestinale, et lors de l'autopsie on trouva son sang liquide partout et dans un état de putréfaction très avancée. (Voyez *Hist. d'un hydrophobe traité à l'Hôtel-Dieu de Paris, au moyen de l'injection de l'eau dans les veines*, par Magendie, *Journ. de physiologie*, 1823, t. III, p. 382.)

(3) Robin et Verdeil, *Traité de chimie anatom.*, t. III, p. 378.

(a) *Remarks on Blood*, etc., in *Introduction to Medical Literature*, 1813.

une température d'environ 75 degrés et devient insoluble dans l'eau. Alors elle ne reprend plus sa forme première, même après être entrée dans des combinaisons salines qui elles-mêmes sont solubles (1).

Il est aussi à noter que l'hématosine est une substance très facile à altérer, et que sa teinte change sous l'influence d'une multitude d'agents chimiques. Vue par transparence et en petite quantité, elle paraît d'un jaune rougeâtre pâle ; vue à la lumière réfléchie, elle est d'un rouge intense qui, à l'abri de l'action de l'air, est d'un ton louche et violacé, mais devient vif et éclatant au contact de l'oxygène.

En abordant l'histoire chimique du sang, j'ai dit que les cendres obtenues par l'incinération de ce liquide renferment une quantité remarquable de fer (2). C'est avec l'hématosine que ce métal se trouve en combinaison ; il paraît y être associé en proportion définie, mais sa présence n'explique en rien la couleur rouge de cette matière, et il résulterait même des expériences de M. Mulder et de M. Van Goudoever que celle-ci peut en être dépouillée complétement sans que sa couleur soit changée par cette opération (3). Quant à la manière dont le fer se trouve uni à la matière protéique dans ce composé, nous ne savons rien de positif, mais il est probable que cet élément y existe à l'état métallique, car M. Scheckund a vu qu'en l'attaquant par l'acide sulfurique, il donne lieu à un dégagement assez considérable d'hydrogène, puis se retrouve dans la liqueur à l'état de sulfate (4).

(1) Ainsi l'hématosine coagulée est soluble dans l'eau ou l'alcool additionné d'une petite quantité d'ammoniaque, ou de potasse, ou de soude caustique.

(2) Voyez page 142.

(3) Mulder, *Chemistry of Vegetable and Animal Physiology*, p. 335.

(4) La plupart des chimistes de la fin du siècle dernier attribuaient la couleur rouge du sang au fer. Deyeux et Parmentier pensaient que ce métal s'y trouve en dissolution, à peu près comme dans la préparation nommée jadis teinture martiale de Stahl, et obtenue en versant du nitrate de

§ 11. — Une autre matière albuminoïde peu différente de la fibrine, mais qui semble devoir en être distinguée, constitue,

peroxyde de fer dans une solution de carbonate de potasse (a).

Fourcroy crut pouvoir expliquer cette coloration en supposant que du sous-phosphate de fer y était en dissolution dans l'albumine, et il pensait même qu'il était possible de fabriquer ainsi de toutes pièces la matière rouge du sang (b).

Wells, au contraire, attribuait la couleur rouge du sang à une matière organique (c), et Berzelius démontra pleinement ce fait dans sa *Chimie animale*, publiée en Suède en 1808; mais ses expériences à ce sujet ne furent connues en France et en Angleterre qu'après la publication d'un travail de Brande qui conduisait au même résultat (d). Brande alla même plus loin, et crut devoir conclure de ses expériences que la matière colorante du sang ne contient pas notablement de fer (e). Bientôt après, Vauquelin entreprit à ce sujet de nouvelles expériences (f). Et Berzelius fit voir que le fer est bien un des éléments constitutifs de la matière organique dont dépend la couleur rouge du sang (g). Enfin, le nom d'*hématosine* fut donné à ce principe immédiat, en 1827, par M. Chevreul (h).

Vers la même époque, un chimiste allemand, Engelhard, fit une longue série d'expériences relatives à l'état dans lequel le fer se trouve dans le sang, et il arriva à cette conclusion que ce n'est pas sous la forme d'une combinaison saline ou même d'oxyde que ce métal y existe, mais, ainsi que le phosphore et le calcium, uni directement aux éléments dont se compose la matière organique rouge. Il montra, en effet, que les acides ne le séparent pas, ou du moins qu'après avoir agi sur la matière colorante, ils ne donnent pas de précipité avec les alcalis et les autres réactifs employés d'ordinaire pour déceler la présence des sels de fer (i). Mais d'autres expériences, faites par M. H. Rose, prouvent que ces résultats n'ont pas la signification qu'on leur attribuait, car la présence de l'albumine ou de toute autre substance organique non volatile (l'acide urique excepté) empêche la précipitation du fer dans les dissolutions où il existe cependant des sels ferrugineux en petite quantité (j).

Berzelius pensait que c'est à l'état d'oxyde que le fer se trouve uni à la matière colorante du sang, car on sait que l'albumine peut former avec les oxydes de ce métal des composés solubles; l'hématosine serait donc une

(a) *Mémoire sur le sang* (Journ. de phys., de chim. et d'hist. nat., 1794, t. XLIV, p. 380, et 447.
(b) Voyez Fourcroy et Vauquelin dans le *Système des connaissances chimiques*, par Fourcroy, t. IX, p. 152, etc.
(c) *Observations and Experiments on the Colour of the Blood* (Phil. Trans., 1797, p. 427).
(d) Berzelius, *On Animal Fluids* (Med. Chir. Trans., 1812, vol. III).
(e) Brande, *Chem. Researches on Blood* (Phil. Trans., 1812, p. 90).
(f) Vauquelin, *Sur le principe colorant du sang* (Ann. de phys. et chim., 1816, t. I, p. 9).
(g) *Ann. de phys. et chim.*, 1817, t. V, p. 48.
(h) Art. *Sang* du *Dict. des sc. nat.*, t. XLVII, p. 187.
(i) Engelhard, *Commentatio de vera materiæ sanguini purpureum colorem impertientis natura*. Gœtting., 1825.
(j) *Ann. de chim. et phys.*, 1827, t. XXXIV, p. 268.

suivant M. Lehmann, la membrane extérieure des globules (1). Elle fait gelée dans l'acide acétique et les alcalis étendus d'eau ; elle ne se dissout pas dans l'eau chargée de nitrate de potasse, et elle ne contient pas de soufre ; mais du reste elle ne paraît combinaison analogue aux albuminates de fer.

Cette opinion semblait assez bien fondée ; mais, d'après quelques nouvelles expériences, faites par Scheck und et rapportées par Mulder, on revient aujourd'hui à l'hypothèse d'Engelhard. Effectivement, si l'on fait digérer dans de l'acide sulfurique du sang desséché, et si ensuite on ajoute de l'eau, on dissout du sulfate de fer, et cette opération est accompagnée d'un dégagement d'hydrogène, ce qui semble indiquer que de l'eau a été décomposée par du fer métallique, et que ce n'est pas à l'état d'oxyde que ce principe préexistait dans le sang.

Les expériences faites par M. Hermbstädt tendent aussi à prouver que le fer existe à l'état métallique dans la matière colorante du sang, et qu'il y constituerait un sulfo-ferrocyanure qui serait uni à un principe albuminoïde (a).

Il est aussi à noter que le fer, tout en se trouvant uni à l'hématosine, ne paraît pas être essentiel à la constitution de cette matière colorante. En effet, le sang auquel on a enlevé ainsi tout son fer, et qui a été ensuite bien lavé, donne encore, lorsqu'on le traite par de l'alcool aiguisé d'acide sulfu-rique, une dissolution rouge d'hématosine combinée avec de l'acide sulfoprotéique, mais ne renfermant plus de fer (b).

M. Scheerer assure aussi qu'il est parvenu à enlever à l'hématosine la totalité de son fer sans en altérer la couleur (c). Mais je dois ajouter que M. Taddei a combattu l'opinion de l'existence d'une matière colorante rouge du sang qui serait exempte de fer (d).

M. Mulder a trouvé dans l'hématosine 6,64 centièmes de fer, et a cru pouvoir représenter la composition élémentaire de cette substance par la formule $C^{44}H^{22}Az^3O^6Fe$.

Mais je ne vois pas bien comment cette composition s'accorderait avec l'hypothèse, d'ailleurs si probable, de l'existence d'une matière protéique fondamentale, et avec la formule que M. Mulder en donne (voy. p. 150).

J'ajouterai encore que M. Polli pense que la matière colorante rouge du sang et la matière jaune de la bile sont une même substance à divers degrés d'oxydation ; mais cette hypothèse ne repose pas sur des bases suffisantes (e).

(1) Lehmann, *Précis de chimie physiologique animale*, 1855, p. 124.

(a) *Versuche über die Hemätine* (Journ. für Chemie und Physik, von Schweigger, 1832, t. LXIV, p. 314).
(b) Mulder, *Chem. of Veget. and Anim. Physiol.*, p. 335, et Journ. für prakt. Chem., 1844, t. XXII, p. 186.
(c) Scheerer, *Chemisch-physiologische Untersuchung.* (Ann. der Chem. und Pharm., 1841, t. XL, p. 30.
(d) *Sul color rosso del sangue* (Gaz. Toscana delle scienze medico-fisiche, 1844, n° 17).
(e) Polli, *Sulla natura della materia colorante rossa del sangue* (Ann. di chimica applic. alla Medic., Milano, gennajo 1846).

pas avoir toujours les mêmes caractères, et n'est encore que très imparfaitement connue (1).

Nucléine. § 12. — Le noyau des globules rouges de sang des Vertébrés ovipares paraît être formé principalement d'une matière protéique assez semblable à celle qui constitue l'enveloppe de ces corpuscules. Jusque dans ces dernières années la plupart des physiologistes pensaient que cette substance était de la fibrine (2); mais les expériences de M. J. Vogel, de Fr. Simon, et de M. Lehmann montrent qu'elle ne se comporte pas de la même manière en présence de divers réactifs, et tendent à établir que, tout en appartenant au groupe des principes protéiques, elle serait distincte de tous ceux connus anciennement (3). On a proposé de la désigner sous le nom de *nucléine* (4), mais on

(1) M. Mulder considère cette enveloppe membraneuse comme étant formée par la substance qu'il nomme bioxyprotéine, mais les caractères chimiques de ces deux corps ne sont pas les mêmes.

M. Lehmann fait remarquer aussi que la facilité avec laquelle les parois des divers globules du même sang se laissent attaquer par l'eau, les acides affaiblis, l'éther, etc., est très variable, et que d'après ces différences on est conduit à présumer que la constitution chimique de ces téguments n'est pas toujours identique. Il pense que ce sont les jeunes cellules sanguines qui résistent le mieux à l'action dissolvante de l'eau, et que les globules déjà vieux se détruisent plus facilement. (Lehmann, *Lehrbuch der physiologischen Chemie*, 1853, Bd. II, p. 150.)

(2) Ev. Home, *Op. cit.*

— Prévost et Dumas, *Bibl. univ. de Genève*, t. XVII.

— Letellier, *Mém. sur le sang* (*Gazette médicale*, 1839, t. VII, p. 254).

(3) La fibrine est promptement attaquée par l'acide acétique, se gonfle, devient transparente et disparaît. La substance constitutive du nucléus résiste au contraire pendant fort longtemps à l'action de ce réactif. M. J. Vogel, qui fut un des premiers à étudier attentivement les propriétés chimiques du noyau des globules sanguins de la grenouille, le considère comme ayant plus d'analogie avec l'albumine coagulée qu'avec la fibrine (a). Fr. Simon a été conduit à penser que cette substance albuminoïde n'est identique avec aucun de ces principes protéiques (b), et M. Lehmann adopte la même opinion (c).

(4) M. Maitland, qui a proposé cette dénomination, pense que le noyau des

(a) Vogel, *Physico-Chemical Analyse of the Blood* (in Wagner's *Elements of Physiology*, p. 257).
(b) Fr. Simon, *Animal Chemistry*, vol. I, p. 114.
(c) Lehmann, *Lehrbuch der physiologischen Chemie*, t. II, p. 155.

ne sait en réalité presque rien sur sa nature ou sur ses caractères, et, ainsi que nous le verrons bientôt, il est probable que le nucléus des globules sanguins est formé en grande partie de principes immédiats d'une autre classe.

§ 13. — Enfin MM. Dumas et Cahours ont extrait du caillot une substance voisine de la caséine, mais qui est soluble dans l'alcool à chaud, et ces chimistes pensent qu'elle constitue les globules blancs dont un nombre plus ou moins grand se trouve, comme nous l'avons déjà dit, mêlé aux globules rouges (1). La caséine, ou quelque chose de très analogue, se trouverait donc sous deux formes dans le fluide nourricier, à l'état soluble dans le plasma, et à l'état insoluble dans les globules blancs. *Caséine insoluble.*

§ 14. — Enfin il existe aussi dans le sérum du sang une matière colorante jaune qui n'est encore que très mal connue, mais qui semble devoir appartenir au groupe des produits azotés dont l'histoire nous occupe ici (2). *Matière jaune.*

globules sanguins est formé par un principe immédiat particulier de la nature des matières cornées (*a*) ; mais, ainsi que l'observa M. Nasse, le procédé employé par ce physiologiste pour la séparation des noyaux devait lui donner plutôt les débris des téguments des globules sanguins (*b*).

(1) MM. Dumas et Cahours ont fait l'analyse élémentaire de cette substance qu'ils désignent provisoirement sous le nom de *caséine du sang*, et y ont trouvé la même composition que pour la caséine du lait (*c*).

(2) Deyeux a trouvé en grande abondance dans le sérum des ictériques une *matière colorante jaune* fort analogue à celle que renferme la bile, mais que ce chimiste n'a pas cru devoir y assimiler d'une manière positive (*d*). M. Chevreul a constaté la présence d'une *matière colorante rouge orangé* dans le sang des enfants nouveau-nés qui sont attaqués d'ictère et d'induration sous-cutanée (*e*).

M. Lecanu et M. F. Boudet ont retiré aussi la même matière du sang de divers malades en proie à la jaunisse (*f*).

En 1835, M. Martial Samson, dans

(a) Maitland, *An Experimental Essay on the Physiology of the Blood.* Edinburgh, 1838, p. 27.
(b) Nasse, art. *Sang* (Wagner's *Handwörterb. der Physiol.*, t. I, p. 140).
(c) Dumas et Cahours, *Mémoire sur les matières azotées neutres de l'organisation* (Ann. de chimie, 3e série, 1842, t. VI, p. 415).
(d) Deyeux, *Considér. chim. et méd. sur le sang des ictériques*, thèse Fac. de méd. de Paris, 1804.
(e) Chevreul, *Mémoire sur plusieurs points de chimie organique, et considérations sur la nature du sang* (Journ. de physiologie de Magendie, 1824, t. IV, p. 126).
(f) *Journ. de pharm.*, 1831. — Boudet, *Essai critique et expérimental sur le sang*, thèse École de pharm. de Paris, 1833.

§ 15. — En résumé, nous voyons donc qu'il existe dans le sang non-seulement de la fibrine, de l'albumine, de l'hématosine et de la globuline, mais aussi plusieurs autres matières albuminoïdes dont les caractères n'ont été encore que mal définis ; et que parmi ces corps les uns sont tenus en dissolution dans le sérum, et d'autres y sont suspendus à l'état solide.

Nous avons vu aussi que toutes ces substances ont entre elles une étroite analogie, et constituent pour ainsi dire une famille naturelle dont tous les membres semblent dériver d'une même souche ; que toutes sont susceptibles d'éprouver une foule de modifications sous l'influence des matières inorganiques avec lesquelles on les met en contact, et que les différences qui les distinguent entre elles semblent être du même ordre que celles résultant de réactions de ce genre. Que toutes paraissent être formées d'une seule et même substance protéique dont les propriétés secondaires varieraient un peu suivant que cette

une thèse soutenue à l'École de pharmacie de Paris, et intitulée *Études sur les matières colorantes du sang*, a rendu compte d'une longue série d'expériences sur le sang du Bœuf, et y signale quatre matières colorantes, dont une est le *principe jaune* mentionné ci-dessus. Elle donne au sérum sa teinte particulière, et elle est soluble dans l'eau, l'alcool, l'éther et les graisses ; les acides concentrés et les alcalis ne lui font éprouver aucun changement à froid ; enfin elle est décolorée par le chlore.

Plus récemment, M. Denis a constaté que par l'ensemble de ses propriétés cette substance ne paraît pas différer de la matière colorante de la bile (a).

Cette dernière matière, que l'on désigne souvent aujourd'hui sous le nom de *biliverdine*, ressemble à l'hématosine par sa composition, et contient aussi du fer.

Fr. Simon considère la matière colorante jaune du sérum comme étant identique avec celle qu'il a décrite sous le nom d'*hémaphéine*, laquelle serait un dérivé de l'hématosine, modifiée par l'absorption de l'oxygène et l'élimination d'une certaine quantité de carbone (b) ; et enfin M. Marchand pense que cette hémaphéine n'est que de l'hématosine modifiée par un alcali.

On voit donc qu'il existe beaucoup d'incertitude au sujet de la nature de ce principe colorant.

(a) Denis, *Essai sur l'application de la chimie à l'étude du sang*, 1838, p. 130.
(b) Simon, *Die Farbestoffe des Blutes* (*Journ. für prakt. Chem.*, 1841, t. XXII, p. 113). — *Animal Chemistry*, vol. I, p. 43 et p. 159.

substance fondamentale s'unit à un peu plus ou à un peu moins de telle ou telle matière saline, alcaline ou acide, ou suivant que certains de ses atomes constitutifs sont éliminés et remplacés par des atomes différents. En d'autres mots, que tous ces corps dont le rôle est si important, non-seulement dans la constitution du sang, mais aussi dans la formation de toutes les autres parties de l'organisme, sont comme les variantes d'un même texte dont le sens ne changerait pas, mais dont la contexture se modifierait par suite de quelques substitutions de mots, de quelques abréviations, ou bien encore de l'introduction de quelques périphrases. Une étude approfondie des transformations qui s'opèrent ainsi dans les matières albuminoïdes, lors même qu'elle ne conduirait pas à la solution de questions dont les chimistes se préoccupent à juste raison, touchant le mode de groupement des molécules constitutives de ces corps, pourrait avoir pour le physiologiste un grand intérêt ; et pour n'en citer ici qu'un exemple, je rappellerai que, sous l'influence de l'oxygène ou d'autres agents, la fibrine est susceptible de se transformer en deux substances protéiques dont l'une est soluble, l'autre insoluble : ce sont les corps auxquels M. Mulder a donné les noms de bioxyprotéine et de trioxyprotéine. Or, dans l'organisme les matières albuminoïdes rencontrent sans cesse de l'oxygène, et l'on voit s'y développer d'une manière non moins fréquente des substances qui ont avec ces corps une ressemblance frappante. Il serait donc intéressant de comparer plus attentivement qu'on ne l'a fait jusqu'ici ces produits artificiels avec quelques-uns des principes protéiques d'une importance secondaire dont il vient d'être question, et de chercher s'ils n'auraient pas une origine analogue. Cela me paraît probable ; mais, dans l'état actuel de la science, on ne saurait porter trop de réserve dans les appréciations de ce genre.

Je ne m'arrêterai donc pas sur ces questions, et je m'abstiendrai aussi de parler de quelques autres substances qui semblent appartenir au même groupe de matières organiques, et qui ont été signalées par les chimistes comme se trouvant dans le sang, mais qui ne sont probablement que des produits dus à diverses altérations des principes normaux de ce liquide déterminés par les réactifs dont on avait fait usage pour en effectuer la séparation. Telles sont les substances dont plusieurs auteurs ont parlé sous les noms de gélatine du sang, d'osmazôme, d'épidermose, d'hémaphéine, de subrubrine, de chlorohématine, de xanthohématine, etc. (1).

(1) On avait remarqué depuis longtemps que le sérum coagulé par la chaleur laisse suinter une sérosité jaunâtre qui, dans certaines circonstances, est susceptible de se prendre en gelée. Fourcroy et Vauquelin considéraient cette matière comme étant de la *gélatine* (a). Parmentier et Deyeux admirent aussi la gélatine au nombre des matériaux normaux du sang. Mais Bostock montra que les conclusions tirées des expériences de ces chimistes n'étaient pas exactes, et que le sang ne contient pas de gélatine (b). Berzelius était arrivé de son côté à un résultat analogue (c). Enfin Brande, en soumettant cette matière à l'influence de la pile électrique, en a retiré de la soude, et depuis lors on l'a considérée comme étant un albuminate soluble de soude (d). Dans ces derniers temps l'existence de la gélatine, comme principe constitutif du sang, a été de nouveau annoncée par M. Bouchardat (e); mais la matière dont ce chimiste parle ne paraît être que le produit de l'oxygénation de la protéine, découvert par M. Mulder et appelé *trioxyprotéine*.

La substance que M. Bouchardat a extraite des globules sanguins, et qu'il a nommée *épidermose*, paraît être aussi un produit de même origine, et ne diffère probablement pas de celui que M. Mulder nomme *bioxyprotéine* (voy. p. 160).

M. Ludwig a aussi obtenu dans ses analyses du sang une matière coagulée qui paraît être du bioxyprotéine (f).

La matière que M. Denis a séparée du sang par l'action de l'alcool, et qu'il rapporte à la substance obtenue par M. Thenard dans ses expériences sur la chair musculaire, et désignée par ce chimiste sous le nom d'*osmazôme*, est bien évidemment aussi un produit complexe (g). Berzelius la considère comme un mélange de lactate de soude et de matière orga-

(a) *Ann. de chim.*, t. VI, p. 182, et t. VII, p. 146 ; puis avec plus de détails, *Mém. de l'Acad. des sc.*, 1789, p. 297.
(b) Bostock, *On the Gelatine of the Blood* (*Medic. Chir. Trans.*, vol. I, p. 47).
(c) Berzelius, *General Views of the Compos. of Animal Fluids* (*Medic. Chir. Trans.*, 1812, vol. III).
(d) *Medic. Chir. Trans.*, vol. III, p. 226.
(e) *Compt. rend.*, 1842, t. XIV, p. 96.
(f) *Ann. der Chem. und Pharm.*, t. LVI, p. 95. — Berzelius, *Rapp. pour* 1845, p. 477; et *Annuaire de chimie*, 1847, p. 745.
(g) *Rech. expérim. sur le sang*, p. 107.

§ 16. — Le deuxième groupe naturel de substances constitutives du sang se compose de CORPS GRAS.

Parmi ces matières je citerai en première ligne, non pas à raison de son importance, mais à cause de la netteté de ses caractères chimiques, la *cholestérine*, principe qui fut trouvé vers la fin du siècle dernier, dans les calculs biliaires, mais qui n'est bien connu que depuis la publication des beaux travaux de M. Chevreul sur les corps gras (1). C'est une graisse non saponifiable qui reste solide jusque vers 137 degrés, qui se dissout très bien dans l'alcool bouillant, mais qui s'en sépare presque entièrement par le refroidissement, et qui se présente

nique, opinion qui est aujourd'hui généralement partagée par les chimistes. Quoi qu'il en soit, cette substance n'est probablement pas un des matériaux de l'organisation, mais un produit des opérations chimiques qu'on a fait subir à la fibrine, etc.

La *matière colorante brune* que M. Martial Sanson a extraite du sang, et que ce chimiste considère comme étant distincte de la matière colorante rouge, paraît ne pas être autre chose qu'une portion de cette dernière altérée par l'action des acides concentrés (a).

Ce produit brun avait été précédemment signalé par Sigwart (b).

Les matières décrites par MM. Brett et Bird sous les noms de *chlorohématine* et de *xanthohématine* appartiennent à la même catégorie ; elles résultent de l'action de l'acide nitrique sur le caillot, et ne préexistent pas dans le sang. (*London Medical Gazette*, 1835, vol. XVI, p. 751.)

Scheerer a obtenu cette dernière substance par ses analyses du sang dans quelques cas de leukémie. (*Verhandl. der Phys. Med. Gesellsch. in Würzburg*, 1851, Bd. II, p. 321.)

Enfin la substance que M. O'Shaughnessy a décrite sous le nom de *subrubine* n'est aussi que de l'hématosine altérée par les procédés d'analyse (c).

(1) Paulletier de la Salle fut le premier à observer cette substance en traitant les calculs biliaires par l'alcool, et Fourcroy, qui publia la découverte de ce chimiste, retira le même corps gras d'autres parties de l'organisme, mais le confondit avec la matière trouvée dans des cadavres et désignée sous le nom d'*adipocire* (d). En 1814, M. Chevreul distingua nettement ces substances, et donna à celle qui nous

(a) *Études sur les matières colorantes du sang.* (*Journ. de pharm.*, 1835, t. XXI, p. 420.)
(b) Cité par Burdach, *Physiologie*, t. VI, p. 80.
(c) O'Shaughnessy, *Discovery of a New Principle in Human Blood* (*Lancet*, 1834-35, t. I, p. 677.)
(d) *Ann. de chimie*, 1789, t. III, p. 242, etc.

Matières
grasses.

Cholestérine.

alors sous la forme de lames cristallines nacrées, rectangulaires ou rhomboïdales. La cholestérine est insoluble dans l'eau, mais elle est tenue en dissolution dans le sérum du sang, et, ainsi que nous le verrons par la suite, se rencontre aussi dans la bile et dans le cerveau. Quelques chimistes pensent que combinée avec des matières albuminoïdes, elle joue un rôle important dans la composition du noyau des globules (1).

Cérébrine. Une matière grasse qui contient du phosphore au nombre de ses éléments constitutifs, et qui a été désignée sous le nom de *cérébrine*, parce que ce fut dans la substance du cerveau qu'on la découvrit (2), a été extraite du sang par M. Chevreul. Ce chimiste l'a retirée de la fibrine ainsi que du sérum (3). Mais, d'après les recherches les plus récentes, il paraîtrait que c'est

occupe ici le nom de *cholestérine*, c'est-à-dire *graisse biliaire solide* (a).

La présence de la cholestérine dans le sang a été constatée par M. Denis.

Enfin, cette matière en a été mieux séparée par M. Boudet (b).

(1) Hünefeld considère le nucléus des globules du sang comme étant formé d'une matière grasse (la cholestérine ou quelque substance analogue) combinée avec de l'albumine, comme dans le jaune de l'œuf (c). Mais, ainsi que l'observe Fr. Simon, quoique la fibrine et les globules soient plus riches en matière grasse que les autres matériaux solides du sang, ces corps n'en contiennent tout au plus que 5 pour 100, et par conséquent elle ne saurait être considérée comme jouant un rôle important dans leur constitution, quelle que soit d'ailleurs celle qui a pu appartenir aux substances de ce genre dans la première formation des cellules. La facilité avec laquelle les globules et les noyaux sont dissous par la potasse tendrait aussi à faire penser que la graisse de ces corpuscules n'est pas de la cholestérine (d). Nous aurons à revenir sur ces questions, lorsqu'en traitant de la formation des tissus organiques, j'exposerai les vues d'Acherson à ce sujet.

(2) Vauquelin, *Analyse de la matière cérébrale* (Ann. de chimie, 1812, t. LXXXI, p. 37.

(3) Art. *Sang* du *Dictionnaire des sciences naturelles*, 1827, t. XLVII, p. 187 et 188.

(a) *Des corps qu'on appelle adipocires* (Ann. de chim., 1815, t. XCV, p. 5), et *Rech. chimiques sur les corps gras d'origine animale*, 153, etc.

(b) *Essai chim. et crit. sur le sang* (Journ. de pharm., t. XIX, p. 475), et *Nouvelles rech. sur la composition du sérum du sang humain* (Ann. de chim., 1833, t. LII, p. 341). — M. Lecanu, *Études chimiques sur le sang*, thèse.

(c) Hünefeld, *Der Chemismus*, p. 108.

(d) Simon, *Animal Chemistry*, t. I, p. 113.

principalement dans les globules que ce produit se trouve (1). Jusque dans ces derniers temps on le considérait comme un principe immédiat particulier, mais il semble résulter des expériences de M. Fremy que ce serait plutôt un mélange de deux substances auxquelles ce savant a donné les noms d'*acide oléophosphorique* et d'*acide cérébrique* (2). Du reste, on ne le connaît encore que très imparfaitement, et ce qu'il offre de plus remarquable, c'est sa composition élémentaire.

Le sang renferme aussi des acides gras (3). L'*acide oléique*, par exemple, se trouve dans le sérum soit à l'état de combinaison avec la soude sous la forme de savon, soit à l'état libre ; car c'est un acide si faible, qu'il peut se trouver dans ce liquide en présence de carbonates alcalins sans se substituer à l'acide

Acides gras.

___

(1) Berzelius, *Traité de chimie*, édit. de 1838.

Quelques expériences faites récemment par un physiologiste anglais, M. Owen Rees, tendent à confirmer cette opinion. En effet, M. Rees a trouvé que les matières grasses obtenues par l'action de l'éther sur le caillot du sang veineux donnent par l'incinération des cendres dont la réaction est fortement acide ; tandis que les cendres obtenues de la même manière avec le sérum du sang veineux ou du caillot artériel étaient alcalines : ce qui suppose l'existence d'un carbonate alcalin ou d'un sel à acide organique dans ce liquide, tandis que l'acidité des cendres des matières grasses extraites des globules veineux devait être due à un acide fixe, probablement de l'acide phosphorique résultant de la combustion du phosphore contenu dans ces graisses. (*On a New*

Function of the Red Corpuscles of the Blood, by O. Rees, *Philosoph. Magazine*, 1848, t. XXXIII, p. 29.)

(2) L'acide oléophosphorique de M. Fremy est liquide, l'acide cérébrique est solide ; c'est surtout le premier qui paraît se trouver dans le sang. (*Recherches sur la composition chimique du cerveau de l'homme, Comptes rendus*, 1840, t. II, p. 763.)

M. Denis distingue dans le sang deux matières grasses phosphorées, l'une blanche, l'autre rouge (a). Mais il est probable que cette dernière n'est autre chose que la matière phosphorée blanche, altérée ou colorée par de l'hématosine. (Lecanu, *Thèse*, p. 13.)

(3) C'est essentiellement aux travaux de M. Chevreul que l'on doit la connaissance de la nature et des propriétés des graisses animales. Ses recherches à ce sujet se trouvent réunies dans un ouvrage spécial publié en 1823 (b).

___

(a) Denis, *Rech. expérim. sur le sang*, p. 101, 107, etc.
(b) Chevreul, *Recherches chimiques sur les corps gras d'origine animale*, 1823, p. 131.

carbonique de ces combinaisons salines. C'est une substance de consistance huileuse qui se solidifie et affecte une forme cristalline à la température de 4 degrés au-dessus de zéro, qui se dissout dans l'alcool et dans l'éther, mais qui est insoluble dans l'eau et se trouve probablement à l'état d'émulsion ou de suspension dans le sérum, ou tenue en dissolution à l'aide des sels à acides gras que ce liquide renferme.

L'acide margarique, qui diffère de l'acide oléique par son point de fusibilité plus élevé et par quelques autres caractères d'une importance secondaire pour nous, se trouve dans le sang, mêlé à ce principe immédiat, en partie à l'état de liberté, en partie à l'état de combinaison avec de la soude (1).

On a signalé aussi l'existence de l'acide stéarique et du stéarate de soude dans le sérum de Bœuf (2), et il est probable que ces matières grasses se trouvent aussi dans le sang des autres Ruminants.

Je n'ai pas à m'occuper ici de l'histoire chimique de ces acides, mais il me semble utile d'ajouter qu'ils ont entre eux une très grande ressemblance, et que leur composition élémentaire ne diffère que fort peu, de façon que l'on comprend facilement qu'ils puissent se transformer les uns dans les autres, ou naître sous l'influence des mêmes causes légèrement modifiées. En effet, la composition de l'acide oléique semble devoir être représentée par la formule $C^{36}H^{33}O^3,HO$.

L'atome d'acide margarique paraît correspondre par sa composition à deux atomes d'acide oléique qui auraient perdu chacun deux équivalents de carbone, car sa formule est $C^{68}H^{66}O^6,2HO$.

Enfin l'acide stéarique paraît être de l'acide margarique qui

(1) Voyez Lecanu, *Études chimiques sur le sang*, 1837. — Marcet, *De la nature des graisses qui se trouvent dans* le sang (*Gaz. médicale*, 1851, p. 530).

(2) Robin et Verdeil, *Chimie anatomique*, t. II, p. 80 et 88.

aurait perdu un atome d'oxygène, et devoir être représenté par la formule $C^{68}H^{66}O^5,2HO$.

La chimie nous apprend aussi que ces acides dérivent de certaines graisses saponifiables que l'on désigne sous les noms d'*oléine*, de *stéarine* et de *margarine*, lesquels semblent même n'être autre chose que des composés salins, ou plutôt des acides composés analogues à l'acide sulfovinique, formés de deux atomes de l'un de ces acides gras unis à un atome d'une substance particulière nommée *glycérine*, qui se laisse représenter par la formule $C^6H^7O^5,HO$.

Effectivement, sous l'influence des alcalis, ces graisses, dites saponifiables, abandonnent la glycérine pour former des stéarates, des oléates ou des margarates à base alcaline, et en présence de l'acide sulfurique qui s'empare de la glycérine, leur acide est mis à nu.

Or, le sang renferme de l'oléine et de la stéarine aussi bien que les acides gras dont il vient d'être question. On en a constaté la présence dans le sérum; et bien que ces corps soient insolubles dans l'eau, on comprend qu'ils puissent être dissous par ce liquide, car on sait que la stéarine est susceptible de se combiner à la manière d'un acide faible avec les alcalis (1), et le sérum, ainsi que nous l'avons déjà dit, est toujours alcalin (2).

Le nom de *séroline* a été donné à une matière grasse qui se retire aussi du sérum, et qui a été considérée comme étant distincte des précédentes (3); mais d'après des recherches récentes dont ce produit a été l'objet, il paraîtrait que c'est seulement

(1) *Extrait de quelques recherches faites à Giessen par MM. Liebig et Pelouze* (Comptes rendus, 1836, t. III, p. 420).

(2) Zimmermann pense que les globules de graisse sont revêtus d'une pellicule de matière albuminoïde; car

dans l'état normal ils ne se réunissent pas entre eux, tandis qu'ils se confondent après qu'on les a soumis à l'action de l'acide acétique (a).

(3) M. Boudet a obtenu cette substance en faisant bouillir dans de l'alcool du sérum desséché. La séroline

(a) Op. cit. (Arch. für physiolog. Heilkunde, 1848, Bd. VII, p. 181).

un mélange des parties cristallisables des diverses graisses dont il vient d'être question (1).

Cholate de soude.

Les recherches d'Enderlin tendent à établir que le *cholate de soude* est un principe constituant normal du sang, mais que dans les circonstances ordinaires cette substance en est promptement éliminée (2).

Principe odorant.

Enfin il est probable que l'odeur particulière au sang est due à la présence de quelques traces d'une matière grasse volatile analogue à celle découverte par M. Chevreul dans le beurre de Chèvre et de Vache, ou dans la graisse du Marsouin (3). En effet, M. Matteucci a constaté que le sérum du sang de la Chèvre, chauffé avec de l'acide sulfurique, donne de l'*acide caproïque*, et l'on sait que chez d'autres animaux l'odeur *sui generis* du sang s'exalte par l'action de ce réactif (4).

se dissout alors dans ce liquide, et se dépose par le refroidissement ; elle est fusible à 36° et se dissout facilement dans l'éther. (*Nouvelles recherches sur la composition du sérum du sang,* dans le *Journ. de pharmacie,* 1833, t. XIX, p. 299.)

(1) Les expériences de M. Gobley tendent à établir que la séroline n'est pas un principe immédiat, mais un mélange d'oléine, de margarine, de cholestérine, de cérébrine (*Gazette médicale,* 1851, p. 602). M. Lehmann adopte une opinion analogue (*Précis de chim. physiol.,* p. 139).

(2) *New York Monthly Journal,* 1852, et Schmidt's *Jahrbücher,* 1853, t. LXXVII, p. 4.

(3) Chevreul, *Recherches chimiques sur les corps gras d'origine animale,* 1823, p. 134.

(4) L'odeur du sang est en général assez marquée et varie suivant les animaux ; elle ressemble à celle de la sueur, et paraît être toujours plus intense chez le mâle que chez la femelle. Quelques anciens chimistes en avaient cherché la cause : Parmentier et Deyeux, par exemple (*a*). Mais on ne savait que peu de chose à ce sujet, lorsque Barruel en fit l'objet d'expériences intéressantes, quoique les résultats à en tirer aient été singulièrement exagérés par cet auteur. Il a constaté que l'acide sulfurique exalte l'odeur du sang et qu'elle est due à une matière volatile ; mais il a été beaucoup trop loin lorsqu'il a cru pouvoir appliquer ces données à la solution des questions de médecine légale (*b*). M. Soubeiran a fait justice de ces exagérations (*c*), et M. Schmidt de Dorpat,

(*a*) Parmentier et Deyeux, *Mémoire sur le sang* (*Journ. de phys.*, 1794, t. XLIV, p. 386).

(*b*) Barruel, *Mémoire sur le principe aromatique du sang* (*Ann. d'hygiène publique et de médecine légale,* 1829, t. I, p. 267).

(*c*) Soubeiran, *Sur un moyen de distinguer le sang des divers animaux* (*Arch. gén. de méd.,* 1ᵉ série, t. XXI, p. 134).

§ 17. — On sait depuis longtemps que dans une maladie particulière, connue sous le nom de diabète, l'organisme produit et évacue au dehors, avec les urines, une matière sucrée à laquelle on donne aujourd'hui le nom de *glucose* (1), et déjà dans le siècle dernier on annonça avoir trouvé la même substance dans le sang des personnes en proie à cette affection (2). Les recherches d'Ambrosioni (3), de Maitland (4), de Rees (5), de MM. Herry et Soubeiran (6), et de beaucoup d'autres physiologistes, ont pleinement établi ce fait; mais jusque dans ces derniers temps on croyait que le sucre était seulement un produit pathologique de l'organisme et n'existait pas dans le sang à l'état normal. En 1849, les belles expériences

qui a examiné cette question au même point de vue, a trouvé que l'odeur développée de la sorte est très reconnaissable chez la Chèvre, le Mouton et le Chat, mais ne l'est pas chez les autres animaux soumis à ses expériences (*a*). M. Denis a reconnu que le principe odorant du sang est soluble dans l'alcool et devait être considéré comme un acide gras volatil (*b*). Enfin M. Matteucci a complété cette démonstration de l'analogie entre le principe odorant du sang et les acides gras volatils découverts par M. Chevreul. L'acide caproïque dont il a constaté la présence dans le sang de la Chèvre s'y trouvait combiné avec une base, probablement de la soude. Il est à présumer aussi que l'odeur exhalée, en présence de l'acide sulfurique, par le sang de l'homme, est également due à l'existence d'un *caproate alcalin* (*c*).

(1) Quelques auteurs changent l'orthographe de ce mot, et écrivent GLYCOSE comme étant plus conforme aux règles grammaticales.

(2) Dobson, *Experiments and Observations on the Urine in a Diabetes* (*Med. Observ. by a Society of Physicians in London*, 1775, t. V, p. 298).

(3) Ambrisioni, *Dello zucchero nelle urine et nel sangue dei diabetici* (*Annali univ. di medicina di* Omodei, 1835, t. LXXIV, p. 160).

(4) Rees, *On Diabetic Blood* (*Guy's Hospital Reports*, 1838, t. III, p. 398).

(5) Henry et Soubeiran, *Recherches sur le sang d'un diabétique* (*Journ. de chim. médic.*, 1826, t. XII, p. 320).

(6) Maitland, *Sugar obtained from the Blood of a Patient in Diabetes* (*Lond. Med. Gaz.*, 1836, t. XVII, p. 900).

(*a*) Schmidt, *Diagnostik verdächtiger Flecke in Criminalfällen*. Leipzig, 1848.
(*b*) Denis, *Rech. expérim.*, 1830, p. 82, et *Essai sur l'application de la chimie à l'étude du sang*, 1838, p. 152.
(*c*) Matteucci, *Sur l'odeur développée par l'action de l'acide sulfurique sur le sang* (*Ann. de chim. et de phys.*, 1833, t. LII, p. 137).

I.

de M. Cl. Bernard sont venues montrer cependant que cette matière se rencontre toujours dans certaines parties de l'économie animale (1) ; enfin un physiologiste distingué de Dorpat, M. Carl Schmidt, a constaté bientôt après que chez le Bœuf, le Chien et le Chat, aussi bien que chez l'homme, le sucre est un des principes constitutifs du sang à l'état normal (2). Je ne pourrais, sans anticiper sur l'étude de phénomènes dont nous aurons à nous occuper longuement dans la suite de ces leçons, faire connaître ici la source de cette glucose, ni dire quelles sont les circonstances dans lesquelles on la rencontre en plus ou moins grande abondance dans le fluide nourricier. Je me bornerai donc à ajouter que ce sucre animal se trouve principalement dans le sang qui sort du foie, et qu'il se détruit promptement de façon à disparaître presque entièrement dans le sang des parties de l'organisme qui sont un peu éloignées de son point d'entrée dans le torrent de la circulation (3).

(1) Cl. Bernard, *De l'origine du sucre dans l'économie animale* (Mém. de la Soc. de biologie, 1849, t. I, p. 121). — *Recherches sur une nouvelle fonction du foie* (Thèse inaugurale à la Faculté des sciences de Paris, in-4, 1853).

(2) Schmidt, *Charackteristik der epidemischen Cholera gegenüber verwandten Transsudations Anomalien.* In-8, Leipzig, 1850. — *Harnzucker, ein normaler Blutbestandtheil,* p. 161.

(3) Diverses questions relatives à l'origine et au mode d'élimination du sucre contenu dans le sang ont été très vivement agitées depuis quelque temps. Lorsque je traiterai des sécrétions et de la statique chimique de l'organisme je rendrai compte des faits dont on a argué de part et d'autre et j'en démêlerai les conséquences; mais en attendant je crois devoir citer les principaux travaux que ce débat a fait naître (a).

(a) Figuier, *Mémoire sur l'origine du sucre contenu dans le foie et sur l'existence normale du sucre dans le sang de l'homme et des animaux* (Ann. des sc. nat., 1855, 4ᵉ série, t. III, p. 17). — *Deuxième mémoire sur les fonctions glycogéniques du foie* (Loc. cit., p. 24). — *Troisième mémoire* (Même recueil, t. IV, p. 91). Lehmann, *Analyses comparées du sang de la veine porte et du sang des veines hépatiques,* etc. (Même recueil, t. III, p. 51). — *Sur la présence du sucre dans le sang de la veine porte* (Même recueil, t. IV, p. 153). Cl. Bernard, *Remarques sur la sécrétion du sucre* (Même recueil; t. IV, p. 51). — *Leçons de physiologie expérimentale appliquée à la médecine, faites au collège de France,* 1855, in-8.

§ 18. — Les matériaux salins que l'on retire du sang consistent principalement en chlorure de sodium, carbonate de soude, phosphate de soude, sulfate de potasse et phosphates de chaux et de magnésie. Je dois rappeler cependant que quelques-uns de ces sels pourraient bien ne pas y exister tout formés, et être le résultat de la combustion du soufre et du phosphore contenus dans les matières albuminoïdes. Ainsi Berzelius pense que le sang ne renferme pas d'acide sulfurique, et que le sulfate de potasse obtenu dans l'analyse se forme dans le creuset du chimiste (1). Il est aussi à noter que, d'après M. Liebig (2) et M. Enderlin (3), la soude qui donne au sang sa réaction alcaline ne s'y trouverait pas à l'état de carbonate, et appartiendrait à un sous-phosphate ; mais cette opinion ne paraît pas être fondée (4).

Quoi qu'il en soit, ces matières salines, indépendamment de

(1) Berzelius, *Gener. Views of the Compos. of Anim. Fluids* (*Med. Chir. Trans.*, vol. III, p. 227).

(2) Liebig, *Ueber die Abwesenheit der kohlensauren Alkalien im Blute* (*Ann. der Chem. und Pharm.*, t. LVII, p. 126, et *Revue scientif. et industr.*, t. XXIV, p. 85).

(3) Ce chimiste pensait que $3NaO, PO^5$ se transformait, sous l'influence de l'air et des matières carbonifères, en $2NaO, PO^5 + NaO, CO^2$ (a).

(4) En effet, le sang contient de l'acide carbonique libre, et ce corps, en présence du phosphate basique de soude, s'empare d'une portion de cet alcali et ramène le sous-phosphate à l'état neutre ; il faut donc qu'une portion de la soude du sérum soit ici à l'état de carbonate, et non à l'état de

— *Sur le mécanisme de la formation du sucre dans le foie* (*Ann. des sc. nat.*, 1855, 4e série, t. IV, p. 109).

Leconte, *Recherches sur les fonctions glycogéniques du foie* (Même recueil, t. III, p. 64).

Reynoso, *Mém. sur la présence du sucre dans les urines et sur la liaison de ce phénomène avec la respiration* (Même recueil, t. III, p. 120).

Dumas, *Rapport sur divers Mémoires relatifs aux fonctions du foie* (Loc. cit., t. III, p. 320).

Andral, *De quelques faits pathologiques propres à éclairer la question de la production du sucre dans l'économie animale* (Même recueil, t. III, p. 347).

Gibb, *Mém. sur l'assimilation du sucre* (Même recueil, t. IV, p. 27).

Chauveau, *Nouvelles recherches sur la fonction glycogénique* (Comptes rendus de l'Académie des sciences, 1856, t. XLII, p. 1008).

Collin, *De la formation du sucre dans l'intestin et de son absorption par les chylifères* (Gazette hebd. de méd., 1854, t. III, p. 233).

(a) Enderlin, *Ueber die milchsauren Salze im Blute* (*Ann. der Chem. und Phys.*, 1843, t. XLVI, p. 164). — *Physiol. chem. Untersuch.* (*Annal. der Chem. und Pharm.*, 1844, t. XLIX, p. 317, et t. LX, p. 33 ; — *Annuaire de chimie*, 1845, p. 514).

leurs usages dans le travail nutritif dont l'économie animale est le siége, jouent un rôle important dans la constitution même du sang. Effectivement nous avons vu qu'en présence de l'eau les globules sanguins s'altèrent promptement, tandis que dans des dissolutions salines analogues à celles que représente le plasma, ces corpuscules conservent longtemps le mode d'organisation qui leur est propre, et ne subissent ni décomposition ni déformation. Quelques-unes de ces matières semblent même s'être combinées avec les principes protéiques du sang : ainsi la fibrine retient d'ordinaire une quantité assez considérable de phosphates terreux, et une certaine portion de chlorure de sodium est très intimement unie à l'albumine, mais dans cet état ne donne pas, avec les réactifs employés d'ordinaire pour en déceler la présence, les précipités qui le caractérisent.

L'affinité que les matières salines contenues dans le sérum d'une part, et les substances organiques constitutives des globules, d'autre part, manifestent pour l'eau, nous donne une explication facile de beaucoup de phénomènes observés par les micrographes, lorsqu'ils étudient l'action de divers réactifs sur le sang. Ainsi, indépendamment des altérations produites dans les globules sanguins par la combinaison chimique de certains sels avec les principes immédiats dont ils se composent, on observe que ces corps se contractent et se flétrissent pour

phosphate tribasique (a). Les vues de Berzelius à ce sujet ont été confirmées par de nouvelles expériences dues à MM. Golding Bird (b), Lehmann (c), H. Rose, Robin et Verdeil (d), etc. Enfin M. Enderlin a été lui-même un des premiers à reconnaître qu'à l'aide des procédés d'analyse employés par M. H. Rose, on peut constater l'existence du carbonate de soude dans le sang de la femme, du bœuf, etc. (e).

(a) Marchand, *Journ. für prakt. Chem.*, t. XXXVII, p. 321.
— Berzelius, *Rapp. sur les progr. de la phys. et de la chim.* pour 1846, p. 336.
(b) Golding Bird, *On Certain Fallacies in Enderlin's Researches on the Constitution of the Saline Ingredients of Animal Fluids (Philos. Mag.,* 1845, vol. XXVI, p. 532).
(c) Lehmann, *Arch. der Pharm.*, t. L, p. 336.
(d) Robin et Verdeil, *Traité de chimie anatomique*, t. II, p. 257.
(e) *Annal. der Chem. und Pharm.*, t. LXVII, p. 304, et *Annal. de chimie*, 1849, p. 553.

ainsi dire quand la proportion des sels dissous dans le sérum dépasse certaines limites ; qu'ils se gonflent et deviennent turgides lorsque la quantité des substances dissoutes dans ce liquide diminue notablement par rapport à l'eau qui leur sert de véhicule ; enfin que la présence de quelques autres substances en proportion déterminée tend à maintenir les globules dans leur état normal. C'est qu'en effet, lorsque les sels du sérum ne trouvent pas dans le liquide la proportion voulue d'eau, ils en enlèvent aux globules ; tandis que dans le cas contraire, c'est-à-dire quand la quantité d'eau qui les tient en dissolution dépasse cette limite, c'est la substance organique contenue dans les globules qui leur en enlève, et qui se gonfle par suite de cette absorption. Il y a donc dans le sang une sorte d'équilibre instable qui se rompt chaque fois que les matières solides du sérum deviennent, à raison de leur nature ou de leur quantité, plus avides d'eau, ou bien qu'elles retiennent cette substance avec moins de force que dans l'état normal ; et la conséquence de ces changements est tantôt la sortie d'une portion de l'eau contenue dans les globules, d'autres fois l'entrée d'une quantité surabondante dans l'intérieur de ces corpuscules. Les matières qui tendent à conserver les globules intacts sont au contraire celles dont l'affinité pour l'eau n'est pas assez grande pour en prendre aux globules, et dont la présence dans le sérum tend à empêcher ce liquide de passer dans la substance des globules et à rendre permanent le degré de concentration qui lui est ordinaire (1).

Parmi les sels énumérés ci-dessus, les plus importants sous le rapport physiologique paraissent être le chlorure de sodium

(1) L'action des matières salines et des autres réactifs sur le sang est extrêmement complexe, et dépend en partie de leur avidité pour l'eau, en partie de leur action chimique sur l'albumine et les autres matériaux constitutifs de ce liquide. L'étude des modifications qu'elles y déterminent a beaucoup occupé l'attention des physiologistes. Ainsi, vers la fin du XVIIe siècle, un philosophe dont l'influence a été considérable sur la marche de la science,

et le sous-phosphate de soude. Ce dernier a la propriété de dissoudre non-seulement les matières protéiques, mais aussi des substances inorganiques qui sont insolubles dans l'eau

Robert Boyle, a fait beaucoup d'expériences à ce sujet (a), et je dois citer également ici les recherches de Senac (b), de Hewson (c), de M. J. Davy (d), de M. Schultz, etc. (e),

Hünefeld (f) a également étudié l'action de diverses substances sur les globules du sang, et il est arrivé aux résultats suivants :

L'enveloppe et le nucléus sont l'un et l'autre dissous par l'ammoniaque, la potasse, la soude, la chaux, la baryte, le savon, la bile, l'acide acétique, l'acide cyanhydrique, l'alcool, l'éther, le sulfure de carbone, etc.

L'enveloppe est attaquée, mais non le nucléus, par l'eau, tous les sels ammoniacaux, les carbonates de potasse et de soude, le cyanate de potasse, le borax, les chlorures de baryum et de calcium, les oxalates, et les acides phosphorique, arsénieux, oxalique, citrique, chlorhydrique, etc.

Le phosphore, le chlore, et l'iode produisent le même effet, par suite de la formation d'un acide.

Une dissolution incomplète est déterminée par le tartrate et le borate d'ammoniaque, le bromure de potassium et l'acide malique.

Les globules ne sont pas dissous par le carbonate de magnésie, la vératrine, la strychnine, l'acétate de morphine, le chlorhydrate de conéine, l'acide borique, l'acide carbonique, le nitrate de potasse, le nitrate de soude, le tartrate de soude, le phosphate de soude, le chlorure de sodium, le sucre, la gomme, les sulfates de potasse, de soude, de magnésie, le tartre émétique, le camphre, l'anémonine.

Hünefeld a examiné aussi l'action de la salive, du suc gastrique, de la sueur sur les globules sanguins, mais les résultats obtenus ainsi n'offrent pas grand intérêt.

M. Kölliker (g) a publié récemment des observations qui jettent un nouveau jour sur le mécanisme des altérations que les globules sanguins peuvent subir par l'action des liquides dont ces corpuscules sont entourés. Il a trouvé que les globules du sang de la Grenouille éprouvent des changements remarquables toutes les fois qu'on les plonge dans une dissolution concentrée d'urée. Leur contour devient irrégulier, et ils se transforment rapidement en cellules étoilées offrant en général de 3 à 6 prolongements claviformes; mais cet état ne persiste pas longtemps, car les prolongements diffluent peu à peu et laissent échapper des gouttelettes qui pâlissent et disparaissent promptement; enfin les globules se trouvent réduits à leurs

(a) Boyle, *Apparatus ad hist. nat. sanguinis humani* (*Op. var.*, t. IV).
(b) Senac, *Traité de la structure du cœur*, t. II, p. 665.
(c) Hewson, *On Blood*, p. 12.
(d) J. Davy, *Researches Physiol. and Anat.*, t. II, p. 93, etc.
(e) Voyez pages 68, 69 et 135.
(f) *Der Chemismus in der thierischen Organisation*, p. 43, etc.
(g) Kölliker, *Ueber die Einwirkung einer concentrirten Harnstofflösung auf die Blutzellen* (*Zeitsch. für wissenschaftliche Zoologie*, 1855, Bd. VII, p. 183).

pure, et c'est par sa présence qu'on s'explique l'existence de phosphates terreux en dissolution dans le sérum (1). Nous verrons aussi, dans la suite de ces leçons, que ce sel augmente beaucoup la capacité dissolvante de l'eau pour l'acide carbonique.

§ 19. — A cette longue liste de substances diverses qui concourent à former le sang, il faut encore ajouter des matières qui se trouvent normalement dans ce liquide, mais qui ne semblent pas devoir être considérées comme en étant les matériaux essentiels. Ce sont des corps qui se mêlent au sang et le traversent en quelque sorte, soit qu'ils tendent à s'échapper au dehors, soit qu'ils pénètrent accidentellement dans l'économie.

Tels sont des principes immédiats qui résultent, comme nous le verrons plus tard, du travail chimique de la nutrition, et sont expulsés au dehors presque aussitôt après leur formation,

Matières accessoires.

Urée.

noyaux qui se dissolvent à leur tour. Ces phénomènes ont lieu dans de l'eau chargée de 15 pour 100, ou même seulement de 12 centièmes d'urée ; mais dans des dissolutions plus pauvres les globules ne les présentent plus : ils deviennent sphériques et pâles en même temps que leur noyau se dessine plus nettement. Les globules sanguins de la Grenouille perdent aussi leur matière colorante dans une solution concentrée de sucre de lait et la même chose, a lieu dans une solution concentrée de glycérine, si ce n'est qu'autour de beaucoup de leurs noyaux on distingue une bordure due à la persistance de la paroi membraneuse de la cellule qui constitue chaque globule. M. Kölliker a étudié aussi l'action du sel commun, de l'acétate de soude et d'autres substances sur ces globules, et il en conclut que les modifications dont il vient d'être question sont des phénomènes dus à l'endosmose ; que dans les dissolutions concentrées d'urée, etc., un courant endosmotique puissant s'établit du globule dans le bain et enlève l'hématosine, tandis que dans l'eau ou les dissolutions faibles c'est du bain dans l'intérieur du globule que le courant se porte, et le liquide qui y pénètre ainsi dissout aussi la matière colorante. Il en résulterait que l'intégrité du globule serait dépendante de l'équilibre entre la puissance endosmotique de son contenu et du fluide environnant.

(1) Enderlin, *Physiologisch-chemische Untersuch.* (*Annalen der Chem. und Pharm.*, 1844, Bd. XLIX, p. 317).

mais sont transportés du lieu de leur production jusqu'à leur émonctoire par le courant sanguin : l'urée, par exemple.

Effectivement, dans l'état normal, on trouve de l'urée dans le sang des Mammifères, mais en quantité à peine perceptible, à moins qu'on n'arrête le travail par lequel cette matière est d'ordinaire éliminée de l'organisme à mesure qu'elle s'y forme ; car alors sa proportion augmente et peut devenir assez considérable (1).

(1) Ce fait remarquable de la présence de l'urée dans le sang après la suppression de la sécrétion urinaire a été constaté par MM. Prévost et Dumas (a), puis confirmé par beaucoup d'autres physiologistes ou chimistes, ainsi que nous le verrons en étudiant les sécrétions.

L'existence du même principe immédiat dans le sang normal a été annoncée d'abord par M. Marchand (b). Le même résultat a été obtenu par Simon (c). Dernièrement encore, la présence de l'urée dans le sang normal a été constatée par M. Strahl (d), M. Hervier (e) et par M. Verdeil (f).

L'acide urique qui accompagne l'urée dans les évacuations rénales se trouve probablement aussi dans le sang, mais en trop petite quantité pour que dans l'état normal on ait pu l'y reconnaître. Dans quelques cas pathologiques, au contraire, il a été facile d'en reconnaître l'existence dans ce liquide. Ainsi, dans les affections arthritiques, M. Garrod a trouvé de l'urate de soude dans le sang. Pour 1000 parties de sérum, il y avait de 0,050 à 0,025 d'acide urique. M. Garrod a constaté également l'existence de ce principe immédiat dans le sang des individus atteints de la maladie de Bright (g). Plus récemment, il a obtenu un résultat analogue, en analysant le sang dans des cas de péricardite et de péritonite (h). Pour reconnaître la présence de petites quantités de cet acide dans le sérum, M. Garrod conseille l'emploi du procédé suivant : On plonge un bout de fil très fin dans le sérum placé dans un verre de montre et l'on ajoute de l'acide acétique ; l'acide urique forme alors des cristaux très petits qui s'attachent au fil, et en plaçant celui-ci sous le microscope, on constate les caractères physiques du produit.

(a) Prévost et Dumas, *Examen du sang*, 3ᵉ mémoire (*Annales de chimie et de physique*, 1823, t. XXIII, p. 90).

(b) Voyez *Ann. des sc. nat.*, 1838, 2ᵉ série, t. X, p. 46.

(c) Voyez *Archives* de Müller, 1841, et *Ann. des sc. nat.*, 1842, 2ᵉ série, t. XVIII, p. 380.

(d) Hervier, *De l'existence habituelle de l'urée et de l'acide hippurique dans le sang normal de l'homme*, thèse, et *Gaz. méd.*, 1851, p. 76.

(e) *Note sur la proportion de l'urée existant dans le sang*, etc. — *Bullet. de la Soc. biologique*, 1854, t. V, p. 13.

(f) Strahl, *Harnstoff beständig im Blut* (*Archiv für physiologische und pathologische Chemie und Mikroskopie*, von Heller, 1847, Bd. IV, p. 558).

(g) Garrod, *Observ. on Certain Pathological Conditions of the Blood and Urine in Gout*, etc. (*Trans. of the Medico-Chirurg. Soc. of London*, 1848, vol. XXXV, p. 83).

(h) Garrod, *On the Blood and effused Fluids in Gout, Rheumatisms and Bright's Disease* (*Med. Chir. Trans.*, 1854, p. 49).

L'acide hippurique, substance que les Mammifères herbi- *Acide hippurique.*
vores expulsent par la sécrétion urinaire, se rencontre de la
même manière, combiné probablement avec de la soude, dans
le sang de ces animaux (1), et a été trouvé aussi dans le sang
de l'homme (2).

Nous devons ranger également dans cette catégorie l'acide *Acide lactique.*
lactique, dont la présence à l'état de lactate de soude ou de
potasse avait été signalée dans le sang par Berzelius, mais
qui ne paraît pas y avoir une existence permanente (3). Enfin,
la *créatine* et la *créatinine*, matières cristallisables qui sont *Créatine.*
probablement des produits excrémentitiels du travail nutritif
se montrent aussi dans ce liquide (4).

(1) *De la présence de l'acide hippu-rique dans le sang du Bœuf*, par MM. Verdeil et Goldfuss (*Mém. de la Soc. biologique*, 1849, t. I, C. R., p. 225, et 1850, t. II, p. 79 ; — *Ann. der Chemie und Pharmacie*, 1850, Bd. LXXIV, p. 244).

(2) Robin et Verdeil, *Traité de chimie anatomique*, t. II, p. 447. — Hervier, *loc. cit.*

(3) Enderlin, *Ueber die milchsauren Salze im Blute* (*Ann. der Chem. und Pharm.*, 1843, Bd. XLVI, 164).

(4) La CRÉATINE a été découverte dans la chair des Mammifères par M. Chevreul (a), et la présence de cette matière dans le sang a été constatée par MM. Verdeil et Marcet (b). C'est une substance neutre, soluble dans l'eau et dans l'alcool ; sa composition paraît devoir être représentée par la formule $C^8H^9Az^3O^{42}$,HO, et sous l'influence des acides concentrés elle perd 4 équivalents d'eau et se transforme en créatinine. Enfin, elle cristallise en prismes rectangulaires nacrés et brillants (c). M. Liebig avait été porté à considérer cette substance comme jouant un rôle très important dans la nutrition (d) ; mais les recherches de M. Heinsk tendent à prouver que c'est un produit excrémentitiel, résultat qui me semble très probable (e).

La CRÉATININE est une base organique dont la découverte est due à M. Liebig (f). Elle est plus soluble

(a) Chevreul, *Rapport sur le bouillon de la compagnie Hollandaise, fait à l'Académie des sciences en 1832* (*Mém. de la Soc. centrale d'agriculture*, 1848, 1re partie, p. 658).
(b) *Rech. sur les principes immédiats qui composent le sang de l'homme et des animaux* (*Journ. de pharm.*, 1851, t. XX, p. 89).
(c) Voyez Liebig, *Sur les principes des liquides de la chair musculaire* (*Ann. de phys. et de chim.*, 1849, 3e série, t. XXIII, p. 129, et *Annal. der Chem. und Pharm.*, 1847, t. LXII).
(d) Liebig, *Recherches de chimie animale* (*Comptes rendus de l'Académie des sciences*, 1847, t. XXIV, p. 69.)
(e) Heinsk, *Nouvelles recherches sur la créatine* (*Comptes rendus de l'Académie des sciences*, 1847, t. XXIV, p. 500).
(f) Liebig, *loc. cit.*

Gaz.

§ 20. — Je crois devoir considérer comme matières étrangères à la constitution essentielle du sang les gaz qui s'y trouvent en dissolution, et qui sont destinés ou à se combiner avec les matériaux plastiques de l'organisme, ou à être exhalés. Certains de ces gaz, il est vrai, jouent un rôle des plus importants dans le travail physiologique dont le sang est aussi un des principaux agents : l'oxygène et l'acide carbonique, par exemple ; mais en parler ici serait compliquer inutilement le sujet déjà si complexe dont nous nous occupons en ce moment, et c'est en étudiant la respiration que nous pourrons en traiter le plus utilement. Je me bornerai donc à annoncer ici le fait de l'existence d'une certaine quantité de gaz oxygène, de gaz azote et de gaz acide carbonique tenus en dissolution dans le fluide nourricier.

Matériaux problématiques.

D'après quelques chimistes, le sang contiendrait encore plusieurs autres éléments, et notamment de la silice, du manganèse, du cuivre, du plomb, du fluor, et même du titane (1); mais si ces corps n'ont pas été introduits dans ce liquide pendant l'analyse, soit avec les réactifs employés, soit par l'intermédiaire de la substance constitutive des vases dont on fait usage, ce qui parfois est arrivé bien certainement (2), il est au moins très probable que leur existence est accidentelle et qu'ils ne sont que de passage dans l'organisme. Quoi qu'il en

que la créatine, dont elle dérive, et forme avec les acides des sels cristallisables. Sa composition est représentée par la formule $C^8H^7Az^3O^2$. C'est aussi à MM. Verdeil et Marcet que l'on doit la constatation de la présence de quelques traces de ce principe dans le sang (a).

(1) Rees crut avoir découvert de l'acide titanique dans le sang (b), mais ce résultat est controuvé (c).

(2) Les expériences de MM. Flandin et Danger viennent à l'appui de cette manière de voir, qui a été partagée aussi par M. Chevreul. (Voy. *Comptes rendus*, 1843, t. XVI, p. 944.)

(a) Verdeil et Marcet, *loc. cit.*
(b) Rees, *On the Presence of Titanic Acid in the Blood* (Brewster's *Philosophical Magazine*, 1835, 3ᵉ série, vol. VI, p. 201).
(c) Marchand, *Angebliches Vorkommen des Titans im menschlichen Körper* (Annal. der Chem. und Pharm., 1839, t. XXXII, p. 324).

soit, leur quantité est toujours si minime, que nous pouvons les négliger ici (1).

Quant aux substances dont la présence dans le sang n'est qu'accidentelle, et dépend soit d'un état pathologique de l'organisme, soit de l'introduction de matières étrangères, je ne

(1) La SILICE a peut-être plus d'importance dans la composition du sang que ne semblent l'avoir les autres substances indiquées ici. Sa présence dans ce liquide chez l'homme a été signalée par M. Millon en 1848 (a).

M. Hennenberg a trouvé que le sang de la Poule fournit 59 millièmes de son poids en cendres, et que celles-ci donnent en silice 9 pour 1000 (b).

M. Enderlin a également constaté la présence de la silice dans le sang des oiseaux; il pense que ce corps y existe à l'état de silicate de soude ou de potasse, et que la proportion en est variable, suivant que les aliments dont l'animal fait usage contiennent plus ou moins de silice soluble (c). Il a fait à ce sujet des expériences sur lesquelles nous aurons à revenir en étudiant les phénomènes de la nutrition.

La présence du MANGANÈSE dans le sang a été signalée par Würtzer (d), Millon (e), Burdin du Buisson (f), Hannon (g) et quelques autres chi-mistes. Ces trois derniers auteurs considèrent même ce métal comme étant associé au fer dans la constitution des globules sanguins. Mais M. Denis, qui en a rencontré aussi des traces, pense qu'il n'existe pas normalement dans le sang, et y a été introduit par accident pendant l'analyse (h), opinion qui s'accorde avec les résultats négatifs fournis par les recherches de M. Glénard, qui a cherché sans succès à en découvrir dans le sang normal, même chez un ouvrier qui travaillait dans les mines de Romœriech, et qui vivait constamment dans un air chargé de poussière d'oxyde de manganèse et de fer (i). Lorsqu'il s'en trouve, il paraîtrait donc que c'est accidentellement, et les idées théoriques de quelques médecins au sujet d'une sorte de chlorose qui dépendrait d'une diminution dans la proportion de ce métal dans le sang, ne présentent même rien de plausible.

L'existence de CUIVRE dans le sang

(a) Comptes rendus de l'Acad. des sc., t. XXVI, p. 41.
(b) Annal. der Chem. und Pharm., Bd. LXI, p. 255.
(c) Annal. der Chem. und Pharm., t. LXVII, p. 304, et Annuaire de chimie de Millon et Reisel, 1849, p. 553.
(d) Würtzer, Mangan im Blute (Schweigger's Journ. für Chem., 1830, Bd. LVIII, p. 481).
(e) M. Millon, De la présence normale de plusieurs métaux dans le sang de l'homme, et de l'analyse des sels fixes contenus dans ce liquide (Compt. rend., 1848, t. XXVI, p. 41).
(f) Burin du Buisson, Mém. sur l'existence du manganèse dans le sang humain (Revue médicale, 1852, t. I, p. 201). — De la présence du manganèse dans le sang, et de sa valeur en thérapeutique. In-8, Lyon, 1855.
(g) Hannon, Presse médicale de Bruxelles, 9 mars 1851.
(h) Denis, Essai sur l'application de la chimie à l'étude physiol. du sang de l'homme, 1838, p. 173.
(i) Glénard, Recherche du manganèse dans le sang (Gaz. méd. de Lyon, et Journ. de pharm., 1854, 3e série, t. XXVI, p. 184).

crois pas devoir en parler en ce moment, si ce n'est pour dire que beaucoup de corps peuvent se trouver ainsi mêlés à ce liquide et exercer une influence plus ou moins puissante sur l'économie. J'aurais souvent à revenir sur ce sujet dans la suite de ces leçons, et je me bornerai à ajouter ici que parmi les produits dont le sang est parfois chargé, il en est qui semblent résulter d'une modification anormale de quelques-uns de ses

a été annoncée, il y a une quinzaine d'années, par M. Sargeau (a), et plus récemment par M. Rossignon (b), M. Millon (c) et M. Deschamps (d).

M. Wackenroder (e) a publié récemment un travail sur la présence de petites quantités de cuivre dans l'économie animale. Il a souvent trouvé des traces de ce métal, ainsi que des quantités très minimes de plomb dans le sang de l'homme et des animaux ; mais il prouve que ces substances avaient été introduites accidentellement avec les aliments, et ne doivent pas être considérées comme des éléments normaux du fluide nourricier. Chez quelques animaux inférieurs, tels que les Colimaçons, il a toujours rencontré du cuivre.

M. Millon a trouvé du PLOMB mêlé aux deux métaux précédents dans les cendres obtenues par la calcination des parties du sang qui ne sont pas coagulables par le chlore (loc. cit.). M. Cozzi en a retiré aussi du sérum provenant d'un malade affecté de colique saturnine (f).

Mais M. Melsens a fait voir qu'en se préservant de certaines causes d'erreur dans les procédés d'analyse employés, on ne retrouve plus de trace ni de cuivre, ni de plomb, dans le sang normal (g). MM. Robin et Verdeil n'ont pu trouver aucune trace de cuivre dans le sang du Bœuf (h).

En étudiant les cendres obtenues par la calcination d'une très grande quantité de sang de Bœuf, M. G. Wilson (i) y a constaté la présence de quelques traces de fluor, qu'il suppose y exister à l'état de fluorure de calcium, substance qui n'est pas complétement insoluble dans l'eau (j).

(a) *Arch. der Pharm.*, Bd. LXXV, p. 110, 268, Bd. LXXVI, p. 1 (*Chem. Gaz.*, vol. XI, p. 352).
(b) *Trans. of the British Associat.*, 1851, p. 67.
(c) Sarzeau, *Rech. sur la présence du cuivre dans les végétaux et dans le sang (Journ. de pharm.*, 1830, t. XVI, p. 515).
(d) *Comptes rendus*, t. XVII, p. 514.
(e) *Comptes rendus*, 1848, t. XXVI, p. 41.
(f) *Note sur la présence normale du cuivre dans le sang de l'homme*, par M. Deschamps (*Compt. rend.*, 1848, t. XXVII, p. 389, et *Journ. de pharm.*, 3e série, t. XIII, p. 88, et t. XIV, p. 410).
(g) Cozzi, *Analyse du sang dans un cas de colique saturnine (Journ. de pharm.*, 1844, t. V, p. 157).
(h) Melsens, *De l'absence du cuivre et du plomb dans le sang (Ann. de chimie*, 1848, 3e série, t. XXIII, p. 358).
(i) *Traité de chimie anatomique*, t. III, p. 500.
(j) *Trans. of the British Associat. for the Advanc. of Sciences*, 1851, p. 67.

principes constitutifs ordinaires, d'autres dont l'origine est encore fort obscure (1).

Ainsi, dans quelques états pathologiques de l'organisme, le sang contient des produits ammoniacaux, et, comme nous le verrons plus tard, cette anomalie paraît être liée à un trouble

(1) Le professeur Frerichs, de Breslau, a constaté la présence de petites quantité de LEUCINE et de TYROSINE dans le sang hépatique de quelques malades affectés de ramollissement et d'atrophie du foie, de typhus, de variole, etc. (*a*).

La leucine est une substance cristallisable qui a été découverte par Braconnot, et qui se produit facilement par la décomposition des matières organiques, de la caséine, par exemple.

La tyrosine est une substance cristalline qui naît également de la décomposition de la globuline et de diverses autres matières organiques; on l'obtient aussi par l'action de l'acide sulfurique affaibli sur ces matières (*b*).

(2) M. Shatford de Toronto, au Canada, a trouvé dans le sang d'un malade atteint d'épilepsie des granules de formes diverses qui se renflaient au contact de l'eau, qui semblaient avoir une structure lamellaire, et qui devenaient bleu par l'action de l'iode. Il les considère comme étant des grains de fécule (*c*). M. Virchow avait déjà constaté la présence d'une matière analogue dans certains cas pathologiques du cerveau, et dans la rate atteinte de la dégénérescence dite *cireuse* (*d*).

Les expériences faites dans ces dernières années par MM. Herbst, OEsterlin, Eberhard, Donders et Mensonides, Bruch, Hoffmann et Marfels, sur le passage de divers corpuscules solides, tels que des grains de fécule, de l'intestin dans les vaisseaux chylifères, et de là dans le torrent de la circulation, fourniraient d'ailleurs une explication facile de la présence des corpuscules observés par les pathologistes que je viens de citer (*e*).

(*a*) Frerichs und Staedeler, *Ueber das Vorkommen von Leucin und Tyrosin in der menschlichen Leber* (Müller's *Arch.*, 1854, p. 382).

(*b*) Liebig, *Baldriansäure und ein neuer Körper aus Käsestoff* (Ann. der Chem. und Pharm., 1856, t. LVII, p. 127). — Hinterberger, *Untersuchung des Ochsenhorns* (Annal. der Chem. und Pharm., 1849, t. LXXI, p. 70). — Leyer und Koller, *Zersetzungsproducte der Federn*, etc., mit *verdünnter Schwefelsäure* (Annal. der Chem. und Pharm., 1852, t. LXXXIII, p. 333).

(*c*) *On the Presence of Starch in the Blood of an Epileptic Patient* (Quarterly Journal of Microscopical Science, 1855, vol. III, p. 168).

(*d*) Virchow, *Découverte d'une substance qui donne lieu aux mêmes réactions chimiques que la cellulose végétale dans le corps humain* (Comptes rendus de l'Acad. des sciences, 1853, t. XXXVII, p. 492). — *Nouvelles observ. sur la subst. animale analogue à la cellulose végétale* (loc. cit., p. 860). — *Entdeckungen einer Substanz im menschlichen Körper, welche dieselbe React. giebt als die vegetabilische Cellulose* (Journ. für prakt. Chem., 1854, t. LXI, p. 492).

(*e*) Voyez Marfels, *Recherches sur les voies par lesquelles de petits corpuscules solides passent de l'intestin dans l'intérieur des vaisseaux chylifères et sanguins* (Annales des sciences naturelles, 4ᵉ série, 1856, t. V, p. 134).

dans la portion du travail éliminatoire qui donne naissance aux matières constitutives de l'urine (1).

Enfin je citerai également ici les cas de maladies du foie dans lesquelles certains produits de la sécrétion hépatique, au lieu d'arriver en totalité dans le tube intestinal, pénètrent en quantité plus ou moins considérable dans le sang et en altèrent les caractères (2).

(1) Vers la fin du siècle dernier, l'existence de l'ammoniaque dans le sang fut annoncée par un médecin d'Édimbourg, Ferris (a); et dernièrement la présence du lactate d'ammoniaque dans ce liquide, chez des cholériques, a été constatée par M. Wittstock (b). MM. Schmidt (c) et Lehmann (d) ont découvert du carbonate d'ammoniaque dans le sang des malades atteints par cette affection épidémique. Enfin M. Reuling a souvent trouvé des produits ammoniacaux dans le sérum chez des malades affectés d'urémie (e).

Bulard et Rachet (f) paraissent avoir constaté des indices de la présence de l'acide sulfhydrique dans le sang chez des malades atteints de la peste.

(2) On a donné le nom de CHOLÉMIE à un état particulier du sang, dans lequel ce liquide contient en plus grande abondance certaines matières caractéristiques de la bile.

L'existence sinon de la bile dans le sang de divers malades affectés d'ictère, au moins de la substance à laquelle les chimistes ont donné le nom de *résine biliaire*, a été annoncée par Fourcroy et Vauquelin (g), ainsi que par Orfila (h); et des observations analogues ont été publiées par Collard de Martigny (i) et Clarion (j). M. Chevreul (k) a retiré du sang d'enfants ictériques une certaine quantité de la matière colorante de la bile. Enfin d'autres analyses faites par M. Lecanu (l) et par M. Boudet (m) ont conduit au même résultat.

Dans un cas de jaunisse observé par Fr. Simon, le sérum du sang était si fortement chargé de cette substance, qu'il paraissait rouge quand on en

(a) *Dissert. de sanguine corpore vivente circulent. putrido.* Edinb., 1784.

(b) Wittstock, *Chemische Untersuchung als Beiträge zur Physiologie der Cholera* (Ann. der Phys. und Chem. — Voyez Poggendorff, t. XXIV, p. 509.)

(c) Schmidt, *Characteristik der epidem. Cholera*, p. 69.

(d) Lehmann, *Lehrb. für physiol. Chemie*, t. II, p. 218.

(e) Reuling, *Thèse sur l'existence de l'ammoniaque dans l'air expiré.* Giessen, 1854. — (Voyez *Brit. and For. Med. Rev.*, vol. XV, p. 276.)

(f) Simon, *Animal Chemistry*, p. 320.

(g) Fourcroy et Vauquelin, *Copie de quelques découvertes chimiques* (Ann. de chim., 1790, t. VI, p. 177).

(h) Orfila, *Éléments de chimie*, 1831, t. II, p. 525.

(i) Collard de Martigny, *Journal de chim. méd.*, t. I, p. 266.

(j) Clarion, *Mém. sur la couleur jaune des ictériques* (Journ. de méd., an XIII, t. X, p. 288).

(k) Chevreul, art. *Sang* du *Dict. des sciences naturelles*, t. XLVII, p. 198.

(l) Lecanu, *Journal de pharmacie*, 1831, t. XVII, p. 485.

(m) Boudet, *Essai sur le sang* (Journ. de pharm., 1833. t. XIX, p. 745).

§ 24. — Nous ne savons encore que peu de chose au sujet de la composition chimique du sang chez les animaux invertébrés; mais il est facile de voir que chez un grand nombre d'entre eux, sinon chez tous, la constitution de ce liquide se rapproche beaucoup de ce que nous venons de trouver chez les Vertébrés. Effectivement les phénomènes de coagulation spontanée dont il a déjà été question indiquent la présence de la fibrine dans le fluide nourricier de la plupart des animaux inférieurs, et les expériences des chimistes nous y ont montré l'existence d'albumine, de matières colorantes albuminoïdes et de matières salines.

Le principe colorant rouge qui se trouve en dissolution dans le sang du Ver de terre et de beaucoup d'autres Annélides,

Sang
des
Invertébrés.

voyait une couche épaisse, et ne devenait jaune que lorsqu'on l'étendait d'eau, ou qu'on l'observait en couche très mince; mais ce liquide ne paraissait contenir, en quantités appréciables, ni de la résine biliaire, ni de la biline, ou les substances qui en dérivent (a).

Tiedemann et Gmelin (b) ont trouvé de la biliphéine dans le sang des ictériques.

Heller en a souvent rencontré dans le sang chez des malades atteints de pneumonie, mais qui ne présentaient aucun autre symptôme de dérangement dans les fonctions du système biliaire (c).

MM. Becquerel et Rodier ont trouvé aussi le sérum des ictériques fortement teinté par le pigment biliaire (d).

Il est aussi à noter que M. Enderlin a extrait de ce liquide du cholate de soude, et ensuite quelques gouttelettes d'acide choloïdique (e).

L'HYPOXANTHINE, substance que Scherer a extraite de la rate, et que quelques chimistes considèrent comme étant un protoxyde du radical hypothétique $C^5H^2Xy^2$, dont l'acide xanthique serait un deutoxyde et l'acide urique un trioxyde, a été trouvée par M. Virchow (f) dans le sang de quelques malades atteints de certaines affections spléniques accompagnées de leucémie.

Scherer en a trouvé aussi dans les analyses du sang de leucémique (g).

(a) Simon, *Animal Chemistry*, t. II, p. 329.
(b) Simon's *Anim. Chem.*, t. II, p. 266.
(c) Becquerel et Rodier, *Recherches sur la composition du sang*, p. 106.
(d) Enderlin, *Ueber die Anwesenheit der Galle in dem Blute. (Annal. der Chem. und Pharm.,* 1850, Bd. LXXV, p. 167).
(e) Virchow, *Zur pathologischen Physiologie des Bluts (Archiv für pathologische Anatomie und Physiologie,* 1853, Bd. V, p. 41).
(f) Scherer, *Verhandl. der phys. med. Gesellsch. in Würzburg,* 1852, Bd. II, p. 321.

paraît avoir une grande ressemblance avec l'hématosine des globules sanguins des Vertébrés et contenir aussi du fer (1).

La matière colorante bleuâtre que l'on rencontre dans le sang de plusieurs de ces animaux paraît être aussi une substance albuminoïde ; elle jouit parfois de la singulière propriété de prendre une teinte plus foncée sous l'influence de l'acide carbonique, et de se décolorer par l'action de l'oxygène. Ce fait a été constaté par Harless chez quelques Céphalopodes,

---

(1) M. Hünefeld a étudié la composition chimique du sang du Lombric terrestre, et y admet l'existence de l'albumine et de l'hématosine ; il en a retiré du fer (a).

Du reste, la présence du fer ne saurait être considérée comme caractérisant chimiquement le sang rouge, car on a constaté aussi son existence chez quelques animaux à sang blanc. Ainsi M. Gent, de Philadelphie, en a trouvé dans les cendres fournies par du sang de Limule (b).

M. Harless n'a trouvé aucune trace de ce métal dans le sang des Ascidies (c).

M. Lehmann a fait quelques expériences sur le sang des Insectes, principalement des Chenilles. Il a trouvé que ce liquide est faiblement alcalin, et dégage de l'ammoniaque par son exposition peu prolongée à l'action de l'air. Il se coagule par l'ébullition et par l'action des acides minéraux. Par l'exposition à l'air, la teinte vert jaunâtre de ce sang devient brunâtre, et l'acide acétique fait disparaître cette couleur. On y voit aussi des globules de graisse, et M. Lehmann y a découvert parfois des traces de sucre (d).

On doit à M. Schmidt une analyse du sang de l'Anodonte. Ce liquide est incolore, et fournit un petit caillot également incolore. Il y trouve pour 1000 parties :

Eau.	991,46
Fibrine	0,33
Albumine	5,03
Chaux	1,89
Phosphate de soude, sulfate de chaux et chlorure de sodium. . . .	0,33
Phosphate de chaux . . .	0,31

La chaux indiquée ci-dessus ne se trouvait pas à l'état de carbonate, mais en combinaison avec l'albumine. L'acide carbonique décompose cet albuminate terreux (e).

(a) Hünefeld, *Ueber das Blut der Regenwürmer* (*Journ. für prakt. Chemie*, 1839, t. XVI, p. 152).

(b) Gent, *Ueber die Aschenbestandtheile des Blutes von Limulus Cyclops* (*Annal. der Chem. und Pharm.*, 1852, N. R., vol. V, p. 68).

(c) Lehmann, *Jahresbericht über die Fortschritte der gesammten in- und ausländischen Medicin*, von Golichen, 1846, t. II, p. 19. — *Lehrb. der physiol. Chemie*, t. II, p. 222.

(d) Schmidt, *Zur vergleichenden Physiologie der wirbellosen Thiere*. Brunswick, 1845, p. 53.

(e) Harless, *Ueber das blaue Blut einiger wirbellosen Thiere und dessen Kupfergehalt* (*Müller's Archiv für Anat. und Physiol.*, 1847, p. 148).

ainsi que chez des Ascidies (1). Mais le même chimiste a observé un phénomène opposé chez le Colimaçon. Le sang de ce dernier Mollusque renferme aussi une matière colorante bleue, mais celle-ci se décolore en présence de l'acide carbonique (2).

Plusieurs expérimentateurs ont annoncé qu'il existe du cuivre dans le sang de divers Mollusques, Crustacés et Vers ; mais avant d'admettre ce résultat, il serait nécessaire d'examiner si ce métal n'aurait pas été introduit accidentellement dans le liquide pendant les opérations de l'analyse, ainsi que cela paraît avoir eu lieu dans différents cas où la même sub-

---

(1) Harless a remarqué que, chez les Ascidies où le sang est parfaitement incolore pendant la vie, ce liquide devient bleu après la mort. Il a observé le même changement dans le sang retiré des vaisseaux de la tunique d'une *Ascidia mamillaris* vivante, et il a constaté que ce phénomène ne se produit pas, quand on a fait passer un courant d'oxygène à travers le liquide. L'azote n'y déterminait aucune coloration ; mais dès qu'il y faisait passer quelques bulles d'acide carbonique, la teinte bleue se manifestait, et devenait de plus en plus intense, à mesure que l'action de ce gaz se prolongeait. Le sang ainsi bleui redevenait presque incolore par l'action de l'oxygène. L'alcool et l'éther déterminent également cette coloration en bleu.

Harless a constaté les mêmes phénomènes chez divers Céphalopodes, tels que le Calmar et le Poulpe (Élédone), et la faculté de bleuir sous l'influence de l'acide carbonique s'est conservée pendant plusieurs jours après la mort de ces Mollusques. A sa

prière, l'analyse de ce sang a été faite par Bibra, et celui-ci n'y a trouvé aucune trace de fer, mais en a retiré une certaine quantité de cuivre, métal qu'il a extrait également du foie et des œufs de ces animaux.

(2) Harless a trouvé que le sang de l'*Helix pomatia* retiré du cœur (pendant l'hiver) prend une teinte bleue à l'air. En y faisant passer de l'acide carbonique, cette couleur disparaissait ; mais elle se montrait de nouveau au contact du gaz acide carbonique, et ces changements alternatifs pouvaient se reproduire souvent. Par l'action de l'alcool, ce sang donne un caillot incolore. L'ammoniaque fait aussi disparaître la couleur bleue ; mais celle-ci est rétablie immédiatement par l'addition d'un peu d'acide chlorhydrique, réaction qui ne s'expliquerait pas, si l'on attribuait la couleur bleue à la présence du cuivre. Pendant l'été, M. Harless n'a pas trouvé cette matière colorante dans le sang des Colimaçons.

stance s'est rencontrée parmi les produits extraits du sang de l'homme (1).

§ 22. — En résumé, nous voyons donc que le sang est un liquide d'une composition fort complexe, ou plutôt un mélange de matières très diverses dont les unes sont à l'état liquide, les autres sous la forme de solides organisés. C'est de l'eau tenant en dissolution de l'albumine, de la fibrine et quelques autres principes protéiques, ainsi que des matières grasses et sucrées, du chlorure de sodium, et plusieurs sels alcalins ; et charriant des globules vésiculaires dans la constitution desquels il entre de l'hématosine, de la globuline et quelques autres substances albuminoïdes, des matières grasses phosphorées, des sels terreux et un composé renfermant du fer.

Les corps simples qui se trouvent dans le fluide nourricier, et qui paraissent être essentiels à sa constitution, sont, par conséquent : de l'oxygène, de l'hydrogène, du carbone, de l'azote, du soufre, du phosphore, du chlore, du fer, du potassium, du sodium, du calcium et du magnésium.

Je rappellerai également que les composés fournis par ces divers éléments sont de deux sortes : les uns sont des corps combustibles, pouvant par conséquent se combiner plus ou moins facilement avec de l'oxygène, et donner ainsi naissance à de nouveaux produits; les autres sont des corps déjà brûlés, et par conséquent devenus indifférents par rapport à ce principe com-

(1) M. Harless, ainsi que je l'ai déjà dit, pense qu'il existe du cuivre dans le sang des Céphalopodes , et il en a trouvé en proportion encore plus forte dans le sang des Colimaçons (a). M. Gent, de Philadelphie, en a retiré aussi en quantités assez notables des cendres fournies par le sang des Limules (b). D'après les expériences de Harless et Bibra, ce métal se trouverait aussi dans le foie des Crustacés (le *Cancer pagurus*, par exemple) et de divers Poissons, dont les Céphalopodes se nourrissent, et c'est ainsi qu'il se rend compte de l'existence du cuivre dans le sang de ces derniers animaux.

(a) Harless, *loc. cit.*
(b) Gent, *Ueber die Aschenbestandtheile des Blutes von Limulus Cyclops* (*Annalen der Chemie und Pharm.*, 1852, N. R., vol. V, p. 68).

burant. Les matières grasses et sucrées, de même que les principes protéiques, appartiennent au premier de ces deux groupes ; l'eau et les sels inorganiques forment le second.

J'insisterai aussi sur le caractère particulier de toutes ces matières combustibles, dont les éléments sont si faiblement unis entre eux, dont la constitution est si facile à modifier. On comprend donc à première vue que le sang puisse fournir aux diverses parties de l'organisme les matériaux dont elles ont besoin, soit en leur abandonnant quelques-unes des substances qui y existent toutes formées, soit en leur cédant quelques substances aptes à les produire au moyen d'un de ces phénomènes de transformation chimique dont la théorie n'est pas impossible à saisir.

Dans cette leçon, nous nous sommes borné à l'examen des résultats fournis par l'analyse qualitative du sang ; mais une simple énumération des matières constitutives de ce liquide ne saurait nous satisfaire, et nous devons maintenant nous occuper de l'analyse quantitative de ce grand agent de la nutrition.

CINQUIÈME LEÇON.

Sommaire. — Suite de l'étude chimique du sang. — Proportions de ses divers principes constitutifs dans l'état normal. — Modifications dont elles sont susceptibles.

§ 1. — En traitant de la composition chimique du sang dans la leçon précédente, je n'ai parlé que des résultats fournis par l'analyse qualitative, c'est-à-dire de la nature des matériaux dont ce fluide est formé, et je ne me suis pas occupé des proportions suivant lesquelles ces principes immédiats s'y trouvent associés. Ce sujet d'étude est cependant digne de la plus sérieuse attention, et sera aujourd'hui l'objet de notre examen.

L'analyse quantitative du sang présente de grandes difficultés, quand on veut la faire d'une manière complète; mais pour la solution de la plupart des questions dont le physiologiste s'occupe, il n'est pas nécessaire de doser toutes les matières qui se trouvent réunies dans ce liquide, et l'on peut se borner à déterminer les proportions de celles dont le rôle est le plus important. Ce serait m'écarter du sujet de ces leçons que d'exposer ici d'une manière complète les diverses méthodes employées à cet effet par les chimistes et d'en discuter la valeur. Mais, afin de permettre aux physiologistes d'apprécier les résultats obtenus de la sorte, il me paraît nécessaire de dire quelques mots de ces procédés analytiques.

Dans les premières années de notre siècle, Berzelius, Marcet et quelques autres chimistes, ont cherché à déterminer les quantités relatives des principaux matériaux du sang de l'homme à l'état normal, et ont rendu ainsi à la physiologie un grand service (1); mais il importait non moins de connaître les relations qui peuvent exister entre les variations dont ces proportions sont susceptibles, et les autres différences biologiques qui se rencontrent chez les diverses espèces d'animaux ou chez les divers individus d'une même espèce; car cette comparaison seule pouvait jeter quelques lumières sur l'importance respective de ces substances variées et sur leur rôle dans l'organisme. Il fallait donc multiplier beaucoup les analyses, en s'attachant de préférence au dosage des matières en apparence les plus importantes et choisir les exemples en vue des questions dont on cherchait la solution.

MM. Prévost et Dumas, dont j'ai eu si souvent à citer les noms à propos de l'étude et de la constitution physique du sang, furent les premiers à entrer dans cette voie de recherches analytiques comparées, et le procédé mis en usage par ces expérimentateurs habiles constitue la base de la plupart des méthodes généralement adoptées aujourd'hui.

Méthodes d'analyse.

Voici, en peu de mots, la manière dont M. Dumas procède dans ce dosage (2).

On reçoit le sang dans deux vases. L'un des échantillons est

---

(1) Berzelius (*a*) publia en 1808 des analyses du sang de l'Homme, et il y trouva dans le sérum les matières suivantes :

Eau.	905,0
Albumine	80,0
Lactate de soude et matières extractives.	4,0
Hydrochlorate de soude et de potasse	6,0
Soude, phosphate de soude et matière animale.	4,1
Perte.	0,9
	1000,0

L'analyse du sérum due à Marcet donna à peu de chose près les mêmes résultats (*b*).

(2) Dans ses premières expériences faites en collaboration avec Prévost, de Genève, M. Dumas ne dosait que l'eau, les globules confondus avec la fibrine (sous le nom de *particules*) et les matières solides du sérum, savoir, l'albumine et les sels solubles (*c*). Mais dans des recherches ultérieures, il fit usage du procédé plus complet

---

(*a*) Berzelius, *General Views of the Composition of Animal Fluids* (*Trans. of the Medico-Chirurgical Soc. of London*, vol. III).

(*b*) Marcet, *A Chemical Account of Various Dropsical Fluids, with Remarks on the Serum of the Blood*, etc. (*Medico-Chirurg. Trans.*, 1811, vol. II, p. 343).

(*c*) Prévost et Dumas, *Examen du sang et de son action dans les divers phénomènes de la vie*, 2ᵉ Mémoire (*Ann. de chim. et de phys.*, 1823, t. XXIII, p. 50).

battu pour en séparer la fibrine que l'on pèse, en employant toutes précautions d'usage dans les analyses de ce genre. L'autre échantillon est abandonné à lui-même jusqu'à ce que le caillot se soit formé et que le sérum en soit sorti. On sépare alors ces deux produits, et l'on dessèche l'un et l'autre pour déterminer la quantité d'eau contenue dans le sang. Le résidu fourni par le caillot se compose principalement de fibrine et de globules. Pour connaître la quantité de matières solides contenues dans ces corpuscules, on pèse donc ce résidu, et l'on déduit du poids total ainsi obtenu le poids de la fibrine provenant d'une quantité semblable de sang et fourni par l'échantillon recueilli dans l'autre vase. Enfin on obtient, par le dosage du résidu donné par le sérum, la proportion de l'albumine et des autres matières solides, telles que les corps gras et les sels solubles que ce sérum renfermait. J'ajouterai que si l'on veut déterminer la proportion des matières inorganiques contenues soit dans les globules, soit dans la fibrine ou dans le

décrit ci-dessus (*a*), et l'indiqua à MM. Andral et Gavarret, qui l'adoptèrent dans leurs recherches sur la composition du sang dans l'état pathologique (*b*). Nous verrons plus tard que le sang n'est pas identique au commencement et à la fin d'une saignée ; aussi, pour éviter les causes d'erreur qui pourraient résulter de cette circonstance, M. Dumas recommande de recevoir ce liquide par portions à peu près égales dans quatre vases ; de défibriner celui contenu dans le deuxième et le troisième vase, et de laisser se coaguler celui contenu dans le premier et le quatrième, ou *vice versá*. On égalise de la sorte les différences dans l'échantillon destiné au dosage de la fibrine, et dans celui avec lequel l'analyse s'achève. Enfin, pour tenir compte des matières solides contenues dans le sérum que le caillot retient emprisonné, ce chimiste admet que la totalité de l'eau fournie par ce caillot appartient au sérum, et d'après la composition connue de celui-ci, il calcule le poids à déduire de celui des matières solides du caillot, ce qui donne d'une manière approchée le poids des globules et de la fibrine réunis.

(*a*) Dumas, *Traité de chimie*, 1846, t. VIII, p. 495.
(*b*) Andral et Gavarret, *Recherches sur les modifications de proportion de quelques principes du sang dans les maladies* (*Ann. de chimie et de physique*, 1840, t. LXXV, p. 225).

sérum, on les obtient par l'incinération des résidus que la dessiccation de ces trois matières a fournis.

Des modifications légères et plus ou moins heureuses ont été introduites dans cette méthode d'analyse par MM. A. Becquerel et Rodier (1), par M. Courlier (2), par M. Popp (3) et par M. Scheerer (4). Un jeune chimiste de Berlin, que la science a perdu trop tôt, Franz Simon, a adopté une marche un peu différente (5); mais le perfectionnement le plus important que l'on ait porté à ce genre d'investigation est dû à M. Figuier, qui a eu l'heureuse idée de profiter de l'action bien connue de certaines solutions salines sur les globules et sur la fibrine pour

(1) MM. A. Becquerel et Rodier (a) poussent leur analyse plus loin. Le sang du vase n° 1 est employé non-seulement pour donner le poids de la fibrine, mais après avoir été défibriné, est desséché pour le dosage de l'eau par différence, et le résidu solide ainsi obtenu, après avoir été pesé, est calciné pour servir à la détermination des proportions des divers principes minéraux. Le sérum du sang n° 2 est également évaporé et traité, d'abord par l'eau bouillante pour séparer les matières extractives et les sels solubles, puis par de l'alcool pour en extraire les matières grasses. Le résidu est de l'albumine.

(2) Pour rendre plus simples et plus expéditives ces analyses, M. Courlier reçoit le sang dans un flacon à large col, et l'agite vivement pendant quelques minutes; puis le laisse reposer pendant vingt-quatre heures. Alors la fibrine surnage, le sérum constitue

une couche distincte, et les globules se sont déposés au fond du vase, ce qui en rend la séparation facile (b).

(3) Dans les expériences de Popp (c), le sérum du sang défibriné est séparé en partie des globules par décantation, lorsque ces corpuscules se sont déposés, et analysé; mais il est très difficile de l'obtenir ainsi sans mélange de globules.

(4) Scheerer (d) n'emploie pas le battage pour obtenir le sang défibriné, mais exprime du caillot les globules, qu'il mêle ensuite au sérum; puis il détermine la proportion de matières coagulables contenues d'une part dans le sang ainsi défibriné, et d'autre part dans le sérum. Ce procédé de dosage de la fibrine paraît mauvais.

(5) La méthode employée par Simon (e) dans ses analyses du sang est d'une exécution difficile, et n'inspire que peu de confiance aux chimistes.

Il sépare d'abord la fibrine, et en

(a) Becquerel et Rodier, *Traité de chimie pathologique*, 1854, p. 20.
(b) Voyez Millon, *Éléments de chimie organique*, 1848, t. II, p. 734.
(c) Popp, *Untersuchungen über die Beschaffenheit des menschlichen Blutes in verschiedenen Krankheiten*. Leips., 1845.
(d) O. Scheerer, *Beitrag zur Analyse des gesunden Blutes*. Würzburg, 1848.
(e) *Animal Chemistry*, vol. I, p. 171.

séparer par le filtre le plasma, et obtenir ces corpuscules sans mélange de fibrine (1).

Ce procédé, éminemment propre aux études physiologiques, a été perfectionné par M. Dumas (2), par fait le dosage, puis il la traite par l'alcool et par l'éther pour en extraire les matières grasses.

Une certaine portion du sang défibriné par le battage est évaporée méthodiquement pour la détermination de l'eau.

Une seconde portion du sang défibriné est chauffée jusqu'à l'ébullition pour coaguler l'albumine, puis évaporée jusqu'à siccité. Le résidu est pulvérisé et bien desséché, et une portion du produit ainsi obtenu est traitée par l'alcool anhydre et par l'éther pour en enlever les matières grasses.

On fait ensuite bouillir dans de l'alcool affaibli (d'une densité de 0,92 ou 0,93) le résidu de l'opération précédente. Ce menstrue dissout l'hémato-globuline, les sels, etc., et ne laisse que l'albumine.

La dissolution alcoolique donne par le repos ou par l'addition de l'alcool concentré des flocons d'hémato-globuline, que l'on sépare et que l'on traite ensuite par de l'alcool aiguisé d'acide sulfurique pour en séparer l'hématosine, et qu'on lave avec de l'alcool, afin d'obtenir comme résidu la globuline. Puis la solution alcoolique d'hématosine est saturée par de l'ammoniaque, et évaporée.

Enfin le liquide alcoolique, qui avait laissé déposer les flocons d'hémato-globuline dont il vient d'être question est évaporé, et fournit les sels solubles, l'urée, etc.

Ce procédé, comme on le voit, est beaucoup plus compliqué que les précédents, et ne fournit pas des données plus utiles pour le physiologiste.

(1) M. Figuier, professeur agrégé à l'École de pharmacie de Paris, a donné le procédé suivant (a) : On sépare la fibrine, comme d'ordinaire, par le battage, et l'on ajoute au sang défibriné deux fois son volume d'une dissolution de sulfate de soude (à 16 ou 18 degrés de l'aréomètre de Baumé), ce qui permet de séparer les globules par le filtrage. Le sérum mêlé à la dissolution saline passe, et les globules, restés sur le filtre, sont lavés avec une nouvelle quantité de dissolution saline. On détermine la quantité des globules et du sérum, puis on analyse l'un et l'autre de ces produits par les procédés ordinaires.

(2) M. Dumas a adopté le procédé de M. Figuier; mais ayant remarqué qu'au bout de peu de temps les globules retenus sur le filtre s'altèrent, et que le sérum entraîne de la matière colorante, il l'a modifié en faisant passer continuellement dans le liquide sanguin retenu dans le filtre un courant d'air ou d'oxygène; il conserve ainsi les globules intacts pendant tout le temps nécessaire à l'achèvement de l'opération du filtrage (b).

(a) Figuier, *Sur une méthode nouvelle pour l'analyse du sang et sur la constitution chimique des globules sanguins* (Ann. de chim. et de phys., 1844, 3ᵉ série, t. XI, p. 503).
(b) Dumas, *Recherches sur le sang* (Ann. de chim. et de phys., 1846, 3ᵉ série, t. XVII, p. 452).

M. Hœfle (1) et par quelques autres expérimentateurs. J'ajouterai que, récemment, un médecin distingué de Dorpat, M. Schmidt (2), a cherché à obtenir une précision encore

M. Lehmann objecte à cette méthode que le lavage des globules n'entraîne que très difficilement la totalité du sérum, et que ces corpuscules retiennent une certaine quantité du sel employé (a); mais ces inconvénients ne paraissent pas être très graves. Dans quelques cas pathologiques cependant, l'addition du sulfate de soude n'empêche pas les globules de passer à travers le filtre (b), et il est parfois utile de remplacer la dissolution saline par du sucre (c).

(1) Hœfle, *Chemic und Mikroskopie am Krankenbette.* Erlangen, 1848, p. 132.

(2) Dans la méthode de MM. Prévost et Dumas, on attribue au sérum la totalité de l'eau contenue dans le sang, et l'on calcule la proportion de sérum resté dans le caillot d'après cette donnée. Mais, en réalité, une partie notable de l'eau du caillot appartient aux globules, et il en résulte une erreur, dont ces expérimentateurs habiles ont fait mention, mais dont ils ont cru pouvoir ne pas tenir compte. Quelques autres physiologistes, au contraire, ont cherché à l'éviter, et la méthode de M. Schmidt (d) a principalement pour but la détermination précise des globules et du sérum. Dans cette vue, il a cherché à doser une fois pour toutes la proportion d'eau et de matières sèches que ces corpuscules contiennent, quand ils

sont dans leur état normal, et c'est en multipliant par le coefficient ainsi obtenu le poids des globules secs, déterminé comme dans la méthode de MM. Prévost et Dumas, qu'il évalue la quantité de globules turgides contenus dans le sang dont il fait l'analyse. Pour opérer ce premier dosage fondamental, il a institué trois séries d'expérience ; il a cherché à déterminer d'une part, à l'aide de mesures micrométriques, la diminution de volume que les globules éprouvent par la dessiccation, et il a trouvé que cette réduction s'élevait à 68 ou 69 centièmes. Le volume des matières sèches était donc d'environ 31 ou 32 pour 100, ce qui correspond à environ quatre fois celui des matières solides tenues en dissolution dans le sérum. Il évalua ensuite de la manière indiquée dans une des précédentes leçons (p. 124) la proportion de sérum qui reste interposée parmi les globules dans le caillot, et trouva que c'est au maximum de 1/5e du volume de celui-ci. Puis il calcula que le sang (c'est-à-dire le caillot et le sérum réunis) doit contenir de 53 à 54 de son volume en globules. Enfin il chercha à contrôler les résultats ainsi obtenus en examinant la manière dont divers principes salins sont répartis entre le sérum et les globules. Ces recherches le conduisirent à penser qu'on peut évaluer la proportion des

(a) Lehmann, *Lehrb. der physiol. Chemie*, t. II, p. 185.

(b) Didiot et Dujardin fils, *Note sur la vitalité des globules du sang* (Comptes rendus de l'Acad. des sciences, 1846, t. XXVII, p. 227).

(c) Poggiale, *Recherches chimiques sur le sang* (Comptes rendus, 1847, t. XXV, p. 110).

(d) C. Schmidt, *Charakteristik der epidemischen Cholera.* In-8, Leips., 1850, p. 18 et suiv.

plus grande dans l'évaluation des globules sanguins par rapport au sérum, et que ses recherches ont conduit à la connaissance de faits intéressants, dont j'aurai bientôt à faire mention. D'autres essais ont été faits dans un but analogue, mais à l'aide d'une méthode différente, par M. Vierordt. Enfin quelques physiologistes, en vue de la détermination des proportions du plasma et des globules, ont cru préférable de peser d'une part le sérum, d'autre part le caillot simplement égoutté, ou bien d'évaluer comparativement le volume de ce liquide et celui des globules, qui, par le repos, tombent au fond d'un vase gradué; mais ces estimations ne sont guère susceptibles de quelque précision, et me semblent exposer l'expérimentateur à des erreurs plus graves que ne saurait le faire le dosage des matières solides réduites à l'état de siccité complète (1).

Avant de rendre compte des résultats obtenus à l'aide de toutes ces méthodes analytiques, je dois avertir que ces résul-

globules dans leur état normal en multipliant par le coefficient 4 le produit qui, dans les analyses de MM. Prévost et Dumas, est considéré comme représentant les globules à l'état sec.

Ce mode d'évaluation a été beaucoup loué par quelques chimistes, M. Lehmann par exemple ; mais a été assez vivement critiqué par d'autres. Ainsi M. Zimmermann s'est appliqué à prouver que le coefficient proposé par M. Schmidt est tantôt trop fort, tantôt trop faible, et ne peut inspirer aucune confiance. Admettant avec Berzelius que la totalité des chlorures alcalins contenus dans le sang appartient au sérum, il préfère calculer la quantité de ce dernier liquide emprisonné dans le caillot par le dosage de ces chlorures. Enfin il a recours aussi à la méthode des mélanges proportionnels, et il cherche à résoudre la question par le dosage du mode de répartition d'une certaine quantité d'azotate de baryte (a).

(1) Le professeur Vierordt, de Tubingue, a cherché à arriver au même but que M. Schmidt en employant une autre méthode qui paraît fort compliquée, et d'une exécution longue et difficile. Sur un échantillon de sang à examiner, il détermine le volume total des globules par rapport au volume du liquide ; puis il analyse le tout. Sur un second échantillon, il sépare par le filtrage une certaine quantité du liquide, et en fait l'analyse après avoir déterminé le volume total des globules qui y restent. Enfin il calcule la proportion de la substance cherchée

(a) Zimmermann, *Zur Blutanalyse* (Vierordt's *Archiv für physiologische Heilkunde*, 1852, t. XI, p. 278).

tats ne sont pas toujours parfaitement comparables entre eux. En employant tour à tour pour l'analyse du même sang ces divers procédés, on s'est assuré que les uns accusaient toujours des proportions ou plus fortes, ou plus faibles, de tel ou

$(= A)$ qui doit être attribuée au sérum, en se servant de la formule suivante :

$$
\begin{aligned}
(1.)\quad Vq &= c\,x + py, \\
(2.)\quad V'q' &= c'x + p'y ;
\end{aligned}
$$

ce qui donne

et

$$
x = \frac{p'vq - pv'q'}{cp' - c'p},
$$

$$
y = \frac{c'vq - cv'q'}{c'p - cp'}.
$$

V, représentant le volume du sang n° 1.

V', le volume du sang n° 2.

q, la quantité de la matière A contenue dans l'unité de volume du sang n° 1.

q', la quantité de la même matière contenue dans l'unité de volume du sang n° 2.

p, le volume du liquide séreux du n° 1.

p', celui du n° 2.

c, le volume total des globules du n° 1.

c', le volume total des globules du n° 2.

x, la quantité inconnue de la ma-tière A apportant un volume connu de globules.

y, la quantité de la même matière attribuable au sérum (a).

Ce procédé a donné lieu à beaucoup de critiques et de discussions ; on ne peut effectivement en faire usage que si la densité des deux sérums diffère, et d'ailleurs le volume total des globules est très difficile à évaluer. Pour plus de détails à ce sujet, on peut consulter les diverses publications de M. Virchow, de M. Bois-Raymond, etc. (b).

La comparaison des proportions du sérum et du caillot a été faite par quelques pathologistes : M. Zimmermann, par exemple (c); et au moment où cette feuille va être mise sous presse, je reçois un mémoire intéressant sur la composition du sang par M. Parchappe qui en a fait usage (d).

Ce médecin pense qu'il est préférable de doser les globules à l'état humide, soit en pesant, d'une part, le caillot coupé par tranches et simplement égoutté, et, d'autre part, le

(a) Vierordt, *Neue Methode der chemischen Analyse des Blutes* (Arch. für physiol. Heilkunde, 1852, Bd. XI, p. 47).
— *Neue Methode der Bestimmung des Rauminhaltes der Blutkörperchen* (loc. cit., p. 547).
— *Der Blutkörperchen Volumen* (Op. cit., 1854, Bd. XIII, p. 299).
— *Noch einmal der Blutkörperchen Volumen* (loc. cit., p. 294).
— *Zur Blutanalyse* (Op. cit., 1855, Bd. XIV, p. 300).
(b) Funke, *Observ. critiques sur la Méthode de Vierordt*, dans Schmidt's *Jahrbücher der gesammten Medicin*, 1852, Bd. LXXIV, p. 3.
P. Dubois-Raymond, *Zur Kritik der Blutanalysen* (Zeitschrift für rationelle Medicin, 1854, Bd. IV, p. 44).
— *Zweiter Beitrag zur Kritik der Blutanalyse* (Op. cit., 1854, Bd. V, p. 104).
Zöch, *Erwiederung* (Op. cit., Bd. V, p. 275).
Ludwig, *Zur Verständigung über die Analyse durch Mischung* (Op. cit., Bd. V, p. 353).
(c) Zimmermann, *Zur Lehre vom Blute* (Hufeland's Journal, t. XCVI, H. 1, p. 7; H. 2, p. 3).
(d) Parchappe, *De l'analyse quantitative des principes constituants du sang* (Moniteur des hôpitaux, mai 1856, p. 433, 513, 569, etc.).

tel principe (1). Mais malgré ces sources d'erreurs, les nombreuses recherches dont ce point d'hématologie a été l'objet, depuis une quinzaine d'années surtout, ont rendu de grands services à la science.

Supputation des globules.

§ 2.—Enfin, dans ces derniers temps, on a cherché à évaluer la richesse organique du sang par d'autres procédés, et dans ce but on a eu recours tantôt au dénombrement direct des globules rouges qui se trouvent dans une quantité déterminée de ce fluide, tantôt à l'estimation de l'intensité de sa couleur mesurée par la proportion d'un liquide incolore qu'il faut y ajouter pour en ramener la teinte à celle d'un échantillon étendu de la même manière et dont on a compté les globules. Mais les résultats obtenus de la sorte ne sont encore ni assez concordants, ni assez multipliés pour pouvoir jeter d'utiles lumières sur les questions physiologiques dont l'examen nous occupe en ce

sérum; soit en plaçant le sang défibriné dans une éprouvette graduée, et en mesurant l'espace occupé, après un repos de soixante-douze heures, par les globules et par le sérum ; mais ces méthodes ne me paraissent pas susceptibles d'autant de précision que les précédentes, et sont exposées aux mêmes causes d'erreur.

(1) L'examen comparatif des résultats fournis par les méthodes analytiques de MM. Prévost et Dumas, Becquerel et Rodier, Scheerer, Figuier, Simon et Vierordt, a été fait expérimentalement par M. Hinterberger, M. Gorup-Besanez et M. Heintz. Ces

recherches montrent que les analyses faites par la méthode de M. Figuier accusent une proportion un peu trop forte de globules; que, dans la méthode de M. Scheerer, l'évaluation de ces corpuscules est au contraire trop faible ; enfin que, dans l'état actuel de nos connaissances chimiques, ces analyses sont loin d'offrir toute la sûreté et la précision désirables. Le même sujet a été discuté d'une manière très étendue par M. Mandl (a).

(2) M. Vierordt fut le premier à introduire ce genre d'investigation dans la pratique médico-physiologique. Voici le procédé opératoire dont

(a) Voyez Mandl, *Réflexions sur les analyses chimiques du sang dans l'état pathologique* (*Archives générales de médecine*, 3e série, t. IX, p. 173, 274 ; t. X, p. 198).

Hinterberger, *Vergleichende Untersuchungen über einige Methoden der Blutanalyse* (*Archiv für physiol. Heilkunde*, 1849, t. VIII, p. 6).

Moleschott, *Ueber eine Fehlerquelle in der Andral-Gavarretschen Methode des Blutanalyse* (*Zeitschr. für ration. Medicin*, 1849, t. VII, p. 228).

Gorup-Besanez, *Vergleichende Untersuchungen im Gebiete der zoochemischen Analyse.* In-4, Erlangen, 1850.

Heintz, *Lehrbuch der Zoochemie.* In-8, Berlin, 1853, p. 901.

moment, et c'est essentiellement aux travaux purement chimiques qu'il nous faudra recourir dans nos études relatives à cette partie de l'hématologie.

§ 3. — L'analyse quantitative du sang de l'homme ou des animaux qui nous ressemblent le plus fait voir que les diverses moyennes fournies par quatre observations faites sur le même sang ont varié entre 4,480,000 et 5,551,000 ; enfin les écarts entre les résultats partiels des observations portant sur le même sang ne dépassaient que rarement 5 pour 100 (c).

Proportions des divers matériaux du sang.

il fit usage (a). A l'aide d'un tube capillaire bien calibré, dont le diamètre est connu (0^{mm},1 par exemple), il aspire une petite quantité de sang, et il mesure au microscope la hauteur de la colonne de liquide ainsi obtenu, ce qui lui permet d'en calculer le volume ; puis, en soufflant par l'extrémité supérieure de l'espèce de pipette en question, il en fait sortir le sang qui est reçu dans un liquide propre à l'étendre, sans en altérer les globules (de l'eau gommée, ou mieux encore du blanc d'œuf délayé). Le mélange ainsi obtenu est repris par une pipette, et étendu en lignes étroites et régulières sur un porte-objet, où l'on le laisse sécher. Enfin on place ce porte-objet sous le microscope, et l'on compte les globules en s'aidant d'un micromètre posé sur le sang desséché, ou d'un micromètre mobile. Dans une première série de neuf observations faites ainsi, M. Vierordt a vu que, dans 1 millimètre cube de son sang, le nombre moyen des globules était d'environ 5,174,000 (b). Dans une seconde série d'observations faites avec plus de précision, il a obtenu des nombres un peu moins élevés. Les

M. Welker, qui a perfectionné la méthode de Vierordt, et fait usage d'un micromètre quadrillé pour compter plus facilement les globules, a trouvé 4,600,000 par millimètre cube de liquide (d).

Ce dernier physiologiste a pensé que, dans la pratique, on peut arriver au même résultat d'une manière plus facile, en jugeant de la richesse du sang en globules par la quantité de liquide incolore qu'il faut y ajouter pour en faire descendre la teinte à un certain degré, dont la valeur a été déterminée directement. Comme terme de comparaison, il prend 1 millimètre cube de sang, en compte les globules, et l'étend d'une quantité déterminée de liquide (d'eau mêlée à un peu d'alcool, par exemple) ; puis il ajoute, à l'échantillon de sang dont il veut apprécier la richesse, la quantité de ce liquide titré nécessaire pour le ra-

(a) Vierordt, *Neue Methode der quantitativen mikroskopischen Analyse des Blutes* (Archiv für physiologische Heilkunde, 1852, Bd. XI, p. 26).

(b) Vierordt, *Zählungen der Blutkörperchen des Menschen* (Arch. f. physiol. Heilk., 1852, Bd. XI, p. 327).

(c) Vierordt, *Untersuchungen über die Fehlerquellen bei der Zählung der Blutkörperchen* (loc. cit., p. 854).

(d) Welcker, *Uber Blutkörperchen Zählung* (Arch. des Vereins für gemein. Arbeiten zu Göttingen, 1854, t. 1, p. 161). — *Der Gehalt des Blutes an gefärbten Körperchen approximativ bestimmt nach der bei methodischer Verdünnung des Blutes entstehenden Färbung* (loc. cit., p. 195, et dans le *Vierteljahrsschrift für praktische Heilkunde von der Facultät in Prag*, 1854, t. XLIV, p. 11).

matières énumérées dans notre dernière leçon, comme existantes dans ce liquide, s'y rencontrent en proportions très inégales : les unes y abondent, d'autres ne s'y trouvent qu'en quantités assez minimes, et il en est dont on ne découvre que des traces à peine appréciables.

L'eau forme toujours la partie la plus considérable de la masse du sang. En général, elle constitue près des quatre cinquièmes du poids total de ce liquide, et souvent elle s'y trouve en proportion beaucoup plus considérable.

Les principes protéiques ou albuminoïdes se placent toujours en seconde ligne sous le rapport de leur quantité pondérale.

Les matières grasses et sucrées n'entrent que pour une part très minime dans la constitution du sang.

Enfin, les sels inorganiques ne s'y rencontrent aussi qu'en proportions assez faibles.

Sang
de
l'homme. Si nous prenons comme exemple le sang de l'homme, nous verrons en effet que les analyses les plus récentes de ce liquide ont fourni en moyenne pour 1000 parties :

Eau	785,0
Globules (desséchés).	134,25
Albumine	70,0
Fibrine	2,2
Matières grasses.	1,6
Sels et matières extractives . .	7,1

Ainsi, dans le sang humain, les principes protéiques forment

mener à la même teinte que celle du nôtre précédemment préparé, et il tient note de cette quantité. Il admet que l'intensité de la couleur du sang est en rapport direct avec le nombre de ses globules rouges, et que les différences dans la quantité de liquide incolore qu'il faut ajouter aux divers échantillons de sang pour y déterminer l'égalité de coloration, sont proportionnées à l'abondance de ces corpuscules. D'après ces bases le calcul devient facile à établir. Cependant on peut objecter à ce raisonnement que la teinte du sang est susceptible de varier non-seulement à raison de l'inégalité du nombre de ses globules hématiques, mais aussi, toutes choses égales d'ailleurs, par suite de l'abondance plus ou moins grande des globules blancs, des modifications de la teinte du sérum, etc. Par conséquent, les résultats obtenus de la sorte ne sont pas toujours comparables entre eux.

plus du cinquième du poids total (1); la proportion des matières salines ne correspond qu'à environ la trentième partie du poids de ces substances azotées, et les matières grasses n'équivalent en poids qu'à environ $\frac{1}{150}$ de ces mêmes corps albuminoïdes (2). Enfin, l'eau entre pour plus des trois quarts dans la composition de ce fluide.

Dans l'état actuel de nos connaissances chimiques, il serait difficile d'évaluer avec précision les quantités relatives de globuline, d'hématosine et des autres matières albuminoïdes qui entrent dans la composition des globules sanguins. Ces substances ont cependant été dosées dans quelques analyses, et l'on a vu ainsi que la globuline y est de 15 à 20 fois plus abondante que l'hématosine (3).

Quant aux principes protéiques contenus dans le plasma, ils consistent principalement en albumine et en fibrine. La première de ces substances entre pour environ 7 pour 100 dans la com-

---

(1) Les résultats présentés ici sont déduits des expériences de MM. A. Becquerel et Rodier, portant sur le sang veineux de onze hommes adultes et de huit femmes également adultes, et dont la santé générale était bonne (a). Ils s'accordent d'ailleurs très bien avec ceux obtenus précédemment par d'autres chimistes.

(2) Il est à noter que, dans ces analyses, on n'a tenu compte que des matières grasses fournies par le sérum; or la fibrine, telle qu'on l'obtient par le battage du sang, en renferme toujours; mais la fibrine elle-même est en proportion si faible, que cette dernière quantité de graisse est négligeable dans les évaluations dont il est ici question.

(3) Dans le sang veineux d'un jeune homme robuste, M. Simon a trouvé :

Eau.	791,9
Fibrine.	2,0
Graisses.	1,9
Albumine.	75,6
Globuline.	105,2
Hématosine.	7,2
Sels, etc.	14,2

100 parties de globules ont donné 6,3 d'hématosine et d'hémaphéine.

Dans une autre analyse du sang de femme, le même chimiste a obtenu :

Eau.	798,6
Fibrine.	2,2
Graisses.	2,7
Albumine.	77,6
Globuline.	100,9
Hématosine.	5,2
Sels, etc.	9,9

(a) A. Becquerel et Rodier, *Rech. sur la composition du sang dans l'état de santé et dans l'état de maladie*, 1844, p. 22 et 27, et *Gazette médicale de Paris*, p. 44.

position du sang (1) ; mais la fibrine n'y figure que pour environ deux millièmes. Quant à la caséine ou albuminose, et les autres matières du même ordre, elles n'y existent qu'en proportions trop petites pour qu'on ait pu jusqu'ici les doser avec précision.

Si l'on ne se contente pas d'évaluer en masse les corps gras existant dans le sang humain, et que l'on cherche à connaître les proportions dans lesquelles ces matières s'y trouvent associées, on arrive aux résultats suivants :

Pour 1000 grammes de sang, le sérum fournit, terme moyen :

Cholestérine	0,089
Séroline	0,020
Cérébrine	0,467
Savon	1,025

Enfin, parmi les principes inorganiques du sang, c'est le

Les globules ont donné 5,2 pour 100 en hématosine et hémaphéine (a).

Dans les expériences de M. Lecanu, la globuline a été considérée comme étant de l'albumine, et évaluée à 1,25 dans les globules rouges, dont le poids total était de 130 pour 1000 parties de sang (b).

Il est à noter aussi qu'en général, c'est une combinaison d'hématosine et de globuline qui est désignée sous le nom d'*hématosine* dans les analyses où l'on a cherché à doser la matière colorante du sang.

(1) Voici les résultats obtenus par M. Lecanu dans deux analyses du sérum du sang humain (c) :

	I.	II.
Eau	906,00	901,00
Albumine	78,00	81,20
Matière organique soluble dans l'alcool et dans l'eau	1,69	2,05
Albumine combinée avec la soude	2,10	2,55
Matière grasse cristallisable	1,20	2,10
		1,30
Matière huileuse	1,00	
Chlorure de sodium et potasse	6,00	5,32
Carbonate, phosphate et sulfates alcalins	2,10	2,00
Carbonates de chaux et de magnésie ; phosph. de chaux, magnésie et fer	0,91	0,87
		1,61
Perte	1,00	
	1000,00	1000,00

D'après le même chimiste, il y aurait sur 1000 parties de sang :

Sérum. 869,15 | Globules secs. 130,85

(a) Simon, *Animal Chemistry*, vol. I, p. 228.

(b) Lecanu, *Études chimiques sur le sang humain* (*Thèse à la Facult. de méd. de Paris*, 1837, n° 395, p. 125).

(c) Lecanu, *Nouvelles recherches sur le sang*, p. 14 (extr. du *Journ. de pharmacie*, 1831, t. XVII).

chlorure de sodium qui joue le principal rôle. Ainsi MM. Becquerel et Rodier ont trouvé dans les cendres provenant de la calcination de 1000 grammes de sang humain, en moyenne :

3,5 de chlorure de sodium ;

2,8 de sels solubles (savoir, du phosphate de soude, du carbonate de soude et du sulfate de potasse) ;

0,3 de sels insolubles (principalement du phosphate de chaux avec des traces de magnésie).

J'ajouterai encore que le fer contenu dans les globules a été évalué par les mêmes expérimentateurs à 0,55 pour 1000 parties de sang (1).

§ 4. — Il importe aussi de connaître le mode de répartition de ces diverses matières constitutives du sang entre les globules et le plasma.

L'eau, qui se trouve en si forte proportion dans cette humeur, n'appartient pas en totalité au plasma; les globules en sont plus ou moins gorgés, et cette eau intermoléculaire dont leur tissu est imbibé est nécessaire à leur constitution. Le professeur Schmidt, de Dorpat, a entrepris beaucoup d'expériences pour arriver à la détermination exacte de la quantité d'eau que ces corpuscules contiennent, et il l'évalue à 68 ou 69 pour 100 de leur volume (2). Il a calculé que dans le sang de l'homme les globules humides représentent au moins 40 pour 100, et souvent jusqu'à 53 ou 54 centièmes du volume de ce liquide. Dans le sérum, la quantité de matières solides ne s'élève pas tout à fait à un dixième en poids.

L'albumine et la fibrine, comme nous l'avons déjà dit, appartiennent au plasma; la globuline, l'hématosine, et quelques autres matières protéiques encore mal définies, sont propres aux globules. Les matières grasses sont distribuées dans l'une et l'autre de ces parties constitutives du sang; mais

(1) A. Becquerel et Rodier, *Op. cit.*, p. 23 et 27.

(2) Schmidt, *Charakteristik der epidemischen Cholera*, 1850.

les globules en renferment davantage proportionnellement que le plasma, et nous avons déjà eu l'occasion de voir que les graisses phosphorées paraissent confinées dans les globules, tandis que les acides gras, la cholestérine et la matière désignée sous le nom de séroline, se trouvent en majeure partie, sinon en totalité, dans le plasma.

Les matières salines sont réparties d'une manière non moins inégale dans le plasma et les globules. M. Schmidt a constaté que la presque totalité des sels à base de potasse se trouve dans les globules, tandis qu'au contraire la soude est quatre fois plus abondante dans le plasma que dans ces corpuscules. Enfin, les phosphates terreux se rencontrent en plus grande proportion dans le plasma, tandis que la totalité du fer que le sang renferme appartient aux globules.

D'après les données fournies par les expériences de M. Schmidt et d'après les résultats de ses propres recherches, M. Lehmann présente de la manière suivante la distribution des diverses matières constituantes du sang de l'homme, dans les parties fluides et solides de ce suc nourricier :

Matières constitutives.	Pour 1000 parties de globules.	Pour 1000 parties de sérum.
Eau.	688,00	902,90
Fibrine	»	4,05
Albumine.	»	78,84
Globuline et subst. tégum. des glob.	282,22	»
Hématosine.	16,75	»
Matières extractives.	2,60	3,94
Matières grasses.	2,31	1,72
Chlore	1,686	3,644
Acide sulfurique.	0,066	0,115
Acide phosphorique.	1,134	0,191
Potassium.	3,328	0,323
Sodium.	1,052	3,341
Phosphate de chaux.	0,114	0,311
Phosphate de magnésie	0,073	0,222
Oxygène libre.	0,667	0,403

En résumé, le poids total des matières solides est donc là de 312 pour 1000 parties de globules (savoir, 8,12 de matières minérales, et 323,82 de matières organiques), et de 97,1 (dont 8,55 en matières minérales, et 88,55 en matières organiques) dans le plasma. Enfin le même auteur évalue à 1,0885 la densité des globules, et à 1,028 celle du plasma (1).

§ 5. — L'analyse quantitative fournit des résultats différents lorsqu'au lieu d'opérer sur l'homme on étudie le sang de divers animaux.

Ainsi, chez le Cheval, il y a en moyenne 4 millièmes de fibrine au lieu de 2 millièmes comme dans l'espèce humaine, et 103 parties de globules au lieu de 134.

Chez la Poule, au contraire, la proportion des globules s'élève à 150 ; et si l'on examine le sang des Reptiles et des Poissons, on observe des différences beaucoup plus grandes, mais en sens contraire, car le poids relatif des globules, évalué de la même manière, tombe parfois au-dessous de 50.

Je ne trouverais aucun intérêt à appeler l'attention sur les variations de densité (2) ni sur les caractères particuliers que peut offrir la composition du sang dans chacune des espèces zoologiques où l'analyse en a été faite, et je me bornerai à consigner ces résultats dans les tableaux présentés ici à titre de documents (3). Mais l'examen comparatif du mode de constitu-

Sang
des
animaux.

(1) Lehmann, *Lehrb. der physiol. Chemie*, 1853, Bd. II, p. 134.

(2) Parmi les recherches laborieuses et délicates, entreprises en vue de la détermination de la densité du sang et de ses différentes parties constituantes chez les animaux, je citerai celles de M. J. Davy, et, comme terme de comparaison , je rappellerai d'abord que l'on indique généralement pour la pesanteur spécifique du sang humain 1050 à 1057 à la température ordinaire. D'après les expériences de

M. J. Davy, il paraîtrait qu'elle varie chez les différents animaux de la manière suivante : Cochon, 1060 ; Mouton adulte, 1050 à 1058; Agneau, 1046 à 1053; Bœuf, environ 1060 ; Veau, 1043 ; Chien, 1050; Dindon, 1061 ; Saumon, 1054 ; Morue, 1034; Squale, 1022; Grenouille, 1040. (*On Blood ; Researches of Physiol. and Anat.*, vol. II, p. 15.)

(3) Voyez les tableaux placés à la suite de cette leçon.

tion du fluide nourricier chez les divers animaux, et des différences qui existent dans le jeu de l'organisme chez ces mêmes
espèces, conduit à des résultats intéressants pour la physiologie,
et doit par conséquent nous occuper ici.

En effet, cette étude, commencée il y a trente-cinq ans par
MM. Prévost et Dumas (1), prouve nettement qu'il existe une
relation intime entre la richesse du sang en matières organiques
et l'activité vitale de l'organisme.

Voici les résultats de leurs expériences :

Tableau des proportions d'eau, de globules et fibrine, et d'albumine et sérum, contenues dans le sang de divers Vertébrés, par MM. Prévost et Dumas.

	Eau.	Caillot.	Album. et sels.
OISEAUX.			
Pigeon	797	156	47
Poule	780	157	63
Canard	765	150	85
Corbeau	797	146	56
Héron	808	132	59
MAMMIFÈRES.			
Singe	776	146	78
Homme	784	129	87
Cochon d'Inde	785	128	87
Chien	812	124	65
Chat	795	102	84
Chèvre	814	102	83
Veau	826	91	83
Lapin	838	94	68
Cheval	818	92	89
Mouton	836	86	77
VERTÉBRÉS A SANG FROID.			
Grenouille	884	69	46
Truite	864	64	72
Lotte	886	48	66
Anguille	846	94	60

En jetant les yeux sur la série d'analyses publiées par ces phy-

(1) *Examen du sang et de son action dans les divers phénomènes de la
vie* (*Biblioth. univ. de Genève*, et
Ann. de phys. et de chim., 1re série,
t. XXIII, p. 64, 1823).

siologistes, on remarque tout de suite que si la quantité relative d'eau contenue dans le fluide nourricier des divers Vertébrés ne varie que dans des limites assez étroites, cependant elle est en général moins grande chez les animaux à sang chaud, c'est-à-dire chez les Mammifères et les Oiseaux, que chez les animaux à sang froid.

Nous voyons, en effet, que chez les Poissons, la proportion d'eau varie entre 846 et 886 millièmes, et que, terme moyen, elle est de 870.

Chez les Vertébrés à sang chaud, MM. Prévost et Dumas ont trouvé qu'elle ne s'élevait en moyenne qu'à 800, et oscille entre 765 et 837.

Des recherches analogues, faites plus récemment par MM. Berthold, Hering, Nasse et Fr. Simon, indiquent des variations dans le même sens, mais souvent plus considérables encore (1). Ainsi, chez les Vertébrés à sang froid étudiés

---

(1) Dans les analyses de M. Berthold (a), le dosage de la fibrine me paraît inexact ; mais les résultats fournis par l'évaluation de l'eau d'une part, et des matières solides de l'autre, concordent assez bien avec ceux obtenus par MM. Prévost et Dumas. Voici les principales données qu'on en peut tirer :

	Sérum.	Caillot.	Total de l'eau.
Poule	13	86	79
Pigeon . . .	15	85	82
Bœuf	21	69	78
Veau	28	72	81
Chat	42	57	75
Chien	47	53	75
Cochon . . .	44	56	74
Chevreau . .	58	42	84
Mouton . . .	78	22	83
Grenouille .	36	64	91
Carpe	53	47	80

Hering (b) évalue la proportion d'eau que le sang veineux contient à :

Millièmes.

841,2	chez le Mouton.
831,6	le Cheval.
794,9	le Bœuf.

M. Nasse (c) a trouvé les quantités suivantes d'eau pour 1000 parties de sang :

Millièmes.

848	chez la Chèvre.
847	le Mouton.
825	le Veau.
821	le Lapin.
820	le Cheval.
807	le Chat.
793	le Bœuf.
794	le Chien.
783	le Hérisson.
773	le Cochon.

(a) Berthold, *Beiträge zur Anatomie, Zootomie und Physiologie.* Göttingen, 1834, in-8, p. 260.
(b) Hering, *Physiologie mit steter Berücksichtigung der Pathologie für Thierärzte.* Stuttgard, 1832, p. 118.
(c) Nasse, Art. SANG, dans *Wagner's Handwörterbuch der Physiologie*, 1842, t. I, p. 132.

par ce dernier chimiste, la proportion d'eau a varié entre 848 et 900 millièmes, tandis que pour les Mammifères il a trouvé dans l'état normal 795 chez les uns et jusqu'à 809 seulement chez les autres.

On sait généralement que tous les mammifères ne résistent pas également bien à l'influence du froid, et que pendant l'hiver plusieurs de ces animaux tombent dans un état d'engourdissement profond, de léthargie, durant laquelle toutes les facultés vitales s'affaiblissent au point d'être en apparence suspendues. Or, il résulte aussi des recherches de Saissy sur les animaux hibernants, que leur sang contient beaucoup plus d'eau et moins de principes organiques que celui des Mammifères ordinaires, auxquels d'ailleurs ils ressemblent le plus. Ces expériences, qui datent de près d'un demi-siècle, demanderaient à être répétées avec toute la précision que comporte l'état actuel de la science; mais elles s'accordent si bien avec tout ce que nous venons de voir que je ne doute pas de leur exactitude (1).

Pour le sang des oiseaux, la proportion d'eau a été de :

Millièmes.

829	chez la Corneille.
774	le Pigeon.
770	la Poule.

Fr. Simon (a) a trouvé les quantités suivantes d'eau pour 1000 parties de sang :

900	chez la Tanche.
872	la Carpe.
848	le Crapaud.
809	le Cheval.
795	le Bœuf.

Je dois ajouter cependant que dans quelques expériences faites il y a peu d'années par M. Poggiale, la proportion d'eau contenue dans le sang d'un Pigeon et d'une Poule n'était pas plus élevée que celle du sang du Chien, du Bœuf, et de l'homme, mais s'est trouvée, comme d'ordinaire, inférieure à celle fournie par l'analyse du sang du Lapin, du Chat et du Veau. Pour les deux oiseaux que je viens de nommer, elle variait entre 785 et 795, tandis que chez ces trois derniers mammifères elle s'élevait de 812 à 835 (b).

(1) Saissy a trouvé que la même quantité de sang fournissait 4gr,72 d'eau chez le Lapin et le Cochon d'Inde, et 6gr,26 chez la Marmotte, le Hérisson, le Lérot et la Chauve-Souris. Il ne dit pas si l'expérience a été faite avant ou pendant que ces animaux étaient tombés en léthargie (c).

(a) Simon, *Animal Chemistry*, vol. 1, p. 339, 340, 349.
(b) Poggiale, *Rech. chim. sur le sang (Comptes rendus de l'Acad. des sciences*, t. XXV, p. 112).
(c) Saissy, *Rech. expérim. sur la physique des animaux mammifères hibernants.* In-8, 1808.

Ces résultats fournis par la comparaison de la quantité de matières solides contenues dans le sang de divers animaux tendent déjà à établir l'existence de la relation dont j'ai parlé ci-dessus entre la composition de ce liquide et l'activité de la vie.

Mais c'est surtout par la détermination des proportions du caillot et du sérum, c'est-à-dire des globules et de la fibrine d'une part, et du liquide albumino-salin de l'autre, que les différences dans la richesse du sang chez les Vertébrés supérieurs et les Vertébrés inférieurs deviennent manifestes. Ainsi, dans les analyses de MM. Prévost et Dumas, nous voyons que chez les Poissons et les Batraciens, la quantité de globules mêlés à de la fibrine qui se sépare du sang par la coagulation ne varie qu'entre 63 et 94 millièmes, tandis que chez les Vertébrés à sang chaud elle ne descend jamais au-dessous de 86 et s'élève jusqu'à 157.

Proportion des globules et du sérum.

Nous ne possédons pas assez de données numériques pour pouvoir établir ici une comparaison utile entre les Poissons, les Batraciens et les Reptiles; mais il résulte des recherches dont les Vertébrés supérieurs ont été l'objet, que les Oiseaux sont de tous les animaux ceux dont le fluide nourricier est le plus fortement chargé de matières solides, et que sous ce rapport les Mammifères occupent le second rang.

Dans les analyses de MM. Prévost et Dumas (1), la proportion d'eau tombe presque toujours au-dessous de 800 et descend même jusqu'à 765 chez les Oiseaux.

Chez les Mammifères, les chiffres correspondants s'élèvent jusqu'à 836 et ne descendent pas au-dessous de 776.

Chez les Oiseaux, les matières plastiques réunies dans le caillot forment, après une dessiccation complète, de 132 à 157 millièmes du poids total du sang.

(1) Voyez le tableau ci-dessus, page 228.

Chez les Mammifères, cette proportion descend entre 146 et 86.

Chez la Grenouille, elle ne s'est trouvée être que de 69.

Or, nous verrons par la suite que les Oiseaux sont de tous les animaux ceux où le travail nutritif est le plus actif et la puissance locomotrice la plus développée. Chacun sait aussi que sous ce rapport les Mammifères sont bien supérieurs à tous les Vertébrés à sang froid (1). Ces résultats s'accordent donc parfaitement avec la tendance générale que les observations précédentes nous avaient déjà fait apercevoir.

§ 6. — A l'époque où ces recherches furent faites, on pensait assez généralement que la fibrine du caillot provenait des globules et l'on ne cherchait pas à l'en distinguer dans l'analyse. Les résultats consignés dans les tableaux de MM. Prévost et Dumas sont par conséquent complexes, et pour rendre les investigations de ce genre plus utiles aux physiologistes, il était bon de séparer les globules des autres matières constitutives du sang. C'est ce qui a été fait par MM. Nasse, Simon, Poggiale et quelques autres chimistes.

Dans ces analyses, nous voyons que chez les Oiseaux le poids

____

(1) En discutant ici les conséquences à tirer des expériences de MM. Prévost et Dumas, nous n'avons pas tenu compte des résultats de leur analyse du sang d'une Tortue terrestre, parce que l'individu dont ils se sont servis n'était pas dans son état normal et n'avait ni bu ni mangé depuis cinq mois. Ce liquide ressemblait au sang d'un oiseau et contenait : globules, 150 ; eau, 768 (a). Or, les expériences de M. Collard de Martigny montrent que l'absence complète d'aliments solides et liquides amène promptement une modification importante dans les proportions des matières solides et liquides du sang. Dans une de ces expériences faites sur un chien la proportion d'albumine et de globules s'est élevée, après deux jours de diète, de 17 à 21 grains pour un même poids de sang (b); cela tient probablement à ce que les pertes par évaporation que subit l'économie sont plus considérables que les pertes par destruction de matières combustibles.

(a) Prévost et Dumas, *Examen du sang* (*Ann. de chim.*, 1823, t. XXIII, p. 62).
(b) *Recherches expérimentales sur les effets de l'abstinence complète* (*Journal de physiologie* de Magendie, 1828, t. VIII, p. 172).

des globules varie entre 121 et 150 millièmes du poids total du sang.

Chez les Mammifères, la proportion des globules descend parfois jusqu'à 86 et se rapproche le plus souvent de 120 ou 130 (1).

Le Cochon est de tous les Mammifères celui dont le sang contient le plus de globules, et les agriculteurs savent depuis longtemps que c'est de tous les animaux de boucherie celui dont la nutrition est la plus active. Or, M. Nasse a obtenu, dans ses analyses, pour 1000 parties de sang, 145 parties de globules, proportion qui n'est atteinte que rarement, même chez les Oiseaux.

Le même chimiste a trouvé que chez la Chèvre les globules ne constituent que les 86 millièmes du poids du sang (2). Mais si ce Ruminant si vigoureux et si actif est inférieur aux Mammifères ordinaires, sous le rapport de la richesse du sang, il leur est de beaucoup supérieur, comme nous l'avons déjà vu, par le degré de ténuité des globules sanguins, et l'on comprend facilement que cette circonstance pourrait bien contre-balancer ou même dépasser en sens contraire l'influence de la faiblesse de la quantité pondérale de ces organites (3).

Le Lapin et la Brebis ont aussi le sang peu chargé de glo-

(1) Je crois devoir rappeler ici que le fer contenu dans le sang se trouvant dans la matière colorante, et par conséquent dans les globules, la quantité de cet élément varie proportionnellement à celle des globules eux-mêmes, sauf le cas où ceux-ci seraient plus ou moins décolorés.

(2) Nasse, *Ueber das Blut der Hausthiere* (*Journ. für prakt. Chem.*, 1843, t. XXVIII, p. 146).

(3) Dans les expériences de MM. Andral, Gavarret et Delafond (a), la proportion des globules n'a été ni aussi grande chez les jeunes Porcs, ni aussi faible chez les Chèvres ; leur poids moyen a été chez les premiers 105 millièmes, et chez les seconds 101. Mais chez une Truie de deux ans, ces physiologistes ont trouvé pour les globules, 132.

(a) *Recherches sur la composition du sang des animaux domestiques* (*Ann. de chim.*, 1842, 3e série, t. V, p. 311).

bules comparativement au Chien, et chacun sait que la constitution de celui-ci est bien plus robuste que celle de ces animaux herbivores. Ainsi, dans les analyses faites par le chimiste que je viens de nommer, les globules sont évalués à 123 millièmes chez ce dernier, et à 92 seulement chez la Brebis; enfin des expériences analogues faites par M. Poggiale ont donné pour le sang du Chien 126 millièmes en globules, et pour le sang du Lapin 91 (1).

Je pourrais beaucoup multiplier les faits de cet ordre; je crois cependant devoir ne pas m'y arrêter davantage, car les relations qui peuvent exister entre la richesse du sang en globules et l'activité physiologique sont loin d'être simples, et nos connaissances à ce sujet sont encore trop incomplètes pour que nous puissions chercher utilement à en scruter tous les détails; mais la tendance générale des faits dont je viens de parler est assez manifeste pour que nous puissions considérer l'abondance des globules sanguins comme une condition de puissance vitale.

Variations individuelles.

§ 7. — Ce résultat général est également mis en évidence par l'étude des variations de composition que le sang peut offrir chez les divers individus d'une même espèce, et chez le même individu dans diverses conditions physiologiques.

En effet, la composition du sang n'est pas une chose constante soit dans l'espèce, soit dans l'individu; elle est sujette à des variations. Les chiffres que j'ai donnés ci-dessus pour représenter les proportions de divers principes constitutifs de ce fluide ne doivent pas être considérés comme l'expression absolue des quantités existantes dans le sang d'un individu donné, mais les termes autour desquels ces quantités oscillent et l'étude de ces oscillations conduisent à des résultats intéressants.

(1) Poggiale, *Recherches chimiques sur le sang* (*Compt. rend. de l'Acad. des scienc.*, 1847, t. XXV, p. 112).

Ainsi la composition du sang varie, quant aux proportions des principes constitutifs de ce liquide, suivant les sexes et les tempéraments.

§ 8. — Pour évaluer d'une manière approximative les rapports entre la proportion pondérale de l'eau et celle des autres matières qui s'y trouvent en dissolution ou en suspension, on a eu souvent recours à la détermination de la densité ou pesanteur spécifique de ce liquide, c'est-à-dire à la constatation du poids d'une certaine quantité de sang comparée au poids d'un même volume d'eau pure. Or, les expériences de ce genre faites par M. Marchand, mais surtout celles dues à M. Polli (1), montrent que la densité du sang est, terme moyen, la plus grande chez l'homme, et des recherches du même genre faites peu de temps après par MM. A. Becquerel et Rodier donnent le même résultat. Ainsi la densité moyenne constatée par M. Polli a été, pour le sang de la femme, 6°,142 de l'aréomètre de Baumé (2) et pour le sang de l'homme, 6°,575.

MM. Becquerel et Rodier (3), en opérant sur du sang défi-

Différences
suivant
les sexes.

---

(1) Polli, *Della cotenna del sangue*, p. 46 (extr. des *Ann. univ. di medicina* d'Omodei, 1843).

(2) La détermination de la densité du sang à l'aide des aréomètres ordinaires présente quelque difficulté, à cause de la viscosité de ce liquide ; et pour donner à ces mesures plus de précision, M. Hutin a proposé l'emploi d'un aréomètre d'une construction particulière (a). Mais il est à noter que ce procédé ne saurait fournir d'indications qu'au sujet de la densité du sérum, la présence de globules en pro-portion plus ou moins forte dans ce liquide ne pouvant influer sur la manière dont l'aréomètre s'y enfonce.

(3) La mesure de ces densités a été prise par la méthode du flacon ; c'est-à-dire par la comparaison du poids d'un flacon rempli d'eau distillée d'une part, et de sang d'autre part, la température des liquides étant la même. Les limites des variations observées par les auteurs ont été de 1062 à 1058 chez l'homme (b); de 1060 à 1054 chez la femme (c).

(a) Hutin, *Études chim. et physiol. sur le sang de l'homme*, thèse fac. de méd. de Paris, 1853.
(b) Becquerel et Rodier, *Recherches sur la composition du sang*, p. 22.
(c) *Loc. cit.*, p. 27.

briné, ont trouvé la densité moyenne de ce liquide comparée à celle de l'eau qu'on évalue à 1000 :

> 1060 chez l'homme adulte en état de santé;
> 1057 chez la femme dans son état normal.

Cette différence dans le poids comparatif d'un même volume de sang n'est pas aussi significative qu'on pourrait le croire au premier abord (1); c'est un résultat fort complexe, et elle ne coïncide pas rigoureusement avec les variations dans les quantités relatives d'eau et des matières solides, car la densité de celles-ci diffère notablement, et deux échantillons de sang dont la pesanteur spécifique serait la même pourraient être dissemblables par leur composition. En général, cependant, cette densité dépend de la présence d'une proportion plus ou moins grande d'eau, et les analyses dans lesquelles on a déterminé la quantité relative de ce principe conduisent aux mêmes résultats généraux que les observations précédentes (2).

(1) M. Letellier a insisté, avec raison, sur cette circonstance, que la pesanteur spécifique du sang n'est en rapport ni avec la proportion d'aucun de ses éléments organiques en particulier, ni avec leur somme. (Ce travail est resté inédit, mais un extrait assez étendu en a été lithographié sous le titre de : *Résumé de nouvelles expériences sur les propriétés chimiques, physiques, physiologiques et pathologiques du sang humain*, in-4. Saint-Leu-Taverny, 1837.)

(2) On doit à M. Denis beaucoup d'expériences sur la densité du sang comparée à sa composition chimique. Il distingue sous ce rapport quatre classes. Dans la première, il range le sang, dont la densité varie de 1,045 à 1,049 : ce qui se rencontre principalement chez les enfants, les vieillards et les adultes d'une constitution chétive.

La seconde classe est caractérisée par une densité de 1,050 à 1,059 : c'est le sang des adultes en bonne santé.

Dans la troisième classe, la densité de ce liquide s'élève de 1,061 à 1,069 : cela se voit chez les sujets très vigoureux et d'un tempérament sanguin.

Enfin, dans la quatrième classe, la densité varie de 1,070 à 1,075, et n'a été observée par l'auteur que dans le sang fourni par le cordon ombilical d'un enfant au moment de la naissance (a).

(a) Denis , *Essai sur l'application de la chimie à l'étude du sang de l'homme*, 1838, p. 211, etc.

En effet, il résulte clairement des recherches de M. Lecanu que le sang de la femme est plus aqueux que le sang de l'homme.

Ainsi, les analyses faites par ce chimiste donnent en moyenne :

791 parties d'eau pour 1000 parties de sang chez l'homme ;
821 parties d'eau pour la même quantité de sang chez la femme.

Si, au lieu de s'en tenir à la considération des résultats moyens, on examine les termes extrêmes des variations dans la quantité relative d'eau, on arrive encore au même résultat.

Ainsi M. Lecanu (1) a trouvé jusqu'à 853 millièmes d'eau dans le sang de la femme, et jamais plus de 805 dans le sang de l'homme. Enfin la proportion la plus faible a été de :

778 chez l'homme ;
790 chez la femme.

Cette inégalité dans la richesse du sang des deux sexes a été aussi mise en évidence par les recherches de M. Denis (2), ainsi que par celles plus récentes de M. Schmidt (3) et de MM. A. Becquerel et Rodier (4) ; et lorsqu'on entre plus avant dans l'étude de la cause de ces variations, on voit qu'elles dé-

---

(1) Lecanu, *Nouvelles recherches sur le sang*, p. 27 (extr. du *Journ. de pharmacie*, t. X, 1831).

(2) Denis, *Rech. expérim. sur le sang*, p. 290.

(3) Dans les analyses comparatives de M. Schmidt (a), la proportion d'eau fournie par le sérum était de :

90,884 pour 100 chez l'homme ;
91,715 pour 100 chez la femme.

Il évalue la proportion des globules humides contenue dans 1000 parties de sang, à :

513 chez l'homme ;
396 chez la femme.

et la proportion du sérum, par conséquent, à :

487 chez l'homme ;
604 chez la femme.

On doit se rappeler que dans ces observations M. Schmidt porte au compte des globules la quantité d'eau qu'il suppose exister dans ces corpuscules tels qu'ils se trouvent dans le sang, tandis que dans les expériences des chimistes il est toujours question des globules réduits par la dessiccation à leurs matières solides. (Schmidt, *Epid. Cholera*, p. 30 et 33.)

(4) *Recherches sur la composition*

(a) C. Schmidt, *Charakteristik der epidemischen Cholera*, p. 31 et 34. Leipzig, 1850.

pendent principalement, non pas de la composition du plasma, mais des différences dans la proportion de cette partie liquide du sang et des globules qu'elle charrie.

Ainsi, dans les expériences de M. Lecanu, ces corpuscules unis à la fibrine dans le caillot (1) forment, terme moyen :

> 99 millièmes du poids total du sang chez la femme ;
> 132 millièmes chez l'homme.

Or les différences dans la proportion de fibrine sont insignifiantes, et lorsqu'on a dosé séparément ce principe, les globules et le sérum, on est arrivé à des résultats analogues.

Effectivement, dans les analyses faites par M. Denis (2), le poids des globules a été, terme moyen, de :

> 147 chez l'homme ;
> 138 chez la femme.

Et dans les recherches de MM. A. Becquerel et Rodier cette moyenne a été de :

> 141 chez les hommes ;
> 127 chez les femmes.

Des résultats analogues ont été obtenus tout récemment par

du sang dans l'état de santé et dans l'état de maladie, p. 22 et 37.

(1) Dans les Mémoires de M. Lecanu, les quantités dont je parle ici sont attribuées aux globules seulement, mais se rapportent en réalité au caillot tout entier ; car à l'époque ou ce chimiste écrivait, on croyait assez généralement que la fibrine provenait des globules et devait figurer dans l'évaluation du poids de ces corpuscules (a).

(2) On trouve dans le Traité de chimie animale de Fr. Simon le tableau suivant, qui résume les résultats fournis à ce sujet par les expériences de M. Denis :

Composition du sang chez l'homme et la femme.

		Homme.	Femme.
Eau	Maximum	790,0	820,0
	Minimum	723,3	750,0
	Terme moyen	758,0	147,0
Globules	Maximum	187,1	102,4
	Minimum	102,0	88,1
	Terme moyen	147,0	138,0
Albumine	Maximum	63,0	66,4
	Minimum	52,3	50,0
	Terme moyen	57,5	61,2
Fibrine	Maximum	2,9	3,0
	Minimum	2,1	0,25
	Terme moyen	2,5	0,27

(a) Lecanu, *Nouvelles recherches sur le sang*, 1851, p. 30, et *Études chim. sur le sang*, 1837, p. 66.

le docteur Parchappe, en comparant d'abord le poids relatif du caillot égoutté et du sérum, ou bien encore en mesurant l'espace relatif que les globules occupent en se déposant dans le sang défibriné (1).

Le tableau suivant, construit avec les documents fournis par les travaux de MM. Becquerel et Rodier (2), montre que le sang diffère dans les deux sexes par les limites entre lesquelles se produisent les variations dans les proportions de l'eau et des

---

(1) Ce médecin (a) a obtenu par dix-neuf expériences sur des individus atteints seulement d'indispositions légères les résultats moyens suivants :

	Caillot humide.	Sérum.
Sang de l'homme. . .	529	471
Sang de la femme . .	490	510

Chez les individus affectés de maladies graves, des différences analogues se sont manifestées suivant les sexes, que le sang fût couenneux ou non. Dans le premier cas le poids du caillot humide s'est élevé terme moyen à 513 chez l'homme, et à 426 seulement chez la femme ; dans le second cas, la différence était encore plus grande, car le résultat moyen a été de 579 chez l'homme, et de 475 chez la femme.

La précipitation spontanée des globules dans une éprouvette graduée lui a donné, après soixante-douze heures de repos, les rapports suivants, en volume :

	Globules.	Sérum.
Sang de l'homme. . .	643	383
Sang de la femme . .	551	449

Enfin, dans les expériences de M. Parchappe, la proportion de l'eau contenue dans le sang était, en moyenne, de :

767 millièmes pour l'homme ;
763 millièmes pour la femme.

(2) Ce tableau renferme les résultats consignés dans le Mémoire de MM. A. Becquerel et Rodier sur la composition du sang, cité ci-dessus (p. 22 et 27). Dans leur dernier travail, ces observateurs s'arrêtent aux chiffres suivants : Pour l'homme, 140 ; pour la femme, 125. Ils fixent les limites physiologiques entre lesquelles la proportion de cette matière oscille à 145 comme maximum, et à 125 comme minimum. (*Traité de chimie pathologique*, 1854, in-8, p. 49).

C'est afin de rendre plus facile la comparaison des résultats moyens, maxima ou minima dans les deux sexes, que les chiffres ont été placés sur des lignes différentes dans le tableau ci-après. Les deux colonnes intitulées *Maximum.* se rapportent au sang le plus riche en globules ; les suivantes à celui où ces corpuscules sont le plus abondants, et où, par contre, la proportion de l'eau est au maximum.

(a) Parchappe, *De l'analyse quantitative des principes constituants du sang (Moniteur des hôpitaux*, 1856, t. IV, p. 434 et 484).

globules, aussi bien que par la tendance que décèlent les résultats moyens des analyses; et il prouve aussi que cette différence
dans l'abondance relative des globules est la seule qui puisse
être considérée comme ayant quelque importance.

Composition du sang dans l'espèce humaine, d'après MM. A. Becquerel et Rodier.

	HOMME.			FEMME.		
	Total moyen.	Maxim.	Minim.	Total moyen.	Maxim.	Minim.
Eau	779	760	800	791	773	813
Globules	141,1	152	131	127,2	137,5	113
Albumine	69,4	73	62	70,5	75,5	65
Fibrine	2,2	3,5	1,5	2,2	2,5	1,8
Séroline	0,02	0,08	imp.	0,02	0,06	imp.
Matières gr. phosph.	0,49	1,00	0,27	0,46	0,80	0,25
Cholestérine	0,09	0,17	0,03	0,09	0,20	0,02
Savon	1	2	0,7	1	1,8	0,7
Chlorure de sodium	3,1	4,2	2,3	3,9	4	3,5
Sels solubles	2,5	3,2	2,0	2,9	3	2,5
Phosphates	0,3	0,7	0,2	1	1,8	0,7
Fer	0,56	0,63	0,51	0,54	0,57	0,48

Dans ces derniers temps la même question a été attaquée d'une autre manière : M. Welcker a cherché à évaluer l'abondance relative des globules rouges par la comparaison de la puissance colorante du sang, et en examinant d'après cette méthode ce liquide chez la femme, il ne l'a jamais trouvé aussi chargé d'hématosine que le sang de l'homme lui a paru l'être d'ordinaire (1).

Ainsi la différence entre le sang chez l'homme et la femme vient à l'appui des résultats auxquels nous étions arrivé par la comparaison de la quantité relative de globules et de plasma dans les différentes classes d'animaux, et tous ces faits tendent à mettre en lumière l'importance de ces organites, puisque nous voyons que dans ces deux séries de recherches l'augmentation dans la proportion des globules sanguins a coïncidé avec une puissance physiologique plus grande dans l'organisme.

Quelques faits épars et peu nombreux tendent à montrer que les différences sexuelles sont accompagnées de variations analogues dans la composition du sang chez certains animaux. Ainsi MM. Andral, Gavarret et Delafond ont trouvé que dans le sang d'un Taureau adulte et vigoureux la proportion d'eau n'était que d'environ 792 et celle des globules de s'élevait à

---

(1) En évaluant la proportion des globules par la méthode indiquée ci-dessus (page 224), M. Welcker estime que le nombre de ces corpuscules contenus dans 50 millimètres cubes d'un mélange de sang et d'eau salée en quantités constantes s'élèverait en moyenne à 5,000,000 chez l'homme et à environ 4,750,000 chez la femme. Il n'a jamais trouvé 5,000,000 chez une femme, tandis que chez l'homme il a obtenu 5,400,000 et même 6,000,000 (a). Mais je dois ajouter que les résultats fournis de la sorte ne peuvent être acceptés avec une entière confiance, car ils supposent que la puissance colorante des globules ne varierait pas, fait qui, d'après les recherches de M. Vierordt, paraît controuvé (b).

(a) Welcker, *Blutkörperchenzählung und farbeprüfende Methode* (Vierteljahrssch. für. prakt. Heilk., v. Prag, 1854. Bd. XXXXIV, p. 11).
(b) Vierordt, *Beiträge zur Physiologie des Blutes* (Arch. für physiol. Heilk., 1854, Bd. XIII, p. 269).

117 sur 1000, tandis que les moyennes fournies par leurs expériences sur le sang de la Vache ont été d'environ 102 pour les globules et de 808 pour l'eau (1). On voit aussi par les tableaux insérés dans le Mémoire de ces physiologistes, que la moyenne pour les globules a été de 100 chez les Béliers et de 90 chez les Brebis (2); mais cette tendance n'est pas constante et n'a été observée ni chez le Chien ni chez le Mouton (3).

§ 9. — Nous ne savons encore que peu de chose relativement aux modifications que l'âge peut apporter dans la proportion des diverses matières contenues dans le sang humain; mais si l'on en juge par le petit nombre de faits recueillis, on arrivera à des conclusions en harmonie parfaite avec celles tirées de l'examen comparatif de ce fluide chez l'homme et chez la femme. En effet, Polli a remarqué que la densité du sang est en général plus faible chez l'enfant que chez l'adulte (4), et dans les analyses faites par M. Lecanu on voit que la proportion d'eau est plus grande et celle des globules plus faible chez les vieillards que chez les hommes dans toute la force de l'âge (5). Enfin, M. Popp a constaté qu'en général la proportion des matériaux solides du sang est plus élevée à l'âge

Différences suivant les âges.

---

(1) *Recherches sur la composition du sang de quelques animaux domestiques* (*Ann. de chim.*, 1842, 3ᵉ série, t. V, p. 330, tab. 6).

(2) *Loc. cit.*, p. 327, tab. 1.

(3) Si nous faisons abstraction de deux individus maladifs qui figurent dans le tableau de l'analyse du sang des Chiens donné par MM. Andral, Gavarret et Delafond, nous y trouverons pour la proportion moyenne des globules, 149 chez le mâle, et 152 chez la femelle (*loc. cit.*, tab. 8). Il est aussi à noter que chez les Vaches laitières, cette moyenne a été d'environ 102, tandis que chez les Bœufs de travail elle ne s'est élevée qu'à 97. (*Loc. cit.*, p. 333, tab. 10.)

(4) Polli, *Ricerche ed esperim. sulla cotenna del sangue*, 1843, p. 61.

(5) Lecanu, *Nouvelles recherches sur le sang*, 1831, p. 27. Chez la femme, la proportion d'eau n'a pas varié sensiblement avec l'âge (*loc. cit.*). Chez les hommes de trente à quarante ans, la proportion des globules (dosés à l'état sec) s'est trouvée, terme moyen, d'environ 133 pour 1000, tandis que chez les individus de quarante-huit à soixante-quatre ans elle est descendue, terme moyen, au-dessous de 120 (*loc. cit.*, p. 30).

adulte que dans l'adolescence, et qu'elle décroît dans la vieillesse (1). Mais c'est surtout par l'étude du sang chez divers animaux que cette tendance devient manifeste. Ainsi, dans l'espèce bovine, ce fluide a été analysé d'une manière comparative à différents âges par MM. Denis, Nasse et Poggiale. Le premier de ces physiologistes (2) a trouvé les globules dans la proportion de :

17 pour 100 dans le sang du Bœuf,
15 pour 100 dans le sang du Veau.

M. Nasse a obtenu 12 pour 100 de globules chez le Bœuf, et 10 pour 100 chez le Veau (3). Or, d'autres expériences montrent que le sang de la Vache est au moins aussi riche que celui du Bœuf, c'est-à-dire du mâle dont la constitution a été modifiée par la castration. Enfin, des recherches du même genre faites par M. Poggiale (4) donnent les proportions suivantes :

92 pour 100 de globules chez le Veau,
126 pour 100 de globules chez la Vache.

Cette concordance dans la tendance des résultats obtenus par trois expérimentateurs différents ne permet pas de douter que le sang des bêtes bovines ne soit plus riche en globules chez l'adulte que chez le jeune.

D'autres analyses, dues également à M. Poggiale, montrent

---

(1) Popp, *Untersuchungen über die Beschaffenheit des menschlichen Blutes in verschiedenen Krankheiten.* In-8°, Leipzig, 1845.

(2) Denis, *Recherches expériment. sur le sang*, p. 256.

(3) Nasse, *Ueber das Blut der Hausthiere* (*Journ. für prakt. Chemie*, 1843, t. XXVIII, p. 146).

(4) Voici l'ensemble des résultats fournis par les analyses de ce chimiste.

	Bœuf.	Vache.	Veau.
Eau	796	788	835
Globules . . .	123	126	92
Albumine. . .	65	67	55
Fibrine. . . .	5	6	4
Mat. grasses .	2	2	1,28
Sels , etc. . .	9	10	11

Poggiale, *Recherches chimiques sur le sang* (*Comptes rendus de l'Acad. des sciences*, 1847, t. XXV, p. 112).

que la même différence s'observe chez le Chat ainsi que chez le Lapin, quoique d'une manière moins marquée (1).

L'examen comparatif du sang chez la Poule et chez le jeune poulet a fourni à M. Denis un résultat analogue (2), et M. Poggiale a constaté des faits du même ordre chez le Pigeon adulte comparé à celui qui vient d'éclore (3).

Du reste, ces différences paraissent s'effacer de bonne heure (4), et il ne faut pas perdre de vue qu'en m'y arrêtant ici, je signale une tendance de la Nature, et non une loi physiologique absolue. Aussi ne se manifestent-elles pas toujours : chez les Chiens nouveau-nés, par exemple, le sang, au lieu d'être plus pauvre que chez l'adulte, paraît être plus chargé de globules (5). Il est aussi à noter que dans l'espèce

(1) Ce chimiste a trouvé dans le sang de l'animal adulte 109 millièmes de globules et 812 millièmes d'eau, tandis que chez un petit Chat âgé de trois heures, la proportion des globules n'était que de 83, et celle de l'eau était de 864 ; enfin, chez un Chat âgé de vingt-quatre heures, il a trouvé : globules, 84 millièmes, et eau, 862 (*loc. cit.*, p. 112, et 200.)

Dans le Lapin adulte, M. Poggiale a trouvé : globules, 91,5, et eau, 831 ; chez un Lapin âgé de trois heures : globules, 90 ; eau, 842 ; et chez un autre individu âgé de vingt-quatre heures : globules, 91,2 ; eau, 839 (*loc. cit.*). Or, il est à remarquer que les petits Lapins sont assez forts pour courir presque aussitôt après la naissance, tandis que les chats nouveau-nés restent pendant plusieurs jours dans un état de grande faiblesse et ne se meuvent qu'à peine.

(2) Dans le sang d'une Poule d'un an, M. Denis a trouvé : globules, 16 ; eau, 77 pour 100. — Chez un Poulet de trois mois, nourri comme la poule précédente : globules, 12 ; eau, 80 *(a)*.

(3) Sang de l'adulte : globules, 143 ; eau, 795. Sang d'un Pigeon âgé de trois heures : globules, 130 ; eau, 822. Sang d'un individu de vingt-quatre heures : glob., 134 ; eau, 816.

(4) Ainsi, dans les analyses du sang du Mouton faites par MM. Andral, Gavarret et Delafond, on ne remarque aucune différence notable entre des Béliers dont l'âge variait de un à cinq ans ; il en a été à peu près de même pour les Brebis *(b)*.

M. Lecanu n'a pas trouvé de différence dans la composition du sang de l'homme entre vingt-cinq et quarante-cinq ans (*Op. cit.*, p. 27).

(5) M. Denis a trouvé chez le Chien adulte : globules : 97 ; eau, 830, et

(a) Denis, *Rech. expérim. sur le sang*, p. 256 et 257.
(b) Andral, Gavarret et Delafond, *Rech. sur la compos. du sang de quelques animaux domestiques* (*Ann. de chim. et de phys.*, 1842, 3ᵉ série, t. V, p. 327).

humaine on a trouvé le sang placentaire plus riche que le sang du fœtus, et que chez celui-ci les globules étaient en plus grande proportion que dans le sang de l'adulte (1) ; mais il me paraît probable que c'est à l'influence du sang placentaire plutôt qu'à la puissance physiologique du nouveau-né que la richesse de ce liquide doit être attribuée chez ce dernier (2).

§ 10. — Les divers individus de même sexe et de même âge, bien qu'ils soient tous en état de santé, peuvent cependant différer entre eux sous le rapport du caractère physiologique de leur constitution, ou, pour employer ici le terme propre, sous le rapport de leur tempérament. Chacun connaît l'idée qui s'attache aux expressions *tempérament sanguin* et

Variations individuelles.

chez des petits Chiens âgés d'un jour : globules, 165 ; eau, 780 (a). M. Poggiale a obtenu les résultats suivants :

	Globules.	Eau.
Chien adulte.	126	798
Chien de une heure	165	768
Chien de 24 heures	163	771
Chien de 48 heures	158	775

Ici l'abondance des globules décroît rapidement depuis le moment de la naissance, et paraît tenir à l'influence de la mère plutôt qu'à la puissance physiologique du jeune individu lui-même (b).

(1) M. Denis a trouvé dans le sang placentaire d'une femme, dont l'organisme était débilité par plusieurs saignées successives : globules, 224 ; eau, 701 ; tandis que le sang tiré du bras ne donnait que : globules, 140 ; eau, 781 (c).

M. Poggiale a trouvé dans le sang

placentaire : globules, 172 ; eau, 744.

Dans trois autres expériences, il a comparé le sang placentaire fourni par le bout supérieur du cordon, et le sang du fœtus fourni par le bout inférieur du même cordon, et il a toujours trouvé la proportion d'eau plus grande dans ce dernier. Le poids des matières solides a été, terme moyen, pour le sang placentaire, 255 ; pour le sang fœtal, 252. Il remarque aussi que le sang de l'enfant nouveau-né est très riche en globules, mais ne renferme que peu de fibrine (d).

(2) D'après d'autres expériences de M. Denis, la quantité d'eau diminuerait progressivement chez l'homme de la naissance jusqu'à l'âge adulte, resterait stationnaire de vingt à cinquante ans, puis augmenterait un peu. La matière colorante désignée alors par ce

(a) *Rech. expérim. sur le sang*, p. 254 et 255.
(b) Poggiale, *Rech. chim. sur le sang* (*Comptes rendus de l'Acad. des sciences*, 1847, t. XXV, p. 112), et *Compos. du sang des animaux nouveau-nés* (loc. cit., p. 200).
(c) *Rech. expérim.*, p. 252.
(d) Poggiale, loc. cit., p. 198.

tempérament lymphatique. Or il est à noter ici que les variations dans l'aspect général de l'organisme désignées sous ces noms correspondent à des variations non moins importantes dans la composition chimique du sang.

En effet, il ressort des analyses publiées par M. Lecanu, que chez les individus d'un tempérament dit *sanguin*, la quantité relative de globules est plus grande que chez ceux dont la constitution est lymphatique. Cette différence a été en moyenne dans les proportions de 136 à 116 millièmes chez les hommes, et de 126 à 117 chez les femmes (1).

Influence
de
la gestation. § 11. — Chacun a pu remarquer combien l'état de grossesse cause de l'affaiblissement chez la plupart des femmes. S'il y a réellement une relation entre la vigueur de l'organisme et la richesse du sang en globules rouges, nous pouvons donc nous attendre à en trouver la proportion amoindrie pendant la durée de la gestation. Or, c'est effectivement ce qui a été constaté par les analyses de MM. Becquerel et Rodier : au lieu de trouver 127 millièmes pour les globules, comme dans l'état normal de la femme, ils n'en ont trouvé que dans la proportion moyenne de 111 (2), et j'ajouterai que chez nos animaux

---

physiologiste sous le nom de *cruorine*, ou ce qui revient à peu près au même, les globules, augmenterait en quantité jusqu'à l'âge mûr ; à la naissance, elle serait de 34 sur 1000 ; jusqu'à dix ans, terme moyen, 68 ; dans la deuxième période décennale de la vie, 124 ; dans la troisième période décennale, 157 ; dans la quatrième, 152 ; dans la cinquième période, 146 ; dans la sixième, 125, et dans la septième (c'est-à-dire de soixante à soixante-dix ans), terme moyen, 113. La proportion de l'albumine ne varirait que peu, ainsi que celle de la fibrine ; cette dernière substance serait cependant un peu plus faible aux

deux époques extrêmes de la vie. (Denis, *Recherches de physiol. sur le sang (Journ. de physiol.* de Magendie, t. IX, p. 218, 1829).

Je dois faire remarquer, cependant, que le nombre des analyses publiées par M. Denis ne paraît pas suffisant pour établir la loi des variations que l'âge détermine dans la composition du sang, ainsi que cet auteur semble vouloir le faire.

(1) Lecanu, *Nouvelles recherches sur le sang,* 1831, p. 30.

(2) Les expériences de ces médecins portent sur neuf individus, et la proportion des globules a varié entre 127

domestiques l'état de gestation paraît exercer sur la composition du sang une influence du même ordre (1).

§ 12. — L'état particulier de l'économie que les médecins *État pléthorique.*
appellent *pléthorique*, état qui n'est pas encore une maladie,
mais qui y touche de près et qui semble dû à un excès dans l'action stimulante du sang, à une surabondance de vie, fait également ressortir l'importance du rôle physiologique des globules.
En effet, M. Andral, dont l'autorité est des plus grandes dans
des questions de ce genre, pense que c'est la surabondance des
globules sanguins qui caractérise essentiellement la pléthore.
Chez la plupart des hommes dans l'état ordinaire, la proportion

et 88, tandis que les limites des variations étaient 137 et 113 chez les
femmes dans l'état ordinaire (a). Une
analyse faite par Fr. Simon a donné
des résultats analogues (b). Enfin, les
recherches plus nombreuses de MM. Andral et Gavarret révèlent la même tendance physiologique (c).

(1) La discussion des données numériques contenues dans le travail de
MM. Andral, Gavarret et Delafond, sur
le sang de divers animaux domestiques, me semble conduire à un autre
résultat. Si l'on compare les Brebis de
la même race (dite *Rambouillet*), en
élaguant les individus de race croisée,
on voit que la proportion des globules
du sang est en général plus faible pendant la gestation qu'avant la féconda-
tion ; mais que cette différence tend à
s'effacer chez les individus d'un âge
avancé (d). Ainsi les trois Brebis Rambouillet de un ou deux ans, dont le

sang a été analysé par ces physiologistes, donnent, terme moyen, pour
les globules, 103,8.

Les Brebis de même race en état de
gestation donnent, pour

Les individus de 4 à 8 ans . .	93,7
Pour ceux de 9 à 11 ans . . .	100,7

Un autre fait qui ressort des analyses publiées par les mêmes auteurs,
c'est l'élévation constante de la proportion des globules chez les Brebis,
deux ou trois jours après la mise bas.
Vers la fin de la gestation chez les
quatre individus dont le sang a été
examiné, la proportion des globules
était descendue entre 92,9 et 95,0,
tandis que deux ou trois jours après
la mise bas elle était remontée entre
102,6 et 106,2. Un résultat analogue
a été fourni par l'analyse comparative
du sang d'une Vache, cinq jours avant
la mise bas et deux jours après (e).

(a) A. Becquerel et Rodier, *Rech. sur la compos. du sang*, p. 30.
(b) Simon, *Animal Chemistry*, vol. 1, p. 335.
(c) Andral, *Essai d'hématologie*, p. 105.
(d) Voyez le tableau n° 1 annexé au Mémoire de ces auteurs (*Ann. de chimie*, 1842, 3ᵉ série,
t. V, p. 327).
(e) *Loc. cit.*, p. 332.

des globules ne dépasse guère 130 millièmes, et ne serait même, d'après ce pathologiste, que de 127 en moyenne ; mais dans la pléthore M. Andral a trouvé pour moyenne 141, et a vu le poids des globules s'élever parfois à 154 sur 1000 parties de sang. Enfin il fait remarquer que cette richesse considérable n'était pas accompagnée d'une augmentation dans la quantité de fibrine, ni d'un changement bien notable dans la proportion des autres matériaux constitutifs de ce liquide, sauf l'eau dont la quantité était moindre que d'ordinaire (1).

État anémique.

Dans l'état opposé à la pléthore, et connu des pathologistes sous le nom d'*anémie*, où l'organisme a perdu ses forces et où la vie semble parfois près de s'éteindre sans que ce délabrement puisse être attribué à une lésion quelconque, le sang conserve souvent les proportions ordinaires de fibrine et d'albumine, mais ne charrie plus la quantité normale de globules. Dans beaucoup

---

(1) Andral, *Essai d'hématologie pathologique*, p. 41.

MM. A. Becquerel et Rodier pensent que ces conclusions ne sont pas justes, parce qu'on aurait évalué trop bas la proportion normale des globules, laquelle serait, d'après ces auteurs, de 141, comme dans les cas de pléthore examinés par M. Andral. Mais je ferai remarquer que les hommes choisis par MM. Becquerel et Rodier, pour établir cette moyenne, étaient tous des individus d'une forte constitution, se nourrissant bien, et dont quatre au moins sur six éprouvaient souvent le besoin de se faire saigner, ce qui semble bien indiquer un état pléthorique. Du reste, ce qui, dans mon opinion, constitue la modification du sang dans la pléthore, ce n'est pas la présence d'une quantité déterminée de globules dans le sang, mais l'augmentation de la proportion de ces corpuscules au delà d'un certain terme qui peut varier pour chaque individu ; c'est, en d'autres mots, le défaut d'équilibre ou d'harmonie entre la richesse du sang et les besoins physiologiques de l'économie. Le même résultat paraît aussi pouvoir dépendre d'une surabondance dans la masse de ce liquide nourricier, circonstance qui, dans l'opinion de MM. Becquerel et Rodier, serait la seule cause de l'état pléthorique (a).

Du reste, dans leur dernier ouvrage, ces pathologistes se rapprochent beaucoup de l'opinion de M. Andral, car ils disent que le chiffre des globules augmente dans certains cas de pléthore, mais non dans tous (b).

(a) Becquerel et Rodier, *Rech. sur la compos. du sang*, p. 41.
(b) Becquerel et Rodier, *Chimie pathologique*, 1854, p. 49.

de cas de ce genre, M. Andral n'a trouvé les globules que dans la proportion de 65 au lieu de 127, et dans un cas très grave il a vu ce chiffre descendu jusqu'à 28 (1).

Des résultats analogues ont été fournis par l'étude des animaux domestiques (2), et l'on peut même les obtenir à volonté.

En effet, Thackrah (3) avait remarqué qu'à la suite d'une saignée la masse du sang semble se rétablir assez rapidement, mais que la composition de ce liquide ne reste pas la même ; que l'élément aqueux y arrive plus vite que les globules n'y reparaissent, et que par conséquent les saignées répétées appauvrissent réellement le sang. Cette modification du fluide nourricier, sous l'influence de l'hémorrhagie, a été démontrée plus nette-

Influence
des émissions
sanguines.

---

(1) Andral, *Essai d'hématologie*, p. 49.

(2) Nasse a constaté que chez les Moutons affectés de la pourriture ou cachexie aqueuse, la proportion des globules qui, dans l'état normal, est de 92, tombe parfois jusqu'à 10. La proportion d'eau s'est élevée de 827 à 952. Chez des Chevaux affectés de morve chronique, le même observateur a vu les globules tomber à 43, tandis que dans l'état normal ils figurent pour 117 ; la proportion d'eau a augmenté en même temps et s'est élevée du chiffre normal de 804 jusqu'à 860 (a).

MM. Andral, Gavarret et Delafond avaient obtenu aussi des résultats analogues : chez les Moutons en bonne santé, la proportion des globules, évaluée, d'après le procédé d'analyse employé par ces pathologistes, oscille autour de 100 pour 1000 parties de sang ; mais chez les Moutons atteints d'hydroémie et dont le foie était in-

fecté de Douves, elle a varié entre 78 et 14. (*Annales de chimie*, 1842, t. V, p. 335.)

(3) Thackrah conclut de ses expériences à ce sujet, que « *la quantité » relative du sérum augmente pen- » dant la durée de la saignée.* » Dans un cas, mentionné par cet auteur, la proportion du caillot pour 100 de sérum est tombée de 128 à 119 (b). Dans une expérience sur un Chien qui mourut d'hémorrhagie, la proportion du caillot a été successivement de 333, 309 et 129 pour 100 de sérum, et chez un Bœuf tué de la même manière la proportion de caillot est tombée de 27 à 16 (*Op. cit.*, p. 129). Il paraîtrait aussi, d'après ces expériences, que la fibrine du caillot est moins rétractile à la fin de l'hémorrhagie qu'au commencement, car la quantité relative de sérum séparée du caillot était plus considérable le lendemain que le surlendemain de la saignée (*Op. cit.*, p. 130).

(a) Nasse, *Ueber das Blut der Hausthiere* (*Journ. für prakt. Chemie*, 1843, t. XXVIII, p. 146).
(b) Thackrah, *Inquiry into the Nature and Properties of Blood*, 1819, p. 99.

I.

ment encore par les expériences de MM. Prévost et Dumas, et des recherches récentes, dues à un pathologiste distingué de l'Allemagne, M. Vierordt, montrent que la proportion des globules hématiques diminue ainsi d'une manière très remarquable (1). Or chacun sait combien les émissions sanguines

(1) Dans une des expériences faites sur un Chat robuste, par Prévost et M. Dumas, le sang a donné d'abord 118 millièmes de globules ; dans une seconde saignée, 116 ; puis dans une troisième saignée, 93 : et cependant entre la première et la troisième émission sanguine l'intervalle de temps n'avait été que de sept minutes (a).

Une autre expérience faite plus récemment par MM. Andral, Gavarret et Delafond, montre encore mieux l'influence des émissions sanguines sur la proportion des globules (b). Un Cheval fut saigné sept fois dans l'espace de quelques heures, et le sang obtenu ainsi fournit des globules dans les proportions suivantes :

1re saignée	. . . .	104
2e saignée	. . . .	97
3e saignée	. . . .	85
4e saignée	. . . .	64
5e saignée	. . . .	51
6e saignée	. . . .	44
7e saignée	. . . .	38

M. Zimmermann a fait aussi une étude attentive de l'influence que la saignée exerce sur la composition du sang. Ses expériences furent faites sur des Chiens, et le sang de chaque saignée fractionné en 8 ou 10 parties. Or dans chaque expérience on voit que la

proportion des globules décroît progressivement à mesure que l'émission sanguine se prolonge, et que dans chaque nouvelle saignée elle devient plus faible que dans la précédente. Ainsi la première saignée en a fourni :

Au commencement de l'opération.	110,0
A la fin de l'opération	106,7
La 2e saignée, au commencement.	97,3
La 2e saignée, à la fin	89,8
La 3e saignée, au commencement.	76,1
La 3e saignée, à la fin	50,0

Les saignées furent pratiquées à quelques jours d'intervalle, et étaient si copieuses, que la mort est arrivée peu d'heures après la troisième opération (c). M. Zimmermann a obtenu des résultats analogues en examinant l'influence des hémorrhagies sur la composition du sang artériel (d).

C'est par la méthode du dénombrement des globules dont il a déjà été question au commencement de cette Leçon (page 220), que M. Vierordt a étudié l'influence de la saignée sur la composition du sang. Ses expériences portent sur des Chiens et des Lapins, et il a comparé le sang provenant de deux saignées pratiquées à dix ou douze heures d'intervalle. Il a trouvé ainsi que la diminution dans la quantité relative des globules aug-

(a) Prévost et Dumas, *Examen du sang*, 2e Mémoire (*Ann. de chim. et phys.*, 1823, t. XXIII, p. 66).

(b) Andral, Gavarret et Delafond, *Op. cit.* (*Ann. de chim.*, 1842, t. V, p. 323.)

(c) G. Zimmermann, *Drei Blutentziehungen an einem Hunde, nebst Sectionsbefund* (*Arch. für physiol. und pathol. Chemie und Mikros.*, 1847, Bd. IV, p. 465).

(d) Zimmermann, *Ueber die quantitativen Veränderungen im Blute bei seinem Ausflusse aus Arterien* (*loc. cit.*, p. 385).

causent d'affaiblissement dans tout l'organisme : il en résulte un état d'anémie plus ou moins intense, et entre les mains du médecin cette diminution des forces physiologiques devient parfois un moyen curatif. M. Vierordt a trouvé aussi que la mort arrive toujours quand le nombre relatif des globules est

mente avec l'abondance de la saignée, résultat qui s'accorde avec ceux obtenus précédemment par M. Wolterson (a). Les nombres suivants montrent combien les différences produites de la sorte peuvent être considérables. Dans la première colonne se trouve l'indication de la quantité de sang perdu par des Lapins, évaluée en fractions du poids total du corps de l'animal ; dans la seconde, le nombre des globules hématiques contenus dans un volume constant du liquide examiné.

1/446	102
1/425	98
1/413	96
1/110	84
1/85	68
1/55	69
1/43	52

Les expériences de M. Vierordt sur des Chiens ont fourni des résultats analogues, mais les différences étaient moins considérables. Chez un de ces animaux le nombre des globules cependant est descendu de 89 à 52 par l'effet de six saignées successives faites dans l'espace d'environ deux heures.

Dans une de ses expériences faites sur un jeune Lapin, la mort est arrivée quand le nombre des globules était descendu à 68 pour 100 du nombre normal ; mais dans d'autres cas, chez un Lapin adulte et chez un Chien, la soustraction du sang n'est devenue fatale qu'après un appauvrissement plus considérable : le nombre relatif des globules est tombé à 52 pour 100 du nombre normal (b).

Je n'ai pas cru devoir tenir compte ici de quelques expériences rapportées par Magendie dans ses Leçons au collége de France, et qui tendraient à montrer que, sous l'influence d'une mauvaise nourriture et de saignées répétées, la proportion des globules, ainsi que celle de la fibrine et de l'albumine, irait en augmentant chez le Cheval, et qu'un animal ne recevant aucun aliment solide et ne buvant que de l'eau pendant vingt-quatre jours, aurait présenté, deux jours avant de mourir de faim, un sang deux fois aussi riche en globules qu'au commencement de l'expérience. Il est aussi très singulier de voir, dans le récit de cette même expérience, que le cheval privé d'aliments restait dispos, alerte et facile à exciter à la course après trois semaines d'abstinence. Je suis porté à croire qu'il y a eu dans ces recherches quelques inexactitudes dans les analyses chimiques, et peut-être aussi un peu de commisération de la part du palefrenier (c).

(a) Wolterson, *De mutationibus in sano corpore sanguinis detractione productis.* Diss. inaug. Arnheim, 1850.

(b) Vierordt, *Beiträge zur Physiologie des Blutes* (*Archiv für physiologische Heilkunde*, 1854, t. XIII, p. 271 et suiv.).

(c) Magendie, *Leçons faites au collége de France en 1851-52*, publiées par M. Fauconneau-Dufresne, et tirées de l'*Union médicale*, 1852.

descendu au-dessous d'une certaine limite, qui varie suivant les individus.

L'abstinence prolongée, lors même qu'elle n'est accompagnée d'aucune perturbation dans l'économie, ainsi que cela se voit chez les animaux hibernants, est une cause d'affaiblissement, et en même temps que le poids du corps diminue pendant la durée de l'état léthargique, on voit que le sang devient de plus en plus pauvre en globules hématiques (1).

D'un autre côté, si parmi les bêtes bovines de nos fermes, dans un troupeau de moutons, ou bien encore parmi nos chiens de garde, on rencontre quelque individu remarquable par sa vigueur ; et qu'on examine le sang de ces animaux de choix, on y trouve toujours les globules en plus forte proportion que d'ordinaire (2).

Il me serait facile de citer beaucoup d'exemples à l'appui de ce que je viens de dire, mais cela me paraîtrait superflu, et

---

(1) M. Vierordt a étudié dernièrement, par sa méthode du dénombrement des globules, la composition du sang de la Marmotte à diverses périodes du sommeil hibernal de cet animal. La Marmotte est tombée en léthargie le 22 novembre, et le poids de son corps était alors de 845 gram.

Pour 1 millimètre cube de sang, M. Vierordt a trouvé :

7,748,000 globules le 11 novembre.
5,100,000   —   le 5 janvier.
2,355,000   —   le 4 février.

Pendant ce temps le poids de l'animal était tombé à 613 grammes, c'est-à-dire diminué d'environ un quart (a).

(2) Les expériences de MM. Andral, Gavarret et Delafond sur le sang des animaux domestiques ont conduit à la conclusion suivante : « *Chez les différents individus d'une même espèce, l'élévation du chiffre des globules a été en rapport constant avec l'énergie de la constitution.* » (*Loc. cit.*, p. 325.)

Ainsi, dans leurs expériences sur les Moutons de la race Dishley, ces auteurs signalent deux de ces animaux comme étant les plus beaux et les plus forts du troupeau ; or le chiffre des globules était chez l'un de 110 et chez le second de 101, tandis que chez aucun des autres il ne s'élevait aussi haut, et était en moyenne de 93. (Tableau n° 2.) Des faits analogues se remarquent dans leurs recherches sur les Moutons de la race dite de Rambouillet. Chez une Brebis qui était la plus forte du troupeau, le chiffre des globules s'élevait à 123, tandis que

---

(a) Vierordt, *Beiträge zur Physiologie des Blutes* (Arch. f. physiol. Heilk., 1854, t. XIII, p. 409).

je me bornerai à ajouter que M. Andral, à qui on doit d'excellents travaux sur ce sujet si intéressant pour le physiologiste aussi bien que pour le médecin, résume dans les termes suivants l'ensemble de ses expériences et de ses observations :

« La force de la constitution est la condition de l'économie qui contribue le plus à élever les globules vers leur maximum, tandis que la faiblesse congénitale ou acquise est la condition qui les abaisse vers leur minimum (1). »

Il ne faudrait pas croire cependant que la grande abondance de matières solides dans le sang soit toujours une condition de santé et de vigueur, car elle coïncide parfois avec un état maladif des plus graves. En effet, dans le choléra asiatique, le sang contient beaucoup moins d'eau que dans les circonstances ordinaires et ressemble souvent à une gelée épaisse ; mais ce fait

chez les autres individus en bon état il restait entre 90 et 110. (*Loc. cit.*, tableau n° 1.)

J'ajouterai que chez un Chien d'une vigueur extrême, ils ont trouvé les globules dans la proportion de 176, tandis que chez les individus ordinaires cette proportion variait entre 136 et 165. (Tableau n° 8.)

La même tendance se révèle dans les nombreuses analyses du sang humain, faites par M. Becquerel et Rodier. Les globules, disent ces physiologistes, diminuent dans la plupart des maladies chroniques dont la durée se prolonge; ils diminuent aussi toutes les fois que des individus ont été soumis à une alimentation insuffisante ou insuffisamment réparatrice (*a*).

Il résulte des observations de ces deux auteurs qu'une diminution très considérable des globules (quand la proportion est descendue entre 40 et 80 pour 1000) se traduit par les phénomènes suivants : « La peau est pâle et même d'un jaune verdâtre, les forces sont diminuées ; le moindre exercice, quelquefois même le moindre mouvement détermine de la courbature, des douleurs musculaires, de la dyspnée et des palpitations. La céphalalgie, les vertiges, les bourdonnements d'oreilles et d'autres troubles nerveux se développent et se montrent à des degrés très divers. Les syncopes se manifestent avec une grande facilité; etc. »

MM. Becquerel et Rodier ajoutent que cette diminution des globules se montre surtout dans les cas d'émissions sanguines trop copieuses, les hémorrhagies considérables, la chlorose portée au maximum, l'anémie paludéenne portée à un très haut degré, et la cachexie cancéreuse. » (*Chimie pathologique*, p. 52.)

(1) *Essai d'hématologie*, p. 29.

(*a*) Becquerel et Rodier, *Nouv. rech. d'hématologie* (*Compt. rend.*, 1852, t. XXXIV, p. 835).

exceptionnel n'infirme en rien les résultats généraux que je viens d'exposer, car les globules hématiques paraissent être alors fortement altérés, et leur abondance relative est déterminée seulement par l'abstraction d'une quantité considérable de l'eau du sérum (1).

§ 13. — Il n'entre pas dans le plan que j'ai adopté pour ce cours de traiter d'une manière spéciale des modifications que les maladies peuvent déterminer dans la constitution des organismes ou dans les caractères des phénomènes physiologiques dont ces organismes sont le siége; mais je crois devoir ne pas

Influence de l'état pathologique.

---

(1) La diminution dans la proportion de l'eau contenue dans le sang des cholériques a été constatée lors de l'épidémie de 1831, par O'Shaughnessy (a), Thomson (b), Andrews (c), Lassaigne (d), Lecanu (e), etc., et depuis lors a été observée de nouveau par divers expérimentateurs.

M. Thompson, de Glasgow, évalue à 45 pour 100 la proportion du caillot fourni par le sang normal ; mais chez les cholériques il a trouvé, terme moyen : caillot, 66,8 ; sérum, 33,2. Enfin dans ce sérum, si peu abondant, la proportion des matières solides était deux fois plus grande que dans l'état normal.

Dans quelques cas de choléra, M. Lecanu a trouvé jusqu'à 520 millièmes de matières solides dans le sang ; tandis qu'à l'état normal la proportion de ces substances est, terme moyen, de 210, et au plus de 221.

Voici les résultats de deux analyses faites par M. A. Becquerel (f). Le sang provenait d'hommes adultes saignés peu d'heures avant leur mort :

	Nº I.	Nº II.
Somme des mat. solides.	277,48	245,05
Globules.	189,60	160,20
Fibrine	1.88	6,50
Albumine pure.	51,80	69,35
Chlorure de sodium . .	6,61	non déterm.
Mat. grasses, sels, etc.	27,59	20,00
Eau.	732,52	753,95

Dans d'autres analyses du sang de cholériques, faites par Wittstock (g) et Fr. Simon (h), la quantité des globules

---

(a) O'Shaughnessy, *Report on the Chemical Pathology of Cholera*, 1832.

(b) T. Thompson, *Chemical Analyses of the Blood of Cholera Patients* (*Philosoph. Mag. and Annals*, 1832, vol. XI, p. 349 et suiv.).

(c) Andrews, *Chem. Research. on the Blood of Cholera Patients* (*London and Edinburgh Philosophical Magazine*, 1831, vol. I, p. 305).

(d) Lassaigne, *Analyse du sang des cholériques* (*Journ. de chimie médicale*, 1832, t. VIII, p. 457).

(e) Lecanu, *Examen du sang des cholériques* (*Journ. de pharm.*, 1833, t. XIX, p. 21), et *Études chim. sur le sang*. Thèse, 1837, p. 106.

(f) Becquerel, *Note relative à quelques analyses du sang* (*Arch. gén. de méd.*, 1849, 3ᵉ série, t. X, p. 888).

(g) Wittstock, *Chemische Untersuchungen als Beiträge zur Physiologie der Cholera* (*Ann. der Phys. und Chem. von Poggendorff*, Bd. XXIV, p. 509).

(h) Simon, *Animal. Chemistry*, vol. I, p. 325.

négliger les faits que la pathologie nous fournit, lorsqu'il me semble possible d'en obtenir quelques lumières utiles pour la solution de questions encore indécises touchant l'anatomie ou la physiologie des animaux dans leur état normal. Or l'étude de la composition chimique du sang dans les diverses maladies, sujet dont les pathologistes se sont beaucoup occupés depuis quelques années (1), me paraît éminemment propre à nous éclairer sur le rôle de quelques-uns des principes constitutifs de cet agent, et par conséquent je crois utile de m'y arrêter ici.

Effectivement, lorsque l'organisme est dans un état morbide,

ne dépassait pas le terme normal, mais l'albumine s'élevait à 110 et même 114 pour 1000.

Dans un autre cas, le même pathologiste a trouvé jusqu'à 84 d'albumine pour 1000 dans le sérum.

Dans les cas observés par M. Andrews les anomalies n'étaient pas aussi prononcées, mais la diminution dans la proportion d'eau contenue dans le sang de ses malades se faisait toujours remarquer.

M. Schmidt, de Dorpat, a étudié d'une manière très approfondie non-seulement la constitution du sang dans cette maladie, mais les relations qui existent entre les modifications qui s'y rencontrent et l'état des autres humeurs de l'économie. Il a trouvé que chez les hommes le sang, dans les cas graves, contient jusqu'à 559 pour 100 de globules turgides au lieu de 513, comme dans l'état de santé, et que chez des femmes, au lieu de 396 (proportion normale), il y en a parfois 497 (a). Voyez aussi à ce sujet les observations de MM. Dulk, Robertson, etc. (b).

La déformation des globules hématiques a été observée par MM. Follin (c), Cowan (d) et Heller (e), etc.

(1) Les travaux les plus importants sur la composition chimique du sang dans l'état de maladie sont en pre-

(a) Schmidt, *Charakteristik der epidemischen Cholera gegenüber verwandten Transsudations-Anomalien.* Leipzig, 1850, p. 89 et suiv.

(b) Dulk, *Beitr. zur chemisch physiol. Kenntniss der Cholera* (Ann. der Pharm., 1833, Bd. V, p. 333). — J. Mayer, *Impfversuche mit dem Blute und Ausleerungen Cholera Kranker.* (Arch. für Path. Anat. und Physiol., 1852, t. IV, p. 29). — Robertson, *Observ. on the Blood of Cholera Patients* (Edinb. Monthly Journ. of Medic., t. XVII, p. 243). — Heller, *Harn, Blut,* etc., *bei Cholera sporadica* (Arch. für physiol. und pathol. Chemie und Mikrosk., Wien, 1844, Bd. 1, p. 17).

(c) Follin, *Examen microscopique du sang et des matières vomies,* etc., *chez les cholériques* (Comptes rendus de la Société de biologie, 1849, p. 48).

(d) Cowan, *Case of Cholera in which the Blood was Remarkably Altered* (Monthly Journ. of Medic., Edinb., 1854, t. XIX, p. 249).

(e) Heller, *Patholog. chem. und mikroscopische Untersuchungen* (Arch. für physiol. und pathol. Chemie und Mikroskopie, 1844, t. I, p. 17).

le sang est susceptible d'éprouver dans sa composition chimique des variations bien plus grandes que dans l'état de santé; et, soit que ces modifications résultent d'un trouble dans l'action d'une partie déterminée de l'économie animale, soit qu'elles doivent être considérées comme la source de ces perturbations, la comparaison de ces causes et de ces effets ne saurait être négligée par les physiologistes.

A mesure que nous avancerons dans l'étude du sang, nous verrons de plus en plus clairement que cette humeur est en réalité un simple mélange de matières de provenances diverses qui, après y avoir séjourné plus ou moins longtemps, doivent en disparaître, soit qu'elles s'y détruisent, soit qu'elles en sortent pour être employées dans la constitution de l'organisme ou pour être expulsées au dehors. Il en résulte que la proportion dans laquelle chacune de ces matières s'y rencontre à un moment donné dépend du degré d'intensité relative de deux forces contraires, et que cette proportion doit s'élever ou s'abaisser suivant que l'équilibre entre le travail alimentateur et le travail d'élimination se trouve rompu par la prédominance de l'une ou

mière ligne ceux de MM. Andral et Gavarret (a) ; puis les recherches comparatives faites plus récemment par MM. A. Becquerel et Rodier (b). Mais l'hématologie est riche d'un grand nombre de faits constatés par d'autres expérimentateurs, et l'on trouve dans un des ouvrages de M. Nasse beaucoup d'indications bibliographiques à ce sujet (c).

(a) *Recherches sur les modifications de proportion de quelques principes du sang, fibrine, globules, matériaux solides du sérum et eau dans les maladies*, par MM. Andral et Gavarret (*Annales de chimie*, 1840, 2ᵉ série, t. LXXV).

— *Réponse aux principales objections dirigées contre les procédés suivis dans les analyses du sang*, par MM. Andral et Gavarret. In-8, 1842.

— *Recherches sur la composition du sang de quelques animaux domestiques dans l'état de santé et de maladie*, par MM. Andral, Gavarret et Delafond (*Ann. de chim.*, 1842, 3ᵉ série, t. V).

— *Essai d'hématologie pathologique*, par M. Andral. In-8, 1843.

(b) A. Becquerel et Rodier, *Recherches sur la composition du sang dans l'état de santé et dans l'état de maladie*. In-8, 1844.

— *Nouvelles recherches sur la composition du sang* (*Gazette médicale*, juin 1846).

— *De l'anémie par diminution de proportion de l'albumine dans le sang* (*Gaz. méd.*, 1850).

— *Nouvelles recherches d'hématologie* (*Gaz. méd.*, 1852).

— *Traité de chimie pathologique*. In-8°, 1854.

Becquerel, *Note relative à quelques analyses du sang, etc., des cholériques* (*Arch. gén. de méd.*, 1849).

(c) Nasse, *Das Blut in mehrfacher Beziehung physiologisch und pathologisch untersucht.* In-8, Bonn, 1836.

de l'autre de ces causes modificatrices. On comprend donc que la résultante de ces actions contraires puisse varier facilement, et que chez le même individu il puisse y avoir, suivant l'état de l'économie, des différences plus ou moins grandes dans la quantité relative de chacun des matériaux constitutifs du sang. Tant que l'individu est dans son état normal, ces variations restent renfermées dans des limites assez étroites ; mais dans l'état de maladie l'équilibre entre l'entrée et la sortie de chaque principe est souvent rompu, et alors la composition du sang s'éloigne davantage, à certains égards au moins, de ce qui est naturel et convenable pour le bon exercice des fonctions de l'organisme. Il existe, comme nous l'avons déjà vu, une sorte de type particulier pour le sang dans chaque espèce zoologique, et c'est autour de ce type que les oscillations doivent se produire sans écarts considérables. Mais si ces limites sont dépassées en plus ou en moins, ce changement indique un état pathologique, lors même que les proportions anomales pour l'animal où on les observe seraient les proportions physiologiques pour le sang d'un autre animal. Pour apprécier ces perturbations, il faut donc toujours comparer le sang d'un individu malade à ce que devrait être le sang de ce même individu à l'état de santé, et si les résultats fournis par ce genre d'investigation ne paraissent pas toujours concordants, c'est probablement parce que ce terme de comparaison manque le plus souvent et se trouve remplacé par une moyenne dont il peut en réalité s'éloigner plus ou moins.

Lorsqu'on étudie ainsi le sang dans l'état de santé et dans l'état de maladie, on voit tout de suite que les proportions des divers principes constitutifs de ce fluide ne sont pas liées entre elles, d'une manière invariable, mais sont au contraire plus ou moins indépendantes les unes des autres, de sorte que l'augmentation ou la diminution de la quantité absolue de l'un quelconque de ces matériaux n'est pas nécessairement accompagnée soit d'une modification analogue, soit d'une modification en sens contraire, dans la quantité pondérale d'un autre principe. Cependant il existe souvent à cet égard des coïncidences importantes à noter, et par conséquent il ne suffit pas d'examiner tour à tour les variations qui se remarquent dans la quantité de chaque principe immédiat, il faut aussi comparer ces variations entre elles et chercher les rapports mutuels qu'elles peuvent avoir.

Variations
dans
la proportion
de fibrine.

§ 14.—Dans l'état normal de notre organisme la quantité de fibrine contenue dans le sang ne varie que peu, tant suivant les sexes, que suivant les individus (1), et a été évaluée à 3 millièmes par M. Andral, ou à environ 2,5 millièmes par MM. A. Becquerel et Rodier (2). Mais dans tous les cas où l'espèce de surexcitation vitale, désordonnée et maladive, que les pathologistes désignent sous le nom de *phlegmasie* ou d'inflammation, se manifeste dans une partie de l'économie, la proportion de fibrine augmente rapidement dans le sang, et cet accroissement

---

(1) Pour bien étudier les variations qui peuvent exister dans la quantité de fibrine contenue dans le sang, il faudrait ne pas se borner à doser cette substance comparativement à l'ensemble des principes constitutifs du sang tout entier ; mais, ainsi que l'a fait remarquer M. Parchappe, déterminer le rapport entre son poids et celui du plasma, car c'est dans cette portion du fluide nourricier qu'il se trouve, et les analyses faites par les méthodes ordinaires ne nous éclairent que peu sur ce point. En effet, si la proportion des globules vient à augmenter ou à diminuer, la composition du plasma restant la même, sa richesse en fibrine paraîtra suivre une marche inverse, par cela seul que là où il y a moins de plasma, il y aura moins de fibrine (a). Pour introduire plus de rigueur dans l'appréciation des faits, il serait à désirer que l'on pût tenir compte de ces circonstances ; mais les erreurs qui doivent résulter de l'absence de ces données ne semblent pas de nature à entacher d'une manière grave les résultats obtenus par la discussion des analyses pratiquées jusqu'ici. Du reste, ce que nous cherchons à connaître en ce moment, ce n'est pas la richesse absolue du plasma en fibrine, mais l'abondance plus ou moins grande de ce principe dans le fluide nourricier considéré dans son ensemble, et les rapports qui peuvent exister entre l'état particulier de l'organisme et l'intensité du travail physiologique par suite duquel cette matière se trouve versée dans le sang. Or les résultats fournis par les analyses ordinaires répondent à ces questions.

(2) Voyez ci-dessus page 240.

(a) Parchappe, *De l'analyse quantitative des principes constituants du sang* (*Moniteur des hôpitaux*, 1856, t. IV, p. 483).

est en rapport avec l'intensité et la généralisation de la phlegmasie locale, ainsi qu'avec la nature des tissus qui sont le siége de cette affection. Chez l'homme, la quantité relative de fibrine s'élève alors, le plus ordinairement, à 6 ou 7 millièmes; souvent elle atteint 8 ou 9, et dans quelques circonstances on l'a vue monter jusqu'à 10,5 pour 1000, ou même plus haut encore (1).

Chez les animaux, la proportion normale de fibrine n'est pas la même que chez l'homme, et varie suivant les espèces; mais on voit cette proportion s'élever de la même manière lorsque l'on compare le sang des individus d'une même espèce à l'état de santé et sous l'influence d'une inflammation locale (2).

(1) M. Andral a vu la proportion de fibrine varier ordinairement entre 2,5 et 3,5; quelques personnes, sans être malades, peuvent avoir dans leur sang jusqu'à 4 millièmes de fibrine ou n'en présenter que 2 millièmes; mais ces extrêmes sont très rares. Dans les phlegmasies légères, cette proportion s'élève entre 4 ½ et 5, et c'est dans des cas de pneumonie et de rhumatisme aigu qu'elle arrive au maximum indiqué ci-dessus (a).

M. Stannius a obtenu un chiffre un peu plus élevé. Dans ses expériences la moyenne a été 3,59; mais il ajoute que la proportion la plus minime s'est trouvée chez les individus dont l'état se rapprochait le plus de celui de la santé, et par conséquent nous ne pouvons pas considérer la moyenne qu'il donne comme représentant l'état normal (b).

Fr. Simon a fait quatre analyses du sang de malades affectés de pneumonie, etc., et il a trouvé que la proportion de fibrine variait entre 3,4 et 9,15 (c).

Dans un cas du même genre, M. Popp a trouvé jusqu'à 12,3 de fibrine sur 1000 parties de sang (d). Enfin M. Rindskopf (e) a publié aussi plusieurs analyses du sang de malades atteints de pneumonie, et dans un cas il a trouvé la fibrine dans la proportion de 12,7 pour 1000. M. Scheerer a trouvé aussi de 9 à 12,7 millièmes de fibrine dans des cas analogues (f).

(2) Dans la Vache, par exemple, la moyenne normale s'élève à environ 4 millièmes, et dans les phlegmasies aiguës la proportion de fibrine atteint quelquefois 13 millièmes (g). Les physiologistes qui se sont occupés d'expériences traumatiques sur les Chiens ont

(a) Voy. Andral et Gavarret, *Sur les modific. de proport. des principes du sang*, et Andral, *Hématologie*, p. 28, 84, etc.

(b) Stannius, *Sur la fibrine du sang veineux de l'homme* (Hufeland's *Journ. der prakt. Heilk.*, et *Gaz. méd.*, 1839, p. 182).

(c) Simon, *Animal Chemistry*, p. 260.

(d) Popp, *Untersuchungen über die Beschaffenheit des menschlichen Blutes in verschiedenen Krankheiten*. Leipzig, 1845, p. 24.

(e) Rindskopf, *Ueber einige Zustände des Blutes*, cité par Simon, *Ann. chim.*, vol. II, p. 262.

(f) Simon, *loc. cit.*

(g) Andral, Gavarret et Delafond, *loc. cit.*, p. 16.

Au premier abord, on pouvait se demander si cette modification dans la constitution du sang était la cause ou la conséquence de la phlegmasie. M. Andral avait constaté que ces deux phénomènes sont simultanés, et pour déterminer l'un aussi bien que l'autre, il suffit d'irriter jusqu'à un certain degré, soit mécaniquement, soit par l'action d'agents chimiques, un point quelconque de l'organisme (1).

L'augmentation dans la quantité de fibrine plasmique, de même que le développement de la chaleur, de la douleur, de la rougeur et le gonflement de la partie malade, est donc un des symptômes de l'inflammation locale, et elle doit être considérée comme une conséquence de l'état particulier de la portion de l'organisme où la phlogose a son siége. Elle augmente à mesure que la maladie s'aggrave, et elle décroît avec elle. Enfin elle est proportionnée à l'intensité et à la gravité de la phlegmasie (2).

dû remarquer combien ces animaux sont peu sujets à l'inflammation, ou plutôt combien leur organisme est peu affecté par des lésions locales graves : or dans l'état normal leur sang ne contient, terme moyen, que 2,1 de fibrine sur 1000, et dans les cas de phlegmasies les plus intenses MM. Andral, Gavarret et Delafond n'ont vu la proportion de ce principe s'élever qu'à 4 seulement (*loc. cit.*).

(1) M. Zimmermann a étudié expérimentalement ce sujet sur le Chien ainsi que sur le Cheval, et il a toujours vu qu'à la suite d'une blessure ou d'une inflammation locale déterminée par l'application du tartre stibié, la proportion de fibrine augmente. Quelque temps après elle diminue, mais sans redescendre au taux normal pendant la durée de la phlogose. Dans une de ses expériences, il fit une plaie au cou d'un chien dont le sang renfermait 1 millième de fibrine, et le surlendemain il y trouva 3 pour 1000 de fibrine. Dans une autre expérience, sous l'influence d'une application de tartre stibié, la proportion de fibrine s'est élevée de 1,4 pour 1000 à 4. La proportion des globules diminuait en même temps et le sérum était très chargé de matières grasses (*a*).

MM. Robert-Latour et Collignon ont vu aussi la proportion de fibrine augmenter dans le sang des animaux chez lesquels ils avaient déterminé une péripneumonie en injectant un liquide irritant dans la plèvre (*b*).

(2) L'apparition d'un excès de fibrine sous l'influence d'une phleg-

(*a*) Zimmermann, *Ueber die Veränderungen, welche das Blut in Folge äusserer Verletzungen erleidet, nebst Untersuchungen über Eiterbildung* (Arch. für physiologische Heilkunde, 1848, Bd. VII, p. 149).

(*b*) *Comptes rendus de l'Acad. des sciences*, 1844, t. XIX, p. 933.

Ce fait de l'accroissement de la quantité relative de fibrine sous l'influence des inflammations locales a été nettement établi par les travaux de MM. Andral et Gavarret ; toutes les recherches faites plus récemment sur le même sujet l'ont confirmé, et l'on comprend facilement que la surexcitation vitale d'une partie déterminée de l'organisme puisse être accompagnée d'une certaine apparence de richesse plus grande dans le fluide nourricier. Mais il est à remarquer que cette augmentation dans la proportion de fibrine ne coïncide pas avec une modification analogue dans le nombre des globules sanguins. Dans les cas d'inflammation aiguë, la proportion de ces corpuscules est au contraire diminuée, à peu près de la même manière que dans les autres cas où les malades sont soumis à la diète (1).

Enfin il est encore à noter que sous l'influence des phlegmasies l'augmentation de fibrine est ordinairement accompagnée d'une diminution correspondante dans la proportion de l'albumine contenue dans le plasma, et que souvent l'excès de fibrine correspond à peu près au déficit de l'albumine (2).

Dans un autre état morbide de l'organisme qui est accompagné d'une grande prostration des forces, et qui constitue ce que les pathologistes appellent *pyrexie, fièvre typhoïde, adynamique, putride*, etc., le sang se trouve modifié d'une manière inverse ; la proportion de fibrine descend au-dessous de la limite

---

masie locale se manifeste chez les malades dont le sang est pauvre en fibrine comme chez ceux où ce principe se trouve en proportion normale. (Andral, *Essai d'hématol.*, p. 80.)

(1) Nasse avait depuis longtemps remarqué cette coïncidence (a), mais elle ressort d'une manière plus évidente des recherches récentes de MM. Becquerel et Rodier.

Voici les moyennes fournies par les analyses que ces pathologistes ont faites

du sang dans divers cas de phlegmasies (b) :

	Hommes.	Femmes.
Eau	794,5	801
Globules	128	118,6
Albumine	66	65,8
Fibrine.	5,8	5,7
Séroline	0,02	0,02
Mat. phosph. . . .	0,60	0,60
Cholestérine . . .	0,14	0,13
Savon	0,98	0,91
Sels , etc.	7	7,2

(2) Voy. Becquerel et Rodier, *Rech. sur la compos. du sang*, p. 55 ; et *Chimie pathol.*, 59.

inférieure des variations normales, et le caillot qui résulte de la coagulation spontanée de cette substance ne se resserre pas comme d'ordinaire, mais reste volumineux et mou. La diminution dans la proportion de ce principe est quelquefois très considérable. MM. Andral et Gavarret l'ont vu descendre jusqu'à $\frac{1}{1000}$ (1), et dans un cas observé par MM. A. Becquerel et Rodier elle est tombée à 0,8 pour 1000 parties de sang (2). Une tendance analogue se remarque chez les malades atteints de scarlatine, de rougeole et de variole; mais dans aucune de ces affections, pas plus que dans le typhus, on ne voit de changement notable dans la proportion des globules sanguins, à moins que ce ne soit lorsque l'organisme a été affaibli par la prolongation de la diète, des saignées répétées et des souffrances générales, car alors la quantité de ces corpuscules diminue un peu (3).

(1) Andral et Gavarret, *Rech. sur les modificat. de proportion de quelques principes du sang* (*Ann. de chim.*, 1840, t. LXXV, p. 288).

(2) *Chimie pathol.*, p. 61.

(3) Dans les premières recherches faites sur ce sujet, il y a près de trente ans, par Reid Clenny, la diminution des globules a été très marquée à mesure que la maladie se prolongeait davantage, et que les saignées avaient été répétées. Mais ce médecin n'a pas fait de distinction entre la fibrine et les globules, et il est évident, d'après les chiffres qu'il rapporte, qu'une portion considérable de l'albumine a dû avoir été confondue aussi avec ces corpuscules (a).

Pour dégager l'influence de la fièvre typhoïde de celle exercée par les émissions sanguines, etc., il est bon de comparer d'abord les résultats fournis par l'analyse du sang provenant de la première saignée pratiquée aux malades. Onze cas de ce genre ont fourni à MM. A. Becquerel et Rodier la moyenne suivante :

Eau	797
Globules	127,4
Albumine	64,8
Fibrine	2,8
Matières grasses	1,8
Sels, etc.	6,3

Il arrive parfois que dans les pyrexies la proportion de fibrine ne descend pas au-dessous de la limite inférieure des variations normales pour l'espèce humaine en général, mais il n'y a jamais augmentation dans la proportion de cet élément, à moins que la maladie ne se complique d'une phlegmasie aiguë (b).

(a) Reid Clenny, *Sur le sang dans les fièvres continues* (*Edinb. Med. and Chir. Journ.*, 1828, et *Journal de chimie médicale*, 1829, t. V, p. 130).

(b) Becquerel et Rodier, *Rech. sur la compos. du sang*, p. 64.

Dans l'état de langueur vitale que les pathologistes connaissent sous le nom de *chlorose*, on remarque aussi presque toujours des modifications considérables dans la constitution du sang ; mais la proportion de fibrine, au lieu de s'abaisser comme dans la fièvre adynamique, s'élève, et la quantité relative de globules, au lieu de rester stationnaire, s'abaisse notablement (1).

J'ai dit, il y a quelques instants, que les émissions sanguines tendaient non-seulement à diminuer momentanément la masse

(1) Dans cinq cas de *chlorose* commençante, étudiés par MM. Andral et Gavarret, la composition du sang a été, terme moyen, pour 1000 :

Globules 107
Fibrine. 3,5

Dans neuf cas de chlorose confirmés :

Globules 89
Fibrine. 5,3

Dans un cas très grave compliqué de phthisie ils ont trouvé :

Globules 77,5
Fibrine. 5,8

Enfin chez une autre femme chlorotique, atteinte aussi de rhumatisme aigu, le sang contenait :

Globules 70,4
Fibrine. 7,4

Chez un homme qui offrait les symptômes de la chlorose, ces physiologistes ont trouvé aussi un grand abaissement dans la proportion des globules hématiques, mais l'augmentation de la fibrine était moins marquée (a).

La moyenne des analyses du sang des femmes chlorotiques, faites par MM. A. Becquerel et Rodier, en 1844 (b), a été :

Eau. 828,5
Globules. 86,8
Fibrine 4,2
Albumine, graisse, sels, etc. 80,3

Dans un cas de chlorose observée plus récemment par ces médecins, la proportion des globules est descendue à 47 pour 1.000 parties de sang (c), et ils ont vu la proportion de fibrine s'élever jusqu'à 5 pour 1000.

Dans le sang des chlorotiques dont M. Jennings (d) a fait l'analyse, la proportion des globules était de 49 pour 1000 dans un cas, et de 52 dans un autre.

D'après les analyses rassemblées par M. Bennett (e), on voit que dans les cas de *leucémie* la proportion des globules tombe en général au-dessous de 100 pour 1000 parties de sang, et s'abaisse parfois jusqu'à 50 ; tandis que la proportion de fibrine s'élève le plus souvent au-dessus de 3, pour atteindre 4,5 et même 7. La proportion d'albumine ne paraît avoir varié que peu. En comparant ces nombres à ceux tirés des analyses du sang normal par

(a) Andral et Gavarret, *Op. cit.* (*Ann. de chimie et de physique*, 1840, t. LXXV, p. 315).
(b) Becquerel et Rodier, *Nouvelles recherches d'hématologie*, p. 9 (extrait de la *Gazette médicale de Paris*, 1852).
(c) Becquerel et Rodier, *Chimie pathologique*, p. 156.
(d) *Lancet*, 1839-40, p. 887.
(e) Bennett, *Leucocythemia or White Cell-Blood.* In-8. Edinb., 1852, p. 90.

du fluide nourricier contenu dans l'organisme, mais aussi à en changer la composition, et amenait un abaissement de plus en plus considérable dans la proportion des globules, à mesure que les saignées se prolongent ou se renouvellent. Mais ces modifications ne sont pas les seules que l'analyse nous révèle, et à mesure que le sang s'appauvrit ainsi, on le voit se charger davantage de fibrine.

Ainsi, depuis longtemps Hunter (1) et Leacock (2) avaient remarqué qu'à la suite de saignées copieuses le sang se coagule plus rapidement que dans les circonstances ordinaires. Les recherches de Thackrah avaient conduit à un résultat analogue (3), et dans une des expériences faites sur le Cheval par MM. Andral, Gavarret et Delafond, la coïncidence entre l'augmentation de la fibrine et la diminution de la quantité des globules a été mise en lumière de la manière la plus évidente. Pendant une semaine entière, ces physiologistes pratiquèrent sur le même animal une saignée copieuse chaque jour, et en analysant le sang ainsi obtenu, ils ont trouvé que la proportion de fibrine s'était élevée progressivement de 3,1

M. Lecanu, l'auteur calcule que la quantité d'eau correspondante à 1 partie de fibrine est de :

>   263 dans le sang normal ;
>   189 dans le sang leucémique.

Il évalue aussi la quantité d'eau correspondante à 100 parties de globules de la manière suivante :

>   Sang normal.   628
>   Sang leucémique. . .   981

Enfin, les matières solides du sérum étant encore prises pour unité de mesure, la proportion d'eau serait de :

>   9,67 dans le sang normal;
>   10,33 dans le sang leucémique.

Dans un cas de ce genre mentionné par MM. Becquerel et Rodier, il y avait aussi diminution dans la proportion des globules hématiques et excès de fibrine (*Traité de chim. pathol.*, p. 216).

(1) Hunter remarqua que le sang provenant de la dernière portion d'une saignée est plus coagulable que celle qui s'écoule dans les premiers moments ; mais il attribua à tort cette différence à la stagnation de ce fluide dans la veine dont la cavité a été temporairement oblitérée par la ligature placée autour du bras du malade. (*Traité du sang*, etc., *OEuvres de* Hunter, t. III, p. 54.)

(2) Leacock, *De hæmorrhagia, Diss. inaug.*, Edinb., 1817.

(3) Thackrah, *An Inquiry into the Nature and Properties of the Blood*, in-8°, 1819, p. 54.

jusqu'à 7,6, pendant que la proportion des globules tombait de 104 à 38 (1).

Ce n'est pas le moment d'examiner quelles influences certains organes spéciaux peuvent exercer sur la composition chimique du sang, ce sujet nous occupera plus tard ; mais je crois devoir ajouter ici que le fluide nourricier, en sortant de la rate, diffère notablement de ce qu'il est dans le reste de l'économie. Il est fort pauvre en globules rouges, mais, par contre, très chargé de fibrine.

Effectivement les recherches récentes de M. H. Gray montrent que chez le Cheval la proportion des globules hématiques y tombe souvent à environ la moitié de ce qui existe dans le sang veineux ordinaire, et que la fibrine y est, terme moyen, d'un tiers plus abondante qu'ailleurs (2).

Le même physiologiste a remarqué aussi que la proportion de fibrine est plus considérable dans le sang des veines splé-

(1) Voici les résultats fournis par ces sept saignées successives (a) :

	Eau.	Fibrine.	Globules.	Mat. sol. du sérum.
1re saignée.	812,4	3,1	104,0	90,8
2e saignée.	815,4	3,5	97,0	84,4
3e saignée.	837,8	3,0	85,5	73,7
4e saignée.	871,8	3,2	64,4	60,9
5e saignée.	884,8	4,3	51,3	59,6
6e saignée.	891,2	5,2	44,5	59,4
7e saignée.	894,0	7,6	38,3	60,4

Dans les analyses du sang d'un malade affecté de pneumonie et saigné à quatre reprises, M. Scheerer a trouvé que la proportion des globules était successivement de :

124,6
122,3
118,5
106,3

La fibrine s'est élevée de 9,7 à 12,7, mais est tombée à 8,8 au déclin de la maladie. Des résultats analogues ont été obtenus par M. Rindskopf (b).

(2) Gray, *On the Structure and Use of the Spleen*, in-8. London, 1854. Des résultats du même ordre, en ce qui concerne les globules, quoique moins marqués, avaient été obtenus précédemment par M. J. Béclard ; mais dans la plupart de ses expériences, ce physiologiste n'avait pas dosé la fibrine séparément. Il a remarqué que cette fibrine est beaucoup plus altérable que celle provenant du sang ordinaire. — *Rech. expérim. sur les fonctions de la rate*, p. 17 et suiv. (Extr. des *Arch. génér. de méd.*, 1848).

(a) Andral, Gavarret et Delafond, *Rech. sur la compos. du sang de quelques animaux domestiques* (*Ann. de chimie et de phys.*, 1842, 3e série, t. V, p. 323).
(b) Voy. Simon, *Animal Chemistry*, vol. I, p. 262.

1.   34

niques, chez les chevaux qui sont mal nourris ou soumis à une abstinence complète.

§ 15. — Au premier abord, l'esprit ne saisit aucune relation entre tous les faits que je viens de passer rapidement en revue, parfois ils paraissent même se contredire ; mais lorsqu'on vient à les discuter avec soin, on ne tarde pas à découvrir un lien qui semble les unir, et l'on voit qu'ils jettent beaucoup de lumière sur les fonctions des divers éléments du sang et sur l'origine de ses matériaux constitutifs.

En effet, nous avons vu que toute phlegmasie locale est accompagnée d'une augmentation de fibrine plasmique, et que cet état maladif d'un point circonscrit de l'organisme n'est pas la conséquence de cette modification dans la constitution du fluide nourricier commun, mais la cause de l'abondance anormale de fibrine, puisqu'il est toujours facile de produire celle-ci en déterminant par une excitation locale l'état inflammatoire d'une portion circonscrite de l'organisme.

Ceci ne peut guère s'expliquer que de deux manières : en supposant que les tissus vivants de l'économie animale exerceraient une influence destructrice sur la fibrine, et que par l'excitation inflammatoire cet emploi de la fibrine venant à être arrêté ou diminué dans le point frappé de phlegmasie, le sang conserverait une plus grande quantité de cette matière ; ou bien en admettant que la source de la fibrine du sang est dans ces mêmes tissus susceptibles d'inflammation, et que, par l'accroissement d'activité vitale caractéristique de l'état inflammatoire, ils en produisent plus abondamment que d'ordinaire.

Une multitude de faits qu'il serait trop long, et qu'il serait d'ailleurs prématuré d'exposer ici, militent en faveur de cette dernière hypothèse, et dans la suite de ces Leçons nous verrons qu'elle se justifie pleinement.

Admettons donc que la fibrine se produise dans les tissus

vivants de l'organisme et arrive dans le sang par des voies que nous étudierons plus tard.

Mais si l'accroissement d'activité d'un point très limité de l'économie suffit pour changer notablement la quantité de fibrine présente dans la masse tout entière du fluide nourricier, il faut supposer que le rendement de ce travail de chimie physiologique dans le reste de l'organisme doit être aussi très considérable, et que si le sang ne contient d'ordinaire qu'une proportion si faible de cette substance, cela tient à ce qu'elle s'y détruit ou s'en élimine à mesure qu'elle y arrive (1).

Or l'antagonisme que nous avons vu existor entre les globules sanguins et la fibrine semble indiquer que l'agent chargé d'employer et de faire disparaître la fibrine à mesure de son apparition dans le fluide nourricier n'est autre chose que l'ensemble de ces globules eux-mêmes.

(1) Jusqu'à ces derniers temps, la plupart des physiologistes considéraient la fibrine comme étant un élément essentiellement nutritif du sang ; M. Wharton Jones supposait qu'elle était élaborée par les globules nucléolés rouges (a), et M. Carpenter, qu'elle était formée par les cellules incolores du sang, pour servir à la production des tissus nouveaux (b).

Zimmermann a soutenu une opinion contraire ; il pense que la fibrine est un produit métamorphique des tissus, et doit disparaître de l'organisme (c).

Fr. Simon suppose que la fibrine provient de la transformation des globules (d). Enfin M. Bennett est arrivé à une conclusion analogue. Il pense que la fibrine du sang résulte en partie de la destruction des globules, en partie de la résorption excrémentitielle des tissus (e).

Je considère aussi la fibrine plasmique comme étant un produit du travail nutritif, et comme devant être éliminée de l'organisme ; mais je suis porté à croire qu'au lieu de provenir des globules du sang, ce principe protéique serait détruit sous l'influence de ces organites qui, chargés d'oxygène par l'acte de la respiration, détermineraient sa combustion et sa transformation en urée ou en quelque autre matière excrémentitielle.

(a) W. Jones, *Observ. on Some Points in the Anat. Physiol. and Pathol. of the Blood*, 1842, p. 21.
(b) Carpenter, *Human Physiology*, §§ 195, 196.
(c) Zimmermann, *Zur Analysis und Synthesis des pseudoplastischen Processes*. Berlin, 1844.
(d) Simon, *Animal Chemistry*. vol. 1, p. 153, etc.
(e) *Leucocythemia or White Cell-Blood in relation to the Physiology and Pathology of the Lymphatic Glandul. System*. In-8°, Edinb., 1852.

Par des saignées répétées, avons-nous dit, on affaiblit l'animal sur lequel on opère, on diminue l'abondance des globules de son sang, et l'on détermine une augmentation considérable dans la quantité de fibrine que ce liquide contient. Il est impossible d'admettre qu'en affaiblissant tout l'organisme on produise un surcroît d'activité dans tous les tissus vivants où la fibrine s'élabore et où une excitation quelconque amène une augmentation dans la production de cette substance. Si dans ce cas d'affaiblissement général la proportion de fibrine plasmique augmente, il faut donc attribuer cet accroissement non pas à une production plus considérable de cette substance, mais à un emploi moindre, et cette diminution dans le travail d'élimination de la fibrine coïncide précisément avec la diminution dans le nombre des globules.

Nous sommes donc conduit à admettre que le sang se trouve continuellement placé entre deux forces physiologiques dont les effets sont contraires : celle développée dans l'ensemble des tissus organiques, qui tend à y verser de la fibrine, et celle dont seraient doués les globules sanguins qui détruiraient sans cesse la fibrine plasmique, soit en la ramenant à l'état d'une matière albuminoïde non coagulable spontanément, soit plutôt en déterminant sa combinaison avec une portion de l'élément comburant que nous verrons plus tard pénétrer dans l'économie par les voies respiratoires; combinaison qui aurait pour conséquence l'élimination des matériaux constitutifs de ce principe protéique sous la forme d'urée ou de quelque autre produit du même ordre. Le sang, sous le rapport de sa teneur en principes protéiques, serait donc dans un état d'équilibre instable, et sa composition chimique varierait suivant que l'activité fonctionnelle des tissus augmente ou diminue en présence d'un degré d'activité constante des globules sanguins ou de variations dans la puissance de l'agent physiologique représenté par l'ensemble de ces organites.

Les recherches de Fr. Simon sur les quantités relatives de fibrine et de globules dans le sang pathologique viennent à l'appui de cette manière de voir. En effet, dans les cas observés par ce chimiste, ces deux principes suivaient une marche inverse, et l'augmentation de l'un d'eux était toujours accompagnée de la diminution de l'autre (1).

Nous aurons à revenir sur ces transformations des matériaux de l'organisme, lorsque nous étudierons les phénomènes de nutrition ; mais il me paraissait nécessaire d'en dire ici quelques mots, car les vues que je viens de présenter nous permettront de classer et de comprendre les faits épars, et souvent en apparence contradictoires, que nous avait fournis l'étude des modifications du sang.

Effectivement, si l'hypothèse que je viens de présenter est l'expression de la vérité, il devra nous être possible de prévoir quels sont les changements que le sang éprouvera dans des conditions déterminées de l'organisme.

---

(1) Fr. Simon tire de ces faits une conclusion trop absolue, car il la généralise. Or, dans certains cas, la production de fibrine peut être diminuée sans qu'il y ait en aucun changement notable dans la proportion des globules. Ainsi dans les analyses du sang des malades affectés de fièvres intermittentes faites par MM. Léonard et Foley, la coïncidence signalée ci-dessus est loin d'être constante (a) ; mais dans les cas observés par M. Fr. Simon, le rapport inverse qui existe entre la quantité de ces deux matériaux constitutifs du sang n'en est pas moins fort remarquable. Voici les résultats de l'analyse du sang de ces divers malades rangés d'après la teneur en fibrine. Sur 100 par-

ties de résidu solide, M. Simon (b) a trouvé :

Fibrine.	Hématoglobuline.
1,4	43
1,6	40
1,7	40
2,0	42
2,0	39
2,1	36
3,0	28
6,0	22

Le même auteur fait ressortir la tendance analogue qui se remarque dans les analyses faites par MM. Andral et Gavarret. J'ajouterai encore que les expériences de M. Popp ont également conduit ce physiologiste à conclure « qu'en général l'augmentation de fibrine coïncide avec le décroissement des globules et des éléments solides du sérum (c). »

(a) *Rech. sur l'état du sang dans les malad. épidém. de l'Algérie* (*Rec. de Mém. de chir. et pharm. milit.*, 1846, t. LX, p 125).
(b) Simon, *Animal Chemistry*, vol. 1, p. 247.
(c) Popp, *Untersuch. über die Beschaffenheit des menschlichen Blutes*, 1845, p. 95.

Ainsi la proportion de fibrine doit augmenter dans le sang :

1° Lorsque l'activité fonctionnelle des tissus augmente dans un point quelconque de l'économie, toutes choses restant égales d'ailleurs.

2° Lorsque la proportion ou la puissance des globules sanguins vient à diminuer sans que la production de fibrine par les tissus change (1).

Le même résultat en ce qui concerne la fibrine plasmique pourra donc être déterminé par deux états très différents de l'économie animale, et l'on comprend même que si les deux agents modificateurs du sang, les tissus et les globules, s'affaiblissent en même temps, mais que la diminution dans l'action de ces derniers soit plus considérable que celle de la puissance fonctionnelle des tissus, il puisse y avoir encore augmentation dans la proportion de fibrine lors d'un affaiblissement général de l'économie.

Le premier de ces trois cas où le sang doit contenir de la fibrine en surabondance se trouve réalisé, comme nous l'avons déjà vu, chez les malades atteints de phlegmasies locales (2).

Le second, dans cet état singulier dont j'ai déjà parlé sous le nom de *chlorose*, état où le sang semble avoir perdu de sa puis-

---

(1) Ou, ce qui revient au même, quand la puissance comburante ou transformatrice de ces organites vient à diminuer, comme cela doit avoir lieu lorsque l'entrée de l'oxygène dans l'économie animale se trouve arrêtée ; et cela nous permettra probablement d'expliquer divers phénomènes dont la cause est restée inconnue. Ainsi en observant les effets de l'hémorrhagie chez les Moutons, Scudamore a remarqué que le sang qui s'échappe lorsque l'animal est à l'article de la mort, se coagule presque instantanément, et que la coagulation a lieu plus rapidement que d'ordinaire dans le sang des personnes qui sont sur le point de tomber en syncope. (*Essay on Blood*, p. 40.)

(2) Je pourrais ajouter ici qu'une modification analogue dans la composition du sang s'observe chez la femme pendant la grossesse. La fibrine est un peu plus abondante que d'ordinaire, tandis que les globules hématiques le sont moins. MM. A. Becquerel et Rodier ont trouvé, terme moyen, 3,5 de fibrine au lieu de 2,2, qui est, d'après leurs analyses, la proportion normale. (*Rech. sur la compos. du sang*, p. 31.)

sance vivifiante, où la peau acquiert une pâleur livide, et où le malade devient presque incapable d'exercer ses muscles. En effet, la quantité de fibrine est alors supérieure ou au moins égale à ce qui existe dans l'état normal; mais, ainsi que nous l'avons vu, la proportion des globules est tombée fort bas (1).

D'après cette théorie, la proportion de fibrine doit s'abaisser non-seulement sous l'influence de l'activité croissante des globules sanguins, mais aussi par suite d'un défaut d'activité dans les tissus de nos organes.

Ainsi, dans certains cas de scorbut où les tissus perdent de leur tonicité au point de laisser souvent échapper le sang qui les traverse, la proportion de fibrine diminue, quoique celle des globules ne soit pas abaissée (2).

Si l'affaiblissement du travail producteur de la fibrine, que nous supposons avoir son siége dans les divers tissus de l'éco-

(1) Voyez la note 1 de la page 263.

(2) Les médecins confondent en général, sous le nom commun de *scorbut*, des états pathologiques qui se ressemblent par certains caractères, mais qui diffèrent beaucoup entre eux. Dans certains cas désignés de la sorte, il semble y avoir anémie, et le sang est pauvre en globules, en même temps qu'il contient de la fibrine en excès : par exemple, dans un des matelots observés par Burk, et chez lesquels la proportion des globules, au lieu de s'élever à 133, comme dans l'état normal, est tombée à 60 et même à 48, tandis que la fibrine s'élevait de 3 à 5, ou même à 6 (a).

Dans d'autres cas, le contraire s'observe. Ainsi chez des hommes atteints de scorbut chronique, MM. Becquerel et Rodier ont vu la proportion des glo-

bules dépasser même le taux normal et atteindre 176, tandis que la fibrine descendait à 1,32, ou même 1,14 (b).

Dans l'affection scorbutique désignée sous le nom de *purpura hæmorrhagica*, M. Routier a vu la proportion de fibrine tomber à 0,9, tandis que les globules se maintenaient à 121,7; et dans un autre cas du même genre, observé par M. Hérard, la quantité de fibrine était trop petite pour pouvoir être dosée (c).

M. Andral attribue surtout à cette diminution de la fibrine les hémorrhagies qui se déclarent souvent dans le scorbut, ainsi que beaucoup d'autres épanchements sanguins (d); mais je suis porté à croire que les deux phénomènes sont des conséquences d'une seule et même cause, savoir, l'atonie des tissus.

(a) Voy. Simon, *Animal Chemistry*, vol. I, p. 315.
(b) A. Becquerel et Rodier, *Nouv. rech. d'hématologie*, p. 50 (extrait de la *Gaz. méd.*, 1852).
(c) Voy. Becquerel et Rodier, *Traité de chimie pathol.*, p. 146.
(d) Andral, *Essai d'hématologie*, 1843, p. 127.

nomie, coïncide avec une diminution dans la proportion ou l'activité des globules, le sang pourra conserver la quantité normale de fibrine et d'albumine, tout en s'appauvrissant sous le rapport de sa teneur en globules ; genre de modification qui se rencontre dans l'anémie.

D'autres faits, en apparence contradictoires, se concilient également à l'aide de cette hypothèse de la production et de l'élimination simultanées de la fibrine par deux agents indépendants l'un de l'autre : les tissus vasculaires et les globules sanguins. Ainsi les mouvements énergiques tendent à renouveler plus rapidement le contact du fluide nourricier avec le tissu musculaire, et dans les circonstances ordinaires tendent également à rendre le sang plus riche en fibrine. Mais tous les physiologistes qui ont eu l'occasion d'examiner des cadavres d'animaux surmenés ont remarqué un résultat contraire. Par exemple, dans des expériences faites par Hunter sur des Daims forcés à la course et morts de fatigue, on trouva que le sang de ces animaux avait perdu la faculté de se coaguler spontanément (1). Or il me semble facile de comprendre qu'il puisse en être ainsi ; car en admettant que la source de la fibrine soit dans l'action normale des tissus organiques de l'économie animale, on conçoit que l'épuisement des forces musculaires doit tendre à diminuer considérablement cette production, comme dans

(1) Hunter, *Sur le sang*, etc. (*loc. cit.*, p. 138). M. J. Davy et M. Gulliver ont trouvé quelques petits caillots chez des Lièvres tués à la suite d'un exercice violent et prolongé ; mais ce dernier physiologiste a remarqué que dans ce cas la majeure partie du sang contenu dans les vaisseaux de l'animal était peu ou point coagulable, tandis que la rigidité cadavérique était très grande (a).

M. Wunderlich a fait remarquer que chez les personnes qui font abus des liqueurs alcooliques, ou qui sont nourries d'une manière insuffisante, il y a aussi une grande diminution dans la coagulabilité de la fibrine (b).

(a) Voy. Hewson's *Works*, p. 21, note.
(b) Wunderlich, *Pathologische Physiologie des Blutes*. Stuttg., 1845.

les cas de pyrexies ; et en admettant que, d'autre part, les globules détruisent sans cesse cette même substance, on doit supposer aussi que sous l'influence de l'accélération de la circulation et de la respiration, qui sont toujours les conséquences
d'une course rapide, ces organites devront fonctionner avec
un surcroît d'activité. Il y aurait donc dans ce cas diminution
dans la production de fibrine et augmentation dans l'emploi ou
la destruction de ce principe; concours de circonstances qui
expliquerait sa disparition plus ou moins complète, et par suite la
non-coagulabilité du sang.

Il paraîtrait aussi, d'après quelques expériences faites par
M. Clément, que sous l'influence de douleurs intenses et prolongées, la quantité de fibrine diminue dans le sang, comme si
la souffrance entravait le travail producteur de cette matière (1).
Mais ce n'est pas seulement sous le rapport de la quantité que
la production de fibrine peut varier; la qualité de cette substance
n'est pas toujours la même, et Magendie a observé que lorsque l'organisme est affaibli par des saignées répétées, le sang
ne contient plus qu'une sorte de fibrine imparfaite qui est
moins coagulable que la fibrine ordinaire, et ne donne presque
aucune consistance au caillot. Il a désigné cette substance sous
le nom de *pseudo-fibrine* ou de *néo-fibrine* (2), et il paraîtrait
que dans certains cas pathologiques une matière qui aurait une
certaine analogie avec celle-ci existerait en grande abondance
dans le sang aussi bien que dans la sérosité générale, et donnerait au sérum la propriété de se prendre en gelée après que le
caillot s'est formé comme d'ordinaire (3).

---

(1) On sait que dans les écoles vété-
rinaires on se sert d'animaux vivants
pour exercer les élèves aux opérations
chirurgicales, et que les victimes de
ces cruelles mutilations éprouvent
ainsi des douleurs atroces. M. Clément a profité de cette circonstance
pour étudier l'influence des souffrances excessives, mais momentanées, sur
l'organisme. (*Compt. rendus*, 1850,
t. XXXI, p. 59.)

(2) *Leçons sur les phénomènes
physiques de la vie*, t. II.

(3) Dans les cas d'endurcissement

Il est important de ne pas perdre de vue que dans l'appréciation de la quantité de fibrine qui existait dans le sang, il n'a été question que de la fibrine plasmique ou fibrine spontanément coagulable ; le dosage de cette substance est même fondé sur la propriété qu'elle possède de se solidifier de la sorte sans le concours d'aucun agent étranger ; il en résulte que si une portion de la fibrine du sang venait à perdre cette faculté, elle ne figurerait plus dans les résultats offerts par l'analyse chimique. Or, une modification de ce genre se réalise parfois, et les expériences intéressantes de M. Mandl prouvent qu'on peut même la produire à volonté. Ce pathologiste a vu que le mélange d'une petite quantité de pus avec le sang normal détermine une diminution très notable dans la proportion du caillot que ce sang fournit, et que des effets analogues sont produits par l'addition d'une certaine quantité d'albumine, ce qui s'explique d'ailleurs par l'action de la soude contenue dans cette dernière substance (1).

du tissu cellulaire sous-cutané, ou *œdème compacte* chez les enfants nouveau-nés, le sang présente cette singulière propriété. La sérosité épanchée dans le tissu cellulaire se prend aussi en gelée. — (Voy. Chevreul, *Mémoire sur plusieurs points de chimie organique* (*Journ. de physiol.* de Magendie, 1823, t. IV, p. 119). — Léger, *Recherches sur l'œdème compacte des nouveau-nés* (*Arch. gén. de méd.*, 1825, t. VII, p. 24).

C'est probablement à quelque altération de ce genre qu'il faut attribuer la non-apparition du sérum après la coagulation du sang qui s'observe parfois, et qui a été signalée notamment dans un cas d'affection cutanée nommée *urticaria tuberosa* (a).

(1) Voici comment M. Mandl rend compte de ces expériences : « Nous avons recueilli dans deux éprouvettes du sang liquide sortant de la veine d'un malade : dans l'une de ces éprouvettes fut mise préalablement une petite quantité de pus ; l'autre était vide. Nous les avons soumis immédiatement à l'agitation. Dans l'éprouvette qui ne contenait pas de pus se forma une grande membrane solide, cohérente ; mais dans l'autre éprouvette, le sang mêlé au pus ne fournit que des parcelles très petites, incohérentes, de la grandeur de 1 ou 2 millimètres et même beaucoup plus petites. Ces parcelles restaient collées aux parois du vase ou nageaient à la surface du sang ; leur quantité était sans contre-

(a) Mackenzie, *Peculiar State of the Blood* (*London Medic. Gaz.*, New Ser., 1840-41, vol. II, p. 55.

§ 16. — Nous avons vu qu'à raison de son abondance, l'albumine est un des matériaux protéiques les plus importants du fluide nourricier. Chez l'homme, on en trouve, terme moyen, environ 70 pour 1000 parties de sang, et l'on ne remarque à cet égard aucune différence constante dans les deux sexes (1). Mais cette moyenne ne représente pas d'une manière bien exacte la quantité réelle qui peut se rencontrer chez des individus en état de santé, car la proportion d'albumine est susceptible de varier dans des limites assez étendues sans qu'il en résulte aucun trouble dans l'économie. Ainsi, dans le sang normal elle s'élève parfois jusqu'à 75 pour 1000, et d'autres fois elle s'abaisse jusqu'à 62.

Dans la plupart des maladies la quantité relative d'albumine ne varie qu'entre les mêmes limites, soit qu'elle diminue un peu, comme cela se remarque d'ordinaire dans les affections aiguës, ou qu'elle augmente légèrement, comme dans la chlorose (2). Mais parfois, au contraire, ce principe diminue d'une manière tout à fait anormale, et ce changement dans la constitution du sang paraît être toujours lié à un état pathologique grave de l'économie. Lorsque le sang s'appauvrit de la sorte, son albumine paraît subir aussi une modification analogue à celle qui donne naissance à la matière désignée sous le nom d'*albu-*

---

dit beaucoup plus petite que la masse de la fibrine retirée de la première éprouvette. En prenant des quantités plus considérables de pus, je suis même parvenu à réduire la fibrine à des parcelles presque invisibles. J'ai obtenu des résultats pareils avec le blanc d'œuf pur, agité préalablement pour le faire sortir des cellules dans lesquels on le trouve emprisonné...... Toutes les substances qui peuvent dissoudre la fibrine feront varier les phénomènes qui servent à déterminer la quantité de cet élément dans le sang. » (Mandl, *Réflexions sur les analyses chimiques du sang*, dans *Arch. gén. de méd.*, 3ᵉ série, t. IX, p. 181.)

(1) Voy. le tableau ci-dessus, p. 240. La proportion d'albumine dans le sérum est, terme moyen, de 80, et oscille ordinairement entre 75 et 85, quelquefois même entre 70 et 90 (*a*).

(2) Andral, *Hématol.*, p. 155, etc.

(*a*) Becquerel et Rodier, *Traité de chimie pathologique*, p. 55.

minose (1). En effet, cette substance semble filtrer alors à travers les parois membraneuses des vaisseaux sanguins, et tantôt s'échapper au dehors par les voies urinaires, comme cela se voit dans la maladie appelée *albuminurie;* d'autres fois s'épancher dans les cavités intérieures du corps pour concourir à la formation de la sérosité des hydropiques : phénomènes sur l'étude desquels nous aurons à revenir quand nous nous occuperons des sécrétions (2).

En général, le sang est riche en albumine chez les personnes

---

(1) Mialhe, *De l'albumine et de ses divers états dans l'économie* (extr. de l'*Union méd.*, juillet 1852). Voy. ci-dessus p. 168.

(2) La diminution de la proportion de l'albumine contenue dans le sang est très remarquable dans l'affection organique du rein, connue sous le nom de *maladie de Bright.* Ce fait, entrevu par Bostock (*a*) et par Babington (*b*), ressort évidemment des observations dues à Chrestison, et a été établi plus nettement encore par MM. Andral et Gavarret.

M. Christison a constaté que dans cette affection la proportion d'eau qu'il estime à 775,7 dans l'état normal, s'élève entre 808 et 887; que la densité du sérum descend de 1030 à 1020 ou 1019; que le résidu solide laissé par cette portion fluide du sang tombe en même temps de 83 à 75, 63 ou même 52; que la fibrine s'élève en général de 3,8 à 4 ou 5, quelquefois même à 6 ou à 8; enfin, que la proportion des globules s'abaisse de 137 à 57 ou même à 42 (*c*).

MM. Andral et Gavarret constatèrent un rapport direct entre la diminution de la quantité d'albumine contenue dans le sérum et la proportion du même principe dont les urines sont chargées dans cette maladie (*d*). Fr. Simon a vu dans un cas du même genre l'albumine tomber à 63.

Dans un cas observé par MM. Becquerel et Rodier, la quantité d'albumine était descendue à 58 pour 1000 parties de sang (*e*), et dans une série de huit cas, étudiés plus récemment par les mêmes auteurs, la proportion de ce principe contenu dans le sérum s'est trouvée, terme moyen, 56, et au minimum 45 (*f*). M. Schmidt, de Dorpat, a évalué à environ 82 millièmes la proportion d'albumine contenue dans le sérum normal de l'homme, et l'a vue descendre au-dessous de 44 dans un cas d'albuminurie compliqué d'hydropisie (*g*).

(*a*) Bright, *Reports of Medical Cases*, p. 83.
(*b*) Babington, *On Blood* (*Medic. Chir. Trans.*, 1830, vol. XVI, p. 47, et Todd's *Cyclop. of Anat. and Physiol.*, vol. I, p. 426).
(*c*) Christison, *On the Granular Degeneration of the Kidneys*, 1839, p. 61.
(*d*) Andral et Gavarret, *Op. cit.* (*Ann. de chim.*, t. V, p. 317).
(*e*) Becquerel et Rodier, *Recherches sur la composition du sang*, p. 110.
(*f*) Becquerel et Rodier, *Nouvelles recherches d'hématologie*, p. 22.
(*g*) Schmidt, *Charakteristik der epidemischen Cholera*, p. 121

d'une constitution vigoureuse, dont la digestion s'accomplit bien, et en offre le moins chez celles qui sont mal nourries (1)

Du reste, ces modifications ne sont pas les seules que le sang subit dans cette affection, et, comme nous le verrons bientôt, il se charge en même temps d'urée.

La diminution d'albumine se manifeste aussi d'une manière remarquable dans la fièvre puerpérale et dans la fièvre typhoïde. Dans deux cas de fièvre puerpérale grave, MM. Becquerel et Rodier (a) virent la proportion de ce principe protéique tomber au-dessous de 55 (dans un cas à 54, et dans un autre à 43 pour 1000 parties de sang, et les résultats obtenus par ces expérimentateurs ont été confirmés par M. Hersant (b).

Chez les malades atteints de fièvre typhoïde, MM. Becquerel et Rodier ont vu la proportion d'albumine descendre terme moyen à environ 65 dans les premières saignée, et à 62 dans les secondes (c).

Dans tous les cas de même nature, observés par M. Ducom, l'albumine s'est trouvée au-dessous du taux normal, et dans une analyse est descendue à 62,7 (d)

Dans les maladies du cœur, arrivées à une période avancée, MM. Becquerel et Rodier (e) ont constaté aussi un grand abaissement dans la proportion de l'albumine (quelquefois ils n'en trouvèrent qu'environ 67 pour 1000 parties de sang). Je citerai encore comme exemple des états pathologiques dans lesquels ce phénomène s'observe les cas d'anémie, où il se manifeste parfois avec rapidité et se traduit au dehors par la pâleur de la face, une grande débilité et une anasarque générale (f).

Enfin, d'après les expériences de M. Michéa, il paraît y avoir souvent chez les aliénés frappés de paralysie générale un abaissement dans la proportion des globules, qui coïnciderait avec une diminution dans la quantité d'albumine et une augmentation dans la proportion de fibrine ; faits qui s'expliquent parfaitement dans l'hypothèse présentée ci-dessus (g).

En résumé, les dernières recherches de MM. A. Becquerel et Rodier ont conduit ces physiologistes aux conclusions suivantes : « La diminution de proportion de l'albumine, alors même qu'elle n'est pas très considérable, lorsqu'elle a lieu d'une manière aiguë, détermine rapidement la production d'une hydropisie. Lorsque cette diminution a lieu d'une manière chronique, elle détermine également la production d'une hydropisie, mais il faut qu'elle soit bien plus considérable que quand elle est aiguë. Considérée d'une manière générale, l'hydropisie est le caractère symptomatique de la diminution de proportion de l'albumine du sang (h).

(1) Ainsi M. Schmidt a trouvé que le

(a) Becquerel et Rodier, *Recherches sur la composition du sang*, p. 108.
(b) Hersant, *Sur la fièvre puerpérale* (*Gaz. médic.*, 1846).
(c) *Recherches sur la composition du sang*, p. 67.
(d) Ducom, *Rech. sur les matières albuminoïdes* (*Monit. des hôpitaux*, 1856, t. IV, p. 518).
(e) *Nouvelles recherches d'hématologie*, p. 44.
(f) Becquerel et Rodier, *De l'anémie par diminution de proportion de l'albumine du sang* (*Gaz. médic. de Paris*, 1850).
(g) *Compt. rend. de l'Acad des sciences*, 1847, t. XXV, p. 811.
(h) Becquerel et Rodier, *Nouv. rech. d'hématol.* (*Compt. rend.*, 1852, t. XXXIV, p. 835).

ou qui sont d'une faible complexion. Ordinairement elle est aussi en moindre abondance chez les jeunes sujets que chez les adultes. Enfin, chez les femmes affaiblies par les progrès de la gestation, cette matière diminue aussi un peu (1). L'augmentation de l'albumine dans les cas pathologiques est une circonstance rare et tout à fait exceptionnelle ; une diminution légère est au contraire un fait ordinaire, et coïncide le plus souvent avec l'abaissement dans la proportion des globules ; mais il peut se produire indépendamment de toute variation dans la quantité de ces corpuscules (2).

La comparaison des proportions d'albumine et de fibrine dans le sang des malades, où la quantité de ce dernier principe varie notablement, conduit à des résultats qui offrent aussi de l'intérêt pour les physiologistes. En effet, presque toujours les variations qui affectent ces deux principes suivent une marche inverse : l'abaissement du chiffre qui représente l'albumine coïncide avec l'élévation de celui qui représente la fibrine, et *vice versâ* (3). Enfin, il arrive souvent que l'excès en fibrine représente exactement le déficit en albumine, de sorte que, malgré les proportions anormales de ces principes, la somme

sérum du sang de la veine jugulaire du cheval contenait, terme moyen, seulement 66,8 d'albumine, chez des individus qui avaient été privés d'aliments pendant longtemps avant d'être abattus, et 90,8 chez ceux qui avaient fait un bon repas peu avant d'être saignés (*a*).

(1) M. J. Regnault a fait l'analyse du sang chez une série de vingt-cinq femmes en état de grossesse plus ou moins avancée, depuis le deuxième jusqu'au neuvième mois, et il a trouvé que pendant les cinq premiers mois la proportion de fibrine a varié entre 70

et 67, tandis que dans les deux derniers mois elle s'est maintenue entre 68 et 64. La proportion des globules a varié entre 127 et 116, pendant la première de ces deux périodes, et entre 115 et 90 pendant la seconde. La proportion de fibrine, au contraire, est montée assez régulièrement de 2 à 3, puis à 4, à mesure que la grossesse avançait (*b*).

(2) Becquerel et Rodier, *Traité de chimie pathologique*, p. 55.

(3) Becquerel et Rodier, *Recherches sur la composition du sang*, p. 127.

(*a*) Voy. Lehmann, *Lehrb. der physiol. Chemie*, 1853, t. II, p. 185.
(*b*) J. Regnault, *Des modifications de quelques fluides de l'économie pendant la gestation*. Thèse à la Faculté de médecine de Paris, 1847, p. 8.

des deux réunis reste la même que dans l'état physiologique (1). Cette relation n'a pas échappé à l'attention des hématologistes et a conduit quelques auteurs à penser que la fibrine doit être le résultat d'une simple transformation de l'albumine, opinion qui ne manque pas de vraisemblance.

§ 17. — On ne sait encore que peu de chose sur les variations qui peuvent s'effectuer dans la quantité de la caséine et des autres matières protéiques mal définies dont l'existence a été constatée dans le sang, et jusqu'ici la nature chimique des globules blancs dont le nombre devient parfois très considérable n'a pas été suffisamment étudiée. Je me bornerai donc à ajouter que, d'après les expériences de MM. Natalis Guillot et Leblanc, la proportion de caséum atteint son maximum normal chez la femme et les femelles de divers animaux domestiques vers la fin de la gestation et pendant l'allaitement, mais diminue beaucoup dans ces circonstances, quand le trouble est porté dans l'économie par des affections inflammatoires et quelques autres maladies (2).

Variations
dans
la quantité
de
caséine, etc.

(1) Voy. les remarques de MM. Becquerel et Rodier (a), Wunderlich (b), etc.

L'abaissement des proportions de l'albumine peut avoir lieu aussi d'une manière indépendante des modifications qui s'observent soit dans la quantité de fibrine, soit dans celle des globules. Ce fait a été souvent constaté par MM. Léonard et Foley (c).

(2) Cette matière protéique est aussi plus abondante dans le sang des nouveau-nés que dans le sang des adultes (d). Sa disparition dans les cas pathologiques a été observée aussi par M. Vernois (e).

Dans quelques cas pathologiques le sang renferme des matières protéiques qui diffèrent plus ou moins de l'albumine, mais ne sont pas bien caractérisées. Ainsi MM. Chatin et Bouvier ont observé un cas de scorbut dans le-

(a) Becquerel et Rodier, *Recherches sur la composition du sang*, p. 127.
(b) Wunderlich, *Path. Physiol. des Blutes*, 1845 (voy. *Arch. für physiol. und pathol. Chemie* von Heller, 1846, Bd. III, p. 377).
(c) Léonard et Foley, *Recherches sur l'état du sang dans les maladies endémiques de l'Algérie* (*Recueil de Mém. de médecine, de chir. et de pharm. militaires*, 1846, t. LX, p. 135).
(d) N. Guillot et Leblanc, *Note sur la présence de la caséine dans le sang* (*Comptes rendus de l'Académie des sciences*, 1850, t. XXXI, p. 585).
(e) Vernois, *De la diminution et de la disparition de la caséine dans le sang des nourrices, etc.* (*Gazette des hôpitaux*, 1850, 3e série, t. II, p. 596).

Variations dans la quantité des matières grasses.

§ 18. — Les principes albuminoïdes ne sont pas les seuls matériaux constitutifs du sang dont la quantité relative soit susceptible de varier, tant dans l'état normal que dans l'état pathologique.

Les matières grasses (1) sont dans le même cas, et le degré de leur abondance paraît être subordonné aussi à deux actions physiologiques opposées : celle qui en opère le versement dans la masse du fluide nourricier, et celle qui en détermine l'élimination. La digestion fournit au sang des quantités

quel l'albumine du sérum ne se coagulait qu'à la température d'environ 74° (a).

Peut-être faudrait-il attribuer à quelque modification de l'albumine la proportion considérable de matières solubles dans l'eau bouillante que MM. Léonard et Foléy ont trouvée dans le sang chez quelques malades en proie à la dysentérie et dans beaucoup de cas de fièvres intermittentes (b).

La proportion des substances albuminoïdes et autres que les chimistes confondent sous le nom commun de *matières extractives*, augmente parfois beaucoup : ainsi, dans un cas de dégénération graisseuse des reins, M. Schottin a trouvé que ces produits étaient à l'albumine ordinaire dans le rapport de $\frac{4}{10}$, au lieu de $\frac{1}{20}$ comme dans le sérum ordinaire (c).

Il est probable que l'albumine du sang est susceptible d'éprouver aussi d'autres modifications, et que c'était un produit de ce genre qui don-

nait au sérum lactescent observé par M. Caventou son aspect particulier. (*Annales de chim. et de phys.*, 1re série, 1828, t. XXXIX, p. 288.)

(1) La présence de matières grasses dans le sang normal a été démontrée en 1823 par M. Chevreul, contrairement à l'opinion de Berzelius, qui considérait la graisse de la fibrine comme étant un produit de l'action des réactifs employés dans l'analyse (d). En 1830, M. Babington, qui ne connaissait pas les travaux de M. Chevreul, arriva à un résultat analogue (e). Dans la plupart des anciennes analyses quantitatives du sang, on ne dosait pas les matières grasses; Nasse a été un des premiers à le faire chez divers animaux (f), et M. Denis chez l'homme malade aussi bien qu'en état de santé (g) ; mais les recherches comparatives les plus intéressantes sur ce dernier sujet sont celles de MM. Becquerel et Rodier (*Rech. sur la compos. du sang*, 1842).

(a) Chatin et Bouvier, *Composition du sang dans un cas de scorbut, et nouveau moyen de doser la fibrine du sang humain* (Compt. rend. de l'Acad. des sciences, 1848, t. XXVI, p. 171).
(b) Léonard et Foley, *Recherches sur l'état du sang dans les maladies endémiques de l'Algérie* (Recueil de Mém. de médecine, de chir. et de pharm. militaires, 1846, t. LX, p. 198 et 207).
(c) Schottin, *Mém. sur les caractères de l'urémie* (Gazette hebdomadaire de médecine, 1853, p. 175, t. I, p. 44, et Arch. für phys. Heilk., 1853).
(d) Chevreul, *Mém. sur plusieurs points de chimie organ.* (Journ. de Magendie, t. IV, p. 149).
(e) Babington, *On Concrete Oil as a Principle of Healthy Blood* (Medic. Chir. Trans., vol. XVI, p. 40).
(f) Nasse, *Ueber das Blut der Hausthiere* (Journ. für prakt. Chemie, 1843, Bd. XXVIII, p. 140).
(g) Denis, *Rech. expérim. sur le sang*, 1830.

souvent très considérables de principes gras qui y arrivent dans un état de division extrême sous la forme de globulins blancs ; mais, dans les circonstances ordinaires, ces corpuscules s'y détruisent promptement, et ainsi que nous le verrons par la suite, ils paraissent être employés en grande partie à l'entretien des phénomènes de combustion qui constituent la base du travail respiratoire.

Ainsi une multitude de globulins incolores, qui réfractent fortement la lumière, qui pour la plupart se laissent dissoudre facilement par l'éther, et qui par conséquent paraissent être des particules de graisse entourées probablement d'une mince couche de matière albuminoïde solidifiée, se montrent dans le sang peu de temps après les repas, mais en disparaissent graduellement dans l'espace de quelques heures (1). On sait aussi,

---

(1) Nous reviendrons bientôt sur l'étude des faits relatifs à l'origine de ces globules graisseux. Leur prompte disparition dans le torrent de la circulation a été constatée par MM. Nasse, Kölliker et plusieurs autres physiologistes (a). Les expériences de MM. Donders et Moleschott, relatives à l'influence de l'abstinence sur la proportion des corpuscules blancs et des globules rouges dans le sang des Grenouilles s'accordent parfaitement avec les vues exposées ci-dessus (b). M. Böcker a trouvé que les globulins très réfrangibles et solubles dans l'éther se rencontrent en foule dans le sang du Chien, une ou deux heures après les repas, surtout quand l'animal a mangé beaucoup de graisse (c). Enfin, les recherches encore plus récentes de M. Hirt et de M. Marfels mettent également en lumière l'influence de l'abstinence ou de l'alimentation, ainsi que celle des médicaments toniques sur la proportion de ces corpuscules comparés aux globules hématiques (d).

On a remarqué aussi depuis longtemps que dans les cas où l'on pratique une saignée peu de temps après un repas, le sérum est souvent lactescent, et l'on attribue assez généralement ce phénomène à l'arrivée des

---

(a) Kölliker, *Éléments d'histologie humaine*, 1856, p. 643.
(b) Donders et Moleschott, *Untersuchung über die Blutkörperchen* (Holländische Beiträge zu den anatomischen und physiologischen Wissenschaften, 1848, p. 360).
(c) Böcker, *Ueber die verschiedenen Arten und die Bedeutung der gervölkten farblosen Blutkörperchen* (Arch. für physiol. Heilk., 1851, t. X, p. 555).
(d) Hirt, *Ueber das numerische Verhältniss zwischen den weissen und rothen Blutzellen* (Arch. für Anat. und Physiol., von Müller, 1856, p. 174).
— Marfels, *Ueber das Verhältniss der farblosen Blutkörperchen zu den farbigen in verschiedenen regelmässigen und unregelmässigen Zuständen des Menschen* (Untersuchungen zur Naturlehre des Menschen und der Thiere, von Moleschott; Frankf., 1856, Bd. I, p. 61).

par les expériences de M. Donné, que les globules graisseux injectés directement dans les veines d'un animal vivant sont promptement éliminés (1). Enfin une longue série de faits dont il sera question dans une autre partie de ce Cours, nous montre que la graisse, transportée de la sorte par le fluide nourricier dans toutes les parties de l'organisme, peut s'y déposer avec une grande facilité, surtout quand la combustion respiratoire n'est pas activée par l'exercice musculaire ou par quelque autre influence stimulante ; ou bien encore, qu'après avoir été déposée de la sorte, cette même graisse peut être reprise par le sang et rentrer dans le torrent de la circulation.

Nous verrons aussi plus tard que le régime alimentaire des animaux exerce une grande influence sur la quantité de graisse contenue dans l'organisme; mais, dans l'état normal, la proportion de ces matières que le sang peut tenir en dissolution ou en suspension d'une manière durable toujours reste très faible, et n'augmente pas notablement par l'usage d'ali-

matières grasses charriées par le chyle (a).

Dans une série d'expériences faites sur ce sujet par M. Thompson, de Glasgow, le sérum, qui était transparent comme d'ordinaire quand la saignée avait été faite avant le repas, est devenu lactescent et fortement chargé de graisse trois heures après l'usage d'aliments gras ; mais six heures après le repas, l'excès de matière grasse y avait presque entièrement disparu. Il a remarqué aussi que chez les Veaux que l'on fait jeûner de douze à vingt-quatre heures avant de les

tuer, le sérum est limpide, tandis que chez les individus qui avaient mangé des matières féculentes et grasses, entre trois et six heures avant d'être saignés, ce liquide était laiteux et renfermait beaucoup de graisse libre (b).

La grande disposition du sang à donner de la couenne dans ces circonstances (c) paraît dépendre aussi en partie de l'abondance momentanée de la graisse dans le sang, à la suite du travail digestif.

(1) Donné, *Sur l'injection du lait dans les vaisseaux (Cours de micros-copie,* 1844, p. 80).

(a) Babington, *Morbid Conditions of the Blood* (Todd's *Cyclop. of Anat. and Phys.,* vol. 1, p. 423).

(b) R. D. Thompson, *On the Digestion of Vegetable Albumen, Fat and Starch* (Philos. *Magazine,* 1845, New Ser., vol. XXVI, p. 324).

(c) Hatin, *Recherches expérimentales sur l'hémaleucose, ou coagulation blanche du sang, vulgairement appelée couenne inflammatoire (Esculape,* 1840).

ments riches en principes gras. La portion de ceux-ci, qui est alors absorbée et mêlée au sang, doit donc se détruire ou se déposer rapidement (1).

Mais dans l'état pathologique il en est souvent tout autrement, soit que l'action comburante de la respiration, dont nous aurons bientôt à nous occuper, s'affaiblisse ou s'exerce sur d'autres matières combustibles, soit que la fixation de la graisse dans les tissus s'arrête. Ainsi la proportion des corps gras que le sang renferme change dans diverses maladies et devient parfois tellement considérable, que le sérum en acquiert un aspect laiteux (2). Les questions que la *pyarhémie*, ou excès de matières grasses dans le sang, soulève, sont trop complexes pour que nous puissions les discuter en ce moment, et je ferai remarquer

(1) Nous reviendrons sur ce sujet en traitant de la nutrition, et je me bornerai pour le moment à ajouter que les expériences de M. Boussingault, ainsi que celles de MM. Sandras et Bouchardat, établissent que le sang contient autant de matières grasses chez les animaux que l'on nourrit avec des aliments dépourvus de graisses que chez ceux à qui l'on donne des aliments très riches en ces matières (*a*); mais il est à noter que dans ces expériences il entrait beaucoup de principes féculents dans le régime, et nous verrons ailleurs que ces substances peuvent être employées dans l'organisme à former des matières grasses (*b*). Dans une expérience faite sur un Cheval par M. Lehmann, l'influence de la nature des aliments sur la proportion des matières grasses du sang a été, au contraire, fort manifeste. Ce chimiste a pris pour premier terme de comparaison le sang recueilli chez un Cheval nourri de la manière ordinaire, et pour deuxième terme le sang du même animal, après qu'il eut été soumis pendant trois jours à une alimentation exclusivement amylacée. Il trouva dans le sang veineux :

5,908 de graisse sous le régime ordinaire ;
3,592 de graisse après l'emploi des aliments exempts de graisse (*c*).

(2) L'existence de la graisse visible à l'œil nu dans du sang anormal avait été aperçue par Baglivi chez des Chiens empoisonnés par des cantharides (*d*), et un fait analogue chez

(*a*) Bouchardat et Sandras, *Recherches sur la digestion et l'assimilation des corps gras* (Ann. des scienc. nat., 1843, 2ᵉ série, t. XX, p. 172).
— Boussingault, *Recherches sur l'influence que certains principes alimentaires peuvent exercer sur la proportion de matières grasses contenue dans le sang* (Ann. de chimie, 1848, 3ᵉ série, t. XXIV, p. 460).
(*b*) Dumas et Milne Edwards, *Note sur la production de la cire des abeilles* (Ann. des scienc. nat., 1843, 2ᵉ série, t. XX, p. 174).
(*c*) Lehmann, *Lehrbuch der physiol. Chem.*, Bd. II, p. 212.
(*d*) Baglivi, *Dissertatio de usu et abusu vesicantium*, 1696 (Op. omn., 1745, p. 648).

seulement que cette anomalie paraît se lier tantôt à un état inflammatoire du foie, du péritoine ou de quelque autre organe important (1) ; d'autres fois à des affections dans lesquelles la combustion respiratoire semble être entravée : le choléra (2), la peste (3) et la maladie de Bright (4), par exemple.

l'homme avait été annoncé par Hewson (a) et par Fordyce (b), mais nié ensuite par Hunter (c). De nouvelles observations faites d'abord par Trail en 1821 et 1823 (d), puis par Adam (e) et Christison (f), vinrent confirmer l'opinion de Hewson. Aujourd'hui on connaît un nombre assez considérable de cas de ce genre, mais on sait aussi que ce n'est pas toujours à un excès de matières grasses que le *sang laiteux* doit l'aspect qui le caractérise (p. 280). Parfois cet état est dû à des granules albuminoïdes, comme dans le cas cité ci-dessus, et chez un malade observé par Simon (g).

Comme exemple de sang laiteux pyarhémique (ou avec excès de graisse), je citerai celui observé par Zanarelli : ce chimiste a trouvé 4 pour 100 de matière grasse cristallisable (cholestérine), et 6 pour 100 de matière grasse incristallisable (h).

Dans un autre cas du même genre, M. Lecanu a trouvé environ 12 pour 100 de matière grasse (*Journal de chimie médicale*, 2ᵉ série, 1835, t. I, p. 300.)

(1) Dans un cas de péritonite, M. Heller a trouvé le sérum composé de :

Eau	829,51
Albumine	108,79
Graisse	50,47
Matières extract. et sels	11,22

Ce sérum était laiteux (i). MM. Becquerel et Rodier ont vu que dans les phlegmasies la proportion de graisse s'élève un peu, mais c'est surtout dans l'ictère qu'elle devient considérable. Dans un cas de ce genre ces pathologistes en ont trouvé plus de $\frac{1}{1000}$ (j).

(2) Dans un cas de choléra violent chez une femme, Fr. Simon a trouvé le sang composé de :

Eau	750,5
Globules	108,53
Fibrine	2,43
Albumine	114,1
Graisses	5,43
Matières extractives et sels	10,63 (k)

M. Rayer a observé un cas d'asphyxie par le charbon, où le sang présentait à sa surface des gouttelettes d'apparence huileuse (l).

(3) Voyez Simon, *Animal Chemistry*, p. 320.

(4) Marcet a observé un cas de

(a) Hewson's *Works*, p. 85.
(b) Fordyce, *Inquiry into the Cause of Fever*, 1774, p. 24.
(c) Hunter, *Sur le sang* (Œuvres, t. III, p. 72).
(d) *Edinb. Medic. Chir. Journ.*, t. XVII, p. 235 et 637 ; t. XIX, p. 319.
(e) *Trans. of the Medic. Soc. of Calcutta*, 1825, vol. I.
(f) *Edinb. Medic. Chir. Journ.*, vol. XXXII, p. 286.
(g) Simon, *Pathol. chem. Unters.* (Beitr. zur physiol. und pathol. Chem., 1844, p. 287).
(h) Voy. Simon, *Animal Chemistry*, vol. I, p. 332.
(i) Heller, *Pathol. chem. Untersuch.* (Arch. für physiol. und pathol. Chem., 1844, Bd. I, p. 5).
(j) Becquerel et Rodier, *Recherches sur la composition du sang*, p. 106.
(k) Simon, *Animal Chemistry*, vol. I, p. 325.
(l) Rayer, *Revue médicale*, 1827, t. III, p. 528.

Il est aussi à noter que dans les phlegmasies aiguës et même dans toute maladie aiguë fébrile, la proportion de cholestérine s'élève notablement; l'influence de la diète semble produire un résultat analogue, tandis que dans la grossesse la quantité de cette graisse non saponifiable est d'ordinaire au-dessous du chiffre normal.

MM. Becquerel et Rodier ont remarqué aussi que la quantité de cholestérine ne diffère pas notablement dans les deux sexes, mais augmente dans la vieillesse chez la femme aussi bien que chez l'homme (1).

Les variations dans la proportion des savons contenus dans le sang semblent suivre en général celles de la cholestérine (2).

sérum laiteux chez un diabétique. Dans les analyses du sang des diabétiques faites par Fr. Simon, la proportion des matières grasses s'est trouvée en général entre 2,4 et 2,6 pour 1000 (a). Dans une analyse analogue faite par MM. Becquerel et Rodier, la proportion de graisse était de 2,67 (b). Voyez aussi à ce sujet les observations de M. Bird (c).

(1) D'après les analyses de MM. Becquerel et Rodier, le sang renfermerait, terme moyen, environ 88 millionièmes de cholestérine chez l'homme et 90 chez la femme; le maximum serait de $\frac{515}{1000000}$ chez l'homme, et de $\frac{200}{1000000}$ chez la femme.

Ces pathologistes ont fait voir aussi que la matière grasse phosphorée est un peu plus faible chez la femme que chez l'homme, où elle se trouve généralement dans la proportion d'environ $\frac{1}{2000}$, quelquefois de $\frac{1}{1000}$. Elle devient plus abondante dans les phlegmasies

et diminue souvent dans les fièvres typhoïdes graves.

Dans les cas de phlegmasie aiguë, ces auteurs ont trouvé, terme moyen, deux fois plus de cholestérine que dans l'état ordinaire. Dans les cas d'ictère la proportion de ce corps gras augmente beaucoup plus et devient parfois cinq ou six fois plus grande que dans l'état normal. (*Traité de chimie pathologique*, p. 63.)

D'après M. Cozzi, le sang paraît être aussi très riche en cholestérine chez les malades affectés d'engorgement du foie ou de la rate, et qui sont très affaiblis par suite des fièvres endémiques des maremmes de la Toscane (d).

Quant à la séroline et aux acides gras, ces matières sont en quantités encore plus minimes, et jusqu'ici leur étude n'a conduit à aucun résultat important pour l'hématologie.

(2) Il est à noter cependant que cette relation ne se rencontre pas

(a) Simon, *Op. cit.*, vol. I, p. 322.
(b) Becquerel et Rodier, *Op. cit.*, p. 110.
(c) Bird, *Obs. on the Fatty Matter of the Blood* (*London Med. Gazette*, 1836, vol. XVIII, p. 133)
(d) *Gazetta medica italiana federativa*, 1851.

J'ajouterai encore que la proportion des matières grasses du sang varie beaucoup dans les divers animaux : ainsi, chez les Poissons et les Batraciens, ces principes sont si abondants, qu'ils forment souvent à la surface du sérum des gouttes huileuses visibles à l'œil nu (1).

Nous ne savons encore que peu de chose relativement au rôle des matières grasses dans la constitution du sang, mais quelques physiologistes pensent qu'elles interviennent activement dans la production des globules hématiques ; et tout en repoussant la théorie qui a été hasardée par Acherson pour

toujours : ainsi, dans le sang d'un malade atteint de choléra sporadique, M. Heller a trouvé une très forte proportion de graisse saponifiable, mais pas de cholestérine (a). Dans un cas de sang laiteux observé par MM. Sandras et Chatin, la proportion d'oléine et de margarine était aussi beaucoup plus élevée que celle de la cholestérine (b).

(1) M. Nasse a remarqué que le sang est souvent lactescent chez les Oies (c), et M. Lereboullet, en examinant au microscope le sérum d'un de ces oiseaux dont le foie avait subi la dégénérescence graisseuse, a constaté que l'aspect laiteux de ce liquide était dû à la présence d'une multitude de très petites gouttelettes de graisse (d).

Dans les analyses faites par M. Boussingault, la proportion de graisse existant dans le sang normal a varié entre :

$$0,0021 \text{ et } 0,0070 \text{ chez des Pigeons ;}$$
$$0,0034 \text{ et } 0,0049 \text{ chez des Canards } (e).$$

L'existence de graisse liquide dans le sang a été constatée chez la Grenouille par M. Enderlin (f).

Fr. Simon l'a observée aussi chez le Crapaud, la Carpe et la Tanche. Voici du reste les résultats des analyses faites par ce dernier chimiste :

	Carpe.	Tanche.	Crapaud.
Eau	872,00	900,00	848,20
Mat. solides. .	128,00	100,00	151,80
Fibrine. . . .	traces	traces	traces
Graisse. . . .	2,97	4,67	9,61
Albumine. . .	83,85	68,80	112,33
Hématoglobuline	24,63	15,65	20,75
Sels, etc. . .	6,13	2,77	2,43

Chez ces animaux, l'hématoglobuline paraissait différer aussi un peu

(a) Heller, *Harn, Blut*, etc., *bei Cholera sporadica* (*Arch. für phys. und path. Chemie und Mikrosk.*, 1844, p. 14.

(b) Chatin et Sandras, *Sur le sang blanc* (*Gazette des hôpitaux*, 1849, 3e série, t. I, p. 289).

(c) Nasse, *Blut* (Wagner's *Handwörterbuch der Physiologie*, Bd. I, p. 125).

(d) Lereboullet, *Mémoire sur la structure intime du foie et sur la nature de l'altération connue sous le nom de foie gras*, p. 100 (extrait des *Mém. de l'Acad. de médecine*, t. VII, 1853).

(e) Boussingault, *Recherches sur l'influence que certains principes alimentaires peuvent exercer sur la proportion de matière grasse contenue dans le sang* (*Ann. de chim. et de phys.*, 1848, t. XXIV, p. 463).

(f) Enderlin, *Chem. physiol. Untersuch.* (*Ann. der Chem. und Pharm.*, 1842, vol. LXVII, p. 304).

expliquer la formation de ces organites (1), je suis porté à croire qu'il existe une relation intime entre ce phénomène et l'emploi physiologique de la graisse contenue dans le fluide nourricier.

Un fait intéressant, et qui pourrait être invoqué à l'appui de ces hypothèses, a été constaté d'abord par Popp (2), puis par Fr. Simon (3), et plus récemment par M. T. Thompson (4) : c'est l'augmentation de la proportion des globules du sang sous l'influence de certaines matières grasses mêlées aux aliments. L'emploi de l'huile de foie de morue tend à produire ce résultat important, et l'huile de coco paraît jouir de la même propriété. Ainsi chez des phthisiques soumis à ce régime on a vu la proportion des globules s'élever jusqu'à 144, tandis que d'ordinaire le sang de ces malades est moins riche en globules que le sang ordinaire.

§ 19. — Quant aux matières salines qui entrent dans la composition du fluide nourricier, elles peuvent varier notablement

de celle fournie par le sang des Mammifères. (*Anim. Chem.*, t. I, p. 349.)

(1) Voy. ci-dessus, page 80.

(2) Popp, *Untersuchungen über die Beschaffenheit des menschlischen Blutes in verschiedenen Krankheiten*, 1845.

(3) Fr. Simon a analysé le sang de trois phthisiques. Chez deux de ces malades la proportion des globules était seulement de 63,8 ou de 74,4, chiffres qui s'accordent très bien avec ceux obtenus dans des cas analogues par MM. Andral et Gavarret; mais chez le troisième malade, à qui depuis quelque temps on administrait avec avantage de l'huile de foie de morue, la proportion d'hématoglobuline s'élevait à 97,2. (*Animal Chemistry*, t. I, p. 280.)

(4) M. Th. Thompson a communiqué récemment à la Société royale de Londres des observations analogues

relatives aux effets de la même huile et de celle extraite des noix de coco, et consistant en oléine pure. Ses analyses portent sur le sang de sept malades et ont donné les résultats suivants :

	Globules.
1° Une femme phthisique au 1ᵉʳ degré, avant l'emploi de l'huile.	129,26
2ᵉ Une femme au même degré, après l'emploi de l'huile de foie de morue	136,47
3° Un homme au 1ᵉʳ degré, avant l'emploi de l'huile.	116,53
4° Homme au 1ᵉʳ degré, après l'emploi de l'huile de foie de morue.	144,53
5° Homme au 3ᵉ degré, après l'emploi de la même huile.	138,74
6° Homme au 3ᵉ degré, après l'emploi de l'huile de coco.	139,95
7° Homme dans les mêmes conditions.	144,94

L'usage d'huile d'amandes et d'huile d'olive n'a produit aucun effet utile. (*On the Changes produced in the Blood by the Administration of Cod-liver Oil and Cocoa-nut Oil*, in *Proceedings of the Royal Society*, vol. VII, p. 41, April 1854.)

dans leurs proportions, sans qu'il en résulte aucun changement bien marqué dans les propriétés physiques ou chimiques de cet agent, ni dans la manière dont il agit sur l'organisme. Ainsi MM. Becquerel et Rodier, en faisant l'analyse du sang chez onze hommes en bonne santé, ont obtenu tantôt 8 millièmes de matières salines, tantôt 5 millièmes seulement ; et dans l'état actuel de la science il est impossible de poser aucune règle touchant l'influence que l'âge ou le sexe peuvent exercer sur le degré d'abondance de ces principes minéraux (1).

Des variations analogues se rencontrent lorsque, au lieu de doser les sels en bloc, on évalue séparément chacune de ces substances. Ainsi on voit par les recherches de MM. A. Becquerel et Rodier, que dans l'état normal la proportion du chlorure de sodium peut osciller entre 4,5 et 2,5 pour 1000 parties de

---

(1) M. Lehmann pense qu'en général le sang de l'homme est plus chargé de matières salines que le sang de la femme, et que chez les jeunes animaux la proportion de ces corps est plus faible que chez l'adulte. Ainsi il admet que la quantité de sels contenue dans le sérum est, terme moyen, de 8,8 pour 100 chez l'homme, et de 8,1 chez la femme (a). Mais cette conclusion ne s'accorde pas avec les résultats obtenus par MM. Becquerel et Rodier, qui ont trouvé, terme moyen, 6,8 millièmes de matières salines et extractives chez l'homme, et 7,4 chez la femme (b).

M. Lehmann se fonde sur les expériences de M. Poggiale pour établir que les principes salins du sang sont plus abondants chez l'adulte que chez les jeunes animaux. Cela s'observe effectivement dans les analyses que ce chimiste a faites du sang d'un certain nombre de Chiens, Chats et Lapins nouveau-nés, comparées aux analyses d'individus adultes des mêmes espèces ; mais le contraire se remarque dans les analyses comparatives du sang chez le Veau, la Vache et le Bœuf : le Veau a donné 11,2 ; la Vache 9,9, et le Bœuf 8,7 (c).

Il est aussi à noter que des différences du même ordre se rencontrent parfois dans les diverses portions du sang obtenu d'une même saignée, et M. Zimmermann a constaté que la proportion des matières salines tend à augmenter par l'effet de la phlébotomie (d).

(a) Lehmann, *Lehrb. der physiol. Chem.*, 1853, Bd II, p. 215.
(b) Becquerel et Rodier, *Recherches sur la composition du sang*, p. 23 et 27.
(c) Poggiale, *Recherches chimiques sur le sang (Compt. rend. de l'Acad. des sciences* 1847, t. XXV, p. 112 et 200).
(d) Zimmermann, *Ueber das Verhalten der Salze im Blute und Serum beim Aderlass (Heller's Archiv für physiol. und pathol. Chemie und Mikrosk.*, 1846, Bd III, p. 522).

sang (1). Il est rare que la proportion de ce corps augmente dans l'état pathologique (2); presque toujours elle s'abaisse, et cette diminution paraît tenir surtout à l'abstinence à laquelle les malades sont généralement astreints ; elle tombe alors entre 2 et 3 millièmes, tandis que sous l'influence d'un régime où ce condiment entrait à très haute dose, on a vu le sang devenir beaucoup plus chargé de sel que dans les circonstances ordinaires. Ainsi dans quelques expériences de MM. Plouviez et Poggiale sur l'emploi médicinal du chlorure de sodium, la quantité de cette matière contenue dans le sang s'est élevée de 4,4 à 6,4 sans qu'il en soit résulté aucun trouble dans l'économie (3). Cependant nous verrons bientôt que l'influence du sel contenu dans le sérum paraît être considérable sur certains phénomènes qui se produisent dans la respiration, et que si la proportion de cette matière dépasse en plus ou en moins certaines limites, il semble devoir en résulter des inconvénients graves.

L'abondance des autres matériaux salins du sang est susceptible de varier aussi par l'effet du régime. Ainsi, dans les expériences d'Enderlin, des Oiseaux nourris les uns avec du froment, substance qui ne renferme que très peu de silice soluble, les autres avec de l'orge, qui en contient beaucoup, ont présenté des différences notables dans la composition des cendres

(1) La quantité de chlorure de sodium constatée par ces pathologistes a été en moyenne de 3,5 pour 100 (a). M. Nasse a trouvé, terme moyen, 4,69 (b). Enfin Fr. Simon, en discutant les analyses faites par M. Denis, trouva, terme moyen, 4,4 (c).

(2) Dans un cas de choléra observé par M. A. Becquerel, la proportion de chlorure de sodium s'est élevée à 6,61 (d).

(3) Dans un cas de ce genre, sous l'influence excitante de la médication saline continuée pendant plusieurs mois, MM. Plouviez et Poggiale ont vu la proportion des globules du sang s'élever, chez l'homme, de 130 à 143 (e).

(a) Becquerel et Rodier, *Traité de chimie pathologique*, p. 65.
(b) Nasse, *Ueber das Blut (Journ. für prakt. Chem.*, 1843, t. XXVIII, p. 148).
(c) Simon, *Animal Chemistry*, vol. 1, p. 232.
(d) A. Becquerel, *Note relative à quelques analyses du sang, etc., des cholériques (Arch. gén. de méd.*, 1849, 4e série, t. XXI, p. 192).
(e) Poggiale, *Recherches chimiques sur le sang (Compt. rend.*, 1847, t. XXV, p. 112).

obtenues par l'incinération du sang. Chez les premiers, le silicate de potasse était beaucoup moins abondant que chez les seconds ; le chlorure de sodium était également en moindre quantité ; tandis que la proportion des phosphates terreux était deux fois plus grande que chez les individus soumis au régime de l'orge (1). Des résultats analogues ont été obtenus par M. Verdeil en faisant varier le régime du Chien (2).

Dans les cas de maladie, on voit le sang de l'homme éprou-

(1) Voici les résultats que M. Enderlin a obtenus de l'analyse des cendres du sang de quatre jeunes Coqs du même âge, qui buvaient la même quantité d'eau, mais dont les uns (n°s 1 et 2) avaient été nourris avec du froment, et les autres (n°s 3 et 4) avaient été nourris avec de l'orge.

	I.	II.	III.	IV.
Cendres insolubles dans l'eau	23,24	23,20	22,5	22,8
Phosph. de sesqui-oxyde de fer. . .	8,45	8,70	7,5	7,6
Phosphate de chaux et de magnésie. .	14,79	14,50	15,0	15,2
Phosph. de potasse tribasique	52,34	50,48	25,0	24,4
Silicate de potasse.	3,53	2,75	14,6	14,4
Chlorure de sodium et traces de sulfate de potasse. . . .	20,89	23,57	37,9	38,4

On voit que sous l'influence du régime de l'orge, la proportion des phosphates terreux a baissé de plus de moitié, et que celle du sel commun a beaucoup augmenté (a).

(2) M. Verdeil a trouvé que chez les chiens nourris avec de la viande seulement le sang donne des cendres contenant beaucoup de phosphates alcalins, mais peu de carbonates, tandis que le sang des mêmes animaux nourris de matières végétales seulement lui a donné une quantité considérable de carbonates alcalins, mais peu de phosphates (b).

Voici les résultats que ce chimiste (c) a obtenus de l'analyse des cendres de deux chiens dont l'un (n° 1) avait été nourri pendant dix-huit jours avec de la viande, et l'autre (n° 2) avait été nourri avec du pain et des pommes de terre :

	N° I.	N° II.
Chlore	30,25	30,04
Sodium.	19,60	20,04
Soude	5,78	2,02
Potasse.	15,16	19,16
Magnésie	0,67	4,38
Acide sulfurique.	1,71	1,08
— phosphorique.	12,74	9,34
—	1,22	2,25
Chaux	0,10	0,70
Oxyde de fer . .	12,75	8,65
Ac. carbonique.	0,53	0,37

On voit qu'ici la différence dans la proportion de la magnésie a été très considérable, ainsi que celle de la potasse et de l'acide phosphorique. M. Verdeil rapproche ces faits des résultats qu'il a obtenus de l'analyse comparative des cendres du sang du Bœuf, du Mouton , du Porc, de l'Homme et du Veau. C'est dans le sang du Porc que la potasse était la plus abondante.

(a) Enderlin , *Physiologisch-chemische Untersuchungen* (*Ann. der Chem. und Pharm.*, 1848, Bd. LXVII, p. 304, et *Ann. de chim.*, 1849, p. 561).
(b) *Note sur la compos. des sels du sang* (*Mém. de la Soc. de biologie*, 1850, t. I, C. R., p. 74).
(c) Verdeil, *Untersuchung der Blutasche verschiedener Thiere* (*Ann. der Chem. und Pharm.*, 1849, Bd. LXIX, p. 89, et *Ann. de chim.*, 1850, p. 571).

ver des modifications notables quant à sa teneur en phosphates terreux et en sels alcalins (1). Mais les faits de ce genre constatés jusqu'ici n'ont conduit encore à la solution d'aucune des questions physiologiques dont l'étude nous occupe en ce moment, et par conséquent nous ne nous y arrêterons pas.

Les matières salines du sang varient aussi en quantité chez les divers animaux, et, de même que pour les principes organiques, la proportion qui est normale pour certaines espèces correspond à ce qui serait un état pathologique pour d'autres espèces voisines. Les analyses ne sont pas encore assez nombreuses pour que l'on puisse en tirer des conclusions générales, mais il est à noter que chez le Chien et le Chat, animaux dont le régime est carnassier, les carbonates alcalins sont moins abon-

(1) Le carbonate de soude fourni par l'analyse des cendres du sang et les autres sels alcalins sont d'ordinaire représentés par le chiffre 2,5 ; mais dans les phlegmasies cette proportion s'abaisse en moyenne à 2,0 (a).

Dans le sang d'un scorbutique, analysé par M. Fremy, ainsi que dans un cas du même genre examiné par M. Andral, la proportion de ces sels alcalins était au contraire plus grande que dans l'état normal (b).

Enfin M. Cohen a constaté que dans certains états pathologiques, tels que des cas de fièvre typhoïde, l'alcalinité du sang est augmentée, mais que dans la plupart des maladies la proportion d'alcali libre diminue (c).

Le phosphate de chaux varie entre 0,40 et 0,30 (terme moyen, 0,35). Dans presque toutes les maladies il devient plus abondant. et dans l'anémie il s'élève jusqu'à 0,54. Cette aug-

mentation paraît être plus grande dans la fièvre typhoïde et dans la phthisie que dans les phlegmasies. Dans la grossesse on a trouvé 0,42. C'est dans l'état physiologique que la proportion est la plus faible (d).

La proportion des substances inorganiques contenues dans les globules sanguins est susceptible de varier aussi dans quelques cas pathologiques. Ainsi M. Schmidt a trouvé que dans les globules du sang normal il y a chez l'homme une partie de matières minérales sur 40 de matières organiques, tandis que chez les cholériques ce rapport est comme 1 : 58. Dans le premier cas la proportion de l'eau contenue dans les globules est à celle des molécules solides comme 2,14 : 1, et dans le second cas 1,77 : 1. Des modifications analogues se manifestent sous l'influence des purgatifs drastiques (e).

(a) A. Becquerel et Rodier, *Traité de chimie pathologique*, p. 67.
(b) Andral, *Essai d'hématologie*, p. 138.
(c) *Gazette médicale*, 1850, p. 514, et 1851, p. 365.
(d) Becquerel et Rodier, *Traité de chim. path.*, p. 68.
(e) Schmidt, *Charakt. der epidem. Cholera*, 1850, p. 54 et suiv.

dants que chez les herbivores, tels que le Bœuf, le Mouton et le Cheval, tandis que les sels calcaires sont, au contraire, en plus grande quantité chez ces derniers (1). S'il était permis de tirer

(1) M. Nasse a fait l'analyse du sang d'un certain nombre d'animaux domestiques, et a obtenu les résultats suivants (pour 100 parties de sang) :

1° Sels solubles.

	Phosphates alcalins	Sulfates alcalins	Carbonates alcalins.	Chlorure de sodium.
Chien .	0,730	0,197	0,789	4,490
Chat. .	0.607	0,2'0	0.919	5,274
Cheval.	0,844	0,213	1,104	4,659
Bœuf .	0,468	0,181	1,071	4,321
Veau .	0,957	0.269	1,263	4.864
Chèvre	0,402	0.265	1,202	5,175
Mouton	0,395	0,348	1,498	4,895
Lapin .	0,637	0,202	0,970	4,092
Cochon	1,362	0,189	1,198	4,281
Oie . .	1.135	0,090	0,824	4.246
Poule .	0,945	0,100	0,350	5,392

2° Matières insolubles.

	Peroxyde de fer.	Chaux	Acide phosphorique.	Acide sulfuriq.
Chien .	0,714	0,117	0,208	0,043
Chat. .	0,516	0,136	0,263	0,022
Cheval.	0,786	0,107	0,123	0,026
Bœuf .	0,731	0,098	0,123	0,018
Veau .	0,631	0,130	0,109	0,018
Chèvre	0,641	0,110	0,129	0,023
Mouton	0,589	0,107	0,113	0,044
Cochon	0,782	0,085	0,206	0,044
Oie . .	0,812	0,120	0,119	0,039
Poule .	0,743	0,134	0,935	0,110

La magnésie et la silice ne furent pas dosées dans ces expériences (a).

Dans la plupart des analyses du sang on a négligé le dosage des petites quantités de potasse qui s'y trouve mêlée à la soude. M. Enderlin en a fait l'objet d'études spéciales et a obtenu les résultats suivants. Pour 100 parties de soude contenues dans les cendres obtenues par l'incinération du sang, il a trouvé la potasse dans les proportions de 6.5 chez un Homme ; 43,5 chez un Bœuf; 5,5 chez un autre Bœuf; 44,3 chez le Veau ; 43,9 chez un Pigeon, et 16,8 chez un autre. Dans trois analyses du sang de la Femme il a trouvé 1,6 ; 1,2 et 3,8 de potasse pour 10 de soude ; mais dans un cas de maladie de la poitrine il a vu la proportion de potasse s'élever à 4,18 pour 100 de soude (b).

Plus récemment des analyses analogues ont été faites par M. Poggiale et ont donné des résultats un peu différents, ce qui semble indiquer des variations dépendantes du régime ou des particularités individuelles. Pour tirer des recherches de ce genre quelques conclusions générales, il faudrait par conséquent avoir des moyennes établies sur des analyses plus nombreuses. Voici du reste les proportions trouvées par M. Poggiale (c) :

	Chlorure de potassium.	Chlorure de calcium.	Phosphate de soude.	Sulfate de soude.	Carbonates alcalins.	Phosphate de chaux.	Oxyde de fer.	Carb. et sulf. de chaux.
Bœuf	4,66	0,20	0,76	0,60	0,40	0,50	1,25	0,20
Vache	4,79	0,17	0,83	0,32	0,86	0,96	1,43	0,40
Veau	6,08	0,31	1,09	0,84	0,37	0,83	1,11	0,27
Mouton. : . .	5,73	0,15	1,02	0,63	0,32	0,69	1,06	0,18
Lapin	4,60	0,27	0,82	0,59	0,42	0,52	0,97	0,30
Chien	4,41	0,18	0,83	0,52	0,31	0,53	1,45	0,12
Chat.	5,62	0,33	0,93	0,71	0,46	0,69	1,23	0,20
Poule	4,49	0,12	0,83	0,36	0,38	1,23	0,75	0,29
Pigeon . . .	5,39	0,18	0,78	0,27	0,18	1,09	0,62	0,17

(a) Nasse, *Ueber das Blut der Hausth.* (*Journ. für prakt. Chem.*, 1843, Bd. XXVIII, p. 147).
(b) *Ueber den Kaligehalt des Blutes* (*Annalen der Chem. und Pharm.*, t. LXXV, p. 150, et *Ann. de chim.*, 1851, p. 549).
(c) *Recherches chimiques sur le sang* (*Compt. rend.*, 1847, t. XXV, p. 112).

quelques conclusions de faits si peu nombreux, j'appellerais aussi l'attention sur la richesse du sang des Oiseaux de basse-cour en phosphates terreux.

Il paraîtrait aussi, d'après les expériences de M. Schmidt, que les bases alcalines ne sont pas réparties de la même manière entre les globules et le plasma chez les divers animaux. Ainsi nous avons vu que chez l'homme la presque totalité de la potasse contenue dans le sang se trouve dans les globules, et que ces corpuscules ne renferment que très peu de soude. Chez le Chien et chez le Chat il en est tout autrement ; les globules sont pauvres en potasse, et contiennent de la soude en proportion presque aussi forte que le plasma. Mais cela ne saurait s'expliquer par les différences de régime ; car, sous le rapport du mode de distribution de ces alcalis, la Chèvre ressemble beaucoup à l'Homme, et le Mouton se rapproche davantage du Chat. Voici d'ailleurs les résultats obtenus par M. Schmidt. Sur 100 parties de matières inorganiques il a trouvé les bases distribuées de la manière suivante :

	DANS LES GLOBULES.		DANS LE PLASMA.	
	Potasse.	Soude.	Potasse.	Soude.
Chez l'Homme (t. m.) . .	40,89	9,71	5,19	37,74
le Chien.	6,07	36,17	3,25	39,68
le Chat	7,85	35,02	5,17	37,64
le Mouton.	14,57	38,07	6,56	38,56
la Chèvre.	37,41	14,98	3,55	37,89

Il est également à noter que la quantité de phosphore fourni

Les analyses des cendres du sang de la Grenouille, publiées par M. Enderlin, ont donné les résultats suivants :

	Nº I.	Nº II.
Phosphate de fer	9,61	10,52
Phosphates de chaux et de magnésie, carbonates. .	13,46	7,90
Sous-phosphate de soude .	38,52	10,44
Chlorure de sodium. . . .	31,83	39,26
Sulfate de potasse.	1,55	1,72

Dans les cendres du sang de la Perche (*Perca fluviatilis*) le même chimiste a trouvé :

Phosphate de fer.	9,52
Phosphate de chaux , magnésie.	9,32
Sous-phosphate de potasse .	36,00
Chlorure de sodium	43,37 (*a*).

(*a*) Enderlin, *Chem. phys. Unters.* (*Ann. der Chem. und Pharm.*, 1848, Bd. LXVII, p. 304.)

par l'analyse des globules sanguins s'est trouvée beaucoup plus faible chez le Mouton et le Chat que chez le Chien et le Chat (1).

Quant au fer contenu dans le sang, cette matière s'y trouve, comme je l'ai déjà dit, unie à l'hématosine des globules, et les variations que l'on remarque dans sa quantité relative suivent chez l'homme les changements dans les proportions de ces corpuscules par rapport au plasma (2). L'insuffisance de cet élément constitutif des globules paraît être une des causes de la diminution du nombre de ces corpuscules dans certains états maladifs, et, pour rétablir l'équilibre physiologique (3), il suffit

(1) M. Schmidt a trouvé le phosphore dans les proportions suivantes, sur 100 parties de matières inorganiques :

	Globules.	Plasma.
Homme	17,64	6,08
Chien	22,12	6,65
Chat	13,62	7,27
Mouton	8,95	3,56
Chèvre	9,41	3,90

Le dosage comparatif du chlore a fourni les résultats suivants :

	Globules.	Plasma.
Homme	21,00	40,68
Chien	24,88	37,31
Chat	27,59	41,70
Mouton	27,21	40,89
Chèvre	31,73	40,41 (a)

(2) Becquerel et Rodier, *Traité de chim. pathol.*, p. 69.

(3) Nous avons vu que les globules renferment une proportion assez considérable de fer, élément qui paraît être nécessaire à leur constitution. On comprend donc que dans les cas de chlorose où le sang est pauvre en globules et où l'organisme, pour revenir à l'état normal, a besoin de produire beaucoup de ces corpuscules, il soit utile d'augmenter la quantité de fer

contenue dans les fluides nourriciers; et les médecins ont remarqué depuis longtemps que l'emploi des préparations martiales est effectivement très bon dans ces affections anémiques. Mais les analyses suivantes du sang faites par Herberger chez une jeune fille chlorotique soumise à ce traitement en montrent mieux encore les effets sur la production des globules sanguins (b). La première analyse a été faite avant l'administration du fer; la seconde après deux mois de traitement par les préparations ferrugineuses :

	N° I.	N° II.
Eau	868,34	807,08
Matières solides	131,66	192,92
Fibrine	3,61	1,95
Graisse	2,31	2,47
Albumine	78,20	81,51
Globuline	36,47	94,29
Hématine	1,59	4,03
Sels, etc.	8,92	8,24

On voit que dans ce cas les principes constitutifs des globules, qui n'étaient d'abord que dans la proportion de 38 millièmes, se sont élevés à plus de 98 millièmes sous l'influence de l'emploi du fer.

(a) Schmidt, *Charakteristik der epidemischen Cholera*, p. 14.
(b) Herberger, *Beiträge zur Kenntniss der Zusammensetzung des Blutes und Harnes Bleichsüchtiger und die Wirkung der Eisenpräparate* (Buchner's *Repertorium für die Pharmacie*, Z. R., Bd. XXIX, p. 236).

souvent de mêler du fer aux aliments dont on fait usage. Mais il paraîtrait que cette proportionnalité entre le nombre des globules hématiques et le poids du fer contenu dans le sang de l'homme ne se rencontre pas toujours chez les animaux ; car dans les analyses faites par M. Poggiale (1) nous voyons que chez les oiseaux tels que la Poule et le Pigeon, où la quantité relative des globules s'élève beaucoup plus haut que chez nos quadrupèdes domestiques, le fer est moins abondant que chez ces mammifères (2).

§ 20. — Les substances qui, dans l'état normal de l'organisme, ne sont destinées qu'à passer rapidement à travers le sang pour s'échapper au dehors ou qui s'y détruisent presque aussitôt leur formation, peuvent aussi, dans des cas pathologiques, s'y accumuler, soit que leur production s'active, soit que le travail d'élimination qui d'ordinaire les fait disparaître vienne à s'affaiblir ou à s'arrêter. C'est de la sorte que la présence de l'urée, par exemple, a pu être constatée dans le sang de divers malades à une époque où les procédés d'analyse dont la science disposait étaient encore trop grossiers pour déceler les petites quantités de cette substance dont le sang est chargé dans les circonstances ordinaires. Jusque dans ces derniers temps,

Proportions
de
l'urée.

---

(1) Dans les analyses publiées par ce chimiste (a), le fer a été dosé à l'état de sesquioxyde, et la quantité de cette substance s'est trouvée :

	Millièmes.
Chez l'Homme	1,26
le Bœuf	1,25
la Vache	1,43
le Veau	1,11
le Chien	1,45
le Chat	1,23
le Mouton	1,06
le Lapin	0,97
la Poule	0,75
le Pigeon	0,62

(2) D'après les calculs de M. Schmidt, l'infériorité des Oiseaux comparés aux Mammifères sous le rapport de la proportion du fer contenu dans les globules rouges du sang serait encore plus grande qu'on ne le supposerait à première vue par les nombres précédents. En effet, ce physiologiste évalue la quantité de fer seulement à $\frac{1}{507}$ du poids des globules chez la Poule, à $\frac{1}{230}$ chez l'Homme, à $\frac{1}{213}$ chez le Cochon, et à $\frac{1}{196}$ chez le Bœuf (b).

(a) Poggiale, *Recherches chimiques sur le sang* (*Compt. rend. de l'Acad. des sciences*, 1847, t. XXV, p. 112).

(b) Lehmann, *Lehrb. der physiol. Chem.*, Bd. II, p. 199.

la chimie ne nous avait fourni aucun moyen de dosage assez délicat pour nous permettre la détermination des proportions dans lesquelles l'urée se rencontre soit dans le sang pathologique, soit dans le sang normal, et par conséquent l'étude des questions qui se rattachent à cette partie de l'hématologie ne pouvait faire que peu de progrès (1). Mais aujourd'hui il n'en est plus de même : à l'aide d'un procédé indiqué par M. Liebig, et fondé sur la propriété que possède le nitrate mercurique de précipiter l'urée, on peut saisir les moindres traces de cette substance et en mesurer la quantité (2). Aussi a-t-on déjà appliqué

(1) Ainsi M. Marchand, ayant dissous 1 gramme d'urée dans 200 grammes de sérum, n'a pu en retirer de ce liquide que 0,20, et il pensait qu'il n'était pas possible de retrouver ce principe immédiat dans le sang, lorsqu'il existe en proportion inférieure à 1/400. Aussi n'a-t-il pu en constater aucune trace, bien qu'il eût opéré sur 3 litres de sang de chien (a). MM. Mitscherlich, Gmelin et Tiedemann étaient arrivés au même résultat négatif en opérant sur près de 5 kilogrammes de sang de Bœuf (b). C'est aussi en employant de très grandes quantités de sang que Simon a trouvé de l'urée dans ce liquide chez le Veau (c), et M. Garrod chez l'homme (d). Jusque dans ces derniers temps on n'était pas parvenu à le doser, et c'est seulement à l'aide de calculs hypothétiques que M. Marchand en évalua la proportion à 0,018 pour 100 (e).

(2) On trouve dans la Thèse de M. Picard un examen comparatif des divers procédés employés jusqu'ici pour la constatation de la présence de l'urée dans le sang (f). La méthode de M. Liebig, à laquelle il donne la préférence, consiste dans l'emploi d'une dissolution titrée de nitrate de mercure. Si à une solution étendue d'urée on ajoute une solution également étendue de ce dernier sel, on obtient un précipité blanc formé de 100 parties d'urée unies à 720 d'oxyde de mercure. En ayant soin de neutraliser la liqueur avec du carbonate de soude à mesure que l'acide nitrique se trouve mis en liberté par cette réaction, on peut précipiter ainsi la totalité de l'urée ; et du moment qu'il ne reste plus aucune

(a) Marchand, *Ueber das Vorkommen des Harnstoffes im thierischen Körper ausserhalb des Harns* (Journ. für prakt. Chemie, 1837, Bd. XI, p. 149).
— *Lehrbuch der physiol. Chemie*, 1844.
(b) Gmelin und Tiedemann, *Versuche über das Blut* (Annalen der Physik und Chemie von Poggendorff, 1834, Bd. XXXI, p. 310).
(c) Simon, *Ueber das Vorkommen des Harnstoffs im Blute* (Arch. für Anat. und Physiol., 1841, p. 454, et Ann. des sciences natur., 1842, 2e série, t. XVIII, p. 380).
— *Animal Chemistry*, vol. I, p. 182.
(d) Garrod, *Observ. on certain Pathol. Conditions of the Blood and Urine in Gout*, etc. (Med. Chir. Trans., vol XXXI, p. 83).
(e) Loc. cit. Voyez aussi L'héritier, *Traité de chimie pathol.*, p. 224.
(f) J. Picard, *De la présence de l'urée dans le sang et de sa diffusion dans l'organisme à l'état physiologique et à l'état pathologique*. Strasbourg, 1856, p. 10 et suiv.

cette méthode à l'étude des variations qui se produisent dans la quantité d'urée que le sang renferme suivant les conditions où l'organisme se trouve placé. Les expériences récentes faites dans cette direction par un jeune médecin de l'Ecole de Strasbourg, M. Picard, ont conduit à des résultats intéressants, et en les multipliant davantage, on jettera probablement beaucoup de lumière sur plusieurs des phénomènes les plus importants du travail nutritif.

Ce chimiste évalue, terme moyen, à 0,016 pour 100 la quantité d'urée qui existe dans le sang humain à l'état normal, et ses expériences tendent à établir que la proportion en est un peu plus faible chez la femme que chez l'homme (1). C'est principalement dans les circonstances où le travail éliminatoire de cette substance se trouve entravé ou arrêté qu'on la voit devenir plus abondante dans le fluide nourricier ; et ainsi que je le ferai voir dans une autre partie de ce cours, l'appareil urinaire est la voie principale par laquelle l'excrétion s'en opère : mais le sang peut s'en débarrasser aussi par la sueur, les sécrétions intestinales, etc. (2).

Des faits dont il serait prématuré de parler en ce moment tendent à prouver aussi que l'urée est un des produits du travail

---

trace de cette substance. le nitrate de mercure donne un précipité jaune au lieu d'un précipité blanc. En versant la liqueur titrée goutte à goutte, on peut donc connaîtreavec beaucoup de précision la quantité employée pour précipiter l'urée et calculer le poids de cette dernière substance, en admettant que 4 équivalents de nitrate de mercure correspondent à 1 équivalent d'urée.

(1) M. Picard a dosé l'urée du sang de l'homme en bonne santé. et a trouvé pour 100 parties de ce liquide :

0,0165
0,0142
0,0177

Le sang de deux femmes en bonne santé lui a fourni :

0,0153
0,0169

Dans deux cas de suppression des règles il a trouvé :

0,029
et 0,026 pour 100.

Chez une femme enceinte cette proportion est descendue à

0,0113 pour 100.

(2) La présence de l'urée en quantité anormale a été constatée dans le sang de personnes atteintes de l'affection des reins, connue sous le nom de

nutritif qui s'effectue dans toutes les parties de l'organisme, et que cette substance résulte de l'oxydation des matières protéiques soit des tissus, soit du sang lui-même.

Il paraîtrait aussi que dans certains cas cette transformation

maladie de Bright, par Bostock (a), Christison (b), Babington (c), Rees (d), Simon (e), Heller (f), Schottin (g), La Cava (h) et plusieurs autres pathologistes.

On a observé le même phénomène dans un cas d'inflammation aiguë des reins (i) ; et ainsi que je l'ai déjà dit (p. 200), on peut le produire à volonté en extirpant ces organes ou en y arrêtant le travail sécréteur de l'urine.

Dans une série assez nombreuse de cas de maladie de Bright, observés par M. Picard, la quantité d'urée contenue dans le sang, au lieu d'être 0,016 pour 100 comme dans l'état normal, s'est élevée souvent à 0,03, et a parfois dépassé 0,07. La proportion la plus forte que ce chimiste ait constatée dans cette affection était 0,15 pour 100 (j).

Dans le choléra la sécrétion urinaire est arrêtée, et il y a aussi accumulation de l'urée dans le sang. Ce fait, observé d'abord par O'Shaughnessy (k), a été constaté ensuite par plusieurs autres pathologistes, tels que Robertson (l), Simon (m), Marchand (n), Rainy (o), Schmidt (p). Dans un cas observé par M. Picard, la proportion d'urée s'est élevée à 0,07 pour 100 (q).

M. Chassagniol et Vardon ont constaté la présence de beaucoup d'urée dans le sang d'individus morts de la fièvre jaune (r).

Un résultat analogue a été obtenu

(a) Voy. Bright's *Reports of Med. Cases*, p. 83.

(b) Christison, *On the Granular Degeneration of the Kidney*, 1839, p. 61.

(c) Babington, Art. *Morbid Condition of the Blood* (Todd's *Cyclop. of Anat. and Physiol.*, 1836, vol. I, p. 427).

(d) Rees, *On the Presence of Urea in the Blood* (Lond. Med. Gazette, 1833, vol. XII, p. 676).

(e) Simon, *Animal Chemistry*, vol. II, p. 222.

(f) Heller, *Pathol. chem. und mikros. Untersuch.* (Arch für physiol und pathol. Chem. und Mikros., 1844, Bd. I, p. 17). — *Path. Chem. des Morbus Brightii* loc. cit., 1845, t. II, p. 176).

(g) *Sur les caract. de l'urémie* (Gaz. hebdom , t. I, 1853, p. 30, et Arch. für phys. Heilk., 1853, t. XII, p. 170).

(h) P. La Cava, *Ueber ein an Harnstoff sehr reiches Blut bei Albuminurie* (Heller's Arch., 1846, Bd. III, p. 479, et *Annali di chemica applicata alla medecine* del D. Polli, 1846, Bd. II, p. 242).

(i) Romberg, voy. Picard, *Op. cit.*, p. 47.

(j) Picard, *Op. cit.*, p. 75.

(k) O'Shaugnessy, *Report on the Chemical Pathology of Cholera*, 1832.

(l) Robertson, *Observ. on the Blood of Cholera patients* (Monthly Journ., of Med., 1835, vol. XVII, p. 243).

(m) Simon, *Op. cit.* (Müller's Arch. für Anat. und Physiol., 1841, p. 456), et *Anim. Chem.*, vol. I, p. 325.

(n) Marchand, *Ueber das Vorkom. das Harnstoffes im Thierischen Körper aussserhalb des Harnes* (Journ. für prakt. Chem., 1837, Bd. XI, p. 458).

(o) Rainy, *Urea in the Blood in Cholera* (London Medic. Gaz., 1838, 1839, vol. I, p. 518). Il évalue la quantité d'urée à 1 grain par once de sang.

(p) Schmidt, *Charakt. der epidem. Cholera*.

(q) Picard, *De la présence de l'urée dans le sang*, p. 54.

(r) Chassagniol, *Sur l'altération du sang dans la fièvre jaune* (Comp. rend. de l'Acad. des sc., 1853, t. XXXVII, p. 907).

des principes protéiques serait portée plus loin, et que l'urée à son tour passerait à l'état de carbonate d'ammoniaque, matière qui se trouverait alors dans le sang, mais en quantité trop petite pour pouvoir être dosée (1).

§ 21. — L'acide urique doit exister aussi dans le sang à l'état normal; mais les chimistes ne sont pas encore parvenus à l'y reconnaître, et sa présence dans ce liquide n'a été signalée que dans quelques cas pathologiques où cette substance excrémentitielle devient beaucoup plus abondante que d'ordinaire (2).

§ 22. — Parmi ces matériaux éphémères du sang, je signa-

par l'analyse du sang de quelques malades atteints de fièvre typhoïde (a), d'éclampsie (b), de diabète (c), de rhumatisme articulaire (d), d'arthrite (e) et d'hydropisie (f). Enfin, M. Picard a constaté une augmentation notable de la proportion de l'urée du sang dans un cas d'anémie, et chez plusieurs individus affectés de maladies inflammatoires.

(1) L'existence de produits ammoniacaux dans le sang a été constatée, ainsi que nous l'avons déjà vu, chez les cholériques et dans divers cas d'urémie (p. 206). M. Lehmann pense que c'est de la présence de ces matières, et non de l'existence de l'urée dans le sang, que dépendent les symptômes particuliers observés dans des cas de scarlatine et de maladie de Bright (g), hypothèse qui a été adoptée aussi par M. Frerichs (h). Les observations de M. Schöttin à Kostritz ne sont pas favorables à cette opinion (i). Mais, quoi qu'il en soit à cet égard, il est bien avéré que de l'ammoniaque en petites quantités se développe très facilement dans le sang et peut s'échapper au dehors par les voies respiratoires (j).

(2) M. Garrod a trouvé aussi de l'acide urique combiné avec de la soude dans le sang de plusieurs malades affectés de rhumatisme chronique. Dans un cas, 1000 parties de sérum lui fournirent 0,05 d'acide urique; dans un autre cas, la moitié de cette quantité. M. Garrod a toujours rencontré ce même

(a) Steinberg, Unters. des Blutes eines am Abdominaltyphus Verstorbenen (Journ. für prakt. Chem., 1842, Bd XXV, p. 386).
— Henderson, Edinb. Med. and Surg. Journ., 1844, vol. XLI, p. 223.
— Taylor, Lond. Med. Gaz., vol. XXXIV, p. 760.
(b) Romberg, Oppolzer, Braun, etc., cités par M. Picard (Op. cit., p. 48).
(c) Rainy. Lond. Med. Gaz., 1838.
(d) Picard, Op. cit, p. 52.
(e) Garrod, On certain Pathological Conditions of the blood (Trans. of the Med. Chir. Soc., 1848, vol. XXXI, p. 83). — L'Héritier, Traité de chim. pathol., 1842, p. 166.
(f) Rees, Op. cit. (Lond. Med. Gaz., 1833, vol. XII, p. 676).
(g) Lehmann, Lehrb. der physiol. Chem., Bd. II, p. 218.
(h) Schöttin, Mémoire sur l'urémie (Gaz. hebdom de méd., 1853, t. I, p. 31).
(i) Frerichs, Die Bright'sche Nierenkrankheit, 1851.
(j) Picard, De la présence de l'urée dans le sang, p. 3.

Acide urique.

lerai aussi le sucre ou glucose (1), dont le rôle physiologique sera l'objet de nos études dans une autre partie de ce cours. Lorsque nous nous occuperons de l'histoire de la digestion, nous verrons que du reste la proportion de cette substance varie également dans l'état normal sous l'influence de l'alimentation ; et des analyses comparatives du sang qui arrive dans le foie par les vaisseaux appelés *veines portes*, ou qui sort de cet organe par les veines dites *hépatiques*, ont établi que c'est en grande partie dans l'appareil biliaire que le

principe dans le sang des malades affectés d'albuminurie, mais jamais chez ceux atteints de rhumatisme (a).

La présence de l'acide urique dans le sang des goutteux avait été déjà annoncée par Mazuyer (b).

(1) Voyez ci-dessus page 193. Pour constater la présence du glucose, ou sucre animal, dans le sérum, on fait généralement usage d'un réactif appelé *liqueur de Trommer* (improprement dite de *Frommhertz*), *liqueur de Barreswil*, ou bien encore *solution cupropotassique*. C'est un sel double de potasse et de cuivre (tartrate, par exemple), qui est d'une belle couleur bleue, et qui, en présence du glucose, se décolore par l'ébullition et donne un précipité de protoxyde de cuivre d'une teinte rougeâtre. En employant une dissolution titrée de ce composé cuivreux, on peut doser la matière sucrée.

On pourrait se servir aussi du procédé inventé par M. Biot, et fondé sur l'action rotatoire que le glucose exerce sur la lumière polarisée (c).

Enfin, pour évaluer les petites quantités de glucose contenues dans le sang, on a recours aussi à la fermentation alcoolique et au dosage de l'acide carbonique qui se dégage dans cette opération.

Pour plus de détails à ce sujet, on peut consulter les travaux de MM. Trommer, Barreswil, Fehling, etc. (d).

(a) Garrod, *Obs. on certain Pathol. Conditions of the Blood* (*Med. Chirurg. Trans.*, 1848, vol. XXXV, p. 83).

— *On the Blood and Effused Fluids in Gout*, etc. (*Med. Chir. Trans.*, 1854, 2e série, vol. XIX, p. 49).

— Voyez aussi : Strahl und N. Lieberkühn, *Harnsäure im Blute und einige neue constante Bestandtheile des Harns* (*Arch. für physiol. Heilk.*, 1849, Bd. VIII, p. 294).

(b) *Arch. gén. de méd.*, 1826, t. XI, p. 132.

(c) Biot, *Sur l'emploi des caractères optiques comme diagnostic immédiat du diabète sucré* (*Compt. rend. de l'Acad. des sciences*. 1840, t. XI, p. 1028).

(d) Trommer, *Unterscheidung von Gummi, Dextrin, Traubenzucker und Rohrzucker* (*Ann. der Chem. und Pharm.*, 1844, Bd. XXXIX, p. 3 i0).

— Péligot, *Rapport sur un moyen de saccharimétrie* (de M. Barreswil), fait à la Société d'encouragement (*Journal de pharmacie*, 1844, 3e série, t. VI. p. 304).

— Fehling, *Quantit. Bestim. des Zuckers im Harn* (*Arch. für physiol. Heilkunde*, 1848, Bd. VII, p. 64.

— Lehmann, *Lehrbuch der physiologischen Chemie*, 1853, Bd. I, p. 264.

— Cl. Bernard, *Leçons de physiologie*, 1855, p. 34, etc.

— Figuier, *De l'origine du sucre contenu dans le foie* (*Ann. des sciences natur.*, 1855, 4e série, t. III, p. 23, etc.).

glucose est versé dans le fluide nourricier (1). Des expériences dues également à mon savant collègue, M. Cl. Bernard, nous ont appris que l'excitation de certaines parties du système nerveux accroît beaucoup cette accumulation de

(1) L'influence du travail digestif sur la richesse du sang en matières sucrées a été étudiée non-seulement par MM.Cl. Bernard, Lehmann, Figuier et plusieurs des auteurs dont les travaux sont cités ci-dessus (p. 194 et 195), mais plus récemment encore par M. Becker, M. Poggiale et quelques autres physiologistes.

Les expériences de M. Becker tendent à établir que la quantité de matières sucrées contenues dans le sang varie beaucoup suivant la nature des aliments employés. Ainsi chez le Lapin il a trouvé :

0,045 pour 100 chez un individu à jeun depuis vingt-quatre heures.
0,109 chez un individu nourri d'avoine.
0,584 chez un individu nourri uniquement de carottes.
1,198 chez un individu dont les aliments avaient été chargés de sucre (a).

Mais sous l'influence d'un régime exclusivement animal, le sang continue également à recevoir, par suite du travail digestif et des transformations chimiques dont le foie est le siége, des quantités considérables de matière sucrée ; fait qui a été démontré par M. Cl. Bernard et constaté aussi par beaucoup d'autres physiologistes.

M. Cl Bernard a trouvé également que la quantité de sucre contenue dans le sang décroît rapidement après l'achèvement du travail digestif, et que par l'effet de l'abstinence prolongée ce principe y disparaît plus ou moins complétement (b), résultat qui a été confirmé par plusieurs expérimentateurs, notamment par M. Poggiale (c).

Enfin, M. Cl. Bernard a trouvé que la substance même du foie agit à la manière d'un ferment sur les matières albuminoïdes, et y détermine la formation du glucose, indépendamment de toute influence vitale (d).

Ainsi le sang, dans l'état normal de l'économie, reçoit journellement de nouvelles quantités de sucre fournies directement par les aliments ou produites dans le foie par la transformation de matières alimentaires d'un autre ordre, et la provision de sucre hématique obtenu de la sorte s'use continuellement dans l'intérieur de l'organisme, par suite d'autres phénomènes physiologiques dont l'étude nous occupera plus tard. Ici encore nous rencontrons donc dans la constitution du sang cet état d'équilibre instable qui se rompt sans cesse pour se rétablir bientôt, ou, pour parler plus exactement, des oscillations continuelles s'effectuent dans des limites déterminées. Nous reviendrons avec plus de détail sur l'histoire de la production

(a) Becker, *Ueber das Verhalten des Zuckers beim thierischen Stoffwechsel* (*Zeitschr. für wissenschaftl. Zoologie,* 1853, Bd. V, p. 123).
(b) Cl. Bernard, *Recherches sur une nouvelle fonction du foie,* thèse, 1853.
— *Leçons de physiologie expérimentale,* 1855.
(c) Poggiale, *De l'action des alcalis sur le sucre dans l'économie animale* (*Gaz. hebdom. de méd.,* 1856, t. III, p. 7).
(d) Cl. Bernard, *Sur le mécanisme de la formation du sucre dans le foie* (*Ann. des sciences natur.,* 1855, 4ᵉ série, t. IV, p. 109).

matières sucrées dans le sang (1). Enfin, d'autres faits, dont l'étude trouvera mieux sa place ailleurs, prouvent que ce sucre animal est rapidement éliminé des fluides en circulation, soit qu'il s'y détruise dans l'espèce de combustion que la respiration entretient dans l'organisme, ou bien que le travail sécrétoire l'expulse de l'économie. L'expérimentateur

et de l'emploi du sucre dans l'économie animale, lorsque nous aurons étudié les phénomènes de la respiration, de la digestion et de la sécrétion hépatique.

(1) C'est dans les cas de MÉLITÉMIE (ou d excès de matières sucrées dans le sang) que l'existence du sucre dans le fluide nourricier a été découverte par Dobson et par Rollo, chez des malades atteints de diabète (a). Cette substance a ensuite échappé aux recherches de Gueudeville (b), Vauquelin et Ségalas (c), MM. Henry et Soubeiran (d), etc.; mais les recherches de M. Bouchardat (e) nous donnent l'explication de ces résultats négatifs, et les analyses dues à ce chimiste, ainsi que celles faites par Ambrisioni (f), Rees (g), Fr. Simon (h), Maitland (i),

Mac-Gregor (j), etc., montrent que chez les diabétiques la quantité de sucre contenue dans le sang s'élève beaucoup au-dessus du taux ordinaire.

Dans une analyse du sang ainsi modifié, faite par M. Drummond, l'eau, les globules et l'albumine se trouvaient en proportions ordinaires ; mais la fibrine était en quantité très faible, et le sucre représentait 2 millièmes du poids total (k).

Simon a signalé aussi l'existence du sucre dans le sang d'un Veau avant de l'avoir observée chez l'homme, ce qui peut faire supposer que la proportion de cette substance est plus forte chez ce quadrupède (l).

En 1850, M. Verdeil et Dolfus firent des observations semblables sur du sang de Bœuf (m).

(a) Dobson, *Exper. and Observ. on the Urine in a Diabetes* (*Med. Obs. by a Soc. of physicians in London*, 1775, t. V, p. 298).
— Rollo, *Traité du diabète sucré*, 1797.
(b) Nicolas et Gueudeville. *Rech. et expér. chim. et méd.* (*Ann. de chimie*, t. XLIV, p. 45).
(c) Ségalas, *Nouv. expér. sur les propr. méd. de l'urée* (*Journ. de physiol. de Magendie*, 1822, t. II, p. 355).
(d) *Rech analyt. sur le sang d'un diabétique* (*Journ. des pharm.*, 1826, t. XII, p. 320).
(e) Bouchardat, *Du diabète sucré*, p. 67 (extr. des *Mém. de l'Acad. de médec.*, 1851, t. XVI).
(f) Ambrisioni, *Dello zucchero nelle urine e nel sangue dei diabetici* (*Ann. univ. di med.*, 1835, vol. LXXIV, p 160).
(g) Rees, *On Diabetic Blood* (*Guy's Hospital Reports*, 1838, vol. III, p. 398). Voy. Ancell's *Lectures on the Blood* (*Lancet*, 1840, p. 889).
(h) Simon, *Animal Chemistry*, vol. 1, p. 327.
(i) Maitland, *Sugar obtained from the Blood of a Patient in Diabetes* (*London Medic. Gaz.*, 1836, vol. XVII, p. 900).
(j) Mac Gregor, *Recherches expérimentales sur l'état comparatif de l'urée*, etc. (*Journ. de chimie Méd.*, 1840, 2e série, t. VI, p. 17).
(k) Drummond, *On Urine and Blood in a Case of Diabetes Mellitus* (*Monthly Journ. of Med.*, 1852, vol. XIV, p. 281).
(l) Simon, *Animal Chemistry*, vol. I, p. 185).
(m) *Analyse anat. et chim. du sang* (*Compt. rend. de la Soc. biologique*, 1850, p. 79).

peut produire à volonté toutes ces variations dans la quantité de glucose dont le sang est chargé, et des phénomènes du même ordre s'observent dans certaines maladies : ainsi, chez les personnes en proie à l'affection connue sous le nom de diabète, cette espèce de sucre s'y accumule en quantités si considérables, qu'on a pu la reconnaître à une époque où les moyens d'analyse dont la science disposait étaient encore très imparfaits.

§ 23. — Dans quelques cas le sang renferme, comme nous l'avons déjà vu, des substances qui d'ordinaire n'entrent pas dans sa composition (1) : la proportion de ces principes étrangers est en général très faible, et il serait inutile de revenir en ce moment sur leur étude ; cependant leur influence physiologique peut être considérable, ainsi que j'aurai l'occasion de le montrer dans la suite de ces Leçons. Du reste, la chimie est encore impuissante à nous faire apprécier diverses variations légères, mais très importantes, qui peuvent se produire dans la constitution du sang, variations dont on aperçoit souvent les effets sans pouvoir en bien saisir la nature. Ainsi les pathologistes citent des cas dans lesquels le sang paraît agir presque à la manière d'un poison sur l'économie, et a pu transmettre des maladies mortelles d'un animal à un autre (2); mais les moyens d'analyse dont on dis-

---

(1) Voy. ci-dessus page 203. Parmi les altérations singulières que le sang éprouve parfois, on peut citer aussi le cas observé par Fourcroy vers la fin du siècle dernier, et dans lequel ce liquide paraît avoir contenu un cyanure de fer (a).

(2) On cite des exemples de transmission de certains états pathologiques d'un individu à un autre, au moyen de l'inoculation d'une petite quantité de sang d'un animal malade dans l'organisme d'un individu bien portant. Ainsi Leuret, en injectant dans les veines d'un Cheval sain du sang provenant directement de la veine jugulaire d'un Cheval atteint d'une affection charbonneuse, a déterminé chez le premier le développement de la maladie dont le second était frappé (b).

Magendie a rapporté aussi l'observation d'un Cheval mort d'inanition,

(a) Fourcroy, *Observ. sur une singulière altération du sang par l'effet d'une maladie* (*Ann. de chimie*, 1789, t. I, p 65).
(b) Leuret, *Rech. et expér. sur les altérations du sang* (*Arch. gén. de méd.*, 1826, t. II, p. 107).

pose sont encore trop grossiers pour que l'on puisse les appliquer utilement à l'étude de ces singulières altérations.

C'est aussi à dessein que j'omets de parler ici des différences que le sang présente dans diverses parties de l'économie, et plus particulièrement des caractères propres au sang artériel et au sang veineux. C'est un sujet qui trouvera mieux sa place dans notre prochaine Leçon.

Résumé.

§ 24 — En résumé, nous voyons donc que le sang est une humeur dont la composition est sujette à des variations considérables ; que les diverses matières constitutives de ce liquide s'y renouvellent continuellement, et que l'abondance plus ou moins grande de chacune d'elles dépend des rapports qui existent entre l'activité fonctionnelle du travail alimentateur et du travail éliminateur. Dans l'état normal, ces variations ne se produisent que dans des limites déterminées pour chaque espèce zoologique, et il résulte de l'influence des deux forces contraires dont il vient d'être question une sorte d'équilibre instable ; mais dans l'état de maladie cet équilibre est presque toujours rompu, et la composition du sang s'éloigne plus ou moins de ce que l'on peut considérer comme réalisant sa constitution typique.

Ainsi tantôt il y a :

Spanémie, ou appauvrissement du sang, la proportion des globules rouges étant au-dessous du taux ordinaire.

chez lequel le sang non-seulement avait perdu sa coagulabilité, mais était devenu acide. Une certaine quantité de ce sang (après avoir été conservée huit jours, et lorsqu'il répandait une odeur piquante) fut injectée dans les veines d'un Chien, et en détermina la mort au bout de quelques heures. Le sang trouvé dans le cadavre de cet animal était presque entièrement fluide et ne donnait pas de réaction alcaline. Cependant injecté dans les veines d'un autre Chien, il détermina également la mort de celui-ci et des altérations analogues dans le sang de cet animal (a).

(a) Magendie, *Leçons faites au Collége de France en 1851-52, et extraites de l'Union médicale*, p. 33 et 37.

D'autres fois il y a :

Leucémie, ou excès de globules blancs.

D'autres fois encore :

Hypérinose, ou excès de fibrine ;

Hypinose, ou défaut de fibrine ;

Piarrhémie, ou excès de matières grasses ;

Mélitémie, ou excès de matières sucrées ;

Urémie, ou excès de principes urinaires ;

Cholémie, ou présence de produits biliaires (1).

Les faits que nous avons passés en revue semblent montrer aussi que les deux parties constitutives fondamentales du sang sont, indépendamment de l'eau qui leur sert de véhicule, d'un côté les globules, de l'autre l'albumine ; que sa puissance physiologique dépend essentiellement des globules, et que l'albumine est en quelque sorte une matière première qu'elle fournit aux divers organes pour subvenir aux besoins de leur travail nutritif.

Nous avons vu aussi que les principes salins contenus dans le plasma sont nécessaires à l'existence des globules hématiques, et nous verrons bientôt qu'ils ont encore d'autres usages d'une grande importance ; mais les variations que nous avons rencontrées dans les proportions de ces matériaux inorganiques du sang semblent indiquer qu'aucun d'eux n'est appelé à jouer d'une manière bien active un rôle spécial dans le travail physiologique dévolu à l'ensemble dans la constitution du fluide nourricier.

L'examen des variations qui s'observent dans les quantités des matières grasses et sucrées nous permet déjà d'entrevoir

---

(1) La plupart de ces noms, dont l'étymologie est facile à saisir, ont été introduits dans le langage physiologique par Fr. Simon, et sont devenus d'un usage si général, qu'il m'a semblé utile de les indiquer ici, bien que les médecins ne les emploient pas toujours exactement dans le sens propre.

que ces substances sont destinées à être promptement consommées dans l'intérieur de l'organisme.

Nous avons été conduit à admettre aussi que la fibrine s'élabore dans tous les tissus vasculaires aux dépens de l'albumine, et passe dans le sang pour y subir de nouvelles transformations ; que celles-ci sont probablement effectuées, en partie au moins, sous l'influence des globules, et que la fibrine plasmique, loin d'être, comme on le supposait autrefois, un principe essentiellement récrémentitiel ou assimilable, est un produit du travail éliminatoire dont toutes les parties vivantes sont le siége.

Enfin que, sous ce rapport, l'urée semble devoir être classée à côté de la fibrine et ne pas être séparée des matières ammoniacales dont le sang est parfois chargé. L'étude que nous venons de faire de la constitution physique et de la composition chimique du fluide nourricier ne saurait suffire pour la démonstration d'aucun de ces résultats, mais elle leur donne un grand degré de probabilité ; et à mesure que nous avancerons dans l'examen des phénomènes de nutrition, nous verrons de nouveaux faits venir les étayer de tous les côtés.

TABLEAU N° 2.

Composition chimique du sang chez divers animaux (1).

		Eau.	Globules.	Fibrine.	Albumine.	Graisse.	Sels.
Bœuf (N.)		799	122	3,6	67	2	7
— (P.)		796	123	5	65	2	9
Bœuf (A.)	Terme moyen.	813	97	3,6		86	
	Maximum...	825	112	4,0		88	
	Minimum...	802	85	3,0		83	
Vaches laitières	Terme moyen.	807	102	3,8		87	
	Maximum...	818	117	4,4		94	
	Minimum...	799	90	3,4		84	
Mouton (P.)		798	102	3,2	83	1,7	9,9
Brebis (N.)		828	92	3,0	69	2	7
Brebis et Béliers. Variété mérin.	Terme moyen.	813	101	3,0		82	
	Maximum...	830	123	3,8		97	
	Minimum...	790	82	2,3		75	
Variété Dishley (A.).	Terme moyen.	810	95	2,6		92	
	Maximum...	822	110	3,3		97	
	Minimum...	795	84	2,0		83	
Chèvre (N.)		839	86	3,9	63	0,9	7
Chèvre (A.)	Maximum...	809	105	3,5		92	
	Minimum...	798	97	2,8		91	
Cheval (N.)		805	117	2,4	67	1,3	7
Cheval (A.)	Terme moyen.	810	103	4,0		83	
	Maximum...	833	112	5,0		91	
	Minimum...	796	81	3,0		75	
Cochon (N.)		769	145	3,9	73	1,9	7
Cochon	Terme moyen.	809	106	4,6		80	
	Maximum...	817	121	5,0		89	
	Minimum...	794	92	4,1		74	
Chien (N.)		790	124	1,9	65	2	6
— (P.)		798	126	2,2	63	2	8
Chien (A.)	Terme moyen.	774	148	2,1		75	
	Maximum...	795	176	3,5		89	
	Minimum...	744	127	1,6		64	
Chat (N.)		810	113	2,4	64	2,7	7
— (P.)		812	150	5,0	48	2,3	10
Lapin (P.)		831	91	3,2	63	2,3	8
Lapin (N.)		817	»	174,0	»	1,9	7
Poule (N.)		793	144	4,7	48	2,0	7
— (P.)		785	150	5,0	47	2,3	9
Oie (N.)		815	121	3,4	51	2,5	7
Pigeon (P.)		795	143	5,0	48	1,7	9

(1) Les auteurs des analyses mentionnées dans ce tableau sont indiqués par les lettres initiales de leurs noms respectifs. Ce sont :

1° M. Nasse, *Ueber das Blut der Hausthiere* (*Journ. für praktische Chemie*, 1843, Bd. XXVIII, p. 146).

2° MM. Andral, Gavarret et Delafond, *Recherches sur la composition du sang de quelques animaux domestiques dans l'état de santé et de maladie* (*Annales de chimie*, 1842, 3ᵉ série, t. V, p. 304).

3° M. Poggiale, *Recherches chimiques sur le sang* (*Comptes rendus des séances de l'Académie des sciences*, 1847, t. XXV, p. 110).

SIXIÈME LEÇON.

Sommaire. — Quantité du sang. — Son rôle dans l'organisme ; effets de l'hémorrhagie, transfusion ; importance physiologique des globules hématiques. — Mode de destruction des globules. — Production de ces organites. — Action des tissus vivants sur le sang ; différences entre le sang artériel et le sang veineux. — Retour du sang veineux à l'état de sang artériel.

Quantité du sang contenu dans l'organisme.

§ 1. — Le sang des divers animaux ne varie pas seulement sous le rapport de sa richesse plus ou moins grande ; on a constaté aussi des différences considérables dans la quantité de ce liquide qui est contenue dans l'organisme, et la tendance générale de ces faits est en accord avec tout ce que nous avons déjà vu touchant les relations qui s'observent entre l'activité vitale de ces êtres et l'état de leur fluide nourricier.

La détermination rigoureuse de la quantité de sang existant dans l'économie animale présente de très grandes difficultés, parce qu'on ne peut ni extraire la totalité de ce liquide, ni mesurer exactement la capacité des cavités qui le contiennent, ni déterminer la relation qui existe entre la portion qui s'écoule au dehors quand ces cavités sont ouvertes et celle qui reste dans les diverses parties du corps. La rapidité avec laquelle le sang se renouvelle, tout en s'appauvrissant, à la suite d'hémorrhagies prolongées ou répétées, vient aussi compliquer les investigations de ce genre, et dans l'état actuel de la science on ne saurait accorder beaucoup de confiance aux résultats numériques obtenus de la sorte par quelques expérimentateurs et reproduits dans la plupart des ouvrages élémentaires (1). Mais

(1) Voyez pour l'indication des recherches faites à ce sujet par Allen-Moulins, Drelincourt, Hales et quelques autres expérimentateurs du siècle dernier, la grande *Physiologie* de Haller (t. II, p. 2 et suiv.), auteur dont la vaste et solide érudition a été mise largement à profit par ses successeurs. Pour les observations plus récentes, on peut consulter avec fruit le *Traité de physiologie* de Burdach (t. VI, p. 118), et le *Cours de physiologie* de M. Bérard (t. III, p. 8).

en tenant compte du poids du sang qui s'écoule rapidement du corps d'un animal que l'on saigne jusqu'à ce que mort s'ensuive, on peut au moins reconnaître que la quantité de ce liquide est très considérable.

Herbst (1) a fait des expériences de ce genre chez divers animaux vertébrés, et a vu que le sang qui s'écoule ainsi représente :

$\frac{1}{12}$ du poids du corps chez le Bœuf ;

$\frac{1}{16}$ chez le Chien ;

$\frac{1}{20}$ chez la Chèvre ;

$\frac{1}{22}$ chez le Mouton ;

$\frac{1}{23}$ chez l'Ane ;

$\frac{1}{24}$ chez le Lapin ;

$\frac{1}{25}$ chez le Canard.

Des résultats assez analogues ont été obtenus récemment par l'observation des produits de l'hémorrhagie chez les animaux de boucherie que l'on saigne dans nos abattoirs (2). Mais il est à noter que la facilité plus ou moins grande avec laquelle le sang se coagule chez les divers animaux influe beaucoup sur la portion de la masse totale de ce fluide qui s'écoule au dehors dans les opérations de ce genre. En effet, dans ces hémorrhagies, c'est d'ordinaire par suite de la formation d'un caillot que l'écoulement du sang s'arrête, et non à cause de l'épuisement complet de l'organisme (3).

(1) Herbst, *Comment. hist. crit. et Anat. phys. de sanguinis quantitate*, in-4°, Gœttingue, 1822. Comme la dissertation de ce physiologiste est rare, j'ajouterai que les principaux résultats numériques de ses expériences ont été reproduits dans les ouvrages de Schultz (a) et de Duvernoy (b).

(2) M. Vanner a trouvé que chez le Bœuf, le Mouton et le Lapin la quantité de sang qui peut s'écouler au dehors de l'économie constitue environ $\frac{5}{100}$ ou $\frac{1}{20}$ du poids du corps (c).

(3) Amussat, *Recherches expérimentales sur les blessures des vaisseaux sanguins , considérées prin-*

(a) Schultz, *Das System der Circulation.* Stuttg., 1836, p. 107.
(b) Seconde édition de l'*Anatomie comparée* de Cuvier, t. VI, p. 13.
(c) Vanner, *Recherches ayant pour objet de déterminer le rapport numérique qui existe entre la masse du sang et celle du corps entier chez l'homme et les mammifères (Comptes rendus,* 1849, t. XXVIII, p. 649).

Quelques physiologistes ont cherché à résoudre cette question d'une manière indirecte ; mais les diverses méthodes qu'ils ont mises en usage laissent beaucoup à désirer, et doivent être considérées comme fournissant des indications comparatives plutôt que des résultats absolus.

Ainsi, M. Valentin pratique à l'animal dont il veut évaluer le sang une première saignée, puis injecte dans ses veines une quantité considérable d'eau salée, et peu de temps après répète la saignée ; il détermine ensuite la quantité de matières solides contenues dans les deux échantillons de sang ainsi obtenus, et en comparant la proportion de ces matières et de l'eau qui existent, d'une part dans le sang normal, d'autre part dans le sang auquel on a mêlé un volume connu d'eau, il en déduit par un calcul très simple la quantité totale de sang avec laquelle cette eau a été mélangée dans l'intérieur de l'organisme (1). Mais cela ne résoudrait la question que si la première saignée ne déterminait aucun changement dans la constitution du sang restant dans l'organisme, si la totalité du liquide

---

cipalement sous le rapport de la formation et de l'organisation des caillots spontanés obstructeurs des artères, etc., 1842.

(1) C'est surtout chez les Chiens que ces expériences paraissent pouvoir donner des résultats satisfaisants ; car ces animaux supportent l'injection d'une quantité considérable d'eau salée sans qu'il en résulte immédiatement ni épanchement, ni trouble notable dans le mouvement circulatoire. Pour calculer la quantité totale du sang, M. Valentin fait usage des formules suivantes :

$$100 : b :: y : \frac{by}{100}, \qquad (1)$$

$$100 : d :: (y + c) : \frac{(y + c)\, d}{100} ; \qquad (2)$$

d'où l'on tire

$$\frac{by}{100} = \frac{(y + c)\, d}{100} ;$$

de là

$$y = \frac{cd}{b - d} ;$$

et enfin

$$x = \frac{cd}{b - d} + a.$$

x représente le poids total du sang contenu dans l'organisme ;

a représente le poids du sang obtenu par la première saignée ;

y, le poids du sang restant dans l'organisme après la première saignée $(= x - a)$;

b, le poids des matières solides contenues dans l'unité de poids du sang de la première saignée ;

injecté demeurait dans les vaisseaux et ne s'exhalait pas dans les tissus voisins, et si le mélange entre le sang et l'injection était complet. Or, les deux premières de ces conditions ne sont pas remplies . nous savons qu'à la suite d'une saignée le plasma se renouvelle plus rapidement que les globules, et nous verrons plus tard que les sucs nourriciers en circulation abandonnent de l'eau avec d'autant plus de facilité que la quantité de ce liquide dont ils sont chargés est plus considérable (1). Les expériences de M. Valentin se trouvent donc entachées d'un vice radical ; mais, tout en n'acceptant pas sans de grandes réserves les résultats auxquels il est arrivé, on peut tirer de ses recherches quelques données relatives qui ne sont pas dénuées d'intérêt.

Ainsi, ce physiologiste a constaté que le poids total du sang évalué de la sorte varie d'une espèce à une autre, mais se trouve dans un rapport à peu près constant avec le poids du corps chez les divers individus d'une même espèce. Il pense que le poids du sang constitue :

> Chez le Chien, 1/4,5 du poids du corps ;
> Chez le Mouton, environ 1/5 ;
> Chez le Chat, 1/7,78;
> Chez le Lapin, 1/6,20.

Ainsi, pour des poids égaux de matière organisée, la quantité

c, la quantité d'eau injectée dans les veines et mêlée au sang ;

d, la quantité relative des matières solides contenues dans l'unité de poids du sang dans la deuxième saignée (a).

Un physiologiste américain, M. Blacke, a cherché à évaluer la quantité absolue de sang par un autre procédé qui repose sur un principe analogue. Il injecta dans les veines d'un animal vivant une quantité connue de sulfate d'alumine, puis il dosa ce sel dans une quantité déterminée du sang.

Pour avoir confiance dans le résultat ainsi obtenu, il faut supposer que la quantité de sulfate d'alumine employée reste tout entière dans le sang sans qu'aucune portion de ce sel ne se fixe dans les tissus du corps, ni s'échappe hors des vaisseaux par la voie des sécrétions ou des exhalaisons, ce qui est peu probable. Quoi qu'il en soit, l'auteur en conclut que le sang du Chien constitue $\frac{1}{5}$ ou $\frac{2}{9}$ du poids total de son corps (b).

(1) Veit a cherché à prouver que ces

(a) Valentin, *Versuch über die in dem thierischen Körper enthaltene Blutmenge* (Repertorium für *Anatomie und Physiologie*, 1837, Bd. II, p. 281).
(b) Voy. *Lond. Med. Journal*, June 1850, p. 50, et *Philadelphia Med. Examiner*, Aug. 1849.

de sang dont la machine vivante est pourvue serait d'environ un tiers plus grande chez le Chien que chez le Lapin.

Des expériences de ce genre n'étaient pas praticables chez l'homme; mais, d'après diverses considérations assez plausibles, M. Valentin a été conduit à admettre que le poids du sang estimé de la sorte représenterait environ 23 centièmes du poids du corps (1).

Plus récemment un autre physiologiste de l'Allemagne, M. Welcher, a cherché à déterminer, par un procédé différent,

objections n'ont pas toute la gravité qu'on serait porté au premier abord à y attribuer (a); mais M. Donders a remarqué avec raison que les arguments dont il fait usage dans ce but sont loin d'être satisfaisants (b).

(1) Cela donnerait, pour les hommes de stature ordinaire, entre 15 et 20 kilogrammes de sang. La plupart des physiologistes n'évaluent cette quantité qu'à 10 ou 15 kilogrammes. Dans un cas de décapitation observé par Wrisberg (c), il s'écoula du corps d'une femme environ 12 kilogrammes de sang. Or le poids du corps d'une femme robuste ne dépasse guère 60 à 70 kilogrammes, et par conséquent on peut admettre que chez cet individu le poids du sang constituait environ $\frac{1}{5}$ ou $\frac{1}{6}$ du poids total du corps; évaluation qui se rapproche beaucoup de celle donnée par Quesnoy, Hoffmann, etc., savoir : 27 à 28 livres (d).

MM. Lehmann et Ed. Weber ont fait des expériences du même genre sur deux suppliciés (e). Ils pesèrent ces individus avant et après la décapitation, et par la différence de poids ils

évaluèrent la quantité de sang qui s'était écoulée de leur corps. Puis ils injectèrent dans les artères du tronc et de la tête de l'eau jusqu'à ce que ce liquide, en sortant par les veines fût, presque incolore ; et d'après le poids relatif des matières solides contenues dans le sang qui s'était d'abord échappé et dans l'eau sanguinolente ainsi obtenue, ils calculèrent la quantité de sang qui pouvait être restée dans le cadavre. Ainsi, dans un cas, le condamné pesait 60,140 grammes, et son cadavre, après la décapitation, 54,600 grammes. Par conséquent le sang répandu devait peser 5,540 grammes : 28gr,5 de ce sang donnèrent par l'évaporation 5gr,36 de résidu solide Après l'injection de l'eau dans les vaisseaux du cadavre, on recueillit 6,050 grammes d'eau sanguinolente, laquelle donna par évaporation environ 37 grammes de résidu solide. Ce résidu correspond à ce qui aurait été fourni par 1,980 grammes de sang. Par conséquent, le corps de cet individu contenait au moins 5540 + 1980 = 7520 grammes de sang. La proportion du sang au poids

(a) Veit, *Observationum de sanguinis quantitate nuperrime institutarum recensio*, 1848.
(b) Donders, *Physiologie des Menschen*, übersetzt von Theile, 1856, t. I, p. 160.
(c) Voy. Burdach, *Traité de physiologie*, t. VI, p. 116.
(d) Voy. Haller, *Elem. phys.*, t. II, p. 5.
(e) Lehmann, *Lehrbuch der physiologischen Chemie*, 1853, t. II, p. 234.

la quantité de sang contenue dans l'organisme, et a été conduit à une estimation moins élevée ; mais, de même que M. Valentin, il a trouvé des différences remarquables suivant les espèces, et les résultats qu'il a obtenus, étant au moins comparables entre eux, peuvent jeter quelques lumières sur l'abondance plus ou moins grande du liquide nourricier dans les diverses classes d'animaux vertébrés. Par la saignée et le lavage des tissus du cadavre dans une quantité connue d'eau, il recueille aussi complétement que possible tout le sang contenu soit dans les vaisseaux, soit dans la substance des divers organes ; puis, à l'aide d'un procédé chromométrique très simple, il compare la quantité d'hématosine ainsi obtenue avec le nombre de globules de sang de l'homme, dont il faut faire usage pour teinter avec le même degré d'intensité la même quantité d'eau (1).

M. Welcher a trouvé de la sorte que sur 100 parties d'organisme, le poids total du sang pouvait être représenté par :

1,07 chez la Perche œuvée ;
1,34 chez la Perche après la ponte ;
1,87 chez la Tanche ;
5,81 chez la Grenouille après la ponte ;
5,96 à 7,27 chez le Lézard ;
8,00 chez la Souris ;
8,49 chez un oiseau (le Sansonnet).

Ainsi, parmi les animaux vertébrés, ceux qui ont le moins

du corps était donc ici dans le rapport de 1 à 8.

M. Lehmann ne présente pas ces résultats comme étant d'une grande exactitude, mais comme pouvant donner une idée approximative de la quantité de sang contenue dans le corps humain.

Enfin, le professeur Bischoff, de Munich, a cherché à résoudre la même question à l'aide du procédé de M. Welcher (voy. ci-après), et il n'a trouvé de la sorte dans le corps d'un supplicié qu'une quantité de sang estimée à un peu moins de 5 kilogrammes, ou $\frac{1}{13}$ du poids du corps (a).

(1) Welcher. *Blutkörperchenzählung und farbeprüfende Methode (Vierteljahrschrift für die praktische Heilkunde, herausgegeben von der med. Fac. in Prag.*, 1854, Bd. IV, p. 11, t. XXXIV de la grande série.).

(a) Bischoff, *Bestimmung des Blutes bei einem Hingerichteten (Zeitschrift für wissenschaftliche Zoologie*, von Siebold und Kölliker, 1855, t. VII, p. 331).

de sang sont précisément ceux dont l'activité physiologique est la plus faible, et ce sont les Mammifères, puis les Oiseaux, qui, à poids égaux, sont le plus abondamment pourvus de ce fluide nourricier.

M. Welcher a trouvé aussi par ce mode d'appréciation que la quantité relative de sang doit être plus élevée chez l'homme que chez la femme ; résultat qui ressort également des expériences de M. Valentin.

§ 2. — La quantité de sang existant dans le corps diminue beaucoup par l'effet de l'abstinence. Les animaux que l'on a privés d'aliments et que l'on fait périr d'hémorrhagie n'en fournissent que très peu comparativement à ce qu'ils en donnent dans les conditions ordinaires (1) ; mais les expériences de M. Valentin tendent à prouver que cette diminution n'est pas plus grande que les pertes subies par les autres parties de l'organisme, et que dans la plupart des circonstances les rapports

(1) M. Collard de Martigny a étudié d'une manière spéciale l'influence de l'abstinence sur la quantité de sang, en saignant de la même manière des animaux de même portée, les uns dans les conditions ordinaires d'alimentation, les autres plus ou moins longtemps après qu'ils eurent été complétement privés d'aliments. Chez des Lapins il a trouvé ainsi :

	Gram.
Dans l'état normal, chez un individu, environ	31
Chez un autre dans les mêmes conditions	29
Après trois jours d'abstinence	20
Après sept jours d'abstinence	13
Après dix jours d'abstinence	7

Une autre expérience donna des résultats analogues, et l'auteur ajoute que chez les animaux morts de faim tous les tissus paraissent privés de sang, même ceux qui en contiennent généralement le plus, et qu'on trouve seulement une petite quantité de ce liquide dans les cavités du cœur et à l'origine des gros vaisseaux (a).

Dans les expériences de M. Chossat sur l'inanition, l'influence de l'abstinence sur la quantité de sang existant dans le corps a été également très marquée. Ce physiologiste a trouvé que chez les Pigeons la différence entre les individus qui sont suffisamment bien nourris, et ceux qui meurent de faim, est dans les rapports d'environ 13 à 5 (b).

(a) *Rech. sur les effets de l'abstinence complète des aliments solides et liquides* (*Journ. de physiol.* de Magendie, 1828, t. VIII, p. 152).

(b) Chossat, *Recherches expérimentales sur l'inanition* (*Mémoires de l'Académie des sciences : Savants étrangers*, t. VIII, p. 507, tab. 40).

restent les mêmes entre le poids du corps et le poids du fluide nourricier.

D'un autre côté, une bonne alimentation tend à augmenter la masse du sang ; mais, chez les animaux qui deviennent surchargés de graisse, cette augmentation n'est pas proportionnelle à celle du poids du corps : pour s'en convaincre, il suffit d'examiner à ce point de vue les expériences de M. Boussingault sur l'engraissement des animaux de ferme (1).

J'ajouterai encore que, d'après les résultats fournis par les recherches de M. Welcher, la quantité du sang paraît diminuer dans la plupart des maladies (2) ; et que, d'après quelques expériences dues à M. Vierordt, il semblerait y avoir pour des animaux de même espèce une proportion plus forte de ce liquide chez les individus de petite taille que chez ceux dont le corps est très volumineux (3), tendance qui s'accorderait très

---

(1) *Économie rurale considérée dans ses rapports avec la chimie, etc.*, t. II. Chez les Oies maigres la quantité de sang recueillie était, dans ces expériences, d'environ $\frac{7}{100}$ du poids total de l'animal, et chez les Oies grasses d'environ $\frac{4}{100}$ (*Op. cit.*, t. II, p. 609). Dans l'engraissement des Porcs, pendant que la chair musculaire s'élevait de 396 à 414, et la graisse de 255 à 273 millièmes, le sang recueilli n'a augmenté que d'environ 2 millièmes (*Op. cit.*, p. 601).

Pour apprécier ces faits à leur juste valeur, il faut se rappeler que l'augmentation du poids du corps, par suite de l'accumulation de la graisse, n'est pas l'indice d'un accroissement dans la puissance physiologique de l'individu. Celui-ci dans son état normal sera plus vivace et plus fort, et par

conséquent il y a ici deux causes qui doivent tendre à abaisser la proportion entre le poids du corps et le poids du sang, savoir, d'une part, ralentissement dans l'activité vitale ; d'autre part, surcharge inutile de la machine physiologique.

(2) M. Andral a vu aussi des cas d'anémie où la quantité de sang paraissait être beaucoup diminuée. Il cite l'observation d'un ouvrier de la mine d'Anzin, dont tous les vaisseaux furent trouvés, lors de l'autopsie, vides de sang et ne contenaient qu'un peu de sérosité (a).

(3) La méthode d'évaluation employée par le professeur Vierordt repose comme celles de MM. Valentin, Welcher, etc., sur la comparaison du sang normal et du sang étendu d'une certaine quantité de liquide ; seule-

---

(a) Andral, *Précis d'anatomie pathologique*, t. I, p. 85.

bien avec divers faits relatifs à l'activité du travail respiratoire, que nous aurons à étudier dans une des prochaines leçons.

§ 3. — Ainsi les différences qui se remarquent dans la quantité de sang dont les organismes sont pourvus, paraissent coïncider avec les circonstances physiologiques dans lesquelles nous avons déjà vu la richesse de ce liquide varier, soit que l'on compare entre elles les diverses espèces zoologiques, soit que l'on examine les différences qui se rencontrent d'individu à individu d'une même espèce, soit enfin que l'on tienne note ment M. Vierordt, au lieu d'injecter de l'eau ou une dissolution saline dans les veines de l'animal pour obtenir le second terme de cette comparaison, se borne à pratiquer deux saignées à un intervalle de temps qu'il suppose suffisant pour que le volume du liquide en circulation soit remonté au taux primitif par le fait de la résorption de la sérosité circumvasculaire. Admettant que le volume du sang en circulation soit le même au moment des deux émissions sanguines, la quantité de liquide séreux dont ce liquide se sera chargé après la première opération sera équivalente à celle du sang enlevé par cette saignée, et la différence dans le nombre des globules avant et après cette dilution dépendra de la quantité totale de sang existant dans l'économie. Ainsi, en représentant par c le nombre des globules hématiques contenus dans un volume déterminé de sang avant la saignée ; par c', ce nombre pour une même valeur de sang après la saignée ; par V, le volume du liquide résorbé, ou ce qui revient au même, le volume du sang soustrait par la première saignée, M. Vierordt effectue le calcul suivant :

$$V + \frac{V\,(1 + c')}{c - c'};$$

d'où il tire :

$$V \left(1 + \frac{c'}{c - c'} \right).$$

Mais, comme on le voit, tout cela repose sur l'hypothèse du rétablissement du volume primitif du sang par la résorption de la sérosité circumvasculaire, car sans cela V serait une inconnue. Or cette donnée ne résulte d'aucune expérience directe et me paraît pour le moins fort discutable.

Quoi qu'il en soit, en opérant de la sorte et en dénombrant les globules dans les deux échantillons, M. Vierordt estime que chez le Lapin la totalité du sang contenu dans l'organisme correspond à environ 1/16 du poids du corps, tandis que chez le Chien ce serait au moins 1/11. Un Chien de petite taille lui a donné une proportion beaucoup plus forte, mais qui évidemment devait dépasser la réalité (a).

(a) Vierordt, *Beiträge zur Physiologie des Blutes : Untersuchung ueber den Einfluss der Blutentziehung auf die Mengenverhältnisse der Blutkörperchen* (Arch. für physiol. Heilk., 1854, Bd. XIII, p. 274 et suiv.).

des modifications que l'état de santé ou de maladie détermine dans la composition du fluide nourricier d'un même individu.

Tous ces faits tendent donc à montrer qu'il existe des rapports intimes entre la puissance de cet agent de la nutrition et l'activité vitale de l'organisme; liaison qui se manifestera de plus en plus nettement à mesure que nous avancerons dans nos études.

§ 4. — La sortie d'une quantité un peu notable de sang est toujours suivie d'un grand affaiblissement de l'organisme. Si l'écoulement du fluide nourricier a lieu d'une manière lente et fractionnée, la plupart des animaux peuvent en perdre beaucoup sans que la mort soit une conséquence immédiate de l'hémorrhagie, car le sang est alors reproduit plus ou moins complétement par suite du travail physiologique dont l'économie animale est toujours le siége (1). Mais lorsque l'écoulement du liquide se fait rapidement, il en résulte bientôt des accidents graves.

Effets
de
l'hémorrhagie.

Les premiers effets d'une hémorrhagie abondante sont chez l'homme un sentiment de défaillance et de refroidissement, qui est bientôt suivi du ralentissement du pouls et de la respiration ; la face se décolore, les sens s'émoussent, la volonté devient impuissante à exciter des mouvements ; puis la sensibilité se perd, et l'on tombe en syncope. Si la perte de sang continue encore, la vie semble se retirer de plus en plus de ce corps inanimé, les battements du cœur s'affaiblissent et devien-

(1) Cette réparation des pertes produites par l'hémorrhagie est rendue bien évidente par les modifications que le sang lui-même présente à la suite de saignées répétées (voy. p. 250, 265), et surtout par les expériences directes de M. Piorry, dans lesquelles ayant arrêté une première saignée au moment où l'hémorrhagie allait devenir mortelle, ce physiologiste a pu, tout en maintenant l'animal à la diète, en obtenir encore 10 ou 12 onces de sang, le lendemain, et le saigner encore après un ou deux jours de repos. (*Note sur les émissions sanguines*, dans *Arch. gén. de méd.*, 1826, t. X, p. 188.

nent rares, la respiration devient petite et laborieuse ; souvent aussi des déjections involontaires et des mouvements convulsifs ont lieu ; presque tout indice de vie disparaît, et à cet état de mort apparente succède bientôt la mort elle-même.

Des phénomènes analogues s'observent chez tous les animaux quand ils perdent leur sang, et en général la mort est d'autant plus rapidement la conséquence de l'hémorrhagie, que l'animal vit pour ainsi dire d'une vie plus active. Ainsi chez les Mammifères, et surtout chez les Oiseaux, ce résultat fatal arrive quelques instants après que l'écoulement libre et rapide du sang s'arrête spontanément, tandis que les Batraciens et les Poissons devenus ainsi exsangues peuvent continuer de vivre pendant plusieurs heures (1).

Au premier abord, on a pu croire que les effets funestes des hémorrhagies intenses dépendent essentiellement du fait de la diminution du volume des liquides en circulation ; mais il en est autrement. Des expériences faites avec beaucoup de précision montrent que la mort est déterminée par la soustraction des globules hématiques plutôt que par celle de l'ensemble du fluide nourricier. Ainsi quand le sang ne s'écoule que lentement, les liquides répandus dans les tissus circonvoisins affluent dans les vaisseaux sanguins et contre-balancent en partie les pertes éprouvées par le fluide nourricier ; mais la mort n'en arrive pas moins dès que le nombre de globules que ce fluide charrie tombe au-dessous d'une certaine limite. Ainsi, dans les expériences de M. Vierordt, dont il a été question dans la

(1) Ainsi, dans les expériences de mon frère W. Edwards sur les Batraciens, des Grenouilles placées dans des circonstances favorables ont vécu six heures après qu'on leur eut enlevé le cœur, et qu'elles eurent perdu la presque totalité de leur sang. Des Salamandres devenues exsangues de la même manière ont vécu plus de vingt-quatre heures (a). Des expériences analogues avaient été faites précédemment par Haller (b).

(a) *Mém. sur l'asphyxie chez les Batraciens* (Ann. de chim. et phys., 1817, t. V, p. 359, etc.)
(b) Haller, *Opera minora*, t. I, p. 116.

précédente leçon, les chiens ont péri quand, par suite des émissions sanguines, le nombre de ces corpuscules était descendu à environ moitié de la proportion normale, et chez le Lapin la mort est survenue avant que l'affaiblissement du sang fût devenu aussi considérable (1).

§ 5. — Lorsque le sang, bien qu'il ne s'épanche pas au dehors et continue à vivifier les parties essentielles de l'organisme, cesse d'arriver dans une portion du corps, il en résulte également des phénomènes qui sont de nature à nous éclairer sur le rôle de ce fluide dans l'économie animale.

Swammerdam, Stenon, Haller et un grand nombre d'autres physiologistes (2), ont vu que si l'on oblitère au moyen d'une ligature le grand vaisseau qui porte le sang dans toute la partie postérieure du corps, celle-ci est aussitôt privée de la faculté de se mouvoir et de sentir, et toutes les fois que, par des moyens mécaniques analogues, on empêche d'une manière permanente l'arrivée du sang dans un organe, on détermine dans celui-ci une mort partielle (3).

§ 6. — Les résultats fournis par l'observation des effets de l'hémorrhagie trouvent pour ainsi dire une contre-épreuve dans une opération qui, après avoir occupé fortement les esprits

Effets de l'oblitération des vaisseaux sanguins.

Transfusion.

(1) Dans les deux expériences sur les effets des hémorrhagies successives chez les Chiens, dont les résultats sont présentés avec détail dans le Mémoire de M. Vierordt, la mort est arrivée quand les globules sont descendus à 52 pour 100 de la proportion normale de ces corpuscules. Chez le Lapin la mort a eu lieu quand ce nombre relatif est tombé à 68 pour 100 (a).

(2) Voy. Haller, *De motu sanguinis per cor*, exp. 52 (*Opera minora*, t. 1, p. 74). — Longet, *Recherches expé-* rimentales sur les conditions nécessaires à l'entretien et à la manifestation de l'irritabilité musculaire (*Examinateur médical*, 1841).

(3) Cette expérience ne réussit pas également bien sur les petits vaisseaux, parce que leur ligature n'arrête pas la circulation dans les organes situés au delà du point obstrué, le sang continuant d'y arriver par des voies latérales. Nous reviendrons sur ce sujet, lorsque nous étudierons la contractilité musculaire.

(a) Vierordt, *Beiträge zur Physiologie des Blutes* (Archiv für physiologische Heilkunde, 1854, t. XIII, p. 273).

vers le milieu du xviiᵉ siècle, est tombée presque aussitôt dans un discrédit complet, et a été jusqu'à ces dernières années négligée des naturalistes aussi bien que des médecins, parce qu'on y voyait une méthode curative hasardeuse plutôt qu'une simple expérience physiologique : c'est la transfusion du sang.

L'idée de renouveler directement le sang dans l'intérieur du corps vivant remonte à l'antiquité, car il en est question dans le poëme d'Ovide (1); et au commencement du xviiᵉ siècle cette opération hardie fut préconisée par un chimiste célèbre de l'Allemagne, Libavius (2); mais elle ne fut réalisée qu'en 1665 par un expérimentateur dont le nom reviendra plus d'une fois dans le cours de ces leçons, Richard Lower. Bientôt après, l'opération de la transfusion du sang fut tentée sur l'homme par un médecin de Paris, nommé Denis, et après avoir été préconisée outre mesure comme moyen curatif, elle devint l'objet de critiques très vives et fut même prohibée par arrêt du parlement, à cause des accidents funestes qui étaient résultés de son emploi. L'attention y fut de nouveau appelée, il y a environ trente ans, par Blundel et par quelques autres écrivains, et aujourd'hui on y a recours parfois avec avantage pour soutenir les forces des malades près de périr d'hémorrhagie. Mais c'est surtout comme expérience physiologique qu'elle offre un grand intérêt, et c'est sous ce rapport seulement que j'ai à vous en parler ici (3).

Quand on saigne un Chien au point de lui faire perdre 5 ou

(1) Médée, feignant de céder aux prières des filles de Pélias, qui lui demandaient de rendre à leur père sa jeunesse et sa vigueur, s'exprime en ces termes :

> Stringite, ait, gladios : veteremque haurite
> [cruorem,
> Ut repleam vacuas juvenili sanguine venas.
>
> (*Métam*, lib. VII.)

(2) Libavius , *Appendix necessaria syntagmatis arcanorum chymicorum*, cap. IV, p. 7. Halæ, 1615.

(3) Les expériences sur la transfusion du sang furent en quelque sorte préparées par celles relatives à l'injection (ou infusion , comme on disait alors) de diverses substances médicamenteuses et autres dans les vaisseaux sanguins d'animaux vivants. Vers le milieu du xviiᵉ siècle, on s'en occupait de toutes parts. Ainsi , Boyle , guidé par les idées de Wren, professeur d'astronomie à Oxford, fit divers essais de ce genre en Angle-

6 pour 100 de son poids, il tombe dans l'état de faiblesse extrême dont j'ai parlé il y a quelques instants; et lors même qu'on arrête l'hémorrhagie, il meurt dans l'espace de quelques

terre (a); Fracassati à Pise (b), Graaf en Hollande (c), et plusieurs autres médecins publièrent les résultats d'opérations analogues. D'après la manière dont la nouvelle des expériences de Lower fut annoncée au public, on voit qu'à cette époque on discutait déjà sur la possibilité de l'opération de la transfusion du sang, mais qu'on la considérait généralement comme étant impraticable, lorsque ce physiologiste la fit pour la première fois, en 1665, sur un Chien (d).

La transfusion du sang chez l'homme fut pratiquée pour la première fois, à Paris, par Denis, en 1667, après que ce médecin eut répété les expériences de Lower sur les animaux (e). Lower et King à Londres (f), Major en Allemagne (g), Manfredi à Rome (h), et plusieurs autres expérimentateurs hardis suivirent son exemple; mais bientôt des accidents funestes se multiplièrent, et un médecin de Paris, G. Lamy, s'éleva avec force contre cette opération devenue meurtrière (i).

Enfin, un arrêt du parlement de Paris, en date du 17 avril 1668, en prohiba l'emploi sans l'assentiment préalable de la Faculté de Paris (j).

La transfusion était depuis longtemps tombée dans l'oubli ou citée comme un exemple de la folie imprudente de quelques médecins d'un autre siècle, lorsqu'en 1818 un chirurgien anglais, M. Blundell, y appela de nouveau l'attention des praticiens et fit à ce sujet des expériences intéressantes (k). Bientôt après, MM. Prévost et Dumas firent, au point de vue physiologique, de nouvelles recherches sur l'action du sang étranger ainsi introduit dans l'organisme (l), et en 1823, après avoir répété publiquement les principales expériences sur la transfusion chez les animaux, je portai devant la Faculté de médecine de Paris la proposition devenue si malsonnante depuis la décision du parlement, en y soutenant que dans certains cas déterminés

(a) Voy. Boyle, *Usefulness of Experimental Philosophy*, part. II, ess. 2, p. 53, 55, and *Philos. Trans.*, 1665, vol. I, p. 129.

(b) Regnier de Graaf, *Disputatio medica de natura et usu succi pancreatici*, 1664.

(c) *Anat. epist. de linguâ*, etc., 1655, et *Journ. des sav.*, 1767, p. 142.

(d) Voyez les communications de Boyle à ce sujet dans les *Trans. Phil.* du 19 nov. et 17 déc. 1666, t. I, p. 352 et 353, ainsi qu'un article dans le *Journal des savants* du 31 janvier 1667, p. 31, et l'ouvrage de Lower : *Tractatus de corde*, 1669.

(e) *Journ. des savants*, 1667, p. 69 et 134.

(f) *Philos. Trans.*, 1667, p. 557.

(g) *Chirurgia infusoria*, 1667.

(h) *Prodromus à se inventæ chirurgiæ infusoriæ*, 1664, et *De transfusione sanguinis*, 1668.

(i) *Lettre contre les prétendues utilitez de la transfusion* (*Journ. des sav.*, 1668, p. 14).

(j) Pour plus de détails sur ce point de l'histoire de la science on peut consulter aussi :
Clarck, *Letter on the Origin of Injection into the Veins, the Transfusion of Blood*, etc. (*Philos. Trans.*, 1668, p. 172).
Mercklin, *De ortu et occasu transfusionis sanguinis*, 1679, in-8.
Santinellus, *Confusio transfusionis sanguinis*, 1668.

(k) Blundell, *Exp. on the Transfusion of Blood* (*Medico-Chirurg. Trans.*, 1818, vol. IX, p. 56).

(l) *Examen du sang*, etc. (*Bibl. univ. de Genève*, 1821, t. XVII, et *Annales de chimie*, 1821, t. XVIII, p. 294).

heures (1). Mais quand on a laissé l'écoulement du sang continuer jusqu'à ce que l'animal soit tombé même dans un état de mort apparente, il suffit d'injecter dans ses veines une certaine quantité de sang tirée du corps d'un autre animal de même nature pour ranimer subitement cette espèce de cadavre. Si la transfusion a été convenablement faite, on le voit alors respirer librement ; son corps se réchauffe ; bientôt ses mouvements deviennent faciles ; il prend sa nourriture comme d'ordinaire, et ne tarde pas à se rétablir complétement.

Cette belle expérience ne prouve pas seulement combien le sang est nécessaire à la vie ; elle montre également bien que les propriétés physiologiques de cet agent sont dues en grande partie aux globules que le plasma charrie.

Effectivement, MM. Prévost et Dumas ont constaté que si le sang chargé de ses globules ranime ainsi la vie près de s'éteindre, il n'en est pas de même du sérum privé de globules et de fibrine.

En injectant de ce liquide dans les veines d'un Chien exsangue,

cette opération pouvait et devait même être introduite dans la pratique médicale (a).

L'exemple donné par M. Blundell (b) fut suivi par plusieurs médecins, et en 1825 il publia l'ensemble de ses observations. Depuis lors on eut recours avec avantage à la transfusion, dans un certain nombre de cas où le malade paraissait être sur le point de périr par hémorrhagie, surtout dans des accidents de couches, et l'on a étudié d'une manière suivie et judicieuse les circonstances qui peuvent influer sur la réussite de l'opération. M. Bérard a réuni une douzaine d'observations de transfusion pratiquée sans accidents, et souvent avec grand succès, chez des malades, par quelques médecins français aussi bien que par des étrangers (c). Les principales recherches expérimentales faites au point de vue de la physiologie, depuis la publication du Mémoire de MM. Prévost et Dumas, sont celles de Dieffenbach (d) et de Bischoff (e).

(1) M. Piorry a constaté que l'on peut impunément, sur presque tous

(a) *Propositions* soutenues à la Faculté de médecine de Paris en 1823 ; thèse n° 73.
(b) Blundell, *Some Remarks on the Operation of Transfusion (Researches, Anatomical and Physiological*, in-8°, 1825, p. 63).
(c) Voy. *Cours de physiol.*, t. III, p. 219.
(d) Dieffenbach, *Die Transfusion des Blutes*, 1828.
(e) Bischoff, *Beiträge zur Lehre von dem Blute*, etc. (Müller's *Arch.*, 1835, p. 347), et *Ueber Transfusion* (Müller's *Arch.*, 1838, p. 351).

ils n'obtinrent aucun des effets que produit la transfusion du sang dans son intégrité, et le résultat fut le même que dans des cas où ils poussèrent de l'eau tiède au lieu de sang dans les vaisseaux de ces animaux (1).

D'autres expériences faites par les mêmes physiologistes montrent que le sang privé de fibrine par le battage, mais encore chargé de ses globules, agit dans ces circonstances comme le sang non défibriné (2).

Nous sommes donc, encore une fois, amenés à voir dans les globules du sang l'élément vivifiant par excellence du fluide nourricier, et à attribuer à ces organites un rôle des plus importants dans l'économie animale.

Une expérience très élégante, faite récemment par un des jeunes physiologistes de l'École parisienne, M. Brown-Séquard, montre encore mieux la puissance vivifiante du sang.

Lorsque, par suite de l'interruption de la circulation sanguine, les parties contractiles de l'organisme ont perdu leurs propriétés vitales, et que la rigidité cadavérique s'y est déclarée, on peut les leur rendre en injectant du sang dans leurs vaisseaux. Les nerfs et la moelle épinière, dont les fonctions sensitives sont suspendues par l'interruption de la circulation, recouvrent aussi leurs propriétés physiologiques dès que le cours du sang se rétablit dans leur intérieur (3).

les Chiens, tirer en une seule saignée une quantité de sang équivalente au $\frac{1}{7}$ ou $\frac{1}{20}$ du poids de son corps ; mais que la mort a lieu si l'on dépasse de très peu cette limite (*Arch. de méd.*, 1826, t. X, p. 138).

(1) *Examen du sang* (*Annales de chimie*, t. XVIII, p. 295).

(2) *Loc. cit.* Le même résultat a été obtenu plus récemment par MM. Dieffenbach et Bischoff. (*Op. cit.*)

(3) Des observations du même genre avaient été faites précédemment par M. Kay (a) ; mais M. Brown-Séquard les a complétées et rendues plus instructives (b). Les résultats obtenus par ce physiologiste ont été vérifiés par M. Stannius. L'action vivifiante exer-

(a) J.-P. Kay, *Treatise on Asphyxia*. In-8, London, 1834.
(b) Brown-Séquard, *Sur la persistance de la vie dans les membres atteints de la rigidité qu'on appelle cadavérique* (*Compt. rend. de l'Acad. des sc.*, 1851, t. XXXII, p. 855). — *Rech. expériment. sur la faculté que possèdent certains éléments du sang de régénérer les propriétés vitales* (*Compt. rend.*, 1855, t. XLI, p. 629).

Ainsi, quand on lie l'aorte ventrale sur un Chien vivant, les propriétés vitales disparaissent aussitôt dans le train de derrière et la rigidité cadavérique s'y manifeste ; mais si on lève alors l'obstacle qui s'opposait au passage du sang, on voit la vie apparaître de nouveau dans les parties qui semblaient mortes : elles redeviennent sensibles et exécutent des mouvements volontaires comme avant l'opération.

§ 7. — Les recherches modernes sur la transfusion ont conduit aussi à d'autres résultats dignes d'intérêt.

Action différente du sang suivant les espèces.

Lorsqu'on introduit dans l'organisme d'un animal du sang provenant d'un autre animal d'espèce différente, les effets de l'opération ne sont pas les mêmes que lorsque les deux individus entre lesquels l'échange du fluide nourricier a lieu appartiennent à la même espèce. Il semble aussi qu'en général la différence dans l'action du sang est d'autant plus grande, que les animaux sur lesquels on opère offrent entre eux des dissemblances plus profondes.

Effectivement, c'est seulement par la transfusion du sang provenant d'un individu de la même espèce que des animaux devenus exsangues par suite d'une hémorrhagie ont pu être rendus à leur état normal ; et lorsqu'au lieu de remplacer le sang qu'ils avaient perdu par du sang semblable, on a employé le fluide nourricier d'un animal de même classe, mais d'un genre différent, le rétablissement n'a été qu'incomplet. Ainsi, dans les expériences de MM. Prévost et Dumas, lorsque du sang de Vache ou de Mouton était transfusé dans des Chats ou des Lapins, l'animal exsangue se ranimait d'abord, mais ne recou-

cée de la sorte par le sang se manifeste également bien lorsqu'on emploie ce liquide dans son état normal ou défibriné ; mais ne s'observe pas lorsque c'est du sérum dépouillé de globules que l'on injecte dans les vaisseaux des parties atteintes de rigidité cadavérique. M. Brown-Séquard a constaté aussi que les propriétés vivifiantes du sang sont dans ces cas d'autant plus grandes que ce liquide est plus riche en globules et qu'il est en même temps plus chargé d'oxygène.

vrait pas la santé ; il se refroidissait rapidement, son pouls devenait rapide, et d'autres symptômes fâcheux se manifestaient ; enfin la mort arrivait presque toujours avant le sixième jour (1). M. Blundell a vu des effets semblables résulter de la substitution du sang humain à celui d'un Chien (2). Il en a été encore de même lorsqu'on a transfusé une quantité considérable de sang de Mouton (3) ou de sang de Cheval (4) dans les vaisseaux presque vides du Chien ; et c'est seulement quand le volume du sang étranger ainsi porté dans le torrent de la circulation est peu considérable par rapport à celui du sang propre de l'animal resté dans ses vaisseaux, que l'injection de ce liquide a pu se faire sans danger (5).

Lorsqu'au lieu de remplacer le sang d'un Mammifère par celui d'un autre animal de la même classe, on y substitue du sang d'Oiseau, ou lorsqu'on introduit du sang de Mammifère dans les veines d'un Oiseau, les effets physiologiques ne sont plus les mêmes, et en général la mort arrive avec une grande

(1) *Examen du sang (loc. cit.).*

(2) *Researches, Physiol. and Pathol.*, p. 84, etc., 125.

(3) Leacock a publié en 1817 des expériences dans lesquelles des Chiens chez lesquels on avait transfusé du sang de Mouton se rétablirent d'abord en apparence, mais moururent au bout de quelques jours. (*Diss. inaug. de hæmorrhagia et transfusione*, Edinburgh.)

(4) Scheel, qui a publié un travail considérable sur la transfusion (a), a essayé de remplacer le sang d'un Chien par celui d'un Cheval, mais le Chien est mort le même jour (b).

(5) C'est de la sorte qu'on peut s'expliquer les résultats favorables obtenus par plusieurs des premiers expérimentateurs, lorsqu'ils introduisaient du sang d'Agneau dans le corps humain (Denis) ou du sang de quelque Mammifère d'espèce différente. Burdach a rapporté beaucoup d'exemples d'expériences dans lesquelles divers animaux avaient bien supporté cette addition (c). Il est probable que l'expérience faite par Goodrige et citée par Blundell a été pratiquée dans ces conditions : un Chien, dans les vaisseaux duquel on avait injecté du sang humain, fut très souffrant pendant plusieurs heures, mais ne périt pas. (*Op. cit.*, p. 94.)

(a) Scheel, *Die Transfusion des Blutes*, 1802-3.
(b) Voy. Burdach, *Traité de Physiologie*, t. VI, p. 401.
(c) Burdach, *loc. cit.*

promptitude, bien que la quantité de sang étranger ainsi transfusé n'ait pas été très grande, ni l'hémorrhagie préalable abondante. MM. Prévost et Dumas ont vu le sang de Mouton exciter des convulsions intenses et déterminer la mort chez les Canards; et, dans les expériences de M. Dieffenbach, quelques gouttes de sang de Mammifère ont suffi pour tuer des Pigeons (1). Le sang des Poissons paraît être également funeste aux Mammifères, et M. Gaspard a reconnu que du sang de Colimaçon introduit dans les veines d'un Levraut agit comme un poison violent (2).

Ainsi le sang étranger à l'organisme semble être d'autant moins apte à remplir les usages auxquels la nature destine le fluide nourricier, que l'animal dont il provient se trouve à un degré de parenté zoologique plus éloigné de celui au service duquel on l'applique. Pour soumettre cette conclusion à une nouvelle épreuve, il m'a semblé qu'il serait intéressant d'étudier les effets de la transfusion du sang entre des animaux qui, tout en appartenant à des espèces bien distinctes, font partie d'un même genre naturel, le Cheval et l'Ane, par exemple. A ma prière, un de mes collègues de la Société d'agriculture, M. Delafond, a bien voulu réaliser cette expérience à l'École vétérinaire d'Alfort. Après avoir saigné un Ane au point de le rendre

(1) Dieffenbach, *Physiologische Untersuchungen über die Transfusion des Blutes* (Rust's *Magaz. der gesammten Heilk.*, Bd. XXX, Heft. 1, 1830). On peut consulter aussi sur la transfusion en général un article du même auteur, extrait du Manuel de chirurgie de Rust, et intitulé : *Ueber die Transfusion des Blutes und die Infusion der Arzneien.* In-8°, Berlin, 1833.

(2) *Mém. physiol. sur le Colimaçon* (*Journ. de physiol.* de Magendie, 1822, t. II, p. 338). Magendie a cherché s'il lui serait possible de retrouver les globules elliptiques du sang d'Oiseau ou de Grenouille qu'il avait transfusé dans les veines des Chiens, et n'ayant pu y réussir, il a été conduit à penser que ces corpuscules s'y détruisent et qu'ils ne sont pas arrêtés dans les capillaires, car il n'a vu aucun indice d'inflammation ; phénomène qui se serait manifesté si ces vaisseaux avaient été obstrués de la sorte. (*Leçons sur les phénomènes physiques de la vie*, 1838, t. IV, p. 365.)

presque exsangue, il a injecté dans les veines de cet animal une quantité considérable de sang de Cheval, rendu incoagulable par le battage, et non-seulement l'Ane se ranima, comme cela aurait eu lieu s'il avait reçu du sang de Mouton ou de Chien, mais se rétablit d'une manière permanente et avec presque autant de facilité que si l'on avait injecté dans ses vaisseaux du sang d'un animal de son espèce.

Le degré de parenté zoologique paraît donc être bien réellement la circonstance dont dépendent les effets plus ou moins utiles de la transfusion.

Au premier abord on a dû être disposé à attribuer ces différences dans l'action physiologique du sang aux variations qui s'observent dans le volume et la forme des globules sanguins chez les divers animaux. Mais les expériences de M. Bischoff sont venues montrer que si la propriété vivifiante du sang réside principalement dans les globules, l'influence parfois toxique de ce fluide appartient à la fibrine.

Ce physiologiste a constaté que du sang de Mammifères, transfusé chez un Oiseau, après avoir été privé de sa fibrine par le battage, ne produit aucun des symptômes fâcheux qui résultent toujours de l'injection du même sang non défibriné, et que l'introduction du sang de la Poule dans les veines d'un Chien n'était suivie d'aucun accident, pourvu que la fibrine en eût été préalablement extraite (1).

Le même expérimentateur a observé que le sang défibriné, bien qu'il n'agisse pas toujours à la manière d'un poison sur les animaux d'espèces différentes de celle à laquelle il appartient (2),

Action
de
la fibrine.

---

(1) Bischoff, *Beiträge zur Lehre von dem Blute und der Transfusion desselben* (*Arch. für Anat. und Physiol.*, von Müller, 1835, p. 347).

(2) Du sang défibriné de Chien fut transfusé dans les veines d'un Canard exsangue sans revivifier cet oiseau ni y déterminer les convulsions qui d'ordinaire accompagnent l'espèce d'empoisonnement produit par du sang d'un animal appartenant à une autre classe. Des résultats semblables ont été obte-

n'en est pas pour cela plus apte à remplacer le fluide nourricier des premiers. Nous avons dit, il y a quelques instants, que le sang d'un Mammifère pouvait ranimer momentanément un autre Mammifère près de périr d'hémorrhagie, bien qu'il ne fût pas propre à le rétablir dans son état normal ; mais il paraîtrait qu'entre des animaux de classes différentes cette substitution ne produit pas même ces effets excitants transitoires, après que le sang a été privé de son action toxique par la soustraction de sa fibrine (1).

Du reste, l'influence singulière exercée par la fibrine (2) étrangère au sang particulier de ces groupes zoologiques n'est pas également puissante dans le sang qui se rend aux organes et dans celui qui en revient. Effectivement M. Bischoff a trouvé que les propriétés toxiques dont je viens de parler existent à un bien plus haut degré dans le sang extrait des veines que

nus par l'injection du sang de Canard dans les veines d'un Chien exsangue. (Bischoff, *loc. cit.*, p. 354.)

(1) Lorsque la différence zoologique entre les animaux chez lesquels la substitution du sang se fait est plus grande qu'entre les Mammifères et les Oiseaux, le sang défibriné exerce aussi une influence plus nuisible. Ainsi, dans les expériences de M. Bischoff sur les Grenouilles, la mort a toujours été la conséquence de l'introduction du sang défibriné de Mammifère ou d'Oiseaux dans les veines de ces Batraciens, tandis que du sang de Poisson ne leur nuisait que fort peu (a). Or les Batraciens et les Poissons appartiennent à un même groupe naturel, celui auquel j'ai donné le nom de Vertébrés Anallantoïdiens ; tandis que les Reptiles proprement dits appartiennent, comme

les Mammifères et les Oiseaux, au sous-embranchement des Vertébrés Allantoïdiens. Du sang de Crustacé agit aussi comme un poison sur les Batraciens. (*Loc. cit.*, p. 368.)

(2) M. Bischoff attribue cette action toxique à un principe *immatériel* qui accompagnerait la fibrine et déterminerait la fluidité de cette substance ; mais je ne vois aucune raison suffisante pour chercher la cause de cette action ailleurs que dans les propriétés de la fibrine elle-même, car il est bien probable que cette matière n'est pas identique chez tous les animaux, et l'on comprend que l'espèce de fibrine propre aux Mammifères puisse agir d'une manière nuisible chez des animaux où la fibrine serait d'une autre sorte, et *vice versâ*. (Voy. Bischoff, *loc. cit.*, p. 356.)

(a) Bischoff, *loc. cit.*, p. 360.

dans celui tiré des artères, résultat curieux, sur lequel j'aurai à revenir dans la suite (1).

En résumé, l'action vivifiante des globules semble donc être la conséquence d'une propriété variable, suivant les espèces, ou plutôt être dépendante d'une harmonie nécessaire entre la nature intime du globule et la nature particulière des organismes dans chaque groupe zoologique.

§ 8. — Les globules sanguins, dont nous venons de constater l'importance physiologique, n'ont, de même que tous les autres matériaux vivants de l'économie animale, qu'une durée limitée. Après avoir rempli ses fonctions pendant un certain temps, chacun de ces organites cesse d'exister, et si dans les circonstances ordinaires leur nombre ne paraît pas varier, c'est qu'il se produit sans cesse de jeunes globules pour remplacer ceux qui s'usent et disparaissent (2).

L'altération graduelle des globules sanguins est mise en évi-

Durée
de l'existence
des
globules.

(1) Du sang veineux d'un Chien injecté dans les vaisseaux d'une Oie la tua, tandis que du sang artériel provenant du même Chien n'exerça aucune influence fâcheuse sur un autre oiseau de la même espèce. Le sang artériel du Chien rendait une Poule très malade, mais ne la faisait pas périr ; tandis que le sang veineux du même Mammifère fit mourir une autre Poule dans les vaisseaux de laquelle on transfusa ce liquide. (Bischoff, *Ueber Transfusion*, dans *Arch. für Anat. und Phys.*, von Müller, 1838, p. 551).

(2) Nous ne savons rien de positif touchant la durée normale de l'existence des globules hématiques ; mais, d'après la lenteur avec laquelle ils reparaissent dans le sang après que ce liquide a été appauvri par l'effet d'une hémorrhagie, même très peu abondante, il est à présumer que dans les circonstances ordinaires le renouvellement de ces corpuscules ne doit pas être rapide, et que par conséquent ils sont destinés à durer assez longtemps. On sait d'ailleurs par des expériences récentes, dues à MM. Moleschott et Marfels, que ces organites ne se détruisent que lentement lorsqu'ils sont introduits dans l'organisme d'un animal très différent de celui auquel ils appartiennent. D'après quelques expériences analogues pratiquées plus anciennement par Magendie, on aurait pu croire que les globules du sang d'un Oiseau ou d'un Batracien, introduits dans les vaisseaux d'un Mammifère, en disparaissent très promptement (a); mais dans les recherches dont je viens de parler, un résultat contraire a été obtenu par l'injection du sang de Mouton dans le tube ali-

(a) Magendie, *Leçons sur le sang*, 1838, p. 365.

dence par les expériences dans lesquelles on prive un animal des matières nécessaires à leur renouvellement, c'est-à-dire d'aliments appropriés à ses besoins. Ainsi MM. Schultz et Nasse, en étudiant les effets de l'abstinence sur la constitution du sang chez divers Vertébrés, ont vu qu'à la suite d'un long jeûne les globules pâlissent, se fripent et se déforment (1). MM. Donders et Moleschott, dans des expériences analogues, ont trouvé aussi que chez la Grenouille soumise à l'abstinence beaucoup de ces globules devinrent extrêmement pâles et transparents ; quelques-uns paraissaient comme déchirés, et un très grand nombre d'entre eux semblaient réduits à leur portion nucléolaire. A mesure que la privation d'aliments se prolonge, la proportion de ces noyaux libres augmente, et dans un cas, après vingt-huit jours d'abstinence, ces physiologistes ont trouvé que plus de la moitié des globules sanguins avaient subi cette transformation (2).

mentaire de la Grenouille. Les globules hématiques du Mouton sont faciles à distinguer de ceux de ce Batracien, à raison de leur petitesse et de leur forme, et une heure ou deux après leur introduction dans l'estomac, on commence à en trouver dans le torrent de la circulation. Dans quelques cas, MM. Moleschott et Marfels sont parvenus à en introduire ainsi en nombre si considérable, qu'ils paraissent être deux et même trois fois plus abondants que les globules appartenant en propre à l'animal sur lequel ils opéraient. Or l'étude du sang ainsi chargé de globules hématiques étrangers a fait voir que ceux-ci n'en disparaissent que lentement ; on en retrouva parfois un mois après le commencement de l'expérience, et ces physiologistes pensent que leur existence se prolonge toujours pendant une quinzaine de jours au moins (a).

(1) Les observations de M. Schultz portent sur le Chien, le Lapin et le Protée (b) ; celles de M. Nasse, sur la Grenouille. Ce dernier pense que les globules incolores, dont le nombre devient considérable après la saignée et lors de l'abstinence prolongée, résultent en grande partie de la dissolution incomplète des globules hématiques dans le plasma affaibli (c).

(2) MM. Donders et Moleschott ont trouvé que parmi les globules rouges de la Grenouille il en est qui paraissent être sans noyau et qui résistent à l'ac-

(a) Marfels und Moleschott, *Ueber die Lebensdauer der Blutkörperchen* (*Untersuch. zur Natur-lehre des Menschen und der Thiere*, von Moleschott, 1856, Bd. I, p. 52).

(b) Schultz, *Ueber den Zustand des Blutes in einem verhungerten Proteus* (*Simon's Beiträge zur Physiol., Chem. und. Mikrosk.*, 1844, p. 567).

(c) Voy. Wagner's *Handwörterbuch der Physiologie*, Bd. I, p. 245.

D'autres modes d'altération et de destruction des globules rouges ont été observés chez les Mammifères ; et, pour s'en rendre compte, il est nécessaire de connaître les changements que le sang éprouve quand une certaine quantité de ce liquide s'est extravasée dans un organe vivant et y séjourne plus ou moins longtemps.

Lorsqu'un épanchement de ce genre se produit, beaucoup de globules semblent se dissoudre dans les liquides d'alentour ; d'autres se flétrissent, et souvent il en est qui se réunissent en petits amas, s'entourent d'une matière albuminoïde plastique et paraissent s'enkyster. Plusieurs observateurs, en étudiant le caillot résultant d'une blessure profonde du cerveau, y ont vu des cellules à parois incolores bien distinctes qui renfermaient un nombre plus ou moins considérable de globules sanguins, et, à mesure que l'extravasation devenait plus ancienne, ils ont trouvé que les globules ainsi emprisonnés disparaissent ou se transforment peu à peu en granules pigmentaires insolubles (1). Or, on voit souvent dans l'intérieur de la rate, espèce de réservoir sanguin dont nous examinerons plus tard la structure et les usages, des cellules analogues, ainsi que des granules pigmentaires libres (2) ; et les observations de M. Kölliker tendent

tion de l'eau beaucoup plus que les autres. Ils les considèrent comme étant des globules arrivés au terme de leur développement, et ils ont remarqué que ce sont les prémiers à disparaître par l'effet de la privation des aliments (a).

(1) M. Kölliker, en examinant le sang extravasé dans le cerveau d'un Pigeon, y a trouvé des globules dits inflammatoires, qui renfermaient dans leur intérieur des globules sanguins aussi bien que leur contenu ordinaire; et ces globules sanguins paraissaient être en voie de se transformer en granules pigmentaires (b).

(2) La destruction des globules rouges du sang et leur transformation en granules pigmentaires ont été étudiées aussi par MM. Harless (c), Virchow (d)

(a) Donders und Moleschott, *Untersuchungen über die Blutkörperchen* (*Holländische Beiträge zu den anat. und phys. Wissenschaften*, 1840, t. I, n° 3, p. 360).

(b) *Zeitschrift für ration. Med.*, t. IV, p. 9. — Nasse und Kölliker, *Einige Beobacht. über die Capillargefässe in entzündeten Theilen* (*Zeitschr. für ration. Med.*, 1846, Bd. IV, p. 8).

(c) Harless, *Ueber den Einfluss der Gaxe auf die Form der Blutkügelchen*, 1846.

(d) Virchow, *Zur pathol. Physiol. des Bluts* (*Arch. für pathol. Anat.*, 1847, Bd. 1, p. 347).— *Ueber Blutkörperchen haltige Zellen* (*Arch.*, Bd. IV, p. 515.)

à établir que les globules sanguins contenus dans ces kystes microscopiques sont aussi des globules en voie de destruction ou de transformation en matière pigmentaire (1).

Ces faits, et quelques autres considérations dont il serait prématuré de rendre compte en ce moment, me portent à regarder la rate comme étant un organe éliminateur des globules rouges du sang, bien qu'il ait aussi d'autres fonctions à remplir, comme nous le verrons bientôt (2).

et plusieurs autres pathologistes. M. Virchow ne considère pas l'espèce d'enkystement décrit par M. Kölliker, comme étant un phénomène de ce genre ; mais les résultats annoncés par ce dernier physiologiste ont été pleinement confirmés par les expériences d'un jeune médecin d'Édimbourg, M. Sanderson (a), et s'accordent très bien avec divers faits constatés par M. Letheby, relatifs aux altérations qu'avait subies le sang menstruel chez une fille dont la membrane de l'hymen, étant imperforée, avait déterminé la rétention de ce liquide dans le vagin (b). Plusieurs phases de ces transformations de globules ont été observées aussi par M. H. Müller dans un cas analogue (c).

D'après les expériences de M. Stannius, il paraîtrait que les globules sanguins éprouvent très rapidement des altérations profondes lorsque ces corpuscules sont en contact avec le tissu nerveux, effets que cet auteur attribue à l'action des matières grasses de la substance médullaire ; car il a vu des modifications analogues résulter de l'introduction de graisses liquides dans le sang chez le Lapin. Ce physiologiste a étudié aussi l'influence du froid sur les altérations que les globules sanguins présentent chez la Grenouille (d).

(1) Ces cellules sphériques renfermant des globules sanguins ont été étudiées d'abord par M. Ecker (e), et ont donné lieu à des interprétations très diverses.

(2) Les observations de M. Kölliker sur le sang contenu dans la rate de divers animaux ont conduit ce physiologiste à penser qu'un certain nombre de globules rouges sont modifiés dans cet organe, que leur matière colorante est détruite, et les corpuscules résultant de cette altération désorganisatrice s'agglomèrent en petits groupes qui s'entourent de matières protéiques et se revêtent d'une tunique utriculaire. Ainsi les cellules granulées et incolores où jaunâtres qui se trouvent dans le sang extra-

(a) Sanderson, *On the Metamorphoses of the Coloured Blood Corpuscules and their Contents in Extravased Blood* (Monthly Journal of Medical Science, 1851, t. XIII, p. 216).

(b) Letheby, *Microscopic and Chimical Examination of Menstrual Fluid which had been Retained for some Time within the Vagina* (Lancet, 1845, t. II, p. 125).

(c) H. Müller, *Ueber die Blutkörperchen in zurück gehaltener Menstrua* (Zeitschr. für ration. Medicin, t. V, p. 140.

(d) Stannius, *Beobachtungen über Verjüngungsvorgänge im thierischen Organismus*, in-8, 1853 (voy. Canstatt's *Jahresbericht*, 1853, p. 20).

(e) Ecker, *Ueber die Veränderungen welche die Blutkörperchen in der Milz erleiden* (Zeitschr. für ration. Med., 1847, Bd. VI, p. 261).

L'examen chimique du sang avant son entrée dans la rate et à sa sortie de cet organe vient corroborer les résultats fournis par l'observation microscopique. En effet, M. J. Béclard a

vasé dans la rate seraient des produits de la décomposition des globules rouges, et les restes de ceux-ci seraient les granules des cellules plasmiques (a). Reste à savoir si ces transformations sont des phénomènes de l'ordre normal, ou dépendent d'un état pathologique. Les recherches les plus récentes de M. Kölliker sont favorables à cette dernière opinion (b).

MM. Gerlach (c), Schaffner (d) et quelques autres physiologistes interprètent ces faits d'une manière différente, et pensent que ces noyaux ou granules, au lieu d'être des globules rouges altérés et près de se détruire, sont ces mêmes globules en voie de développement, opinion qui se rapproche beaucoup de celle émise par M. Wharton Jones, mais qui ne paraît pas être fondée (e).

Ce sont probablement des globules de ce genre que M. Remak a observés en grand nombre chez un Cheval auquel il avait pratiqué, quelques jours avant, une saignée copieuse, et que

ce physiologiste a considérés comme étant des cellules mères dans l'intérieur desquelles les globules blancs seraient produits par une sorte de multiplication endogène (f).

L'hypothèse de la formation des globules rouges du sang dans la rate avait été soutenue plus anciennement par Hewson (g), et adoptée par Spring (h) et quelques autres physiologistes. Mais, ainsi que je l'ai dit ci-dessus, c'est un travail inverse qui paraît avoir lieu dans ce viscère chez l'adulte. J'ajouterai que dans une publication récente M. Remak (i) a combattu l'opinion de M. Kölliker, ainsi que celle de Gerlach, et il pense que la rate ne peut être considérée comme étant le siége ni de la formation ni de la destruction des globules rouges.

M. Kölliker cite, à l'appui de son opinion, les résultats obtenus par un de ses élèves, M. Landis, dans une série d'expériences faites sur des Lapins (j).

Les recherches récentes de M. Gray

(a) Kölliker, Ueber den Bau und die Verrichtungen der Milz (Mittheilungen der Züricher naturforschenden Gesellschaft, 1847), et article SPLEEN, dans Todd's Cyclop. of Anat. and Physiol., vol. IV, p. 782.

(b) Kölliker, Éléments d'histologie humaine, trad. franç., 1856, p. 499.

(c) Gerlach, Ueber die Blutkörperchen haltenden Zellen der Milz (Zeitschrift für rationelle Medicin, 1848, Bd. VII).

(d) Schaffner, Zur Histologie der Schilddrüse und Thymus, p. 340. — Zur Kenntniss der malpighischen Körperchen der Milz und ihres Inhalts. (Zeitschr. für ration. Medicin, 1849, t. VIII, p. 345).

(e) Handfield Jones, Observations on the Development of Mammalien Blood Globules and on the Yellow Matter concurring in the Spleen, in its Relations to the Blood (London Medical Gazette, 1851, t. XLVIII, p. 1021).

(f) Remak, On the Production of Blood Corpuscles (Microscopic Journal, t. II, 1842, p. 156).

(g) Hewson, Experimental Inquiries, part. 3 (Works, p. 283).

(h) Spring, Mémoire sur les corpuscules de la rate (Mémoires de la Société des sciences de Liége, t. I, p. 124).

(i) Remak, Ueber runde Blutgerinne und über pigment-kugelhaltige Zellen (Müllers's Arch., 1852, p. 115).

(j) Landis, Beiträge zur Lehre über die Verrichtungen der Milz. Zürich, 1847.

constaté que chez le Chien le sang veineux qui a traversé la rate donne un caillot moins abondant que celui fourni par le sang veineux des autres parties du corps, et, dans des expériences analogues faites sur des Chevaux, il a trouvé que cette différence dépendait d'une diminution dans la proportion des globules rouges dans le sang splénique (1). M. Lehmann a constaté des faits du même ordre (2). Enfin, un jeune médecin anglais,

s'accordent très bien avec les conclusions générales exposées ci-dessus. Il n'a observé dans le sang de la rate qu'un petit nombre de globules sanguins inclus dans des cellules incolores ; mais il considère comme une des particularités les plus remarquables de ce liquide la présence presque constante d'un grand nombre de granules pigmentaires, tantôt libres, tantôt réunis en masses, ou bien encore renfermés dans des cellules, ainsi que l'existence des cristaux bacilliformes dont nous avons parlé ailleurs (p. 173). Ces granules pigmentaires sont les uns d'un rouge sombre, les autres plus ou moins noirâtres, et ils résistent à l'action de l'alcool, de l'éther, des alcalis et de l'acide acétique. On trouve tous les degrés intermédiaires entre les globules sanguins normaux et les granules pigmentaires ; quelques globules sont seulement un peu plus petits que d'ordinaire, d'autres crispés ou crénelés sur les bords ; enfin ceux qui sont renfermés dans des cellules deviennent de plus en plus irréguliers et foncés en couleur, et se transforment les uns en granules pigmentaires, les autres en corpuscules bacillaires cristallins (a). M. Handfield Jones a étudié également cette question, et il est d'avis que la matière

pigmentaire jaune de la rate naît en partie de globules sanguins modifiés ; mais il pense qu'en général cette transformation ne s'opère pas dans l'intérieur de cellules incolores, comme le suppose M. Kölliker (b).

Du reste, toutes ces questions sont encore fort obscures, et elles seront discutées lorsque nous traiterons des fonctions de la rate.

(1) Dans les expériences de M. J. Béclard la proportion des matières solides et sèches fournies par le caillot, c'est-à-dire par les globules et la fibrine réunis, a été invariablement plus faible dans le sang de la veine splénique que dans celui de la veine jugulaire. Dans une des ses expériences, le premier de ces sangs n'a donné que 143, tandis que le second a donné 180. Dans le cas où la différence était la moins marquée, ce rapport était 161 : 177.

Le dosage des globules dans le sang du Cheval lui a donné dans une expérience 128 pour le sang de la veine jugulaire, et 113 pour le sang splénique ; dans une seconde expérience, 119 : 110. (Voyez *Recherches expérimentales sur les fonctions de la rate et sur celles de la veine porte*, p. 14, extr. des *Arch. gén. de méd.*, 1848.)

(2) M. Lehmann cite une expérience

(a) Gray, *On the Structure and Use of the Spleen*, 1854, p. 147.
(b) *Op. cit.* (*London Med, Gaz.*, vol. XLVIII, p. 1021).

M. Gray, vient de se livrer à des investigations analogues, et a obtenu le même résultat. Il a reconnu que le sang contient en général moins de matière solide après son passage à travers cet organe qu'en y entrant, et que cet appauvrissement tient à la diminution du nombre de ses globules rouges.

Ainsi dans deux expériences faites sur des Chevaux et exécutées dans les circonstances les plus favorables, la proportion des globules rouges était presque deux fois aussi grande dans le sang des vaisseaux afférents à la rate que dans le sang qui sortait de cet organe. Presque toujours M. Gray a trouvé le sang de ces animaux notablement appauvri par son passage dans ce viscère, et il a vu que le degré d'intensité de ce phénomène était en rapport avec l'activité plus ou moins considérable du travail nutritif. Chez les individus bien nourris et en bonne santé, la différence de composition entre le sang qui arrive à la rate ou qui en sort était très grande, tandis que chez ceux qui étaient mal sustentés ou soumis à l'abstinence, elle diminuait ou cessait même d'être appréciable. Nous reviendrons plus tard sur l'appréciation de ces faits ; cependant il était bon d'en tenir note dès aujourd'hui, car ils tendent à établir non-seulement qu'il y a une certaine consommation de globules sanguins dans la rate, mais aussi que cette consommation se lie au travail nutritif (1). Par la

dont les résultats sont également favorables à l'opinion formulée ici. En analysant comparativement le sang d'un Cheval tué quatre heures après avoir mangé, il trouva que les globules sanguins humides constituaient 82 pour 100 dans le sang veineux de la rate ; 66 pour 100 dans le sang de la veine cave, et 74 pour 100 dans le sang de la veine jugulaire (a).

(1) Dans une série d'expériences faites sur des Chevaux bien nourris,

M. Gray a comparé la proportion des globules contenus dans le sang de l'aorte (c'est-à-dire le sang qui se rend en partie à la rate) et dans le sang des veines spléniques, vaisseaux qui contiennent le sang qui traverse cet organe. Voici les résultats qu'il a obtenus :

Sang aortique.	Sang splénique.
156	109
188	60
104	27

La comparaison du sang des veines

(a) Lehmann, Lehrb. der physiol. Chemie, 1853, Bd. II, p. 195.

suite de nos études nous verrons, en effet, que les globules sanguins sont, suivant toute probabilité, des organites chargés d'opérer certaines transformations chimiques dans les matières tenues en dissolution dans le fluide qui les baigne, et que l'achèvement de ce travail sécrétoire est le terme de leur existence sous la forme d'utricules. J'ajouterai que dans le sang splénique où le nombre des globules avait subi cette diminution remarquable, M. Gray a observé aussi que le sérum, au lieu d'être faiblement teinté en jaune, comme d'ordinaire, était coloré en rouge brun. On sait aussi, par les expériences de M. Lehmann, que l'addition de l'eau détermine dans ce sérum un précipité abondant d'albuminate neutre de soude, ce qui est aussi l'indice d'une modification dans sa constitution chimique (1).

Ainsi il paraît bien démontré que le sang, en traversant plus ou moins lentement la rate, éprouve des changements considérables, et qu'une partie de ses globules rouges y disparaissent (2). Mais de ce que la destruction des globules hématiques serait plus active dans ce viscère que dans la plupart des

mésentériques a donné des résultats analogues. Chez un Cheval la proportion des globules était de 157 dans le sang mésentérique, et de 94 dans le sang splénique ; chez un second, de 63 dans le sang mésentérique, et de 35 dans le sang splénique.

Enfin, M. Gray a constaté des différences analogues entre le sang qui revient de la rate et le sang qui revient des autres artères du corps : celui de la veine jugulaire, par exemple. La différence était dans la proportion de 162 à 102 chez un individu, et de 139 à 108 chez un autre, et chez un troisième de 125 à 91.

Mais cette diminution dans le nombre relatif des globules rouges du sang dans la rate est devenue moins marquée ou même a cessé de se faire remarquer chez des Chevaux mal nourris ou privés d'aliments. Chez un de ces animaux soumis à l'abstinence, la proportion des globules rouges était la même dans le sang artériel et dans le sang veineux de la rate (savoir, 91 pour 100) ; circonstance qui tendrait à faire supposer que la destruction des globules sanguins dans la rate se lie à l'élaboration des matières nutritives introduites dans l'organisme par les voies digestives (a).

(1) Lehmann, *Lehrbuch der phys. Chemie*, t. II, p. 177.

(2) Comme exemple d'une destruction rapide et considérable des glo-

(a) H. Gray, *On the Structure and Use of the Spleen*, 1854, p. 156.

autres parties de l'économie, il ne faudrait pas en conclure que la localisation de ce phénomène y soit complète. Nous verrons par la suite que les globules sanguins se détruisent aussi dans d'autres organes, et du reste je ne dois pas cacher que l'état de nos connaissances relatives à ce point d'hématologie est encore très peu satisfaisant.

§ 9. — Quoi qu'il en soit du mode d'élimination des globules sanguins et du lieu où leur destruction s'opère, il est bien évident qu'il doit y avoir sans cesse dans l'organisme une certaine consommation de ces corpuscules, et puisque dans les circonstances ordinaires leur nombre ne diminue pas, il faut qu'il s'en produise d'une manière non moins continue. Les faits dont j'ai déjà eu l'occasion de faire mention en parlant de l'influence de la saignée sur la composition chimique du sang prouvent aussi que les globules se renouvellent dans l'organisme, et les cas bien connus d'hémorrhagies abondantes et réitérées, qui dans un certain laps de temps ont amené la perte d'une quantité de sang supérieure à celle existant dans l'organisme, à un moment donné quelconque, montrent aussi que parfois, sinon toujours, cette production des matériaux organisés du fluide nourricier peut être puissante et rapide.

Haller a rassemblé plusieurs exemples de ce genre; entre autres, celui d'un jeune homme qui, dans l'espace de dix jours, perdit 75 livres de sang, quantité qui devait dépasser la moitié du poids de son corps, et correspondre pour le moins à trois ou quatre fois celle de la masse entière de ce fluide en circulation dans ses vaisseaux. Dans un autre cas plus remarquable encore, un malade affecté d'hémorrhoïdes évacua pendant deux mois

Renouvellement des globules.

bules du sang dans la rate et de leur transformation en pigment granulaire, je citerai les cas observés par M. Führer chez des malades affectés d'une hypertrophie de cet organe consécutive à la fièvre intermittente (a).

(a) Führer, *Altérations pathologiques de la rate* (*Gaz. hebdom. de méd.*, 1856, t. III, p. 43).

5 livres de sang par jour, en tout 310 livres, ou à peu près deux fois le poids total de son corps (1).

Il est évident que la source éloignée où l'organisme puise les matériaux du sang qui se régénère ainsi dans l'organisme doit être l'alimentation, et c'est seulement quand nous aurons étudié le mode d'introduction des substances nutritives dans l'économie, c'est-à-dire la digestion, que nous pourrons discuter utilement les questions relatives à l'influence de l'alimentation sur la composition de ce fluide. Mais chacun sait que les matières alimentaires ne portent pas dans l'organisme des globules sanguins déjà formés, et par conséquent nous sommes naturellement conduits à nous demander maintenant comment et où se produisent ces corpuscules organisés.

Origine
des
globules.

§ 10. — Il est peu de questions physiologiques dont l'étude présente autant de difficultés et d'incertitudes ; les observateurs sont partagés d'opinion sur l'interprétation qu'il convient de donner à la plupart des faits constatés par leurs investigations, et dans l'état actuel de la science ce n'est qu'avec beaucoup de réserve que l'on peut hasarder à ce sujet quelques conjectures. Pour introduire un peu d'ordre et de clarté dans l'examen de ce point, il me paraît nécessaire de remonter à l'époque où les globules commencent à se montrer dans le fluide nourricier de l'embryon, et de les suivre dans les changements qu'ils éprouvent ; puis de chercher ce qu'il peut y avoir de semblable ou de

---

(1) Haller rapporte aussi l'observation d'une jeune fille qui, pendant quatorze mois, fut saignée tous les jours ou de deux jours l'un, et qui perdit en outre, par la menstruation, 125 onces de sang chaque mois, ce qui suppose une perte totale d'au moins 100 kilogrammes. Il cite aussi une femme hystérique qui en dix-neuf ans s'était fait saigner 1020 fois (a). On trouve aussi dans le journal d'Omodei l'histoire d'une femme qui, en vingt-huit ans, avait été saignée 3,500 fois (b).

(a) Haller, *Elementa physiologiæ*, t. II, p. 5.
(b) Cavalli, *Storia ragionata di straordinaria malettia che dura da vent'otto anni*. Milan, 1834. (Voy. *Annali universali di medicina*, 1835, t. LXVI, p. 495.)

différent, sous ce rapport, dans les organismes dont le développement est achevé.

Nous avons déjà eu l'occasion de voir que chez les animaux
vertébrés à sang rouge le fluide nourricier est d'abord incolore,
et que les globules dont il se charge bientôt diffèrent de ceux de
l'adulte, soit par leur forme, soit par leur grosseur, leur structure intérieure ou quelque autre caractère. C'est à une période
très peu avancée du travail embryogénique que le sang commence à se montrer, et il consiste d'abord en un liquide comparable au plasma qui s'accumule dans certaines cavités dont
nous n'avons pas à faire connaître la disposition en ce moment.
A cette première période de l'hématogénèse, ce fluide ne tient
en suspension aucun corpuscule solide; mais bientôt des globules s'y montrent, d'abord en petit nombre, puis avec une
abondance de plus en plus grande.

Production
des globules
chez
l'embryon.

Globules
primordiaux.

Les micrographes qui ont étudié d'une manière approfondie
ce phénomène chez les Batraciens et les Poissons, s'accordent
à dire que les premiers corpuscules dont le sang est ainsi chargé
ont une grande ressemblance avec les cellules ou sphérules qui
constituent les tissus d'alentour. Plusieurs de ces observateurs
ont été même conduits à penser qu'il y a identité entre tous ces
globules, et que les corpuscules primitifs du sang ne sont autre
chose que des cellules détachées de la substance des parois des
cavités où le fluide nourricier commence à se constituer. Ce
point est encore indécis; mais lors même que les globules primitifs du sang se formeraient directement des matières orga-
nisables fournies par ces cellules histogéniques, au lieu d'être
le simple résultat de la désagrégation et de la dispersion de
quelques-unes de ces mêmes cellules, il n'en serait pas moins
bien établi qu'ils ont avec celles-ci une très grande ressemblance (1) : ce sont des sphérules incolores dont les dimensions

(1) Baumgärtner fut un des premiers à étudier le mode de développement du sang chez le Têtard. Il signala
les particularités de forme que pré-

varient ; ils renferment un noyau diaphane et plusieurs granules qui ont l'apparence de globulins graisseux et qui sont entourés d'une matière gélatineuse plus ou moins granulaire ; enfin ils paraissent être limités extérieurement par une vésicule membraneuse très délicate, et au contact de l'eau ils donnent parfois naissance à ces expansions lobiformes sarcodiques dont j'ai déjà eu l'occasion de signaler l'existence éphémère, lorsque

sentent les globules primordiaux de ce liquide, et il considéra ces corpuscules comme étant des sphérules du vitellus (a). Schultz a été également conduit à supposer que ce sont des globules vitellins autour desquels une membrane utriculaire se développerait (b) ; opinion qui a été combattue par M. Valentin (c).

Reichert mit mieux en lumière la grande analogie qui existe chez la Grenouille et le Poulet, entre les globules primordiaux du sang et les cellules constitutives des tissus de l'embryon ; il s'appliqua aussi à établir que ces globules sanguins ne sont autre chose que des cellules de cette espèce détachées des parois de la cavité du cœur (d).

M. Vogt, qui a fait une série de recherches très importantes sur le développement des Poissons, pense qu'il n'existe, dans l'origine, aucun foyer pour la formation des cellules du sang, et que partout où des vaisseaux doivent se creuser, des cellules se détachent çà et là, et, emportées par le courant, se transforment en globules sanguins. Il a vu de ces corpuscules apparaître de la sorte dans la cavité du cœur, ainsi que dans d'autres organes, avant que ceux-ci eussent acquis des caractères histologiques spéciaux, et il croit qu'après l'établissement des vaisseaux proprement dits, cette production a son siége dans une couche du blastoderme, qui repose directement sur le vitellus et qui est désigné par lui sous le nom de *couche hématogène*. Ce seraient, d'après M. Vogt, les cellules de cette couche qui, en passant dans le fluide nourricier, perdraient leurs parois et laisseraient échapper leur noyau pour constituer les globules sanguins dans l'intérieur desquels un autre noyau se développerait plus tard (e). Le même naturaliste était arrivé précédemment à des résultats semblables, en étudiant le développement du Crapaud accoucheur (f).

MM. Lebert et Prévost s'accordent, avec M. Vogt, quant à la grande ressemblance qui existe entre les premiers globules du sang de la Grenouille et les autres globules em-

(a) Baumgärtner, *Beobachtungen über die Nerven und das Blut in ihrem gesunden und krankhaften Zustande*, p. 45 à 80.

(b) C. H. Schultz, *Das System der Circulation*, 1836, p. 29.

(c) Valentin, *Handbuch der Entwickelungsgeschichte des Menschen*, 1835, p. 297.

(d) Reichert, *Das Entwickelungsleben im Wirbelthier-Reich*, 1840, p. 139.

(e) Vogt, *Embryologie des Salmones (Histoire naturelle des Poissons d'eau douce de l'Europe centrale*, par M. Agassiz, 1842, p. 201).

(f) Vogt, *Entwickelungsgeschichte des Alytes Obstetricans*, p. 70.

J'ai parlé des globules plasmiques du sang des animaux invertébrés (1).

Quand le développement de l'embryon est un peu plus avancé, le contenu de ces globules s'éclaircit et devient plus homogène; plusieurs d'entre eux s'allongent de façon à prendre une forme ovalaire, et ils commencent à se colorer en jaune, puis en rouge.

Ainsi c'est par l'effet d'un travail physiologique spécial bryonnaires que ces physiologistes distinguent des cellules vitellines, sous le nom de *globules organoplastiques*; mais ils pensent que ce sont ces globules embryonnaires eux-mêmes, et non leur noyau, qui se transforment directement en globules sanguins. Ils supposent que pour constituer ceux-ci, les globules organoplastiques auraient perdu par exosmose une portion de leur contenu granuleux, lequel se serait préalablement liquéfié (a).

D'après les mêmes observateurs, les premiers globules sanguins du Poulet se formeraient dans les canaux capillaires périphériques de l'aire vasculaire, et offriraient d'emblée un cachet particulier de façon à ne pouvoir être confondus avec les autres globules constitutifs de l'embryon. Ils se formeraient de toutes pièces, et ce seraient leurs matériaux seulement qui seraient fournis par les cellules du feuillet angioplastique du blastoderme (b).

M. Kölliker admet une identité complète entre les premiers globules sanguins et les cellules histogéniques des autres parties de l'embryon, et pense qu'ils proviennent de la substance des parois des gros vaisseaux, aussi bien que du cœur (c). M. Remak est arrivé au même résultat, et a constaté la présence des globules sanguins dans les grands canaux de l'aire vasculaire avant la formation du cœur. Les globules colorés se montrent de très bonne heure (d).

Enfin M. Drummond, qui a publié récemment un travail spécial sur ce sujet, considère ce dernier point comme étant hors de doute. Les globules sanguins primordiaux ne sont autre chose, dit-il, qu'une portion des cellules embryonnaires (ou organoplastiques) détachées probablement de la couche muqueuse de la membrane germinale (e).

(1) Voyez ci-dessus, pages 74 et 103.

(a) Prévost et Lebert, *Mémoire sur la formation des organes de la circulation et du sang dans les Batraciens* (*Annales des sciences naturelles*, 1844, 3ᵉ série, t. I, p. 205).
(b) Prévost et Lebert, *Mémoire sur la formation des organes de la circulation et du sang dans l'embryon du Poulet* (*Annales des sciences naturelles*, 1844, 3ᵉ série, t. II, p. 240).
(c) Kölliker, *Mikroskopische Anatomie*, t. II, p. 589.
(d) Remak, *Untersuchungen über die Entwickelung der Wirbelthiere*. Berlin, 1855, p. 21.
(e) Drummond, *On the Development of Blood and Blood-Wessels* (*Edinburgh Monthly Journal of Medical Science*, 1854, t. XVIII, p. 214).

ayant son siége dans l'intérieur de chacun de ces organites, que l'hématosine s'y produit, et nous verrons plus tard que ce travail a la plus grande analogie avec celui auquel on donne le nom de *sécrétion*. Les globules sanguins primordiaux se développent comme le font les autres tissus élémentaires de l'organisme vivant ; mais les phénomènes que je viens de signaler ne sont pas les seuls indices de leur activité physiologique.

Ces corpuscules, devenus rouges, ressemblent beaucoup à ceux de l'adulte ; mais, ainsi que j'ai déjà eu l'occasion de le dire, ils ont des dimensions plus considérables (1). Ils sont pourvus d'un noyau qui paraît être simple d'abord, mais qui ne tend pas à se diviser. Effectivement, on remarque souvent de ces globules primordiaux rouges qui, au lieu d'avoir un seul noyau, en renferment deux ou même davantage, et M. Kölliker a trouvé que cette division de leur portion centrale est le premier degré de leur multiplication par fissiparité : elle est suivie d'un étranglement dans l'écorce ou portion périphérique du globule, étranglement qui augmente avec rapidité, et donne bientôt à ce corpuscule la forme de ces boulets que l'on appelle *ramés*, lesquels, tout en offrant leur forme sphérique ordinaire, sont liés deux à deux par un chaînon. Enfin ce physiologiste a vu que la portion intermédiaire, s'atténuant davantage encore, finit par se rompre, et qu'alors les deux sphérules, devenues libres et isolées, constituent l'une et l'autre un globule hématique semblable à celui qui les a produites (2).

(1) Voyez ci-dessus, page 53.

(2) Les observations de M. Kölliker sur la multiplication des globules sanguins de l'embryon par fissiparité furent faites sur le Mouton, et confirmées par l'examen du sang d'un embryon humain. Elles furent publiées d'abord par un des élèves de ce physiologiste (a), et développées davantage dans deux écrits qu'il publia lui-même (b). Quelques années auparavant, M. Remak avait constaté des faits du

(a) Fahrner, *De globulorum sanguinis in mammalium embryonibus atque adultis origine* (Dissertation inaugurale, Turici, 1845).

(b) Kölliker, *Ueber die Blutkörperchen eines menschlichen Embryo und die Entwickelung der Blutkörperchen der Säugethiere* (*Zeitschrift für rationelle Medicin*, 1846, t. IV, p. 112).

— *Mikroskopische Anatomie*, Bd. II, p. 589.

— *Éléments d'histologie humaine*, 1856, p. 653.

Lorsque par les progrès du développement du jeune embryon le foie commence à se constituer, cette multiplication des globules sanguins par fissiparité diminue, et, quand cet organe a acquis un certain volume, on n'aperçoit plus que difficilement quelques indices de l'existence de ce phénomène remarquable.

Effectivement, il se produit alors une autre sorte de globules. Chez le Poulet, ceux-ci sont faciles à distinguer des précédents par leur forme, leur volume et par quelques autres particularités : ils sont elliptiques et beaucoup plus petits que les globules primordiaux. Ils paraissent être constitués par des noyaux de nouvelle formation qui s'entourent de granules, puis d'une membrane, et les cellules ainsi formées sont d'abord incolores; mais bientôt ils grossissent, l'hématosine se montre dans leur intérieur, et ils présentent alors tous les caractères des *globules typiques*, c'est-à-dire des globules sanguins propres à cette espèce zoologique arrivée au terme de son développement.

Cette coïncidence entre l'apparition du foie et celle des globules typiques dans le sang des Oiseaux a été signalée à l'attention des physiologistes par MM. Prévost et Dumas, et a conduit ces observateurs à se demander si la production de ces corpuscules sanguins n'aurait pas son siége dans le viscère où se forme aussi la bile (1).

Globules
typiques
chez
l'embryon.

même ordre chez le Poulet parvenu à la troisième semaine de l'incubation, et chez l'embryon du Cochon. Il en conclut que probablement les globules peuvent se multiplier par division (a). On peut citer aussi à l'appui de l'opinion de M. Kölliker quelques observations faites par M. Paget sur le sang d'un embryon humain âgé d'environ quatre semaines (b), ainsi que les nouveaux travaux publiés en 1855 par M. Remak (c).

(1) Prévost et Dumas, *Développement du cœur et formation du sang* (*Ann. des sciences naturelles*, 1824, t. IV, p. 96).

(a) Remak, *On the Production of Blood Corpuscles* (*Microscopic Journal*, 1842, p. 155, et *Medicinische Vereins Zeitung*, n° 27, juillet 1841).

(b) Paget, *On the Blood Corpuscles of the Human Embryo* (*London Medical Gazette*, 1849, New Series, vol. VIII, p. 188).

(c) Remak, *Unters. über die Entwickelung der Wirbelthiere*, p. 21 et 63.

La rapidité avec laquelle le sang augmente en quantité à cette période de la vie embryonnaire, et la disparition complète de tous les globules primordiaux longtemps avant que cet accroissement ait même commencé à se ralentir, ne permettent pas de croire que les globules typiques puissent résulter de quelque changement ou métamorphose que les premiers subiraient. Les globules typiques ne peuvent être ni les globules primordiaux modifiés, ni la progéniture de ces cellules ; ils doivent se produire sans leur concours : et d'après les observations de M. Reichert (1) et de M. Kölliker (2), il y a lieu de croire que MM. Prévost et Dumas avaient raison quand ils supposaient que le principal siége de ce travail hématogénique est dans le foie, organe qui, à cette époque, est traversé par la presque totalité des fluides nourriciers destinés à opérer l'accroissement du jeune embryon.

Les globules sanguins qui se produisent à cette période de la vie chez l'embryon des Mammifères diffèrent aussi des glo-

(1) Reichert, *Das Entwickelungsleben im Wirbelthier-Reich*, p. 191.

(2) M. Kölliker a vu dans le sang du foie, chez les embryons de Mammifères, tous les passages entre les cellules incolores et les globules rouges, et il pense qu'à une certaine époque de la vie fœtale la production de ces globules a lieu uniquement dans cet organe (a).

Les expériences de Weber sont également favorables à cette opinion, et ce physiologiste pense que les globules doivent naître dans les cellules épithéliques des parois délicates du système capillaire du foie (b).

Mais M. Remak fait remarquer que les vaisseaux du foie sont limités par une membrane, et que par conséquent on ne saurait admettre que les cellules constitutives du tissu de cet organe passent dans le sang pour y devenir des globules. Il pense que cette seconde *couvée* de globules incolores (pour me servir de l'expression dont il fait usage) provient du tissu des vaisseaux lymphatiques encore à l'état d'ébauche (c).

(a) Kölliker, *Ueber die Blutkörperchen eines menschlichen Embryo und die Entwickelung der Blutkörperchen der Säugethiere* (Zeitschr. für ration. Med., t. IV, p. 128).

(b) Weber, *Ueber die Bedeutung der Leber für die Bildung der Blutkörperchen des Embryonen* (Zeitschr. für ration. Med., 1846, t. IV, p. 160).

(c) Remak, *Entw. der Wirbelthiere*, p. 105, 158, etc.

— *Ueber Blutlcere Gefässe (Lymphgefässe) im Schwanze der Froschlarve* (Müller's Arch. für Anat. und Physiol., 1850, p. 102).

bules primordiaux par leur moindre volume et par plusieurs autres particularités, mais ils n'ont pas encore les caractères des globules sanguins typiques ou parfaits. Ce sont de petites sphérules incolores à noyau central, qui, en avançant en âge, se chargent de matière colorante intérieurement et s'aplatissent en manière de disque, puis se dépriment au centre de leurs deux faces. Leur noyau diminue en même temps de volume et devient plus facile à désagréger par l'action de l'acide acétique; enfin ce corpuscule central disparaît complétement, et les globules ainsi métamorphosés ne diffèrent plus de ceux de l'adulte. A mesure que l'embryon avance en âge, le nombre relatif des globules rouges à noyaux diminue, et après la naissance on n'en trouve presque plus, mais on ne sait pas à quelle époque précise leur transformation s'achève.

Nous voyons donc que l'observation des modifications successives que le sang éprouve chez l'embryon n'est nullement favorable à l'hypothèse de M. Wharton Jones, dont j'ai déjà eu l'occasion de dire quelques mots dans une précédente leçon (1). Les globules rouges dépourvus de noyau qui caractérisent la classe des Mammifères ne résultent pas de la sortie d'un noyau contenu dans des globules hématiques analogues à ceux des Vertébrés ovipares, mais sont des cellules qui primitivement étaient nucléolées comme ceux-ci, et dans lesquelles le noyau se détruit par les progrès de ce développement.

L'apparition de la matière colorante dans l'intérieur, soit des globules primordiaux, soit des globules typiques, après la formation de ces corpuscules, est un fait important, et qui, je le répète, vient corroborer les arguments que j'ai déjà rapportés à l'appui de l'opinion que ces cellules sont des organites vivants comparables jusqu'à un certain point aux utricules glandulaires dans lesquelles nous verrons plus tard le travail de la sécrétion avoir son siége.

(1) Voyez ci-dessus, page 76.

I.   44

Les globules rouges, disons-nous, sont d'abord des cellules incolores ; mais il ne faut pas confondre celles-ci avec les globulins, ni avec les gros globules plasmiques que nous avons rencontrés mêlés aux globules sanguins chez les Mammifères adultes. Ces derniers ne préexistent pas aux globules rouges dans le sang de l'embryon, et ne commencent à s'y montrer qu'à une période assez avancée de la vie fœtale.

Ainsi il paraît bien établi que chez l'embryon il y a au moins deux sortes de globules sanguins ; que les uns et les autres peuvent exister à deux états différents : avec un contenu granuleux et incolore, ou renfermant une matière albuminoïde rouge d'un aspect homogène ; que cette coloration est caractéristique d'un degré avancé dans leur développement individuel, et que le noyau central dont les uns et les autres sont généralement pourvus dans leur jeune âge peut disparaître quand ils arrivent à l'état parfait (1).

Il paraît ressortir également de ces faits que les globules du

(1) M. J. Drummond, d'Édimbourg, a publié récemment une série d'observations sur le développement du sang chez l'embryon des Batraciens, des Oiseaux et des Mammifères (a). Il a trouvé, comme l'avaient fait ses prédécesseurs, que chez tous ces animaux il y a pendant cette période de la vie deux sortes de globules. Ceux de la première sorte, qui existent seuls chez les embryons les plus jeunes, et qui peuvent être appelés les *globules sanguins primordiaux* ou *embryoniques*, sont ronds, granulés à l'intérieur, nucléolés et incolores ; par les progrès du développement ils se colorent plus ou moins, et la matière granulée qu'ils renferment disparaît en grande partie. Les globules sanguins de la seconde espèce, que j'appellerai *typiques*, parce qu'ils ressemblent à ceux de l'animal parfait, diffèrent des précédents en ce qu'ils sont colorés ; que leur volume est moindre, et qu'ils ne renferment que peu ou point de granules ; enfin ils se distinguent aussi des globules primordiaux ou embryoniques en ce que chez les Vertébrés ovipares ils sont elliptiques, et que chez les Mammifères ils sont dépourvus de nucléus. M. Drummond pense que les globules primordiaux dérivent directement des cellules embryoniques de l'œuf ou cellules, appelées *vitellus* et *organoplastiques*, par MM. Prévost et Lebert, et n'en diffèrent pas dans l'origine ; qu'ils peuvent se multiplier par fissiparité ou être produits par le

(a) Drummond, *On the Development of Blood and Blood-Wessels (Monthly Journal of Medical Science*, 1854, vol. XVIII, p. 214).

sang de l'embryon n'ont pas tous la même origine, et que les globules primordiaux sont produits à la surface des tissus en voie de formation dont la substance est en contact avec le fluide nourricier, soit qu'ils s'en détachent, soit qu'ils s'y constituent de toutes pièces.

Des observations récentes de M. Kölliker tendent à établir qu'à l'époque de la naissance une partie de ces globules tirent leur origine de la pulpe de la rate, que les corpuscules blancs dont le sang du foie est alors très chargé proviennent de cette source; enfin que ces corpuscules, en mûrissant pour ainsi dire, se colorent peu à peu et constituent des globules rouges (1). Mais ce point de l'histoire du sang est resté fort obscur, et l'on ne sait encore rien de positif sur le mode de production des globules hématiques chez l'adulte.

§ 11. — Les globules du sang des animaux invertébrés me semblent avoir plus de ressemblance avec les globules de la première catégorie, ou globules primordiaux de l'embryon

Globules des Invertébrés.

foie. Lorsque les globules typiques se montrent, on voit apparaître aussi des sphérules plasmiques (ou globules blancs), et M. Drummond pense que les premiers sont formés soit par ceux-ci, soit par les globules primordiaux ; que chez les Vertébrés ovipares ce sont les sphérules plasmiques eux-mêmes qui se transforment en globules typiques, tandis que chez les Mammifères ce serait le noyau seulement des premiers qui, devenu libre, se développerait pour constituer ces globules rouges.

(1) Dans un travail qui date du mois de juin dernier (1856), M. Kölliker a rendu compte d'une nouvelle série d'observations sur le sang du foie et de la rate chez des Mammifères nouveau-nés ou encore à la mamelle, et il a reconnu qu'à cette période de

la vie plusieurs des phénomènes hématogéniques précédemment constatés chez l'embryon se produisent encore. Ainsi, chez les jeunes Chats, Chiens et Souris, il a trouvé dans le sang du foie beaucoup de cellules à un ou deux noyaux, dont quelques-uns étaient étranglés au milieu et semblaient être en voie de se multiplier par fissiparité, comme cela se voit chez les jeunes embryons. Ce sang hépatique est très riche en globules incolores, et M. Kölliker pense que ces corpuscules proviennent en totalité ou en majeure partie de la rate; car le sang venant des intestins n'offre rien de particulier, et celui de la rate en est plus chargé que celui du foie.

Dans l'embryon, beaucoup de ces globules blancs se transforment en globules rouges dans l'intérieur du

des Vertébrés, qu'avec les jeunes globules typiquesde ces derniers. Je suis porté à croire qu'ils peuvent naître des parois des cavités lacunaires où le fluide nourricier de ces animaux inférieurs est toujours en partie renfermé ; mais dans l'état actuel de la science nous ne pouvons former que des conjectures à cet égard, et par conséquent je ne m'arrêterai pas davantage sur ce point.

§ 12. — Je le répète, nous ne savons encore que fort peu de chose au sujet du mode de production des globules sanguins chez les Vertébrés adultes ; mais ce qui a été constaté chez l'embryon nous permet de faire quelques conjectures, et comme cette question est d'une grande importance, je crois devoir ne pas passer sous silence les faits qui semblent de nature à nous aider à en trouver la solution.

Nous avons vu que chez l'embryon les globules hématiques, quelles qu'en soient l'origine et la nature, se constituent d'abord sous la forme de cellules incolores ou globules blancs. Nous avons vu que chez l'adulte il existe aussi dans le sang des globules incolores : cherchons donc en premier lieu comment ceux-ci prennent naissance. Mais pour aborder utilement cette étude, il me paraît nécessaire de ne pas perdre de vue que, malgré la similitude d'aspect que ces corpuscules incolores peuvent offrir,

foie ; mais les dernières recherches de M. Kölliker portèrent ce physiologiste à croire que chez les petits Mammifères à la mamelle cette glande ne prend que peu de part à cette production, et que le principal siége du développement de ces corpuscules serait dans la rate, organe où nous avons vu que chez l'adulte il y a probablement un travail éliminateur de ces mêmes globules. Effectivement, en examinant la pulpe de la rate, il y a trouvé beaucoup de cellules qui semblaient être des globules en voie de se multiplier par fissiparité, et d'autres qui établissaient tous les intermédiaires entre des globules blancs et des globules rouges semblables en tout à ceux du sang (a).

(a) Kölliker, *Einige Bemerkungen über die Resorption im Darme, über das Vorkommen einer physiologischen Fettleber bei jungen Säugethieren und über die Function der Milz*, p. 14 et suiv. (*Extr. der Verhandl. der phys.-med. Gesellschaft in Würzburg*, 1856).

ils ne paraissent pas être tous de même nature. Je suis même persuadé qu'une des causes pour lesquelles on n'a fait encore que si peu de progrès dans les investigations de cet ordre, tient en grande partie au vague et à la confusion qui règnent dans la détermination des différentes sortes de globules dont le sang peut être chargé.

Ainsi que nous l'avons déjà vu dans une précédente leçon (1), quelques-uns des corpuscules incolores du sang des Vertébrés adultes ont beaucoup de ressemblance avec les globules primordiaux du sang de l'embryon pendant la première période de l'existence de ces corpuscules, c'est-à-dire quand ils sont encore dépourvus d'hématosine, mais ne peuvent y être complétement assimilés, car ils ne paraissent pas être aptes à sécréter de la matière colorante, comme le font ces derniers. De même que les globules primordiaux, ils ne paraissent intervenir en rien dans la production des globules sanguins typiques, et leur existence est de courte durée.

Effectivement la formation de certains corpuscules incolores du sang des animaux vertébrés est souvent une conséquence de l'introduction de matières grasses dans le sang, et semble s'expliquer en partie au moins par l'action chimique de ces matières sur les principes albuminoïdes du plasma. Ainsi on peut déterminer à volonté la formation d'un grand nombre de corpuscules qui, par leur aspect, ne se distinguent pas des globules plasmiques ; pour cela il suffit d'injecter du lait dans les vaisseaux sanguins d'un animal vivant (2). On sait aussi, par

(1) Voyez ci-dessus, page 71 et suivantes.

(2) M. Donné (a) a fait sur ce sujet des expériences intéressantes en injectant du lait dans les veines des Chiens, des Lapins, des Oiseaux, etc., et en examinant leur sang plus ou moins longtemps après l'opération. Dans les premières heures, les globules du lait étaient parfaitement reconnaissables

(a) Donné, *De l'origine des globules du sang, de leur mode de formation et de leur fin* (*Compt. rend.*, 1842, t. XIV, p. 366, et *Cours de microscopie*, p. 89 et suivantes). — Dumas, *Rapport sur ce travail* (*Compt. rend.*, 1843, t. XVI, p. 255).

les expériences de plusieurs physiologistes, que les globules blancs deviennent très abondants dans le sang peu de temps après les repas, surtout quand les aliments contiennent beaucoup de graisse (1). Enfin nous verrons, par la suite, que ces

et isolés dans le sang de ces animaux ; plus tard ils se réunissaient au nombre de trois ou quatre en petits groupes qui s'entouraient d'une couche albumineuse vésiculaire très semblable à celle des globules blancs du plasma ; enfin, au bout d'un temps un peu plus long, ces sphérules laiteuses disparaissaient ou ne se distinguaient plus des cellules plasmiques. M. Donné a été conduit à penser aussi que ces modifications des globules graisseux du lait, la production des globules blancs et la transformation de ceux-ci en globules rouges, s'effectuent principalement dans la rate ; mais le passage entre ces corpuscules blancs et les globules rouges n'était nullement démontré. Il est à noter que les Chevaux ne résistent pas à l'injection du lait dans les veines.

(1) Dans une série d'expériences sur le rapport numérique des globules rouges et blancs, avant et après les repas, MM. Donders et Moleschott (a) ont trouvé que chez le Lapin la proportion des derniers augmente beaucoup pendant la durée du travail digestif. Ainsi, en comptant le nombre des globules blancs qui se trouvaient dans le champ du microscope disposé de façon à renfermer environ 2000 globules rouges, ils ont vu un ou deux de ces corpuscules le matin, lorsque l'animal était à jeun depuis la veille ; peu de temps après qu'il eut mangé, le nombre s'en

éleva à quatre, puis à dix ; trois heures après le repas il diminua de nouveau, et après un intervalle de neuf heures retomba à peu près au même taux que le matin. Chez l'homme l'influence des repas était marquée également par une augmentation dans la proportion des globules blancs, mais la différence était moins grande.

Dans une autre série d'observations analogues, M. Moleschott a vu aussi que la proportion des globules blancs est diminuée par l'abstinence et augmentée par les aliments féculents (b).

Le docteur E. Hirt, de Zittau, vient de publier un travail plus étendu sur le même sujet, et il a représenté par une courbe les nombres relatifs des globules rouges et des cellules plasmiques ou lymphatiques observés dans le sang pendant les diverses périodes du travail digestif. Or, dans ces circonstances, le nombre absolu des globules rouges ne semble pas devoir varier notablement, et par conséquent les différences dans la proportion des corpuscules blancs peuvent être considérées comme étant l'expression des variations dans leur nombre réel. Le matin à jeun la proportion de ces corpuscules était d'environ 1 globule blanc pour 1800 globules rouges ; une heure après son déjeuner (qui avait eu lieu à huit heures), il en trouva 1 pour 700 globules rouges, et entre onze heures et une heure le nombre re-

(a) Donders und Moleschott, *Untersuchungen über die Blutkörperchen (Holländische Beiträge zu den anatomischen und physiologischen Wissenschaften*, 1848, p. 369).
(b) *Wiener Medic. Wochenschrift*, 1854, n° 8, p. 113.

globules ressemblent extrêmement à quelques-uns des corpuscules qui sont versés dans le sang par un fluide particulier provenant du travail digestif, et appelé *chyle*. Il arrive souvent que plusieurs des granules ou globulins à centre graisseux dont le sang est ainsi chargé se réunissent en petits groupes, et forment des sphérules de grandeur variable qui, en passant dans certaines parties de l'organisme, se trouvent englobées dans de la matière albuminoïde plastique, et constituent ainsi des globules blancs dont la surface tend à s'organiser en une utricule membraneuse. Au premier abord ce phénomène semble ne pas différer de celui qu'Acherson a observé lors de la réaction chimique qui s'effectue entre des gouttelettes d'huile et du blanc d'œuf; car l'huile, en s'emparant d'une portion de la soude qui rend l'albumine fluide, détermine la solidifica-

latif de ces cellules plasmiques était redescendu à 1 pour 1500 globules rouges. Il dîna à une heure, et bientôt après les cellules plasmiques devinrent plus abondantes qu'elles ne l'avaient été après le déjeuner (1 pour environ 400 globules rouges). Deux heures après ce second repas, elles n'étaient plus que dans la proportion de 1 pour environ 1475, terme moyen. Enfin, après le souper (à huit heures du soir), on en trouva de nouveau presque autant qu'après le dîner (1 : 550), et à onze heures du soir elles étaient déjà descendues à environ $\frac{1}{1700}$ du nombre total des globules (*a*). Lorsque nous étudierons la digestion, nous aurons à revenir sur ces faits importants.

Le mode d'évaluation des globules blancs employé par M. Hirt est à peu de chose près celui précédemment mis en usage dans le même but par M. Welcher (*b*), ainsi que par M. Moleschott, et consiste à délayer une goutte de ce liquide dans une certaine quantité d'eau chargée de sel commun ou de sulfate de soude, à placer une couche mince de ce mélange sur le porte-objet du microscope, et à compter les globules qui se trouvent compris dans les divisions d'un micromètre mobile placé sous l'oculaire. M. Welcher n'avait pas tenu compte de l'influence des repas sur la proportion des globules blancs, et par conséquent ses résultats ne sont pas suffisamment comparables. En opérant sur sa personne, il a trouvé ces cellules dans la proportion de 1 pour 341 globules rouges ; chez une femme hystérique, 1 : 506 globules rouges, et chez une jeune fille de dix-sept ans, comme 1 : 157.

(*a*) Hirt, *Ueber das numerische Verhältniss zwischen den weissen und rothen Blutzellen* (Müller's *Arch. für Anat. und Phys.*, 1856, p. 174).
(*b*) Voyez ci-dessus, page 221.

tion d'une couche mince de cette substance tout autour de chaque gouttelette, et donne ainsi naissance à des utricules à parois membraniformes (1). Mais ici il paraît y avoir quelque chose de plus, car la matière protéique qui englobe ainsi les corpuscules graisseux semble être douée d'une certaine activité physiologique et avoir les caractères de cette substance vivante dont nous avons déjà eu l'occasion de parler sous le nom de *sarcode*. La formation de ces globules plasmiques serait donc un phénomène analogue à celui que nous avons vu se manifester lors de l'enkystement des globules rouges en voie de destruction, et le but de leur production est probablement la transformation des matières incluses en quelques produits nouveaux. En effet, les globulins graisseux contenus dans ces cellules plasmiques changent bientôt d'aspect; le contenu de ces utricules devient plus homogène et s'éclaircit. Enfin, au bout de quelques heures, la plupart de ces globules arrivent au terme de leur existence et disparaissent.

Cette production de globules plasmiques, ou de quelque chose de très analogue, paraît être fort active dans la rate, où la destruction d'un certain nombre de globules rouges semble aussi s'effectuer. En effet, le sang qui sort de cet organe charrie une proportion beaucoup plus grande de ces corpuscules que celle observée dans le sang qui y arrive (2).

(1) Voyez ci-dessus, page 80.

(2) C'est dans ces dernières années seulement que l'attention des physiologistes a été dirigée d'une manière spéciale sur les fonctions de la rate dans la production des globules blancs du sang, et M. Donné a été, je crois, le premier à signaler la grande abondance de ces corpuscules dans le sang de cet organe. Voici comment il s'exprime à ce sujet :

« Le sang contenu dans les gros » vaisseaux de la rate n'offre rien de » très remarquable ; mais en exprimant celui qui est renfermé et » comme combiné avec le tissu de cet » organe, on lui trouve une composition bien digne de fixer l'attention. » En effet, ce sang est tellement riche » en globules blancs, que le nombre » de ceux-ci l'emporte presque sur » celui des globules sanguins parfaits; » mais en outre les globules blancs y » sont, d'une manière évidente, à tous

On a remarqué aussi que l'extirpation de la rate est suivie d'une diminution dans le nombre des corpuscules incolores

» les degrés de formation et de déve- » loppement. » Etc. (a).

En 1847, l'attention des physiologistes fut de nouveau appelée sur ce sujet par les observations importantes de M. Kölliker, relatives au rôle des cellules spléniques (b) ; et peu de temps après, M. Funke, tout en différant de cet auteur, quant à l'interprétation des faits observés, mentionna aussi la grande abondance des globules blancs dans le sang de la rate du Cheval. Dans un cas cité par M. Funke, ces corpuscules formaient un quart ou un tiers du nombre total des globules contenus dans ce liquide (c).

Des recherches pathologiques conduisirent aussi M. Virchow à noter l'abondance des corpuscules incolores dans le sang de la rate (d).

M. H. Gray, qui a étudié d'une manière très attentive ces globules, signale aussi leur grande abondance, et les considère comme identiques avec ceux que le sang, dans d'autres parties du corps, charrie d'ordinaire en petit nombre. Il insiste aussi sur la ressemblance parfaite qui existe entre ces corpuscules et les cellules constitutives du tissu de la rate (e).

M. Vierordt a eu l'occasion d'examiner le sang splénique, une heure et demie après la mort, · chez un homme décapité, et il y a trouvé les corpuscules blancs dans le rapport de 1 pour 4,9 globules rouges (f).

Enfin, les recherches récentes de M. Hirt tendent également à faire penser que les globules blancs se forment dans la rate. Il a comparé le nombre de ces corpuscules par rapport aux globules rouges dans le sang artériel et veineux de cet organe. Voici les résultats qu'il a obtenus, en comptant le nombre des globules rouges correspondant à un globule blanc :

	Sang artériel.	Sang veineux.
1re observation. .	2600	74
2e observation. .	1843	54
3e observation. .	2095	82

Ainsi il y avait, terme moyen, pour un même nombre de globules rouges, trente et une fois plus de globules blancs dans le sang qui sortait de la rate que dans le sang qui arrivait à cet organe (g).

Le docteur Führer, d'Iéna, a publié récemment des observations sur le mode de production de ces corpuscules dans la pulpe de la rate, et est arrivé à des résultats qui ont encore besoin de confirmation, mais qui méritent de fixer l'attention des physiologistes. D'après cet auteur, les parois des vaisseaux sanguins capillaires de la rate donneraient naissance à de petites excroissances ou fossettes microsco-

(a) Donné, *Cours de microscopie*, 1844, p. 99.
(b) Voyez ci-dessus, page 332, note 2.
(c) Funke, *Ueber das Milzvenenblut* (Zeitschrift für ration. Med., 1851, t. I, p. 172).
(d) Virchow, *Zur pathol. Physiol. des Blutes* (Archiv für pathol. Anat. und Physiol., 1853, t. V, p. 107).
(e) Gray, *On the Structure und Use of the Spleen*, 1854, p. 150.
(f) Vierordt, *Ueber farblose Körperchen des Milzvenenblutes* (Arch. für physiologische Heilkunde, 1854, t. XIII, p. 410).
(g) Hirt, *Ueber das numerische Verhältniss zwischen den weissen und rothen Blutzellen* (Müller's Archiv für Anat. und Physiol., 1856, p. 190).

du sang (1). Enfin j'ai déjà eu l'occasion de dire que dans les cas de développement excessif, ou hypertrophie de ce viscère, la proportion des globules blancs devient souvent si considérable, que le sang cesse d'avoir son aspect ordinaire et prend une apparence lactée (2).

Mais la rate ne paraît pas être le seul organe chargé de produire les globules plasmiques. En effet, la leucémie s'observe parfois dans des états pathologiques où la rate n'est pas affectée : par exemple, dans certains cas d'hypertrophie des ganglions lymphatiques, et, lors de l'extirpation de ce viscère, ils ne disparaissent pas complétement de l'économie.

Origine
des globules
rouges.

Il est aussi à noter que l'augmentation anormale du nombre des globules plasmiques n'est pas suivie d'une régénération plus active des globules rouges. Ainsi tout ce que nous savons sur l'histoire de ces corpuscules tend à prouver que certains d'entre eux au moins ne sont ni des globules sanguins à une

piques dont l'intérieur serait occupé par un corpuscule nucléiforme. Ces excroissances, en s'allongeant, deviendraient pédiculées, et constitueraient des tubes renflés en forme d'ampoule, qui se ramifieraient en donnant naissance à d'autres renflements occupés également par autant de corpuscules nucléiformes, et qui constitueraient ainsi des touffes ou des réseaux de tubes capillaires d'une ténuité et d'une délicatesse extrême, dont l'intérieur serait en communication avec les vaisseaux sanguins. Ces tubes n'auraient qu'une existence assez courte, mais leur production serait continue, et les corpuscules nucléiformes logés dans leurs ampoules seraient des globules sanguins en voie de développement, lesquels ne deviendraient colorés qu'après être entrés dans le torrent de la circulation (a).

(1) Voyez ce qui a été dit ci-dessus au sujet de la *leucémie*, page 79.

(2) Voyez ci-dessus, page 76. Je dois ajouter cependant que M. Remak était arrivé à une conclusion qui se rapproche un peu de celle de cet auteur, savoir : que les cellules incolores proviennent de la couche épithélique des parois des vaisseaux sanguins, et que les globules rouges y naissent par propagation endogène (b). Mais les dernières observations de cet embryologiste, consignées dans son bel ouvrage sur le développement des Vertébrés, lui ont fait modifier de nouveau son opinion (c).

(a) Führer, *Ueber die Milz und einige Besonderheiten ihres Capillarsystems* (*Archiv für physiol. Heilkunde*, 1854, Bd. XIII, p. 149, pl. 2, fig. 1-5 ; et par extrait dans la *Gazette hebdom.*, 1855, t. II, p. 314).

(b) Voyez Schönlein, *Diagnostische und pathogénetische Untersuchung*, p. 110. Berlin, 1845.

(c) Remak, *Untersuchungen über die Entwickelung der Wirbelthiere*, 1855, p. 21 et 63.

première période de développement, ni les instruments physiologiques chargés de la formation de ces globules rouges.
Mais il est probable que tous les corpuscules incolores engendrés de la sorte, soit dans la rate ou dans les ganglions lymphatiques, soit dans quelque autre partie de l'économie animale,
ne sont pas de même nature, et qu'un certain nombre d'entre
eux, au lieu d'avorter et de disparaître, comme je viens de le
dire, sont portés par le sang dans quelque autre organe pour
achever leur développement et se transformer en globules
rouges. Il y aurait donc dans le sang certains globules plasmiques qui seraient adultes, si je puis m'exprimer ainsi, et d'autres
qui seraient pour ainsi dire des larves de globules rouges hématiques, ou, pour parler plus correctement, de jeunes globules
en voie de développement, et qui n'offriraient les caractères des
globules blancs permanents que d'une manière temporaire.
L'hypothèse de M. Wharton Jones, comme je l'ai déjà dit, ne
semble pas être l'expression de la vérité en ce qui concerne le
mode de production des globules rouges des Mammifères par
la libération du noyau renfermé dans les globules blancs (1).
Mais tout en repoussant cette partie des idées de cet auteur, je
partage entièrement son opinion quant à la distinction à établir
entre ces cellules incolores à contenu granulé, ou globules plasmiques essentiels, et les utricules qui se trouvent souvent mêlées
aux globules rouges du sang et qui ne paraissent en différer
que par le défaut d'hématosine.

Ainsi que M. Wharton Jones l'a remarqué, on trouve dans le
sang des Poissons et des Batraciens beaucoup de globules pâles
ou incolores qui appartiennent à cette dernière catégorie, et qui
paraissent être de jeunes globules sanguins typiques (2).

(1) Voyez ci-dessus, page 345.

(2) La transformation des globules
incolores en globules rouges n'a pu
être constatée d'une manière directe,
mais est mise presque hors de doute
par l'existence simultanée de corpuscules qui présentent toutes les nuances
intermédiaires entre ces deux états

D'après la grande inégalité qui s'observe dans le volume des globules pâles ou rouges du sang de beaucoup de ces Vertébrés inférieurs, je suis porté à croire qu'au moment de leur première formation ces utricules sont beaucoup plus petites qu'elles ne le seront à une période plus avancée de leur existence, et s'accroissent pendant qu'elles flottent dans le plasma et circulent dans l'économie mêlées aux globules parfaits. Mais chez les Vertébrés supérieurs, tels que les Mammifères et les Oiseaux, il n'en est pas de même : tous les globules sanguins ont à peu près le même volume; on ne voit rien qui dénote dans ces corpuscules une période de croissance, et l'on ne découvre aucun intermédiaire qui puisse donner l'idée d'une transformation des globulins du plasma en globules typiques. On est donc conduit à penser que ces derniers globules doivent arriver dans le sang déjà tout formés.

La plupart des physiologistes admettent que les globules sanguins s'élaborent dans un autre liquide dont l'étude nous occupera plus tard : le chyle (1). En effet, nous verrons alors que ce produit du travail digestif, après son passage dans certains organes appelés *ganglions lymphatiques*, se montre chargé de corpuscules qui paraissent être des globules en voie de développement. Mais cette source ne semble pas devoir être la seule qui fournisse ces organites hématiques; et chez l'individu adulte, de même que chez l'embryon, le foie paraît jouer un rôle important dans la formation du sang.

extrêmes. M. Wharton Jones a été le premier à bien établir ces faits par ses observations sur le sang de la Raie, et il est arrivé au même résultat en étudiant ensuite le sang de la Grenouille. Mais ses recherches sur le sang des Mammifères n'ont jeté aucune lumière sur le mode d'origine des globules rouges dans cette classe d'animaux (a).

(1) Il serait également prématuré d'examiner ici les relations qui existent à cet égard entre le sang et la lymphe; nous nous en occuperons lorsque nous aurons étudié ce dernier liquide.

(a) Wharton Jones, *The Blood Corpuscle considered in its Different Phases of Development in the Animal Series* (*Philos. Trans.*, 1846, p. 63).

Nous ne savons encore que fort peu de chose à ce sujet, et les faits dont on peut arguer ne sont pas assez significatifs pour trancher nettement aucune des questions qui s'y rapportent ; mais les résultats déjà acquis ont cependant assez d'importance pour que nous ne devions pas les négliger, et, ainsi que je viens de le dire, ils tendent à faire penser que chez l'adulte aussi bien que chez l'embryon le développement des globules rouges s'achève au moins en partie dans le foie.

Je citerai en premier lieu les expériences de M. Moleschott. Ce physiologiste a étudié les effets de l'extirpation de ce viscère sur la composition du sang chez les Grenouilles, animaux qui peuvent souvent résister pendant assez longtemps à cette mutilation, et il a vu qu'elle est suivie de changements très notables dans les rapports numériques des globules rouges comparés aux globules blancs. Il évalue que dans l'état normal ce rapport est comme 8 à 1, tandis qu'après l'extirpation du foie il l'a vu descendre à 2 globules rouges pour 1 globule blanc (1).

Je mentionnerai aussi un résultat obtenu par M. Lehmann. Ce chimiste examina comparativement le sang qui arrive au foie et celui qui vient de traverser cet organe ; il fit son expérience sur un Cheval qui avait mangé abondamment quatre heures

---

(1) L'extirpation du foie détermine toujours la mort de ces animaux, et, dans les expériences de M. Moleschott, environ le tiers des individus mutilés de la sorte n'ont pas survécu plus de trois jours ; mais beaucoup ont vécu huit jours et quelques-uns jusqu'au quatorzième jour. Lorsque la rate était extirpée en même temps que le foie, le rapport entre les globules rouges et blancs ne changeait pas, et quand la mutilation portait sur la rate seulement, la proportion des globules rouges augmenta un peu. Les résultats indiqués ci-dessus relativement à la diminution du nombre relatif des globules rouges à la suite de l'extirpation du foie, sont les moyennes fournies par 133 observations, et M. Moleschott s'est assuré que les hémorrhagies abondantes sont loin de produire des effets aussi considérables (*a*).

(*a*) Moleschott, *Ueber Entwickelung der Blutkörperchen* (Müller's *Archiv für Anat. und Physiol.*, 1853, p. 73).

auparavant, et il trouva que dans le premier de ces liquides les globules humides représentaient seulement les 66 centièmes du poids du sang, tandis que dans celui qui sortait du foie ces corpuscules étaient dans la proportion de 74 pour 100 (1).

D'un autre côté, les recherches des micrographes n'ont fourni jusqu'ici aucun indice de la transformation de globules incolores en globules rouges dans l'intérieur de l'appareil hépatique des animaux adultes, et ne nous éclairent que fort peu sur le siége de ce phénomène (2). Quant à l'opinion ancienne qui attribue le travail d'hématogénèse aux poumons, elle ne repose sur rien qui soit de nature à la rendre plausible.

D'après ces divers faits, il me semble donc probable qu'un certain nombre de globules incolores engendrés dans la rate ou dans les ganglions lymphatiques se transforment en globules

(1) Lehmann, *Lehrb. der physiol. Chemie*, t. II, p. 195.

(2) M. Fréd. Schmid a étudié d'une manière comparative le sang qui arrive au foie par la veine porte, et celui qui vient du reste de l'organisme et qui se trouve dans le système veineux général (la veine jugulaire, par exemple), et il a cru y reconnaître des différences assez grandes quant à la forme des globules. Les premiers étaient plus granulés intérieurement, et leurs bords irréguliers ; mais dans la veine hépatique ils avaient leur aspect ordinaire, et le changement qu'ils subissent pendant leur passage à travers le foie me semble être un phénomène de développement plutôt qu'un indice de la destruction de ces corpuscules dans l'appareil hépatique. Il est aussi à noter que cet auteur a trouvé des différences notables dans la composition chimique du sang de la veine porte et dans celle du sang veineux général (a).

Je dois ajouter qu'à la suite des observations sur la multiplication des globules chez les Mammifères nouveau-nés dont il a déjà été question ci-dessus (p. 347). M. Kölliker est disposé à croire que chez l'adulte la rate est non-seulement le siége d'une production abondante de globules blancs, mais que ces globules se transforment en globules rouges dans l'intérieur de cet organe aussi bien que dans le foie (b). Mais cette opinion me semble inadmissible, à raison des résultats fournis par l'analyse chimique du sang avant et après son passage dans la rate. (Voy. ci-dessus, page 333 et suiv.).

(a) Fried. Schmid, *Chemische und mikroskopische Untersuchungen über das Pfortader-Blut* (*Archiv für physiologische und pathologische Chemie und Mikroskopie*, von Heller, Wien, 1847, t. IV, p. 97 et 318).

(b) Kölliker, *Éléments d'histologie humaine*, 1856, p. 657.

rouges après qu'ils ont été entraînés loin de ces organes par le torrent de la circulation, et que cette métamorphose pourrait bien avoir pour siége principal le système vasculaire du foie.

Je ne présente ces conclusions qu'avec de grandes réserves, car dans l'état actuel de la science on ne peut se former une opinion bien arrêtée sur aucun de ces points. Du reste, ainsi que je l'ai déjà dit, le renouvellement des globules sanguins ne se fait d'ordinaire qu'avec lenteur ; car, à la suite d'une saignée copieuse, la proportion de ces corpuscules diminue notablement et ne revient au taux normal qu'après un laps de temps souvent très considérable.

Quoi qu'il en soit, ce travail hématogénique est évidemment activé par l'introduction abondante de certaines matières étrangères dans les voies digestives ; matières qui, pour la plupart, entrent comme éléments constitutifs dans la composition de ces corpuscules, les corps gras et le fer, par exemple (1) ; mais il est subordonné aussi à l'état des forces physiologiques générales, et la production des globules sanguins, de même que le développement des autres tissus de l'économie, est réglée par le degré de puissance avec laquelle l'organisme fonctionne aussi bien que par la quantité de matière organisable que la digestion fournit au travail de la machine vivante.

§ 13. — Les faits dont je viens de rendre compte nous montrent que le sang n'est pas identique dans toutes les parties de l'organisme, et si nous examinons maintenant d'une manière comparative ce liquide dans les divers ordres de vaisseaux où il se trouve renfermé, nous y reconnaîtrons des différences encore plus considérables.

En effet, nous ne nous sommes guère occupés jusqu'ici que de l'étude de la portion du fluide nourricier qui est contenue dans

Différences
entre
le sang veineux
et le
sang artériel.

(1) Voyez ci-dessus, pages 287, 294, etc.

les vaisseaux appelés *veines* ; et bien que ses caractères généraux soient applicables au sang qui coule dans un autre système de tubes nommés *artères*, on ne saurait le confondre avec celui-ci, tant à raison de ses propriétés physiques que de son mode d'action sur l'économie.

Il y a donc dans le corps du même animal deux variétés de sangs : le sang veineux, et le sang artériel.

§ 14. — Chez les animaux vertébrés, les seuls dont nous nous occuperons en ce moment, ces deux sortes de sangs se distinguent, à première vue, par leur couleur. Le sang des veines est d'un rouge sombre tirant sur le noir, caractère qui lui a valu le nom de *sang noir*. Le sang des artères est au contraire d'un ton vermeil, et on l'appelle souvent le *sang rouge*, parce qu'il est le sang qui est rouge par excellence.

Différences physiologiques. Le sang vermeil et le sang noir sont loin d'avoir les mêmes propriétés physiologiques. L'expérience suivante en donne des preuves manifestes.

Bichat, dont nous aurons souvent à citer les travaux (1), a substitué au sang vermeil qui se rendait dans la patte d'un Chien, du sang noir fourni par la veine jugulaire d'un autre animal de la même espèce, et il a remarqué que presque toujours, à la suite de cette opération, le membre placé dans ces conditions anormales était frappé d'une sorte de paralysie (2).

(1) Bichat, l'un des physiologistes dont l'école française s'honore le plus, naquit en 1771, et, après avoir commencé ses études médicales à Lyon, il devint l'élève de prédilection du célèbre chirurgien en chef de l'Hôtel-Dieu de Paris, Desault. Il se livra de bonne heure à l'enseignement de l'anatomie; en 1799, il publia son beau livre sur *la vie et la mort*, et bientôt après il fit paraître le *Traité d'anatomie générale*, ouvrage qui constitue son principal titre de gloire, et qui contribua puissamment aux progrès de la médecine aussi bien que de l'anatomie physiologique. On doit considérer ce livre comme la base de la science qui traite des tissus ou matériaux divers dont se compose le corps humain, et qui porte aujourd'hui le nom d'*Histologie*. Bichat mourut à Paris en 1802.

(2) Bichat, *Rech. physiolog. sur la vie et la mort*, p. 362. (L'édition que je cite ici est celle annotée par Magendie et publiée en 1822.)

Sur un autre Chien, il a envoyé de la même manière au cerveau du sang noir à la place du sang vermeil que cet organe reçoit d'ordinaire, et il a vu se manifester presque aussitôt des symptômes d'étouffement, suivis d'un état de syncope et de la mort (1).

Effectivement le sang vermeil jouit seul de la faculté d'entretenir l'activité vitale, soit dans l'ensemble de l'organisme, soit dans un organe en particulier.

Quelques physiologistes, exagérant les conclusions tirées des faits dont il vient d'être question, ont considéré le sang noir comme un agent délétère, une espèce de poison. Mais cette idée est fausse : le sang noir est insuffisant à l'entretien de la vie et ne saurait tenir lieu de sang vermeil, mais il exerce aussi une action vivifiante sur l'organisme ; car chez les animaux qui peuvent résister pendant un temps assez long à la privation de l'espèce d'excitation produite par cette dernière sorte de sang, les Batraciens, par exemple, la mort arrive plus vite quand on détermine la sortie du sang noir que lorsqu'on laisse ce liquide dans l'intérieur de l'organisme (2).

Quelle peut être la cause de cette grande inégalité dans la puissance vivifiante du sang vermeil et du sang noir ?

Pour résoudre cette question, cherchons d'abord quelles sont les différences qui peuvent exister dans la constitution chimique de ces deux liquides (3).

Différences chimiques.

On trouve par l'analyse tous les mêmes matériaux dans ces

---

(1) *Op. cit.*, p. 360.

(2) W. Edwards, *De l'influence des agents physiques sur la vie*, p. 9, 1824.

(3) Quelques auteurs se sont appliqués à déterminer les différences qui peuvent exister dans la densité du sang artériel et du sang veineux ; mais cette étude n'offre que peu d'intérêt, car la pesanteur spécifique du sang résulte de trois choses variables,

dont deux agissent dans le même sens et une en sens contraire ; de sorte que la même densité peut coïncider avec une composition chimique très différente. Les globules étant plus denses que le sérum, leur abondance tend à augmenter cette pesanteur spécifique, tandis que la fibrine étant plus légère à volumes égaux, la richesse du sang en cette matière tend à produire l'effet inverse. Quoi qu'il en soit, voici quel-

deux variétés du fluide nourricier, et au premier abord on n'aperçoit rien qui puisse jeter quelque lumière sur la question qui nous occupe. On ne remarque même que de légères différences dans les proportions de quelques-unes de ces substances constitutives du sang.

Voici, par exemple, les résultats numériques obtenus par un chimiste habile de Berlin, Fr. Simon (1), en analysant comparativement le sang artériel et le sang veineux de deux chevaux :

	CHEVAL N° 1.		CHEVAL N° 2.	
	Sang artériel.	Sang veineux.	Sang artériel.	Sang veineux.
Eau	760,08	757,35	789,39	786,51
Fibrine.	11,20	11,35	6,05	5,08
Graisse.	1,86	2,29	1,32	1,46
Albumine.	78,88	85,07	113,10	113,35
Globuline.	136,15	128,70	76,40	78,04
Hématine.	4,87	5,18	3,64	3,95
Sels, etc.	6,96	9,16	10,00	10,82

MM. Poggiale et Marchal (de Calvi) ont eu l'occasion d'examiner chimiquement le sang artériel et le sang veineux de l'homme, et y ont trouvé la composition suivante (2) :

	Sang artériel.	Sang veineux.
Eau.	822,46	818,41
Matières solides.	177,54	181,59
Fibrine.	6,17	6,08
Albumine.	66,03	61,37
Globules.	97,46	106,05
Matières grasses.	1,10	1,20
Chlorure de sodium.	3,15	3,29
Sels solubles.	2,10	2,19
Phosphate de chaux.	0,79	0,76
Sesquioxyde de fer.	0,63	0,58

On voit que toutes ces analyses n'ont accusé que des différences insignifiatnes et moindres que celles qui se présentent

ques-unes des déterminations obtenues par M. J. Davy :

	Sang artériel.	Sang veineux.
Mouton.	1057	1058
—	1047	1050
Bœuf	1058	1061
Chien	1048	1058

La densité du sérum du Mouton a été, dans les mêmes expériences, pour le sang artériel, 1025, et pour le sang veineux, 1027. (J. Davy, *Research.*, *Anat. and Phys.*, 1839, vol. II, p. 28.)

(1) *Anim. Chemist.*, n° 1, p. 194.

(2) Le sujet de cette observation

dans le même sang chez divers individus en état de santé ou affectés de maladies légères.

Ainsi le sang vermeil (1) est plus coagulable que le sang noir, et l'on y trouve ordinairement un peu plus de fibrine (2) ;

était un homme affecté d'encéphalite (a).

(1) Nasse a vérifié ce résultat chez un grand nombre d'animaux (b).

(2) Nous voyons par les chiffres rapportés ci-dessus, que dans les expériences faites par MM. Poggiale et Marchal (de Calvi) sur le sang humain, la proportion de fibrine était sensiblement la même dans le sang artériel et dans le sang veineux.

Dans des analyses faites par M. Denis le sang artériel de l'homme a donné 2,9 de fibrine, et le sang veineux 2,7 (c).

Les proportions suivantes ont été obtenues :

Chez le Cheval, par :

	Sang artériel.	Sang veineux.
Mayer (d)	13,4	7,8
	12,5	8,0
chultz (e)	4,3	3,3
	5,3	8,1
Lecanu (f)	10,7	5,7
	5,2	4,6
Hering (g)	4,6	6,9
Simon (h)	11,2	11,3

Lehmann (i)	6,8	5,4
Clément (j)	6,7	6,4
	5,4	4,7
	3,8	3,8
	5,3	4,9

Chez le Mouton, par :

Berthold (k)	5,6	4,7
Prévost et Dumas.	13,4	7,8
Letellier	5,4	4,8
	3,0	2,9
	4,3	3,9
Hering	6,1	5,3

Chez le Bœuf, par :

Hering	7,6	6,6
Fr. Simon.	4,9	4,8

Chez la Chèvre, par :

Berthold	4,2	3,6
Müller	4,8	3,9

Chez le Chien, par :

Berthold	6,6	5,0
Denis.	2,5	2,4

Chez le Chat, par :

Berthold	5,2	4,7

On voit que, dans la grande majorité des cas, la quantité de fibrine s'est

(a) Poggiale, *Recherches chimiques sur le sang* (*Comptes rendus des séances de l'Académie des sciences*, 1848, t. XXVI, p. 143).

(b) Nasse, article *Sang*, dans Wagner's *Handwörterbuch der Physiologie*, t. I, p. 170.

(c) Denis, *Rech. expér. sur le sang*, p. 452 et suiv.

(d) Mayer, *Ueber den Unterschied des arteriösen und venösen Blutes rücksichtlich seines Gehaltes an Faserstoff* (*Deutsches Archiv für die Physiologie*, von Meckel, 1817, t. III, p. 534). — *Ueber das relative Quantum von Faserstoff in den beiden Blutarten* (*Deutsches Archiv für Physiologie*, 1823, t. VIII, p. 509).

(e) Schultz, *Das System der Circulation*, p. 128.

(f) Lecanu, *Études chimiques sur le sang humain*, thèse, 1837, p. 80.

(g) Hering, *Physiologie mit steter Berücksichtigung der Pathologie für Thierärzte*, p. 118. Stuttgard, 1832.

(h) Fr. Simon, *Animal Chemistry*, vol. 1, p. 194.

(i) Voy. Lehmann, *Lehrb. der physiol. Chemie*, vol. II, p. 203.

(j) Clément, *Recherches sur la composition du sang* (*Comptes rendus de l'Académie des sciences*, 1850, t. XXXI, p. 289).

(k) Berthold, *Beiträge zur Anat. Zool. und Physiol.*, p. 260 et suiv.

mais une augmentation bien plus grande de ce principe immédiat s'observe dans le sang noir, pour peu qu'une phlegmasie se soit déclarée dans un point quelconque de l'organisme, et le

trouvée un peu plus grande dans le sang artériel que dans le sang veineux. M. Nasse a trouvé qu'en général il en est ainsi chez l'Homme, le Cheval, le Chien, le Mouton et la Grenouille ; mais que chez le Veau le contraire s'observe (a). Plus anciennement, Sigwart avait trouvé plus de fibrine dans le sang veineux que dans le sang artériel chez le Chien, le Bœuf, la Poule, la Grenouille, etc. ; mais ces résultats dépendaient probablement de quelque erreur dans le dosage (b).

M. Wiss a fait quelques analyses comparatives sur le sang artériel et veineux dans diverses parties du corps, chez le Chien, et il a trouvé que la proportion de fibrine est plus grande dans le sang de l'artère carotide que dans celui de la veine rénale (s. a. 2,56 pour 1000 ; s. v. 1,62) ; mais dans une autre expérience il a vu que la proportion de cette substance était un peu plus faible dans le sang de cette même veine que dans celui de l'artère rénale. Dans une troisième expérience il a trouvé 1,48 de fibrine dans le sang de la veine porte, et 1,85 dans le sang des cavités droites du cœur. Enfin, dans une cinquième, il a comparé le sang veineux dans la jugulaire externe et dans les veines mésentériques et spléniques, ce qui

lui a donné pour le premier 2,82 et pour le second 2,70 (c).

Si ces différences étaient constantes, on en pourrait conclure que la fibrine se produit dans le système capillaire général plutôt que dans la veine porte, et que ce n'est pas dans le rein que cette substance s'est éliminée.

Au premier abord on pourrait croire que le fait de l'existence de plus de fibrine dans le sang artériel que dans le sang veineux serait défavorable aux vues exposées ci-dessus relativement au siége de la production de ce principe immédiat (d). Mais il n'en est rien ; car le sang artériel, en sortant des poumons, vient de baigner les parois d'une multitude presque innombrable de vaisseaux capillaires dont le tissu paraît être apte à donner naissance à de la fibrine comme l'est aussi le tissu des capillaires de la grande circulation. L'élévation du chiffre représentant la fibrine dans les cas d'affections inflammatoires de l'appareil pulmonaire tend même à montrer que cette production doit être plus active là que partout ailleurs. Cette double source de la fibrine plasmique expliquerait comment le sang veineux en renferme quelquefois plus que le sang artériel, tandis qu'en général c'est le contraire qui s'observe.

(a) Nasse, article *Sang*, dans Wagner's *Handwörterbuch der Physiologie*, p. 171.
(b) Sigwart, *Resultate einiger Versuche über das Blut und seine Metamorphosen* (*Archiv für Physiologie*, von Reil, 1815, t. XII, p. 11).
(c) Wiss, *Quantitative Analysen venosen und arteriellen Hundeblutes* (*Archiv für pathol. Anat. und Physiol.*, 1847, t. I, p. 256).
(d) Voyez ci-dessus la cinquième leçon, § 15, p. 266 et suiv.

sang veineux ainsi modifié n'acquiert cependant aucune des qualités du sang artériel.

Il est vrai que la fibrine du sang noir ne paraît pas être tout à fait de même nature que la fibrine du sang vermeil. Nous avons déjà vu par les expériences de M. Bischoff sur la transfusion (1), que ses propriétés physiologiques ne sont pas identiques, et M. Denis a trouvé qu'elle ne se comporte pas tout à fait de même en présence des dissolutions salines (2); mais il n'y a rien là qui puisse nous éclairer sur la cause de la puissance vivifiante du sang vermeil.

La somme des matières solides est tantôt un peu plus consi-

---

(1) Voyez ci-dessus, page 327.

(2) M. Denis a vu que la fibrine du sang artériel ne se dissout pas aussi facilement que celle du sang veineux dans les solutions salines. Il avait d'abord pensé que cette différence était encore plus marquée, et il l'attribue à un état de cohésion moléculaire plus considérable (a).

Si les analyses faites il y a vingt-cinq ans par M. Michaelis étaient exactes, il y aurait aussi des différences notables dans la composition élémentaire de ces deux variétés de fibrine ; mais je ne crois devoir accorder que peu de confiance à ces résultats. D'après ce chimiste, la fibrine du sang artériel serait plus riche en carbone et en azote, mais contiendrait moins d'hydrogène que la fibrine du sang veineux. Il en serait de même pour la fibrine, mais le contraire aurait lieu pour la matière colorante (b). Les résultats numériques de ces expériences ont été reproduits par M. Lecanu (c).

La quantité de matières grasses que la fibrine entraîne en se coagulant, et que l'on peut extraire par l'action de l'alcool et de l'éther, paraît varier aussi. M. Lehmann en a extrait 2,154 pour 100 de la fibrine du sang veineux d'un Cheval, et 2,168 pour 100 de la fibrine du sang artériel du même animal (d). Mais les différences à cet égard sont plus considérables entre les diverses portions du sang veineux. Ainsi M. Schmid a trouvé que la fibrine du Cheval fournissait :

Dans le sang de la veine
   jugulaire, de . . . . . 4,21 à 5,04
Dans le sang de la veine
   porte, de . . . . . . 7,37 à 8,72 (e)

(a) Denis, *Nouvelles études chimiques, physiologiques et médicales sur les substances albumi-noïdes*, 1856, p. 118.

(b) Michaelis, *Dissert. inaug. de partibus constitutivis singularum partium sanguinis arteriosi et venosi*. Berlin, 1827. — *Ueber die Grundmischen der einzelnen Bestandtheile des Arterien-und Venenblutes* (Jahrbuch. der Chemie, von Schweigger, 1828, t. XXIV, p. 94).

(c) Lecanu, *Études chimiques sur le sang*, thèse, 1837, p. 84.

(d) Lehmann, *Op. cit.*, t. II, p. 178.

(e) Schmid, *Chem. und mikros. Untersuch. über das Pfortader-Blut* (Archiv für physiologische und pathologische Chemie und Mikroskopie, von Heller, Bd. IV, 1847, p. 322).

dérable dans le sang artériel, d'autres fois un peu plus faible; mais à cet égard encore les différences sont légères, et ainsi que nous le verrons par la suite, elles dépendent évidemment de circonstances accidentelles et étrangères à ce qui caractérise essentiellement ces deux variétés du fluide nourricier : par exemple, de la quantité d'eau qui, dans un temps donné, a été absorbée par les parois de l'estomac et versée dans le sang veineux, ou de la quantité du même fluide qui a été enlevée au sang, d'un côté par l'évaporation pulmonaire et de l'autre par la sécrétion rénale ou quelque phénomène du même ordre (1).

Il résulte cependant des analyses les plus récentes, que les globules rouges sont un peu plus nombreux dans le sang veineux que dans le sang artériel. Nous avons vu que dans les expériences de MM. Poggiale et (Marchal de Calvi) la différence a été évaluée à près de 1 pour 100, et Fr. Simon a retiré plus d'hématosine du premier de ces liquides que du second (2). M. Lehmann pense que les globules sanguins sont plus chargés

---

(1) Voici les résultats obtenus par plusieurs physiologistes, en dosant comparativement la quantité de matières sèches contenues dans le sang artériel et veineux, chez divers animaux. On a opéré sur 100 parties de sang, et par conséquent les nombres complémentaires de ceux inscrits dans le tableau suivant correspondent à la quantité relative d'eau :

Animaux.	S. artériel.	S. veineux.	Auteurs (*a*).
Mouton.	17,07	16,36	Prévost et Dumas.
	17,57	18,26	Letellier.
	14,47	03,84	
	19,12	17,72	
	14,98	15,88	Hering.

Bœuf.	20.11	20,51	Hering.
Cheval.	21,64	20,43	Lecanu.
	21,45	29,54	
	16,05	16,84	Hering.
	23,99	24,26	Simon.
	21,06	24,34	
Chat.	17,65	17,44	Prévost et Dumas.
	19,62	19,08	

(2) Le docteur Pallas, en examinant le sang extrait des vaisseaux capillaires par le moyen des sangsues, avait été conduit à penser que ce liquide est plus riche en matières solides que ne le sont le sang artériel ou le sang veineux (*b*). Mais dans une analyse comparative du sang des capillaires

---

(a) Prévost et Dumas, *Op. cit. (Ann. de chim.*, 1823, t. XXIII, p. 65 et suiv.).

— Letellier, *Mém. inéd.* (voy. Lecanu, *Études chim. sur le sang*, 1837, p. 8).

— Hering, *Op. cit.*, p. 118.

— Simon, *Op. cit.*, p. 194.

(b) Pallas, *Expériences chimiques faites sur le sang veineux comparé avec celui retiré des vaisseaux capillaires de la peau (Journal de chimie médicale*, 1828, t. IV, p. 465).

de ce principe colorant dans le sang vermeil que dans le sang noir, et il a constaté que chez le Cheval ces derniers corpuscules fournissent, à poids égaux de matières sèches, un peu plus de fer (1); mais que, d'autre part, les globules du sang artériel sont les plus riches en matières grasses et en matières salines (2).

On a signalé également quelques légères différences dans la composition du sérum du sang artériel et du sang veineux. Celui du sang artériel paraît contenir un peu plus de graisse et de ces substances mal définies que les chimistes désignent sous le nom de *matières extractives* (3). Il est aussi à noter que la

obtenu à l'aide de ventouses scarifiées, et du sang veineux provenant d'une saignée du bras, M. Denis n'a trouvé que des différences insignifiantes (a).

(1) Dans les expériences de M. Lehmann (b), la quantité de fer, comparée au poids total de globules à l'état sec, était, terme moyen, de

$\frac{1}{394}$ dans le sang artériel;

$\frac{1}{370}$ dans la veine jugulaire;

$\frac{1}{212}$ dans la veine porte;

$\frac{1}{600}$ dans les veines hépatiques.

(2) Un physiologiste anglais, M. Rees, qui a été le premier à appeler l'attention des physiologistes sur l'abondance plus grande des principes gras dans les globules du sang artériel, attribue à ce fait une importance très considérable pour la théorie de la respiration (c). Nous reviendrons sur ce sujet lorsque nous traiterons de cette fonction.

Dans les analyses de sang de Cheval,

faites par M. Lehmann, des différences en sens contraire ont été observées. 100 parties de globules humides ont donné, terme moyen :

0,608 de graisse dans le sang;

0,652 dans le sang de la veine jugulaire;

0,684 dans le sang de la veine hépatique;

0,752 dans le sang de la veine porte.

Ainsi, d'après ces derniers résultats, la quantité de graisse semble diminuer dans les globules à mesure que le sang s'éloigne de l'appareil digestif (d).

(3) M. Lehmann a trouvé que dans les échantillons de sang de Cheval dont il a fait l'analyse, le résidu solide du sérum fournissait, terme moyen, en matières extractives, 3,6 pour 100 dans le sang veineux, et 5,3 dans le sang artériel. (*Op. cit.*, p. 243.)

(a) Denis, *Recherches expérimentales sur le sang humain*, p. 153 et 250.

(b) *Lehrb. der physiol Chemie*, vol. II, p. 200.

(c) Rees, *On a Peculiar Function of the Red Corpuscles of the Blood* (*Philos. Mag.*, 1848, 3ᵉ série, vol. XXXIII, p. 28).

(d) Lehmann, *Op. cit.*, t. II, p. 200.

proportion d'albumine paraît être un peu plus faible dans ce sérum que dans celui du sang noir (1).

Quelques physiologistes avaient cru trouver une différence de volume entre les globules du sang artériel et du sang veineux (2); mais les observations de M. Müller (3) et des autres micrographes les plus habiles de l'époque actuelle montrent qu'il n'en est rien. Dans ces derniers temps, on a avancé aussi que la forme de ces corpuscules n'était pas exactement la même, et l'on a supposé que la différence qui se remarque dans la couleur de ces deux variétés de sangs chez le même animal dépendait de cette cause. Cette opinion ne paraît pas être fondée, et je ne m'y arrêterai pas en ce moment.

Il faut donc chercher ailleurs la raison des différences physiologiques du sang noir et du sang vermeil. Effectivement des expériences récentes dont nous aurons bientôt à nous occuper nous ont appris qu'elle tient essentiellement à une autre cause et se trouve liée à la quantité variable d'oxygène ou d'acide carbonique que ce fluide tient en dissolution. On a constaté que le sang artériel est plus fortement chargé de gaz oxygène que ne l'est le sang veineux, et que dans ce dernier il y a au contraire une proportion plus grande d'acide carbonique (4).

Or, l'expérience prouve que de cela précisément dépend le

Influence
des gaz
dissous
dans le sang.

---

(1) Dans les expériences de Fr. Simon cette différence s'est élevée jusqu'à 7 millièmes (voy. p. 362) ; et dans celles de M. Lehmann elle s'est trouvée plus forte chez le Cheval. Le sérum artériel a fourni 9,21 d'albumine, et le sérum veineux 11,42. (*Op. cit.*, p. 210.)

(2) Kirmer, *Physiologische Untersuchungen*, p. 228 (d'après Henle, *Anat. gén.*, t. I, p. 485). — Kaltenbrunner, *Experimenta circa statum sanguinis*, p. 71 (cité par Henle).

(3) Müller, *Observ. sur l'analyse* de la lymphe, du sang et du chyle (*Ann. des sc. nat.*, 1834, t. VIII, § 2, t. I, p. 346).

(4) Il n'est question ici que des gaz qui se trouvent en dissolution dans le sang, ou en combinaison lâche avec ses globules, et non de l'oxygène qui entre comme élément constituant des matières organiques ou autres, que ce liquide renferme. Quelques chimistes ont pensé qu'il serait intéressant de comparer la composition élémentaire du sang veineux et du sang artériel, sans tenir compte des principes immé-

mode d'action si différente du sang rouge et du sang vermeil sur l'économie animale. On peut à volonté transformer le sang noir en sang vermeil par l'addition d'une certaine quantité d'oxygène, et en chargeant d'acide carbonique ce dernier liquide, on y donne toutes les propriétés du sang noir.

Du reste, il ne faut pas supposer que dans l'organisme ces deux espèces de sangs soient des choses foncièrement distinctes. Il n'existe dans le corps de l'animal qu'une seule et même masse de fluide nourricier dont chaque portion devient tour à tour du sang noir ou du sang vermeil, suivant qu'il passe dans telle ou telle partie et qu'il subit telle ou telle influence. Le sang artériel, en traversant les organes dont il excite l'activité physiologique, se modifie et devient du sang noir; mais par suite d'un autre phénomène dont le siége est ailleurs, la respiration, ce sang noir reprend les caractères qu'il avait perdus, redevient apte à l'entretien de la vie, et constitue de nouveau du sang artériel.

Le fluide nourricier, comme nous le verrons bientôt, est toujours en mouvement dans l'organisme, et chez le Chien, par exemple, il coule sans cesse des poumons vers les extrémités,

diats plus ou moins variés qui entrent dans sa composition. MM. Macaire et Marcet fils ont examiné de la sorte le résidu solide et sec du sang artériel et du sang veineux du Lapin : ils ont trouvé plus de carbone dans le résidu fourni par le sang veineux que dans celui du sang artériel, tandis que les proportions d'azote et d'hydrogène étaient à peu près les mêmes dans les deux analyses; la quantité d'oxygène calculée par différence était par conséquent plus faible dans le sang veineux (a).

Un autre expérimentateur, Michaelis, s'était appliqué à faire l'analyse élémentaire comparative de l'albumine, de la fibrine et de la matière colorante du sang veineux et du sang artériel; il y signale des différences assez considérables, mais ce résultat dépend probablement de ce que les produits examinés contenaient des quantités variables de graisse (b).

(a) Macaire et Marcet, *Recherches sur l'origine de l'azote qu'on retrouve dans la composition des substances animales* (*Mém. de la Société de physique et d'histoire natur. de Genève*, t. V, et *Annales de chimie et de physique*, 1842, t. LI, p. 382).
(b) Michaelis, *De partibus constitutivis singularum partium sanguinis arteriosi et venosi* (voy. *Jahrb. der Chemie, von Schwœigger*, 1828, t. XXIV, p. 94).

et de celles-ci vers les poumons. Si l'on examine le sang qui se rend à la patte, on voit que c'est du sang vermeil ; et si on l'observe de nouveau à son retour de cet organe, on y trouve tous les caractères physiques et physiologiques du sang noir ; puis en suivant ce sang noir dans l'économie, on le voit arriver aux poumons pour en ressortir bientôt à l'état de sang vermeil. Si la partie du corps que le sang vermeil traverse est privée de vie, il ne s'y transforme pas en sang noir (1), et si en passant dans les poumons ce sang noir n'y rencontre pas de l'air, il ne redevient pas sang vermeil.

En effet, si l'on empêche l'air de pénétrer dans les poumons d'un Chien ou de tout autre Mammifère, la totalité du sang en circulation dans l'économie ne tarde pas à prendre les caractères propres au sang noir, et alors la sensibilité s'éteint, le mouvement cesse, et la mort arrive promptement.

Bichat a montré que si l'on envoie au cerveau d'un animal ainsi asphyxié du sang vermeil pris dans le corps d'un autre individu de même espèce, on le ranime aussitôt. Mais le sang vermeil transfusé de la sorte, en agissant sur les organes qu'il traverse, se transforme aussi en sang noir, et par conséquent, pour entretenir par ce moyen artificiel la vie de l'animal, il faut lui fournir sans cesse de nouvelles quantités de sang vermeil (2). Enfin, si chez un animal asphyxié par la transformation de la

(1) M. Brown-Séquard a trouvé que le sang artériel cesse presque entièrement de se changer en sang noir, lorsque les organes que ce liquide traverse sont dans un état de rigidité cadavérique trop avancé pour que les propriétés vitales puissent y être rappelées (a).

Un résultat analogue avait été annoncé précédemment par Krimer. Ce physiologiste avait cru remarquer qu'il suffit de couper les nerfs de la patte d'un animal vivant pour empêcher le sang de devenir veineux en traversant le membre ainsi mutilé, et que, par l'influence du galvanisme, cette transformation se rétablissait (b).

(2) *Recherches physiol. sur la vie et la mort*, p. 374.

(a) *Comptes rendus de l'Académie des sciences*, 1855, t. XLI, p. 630.
(b) *Physiologische Untersuchungen* (cité par Burdach, t. VI, p. 471).

totalité de son sang en sang veineux, on fait arriver de l'air dans les poumons, le sang vermeil apparaît de nouveau dans l'organisme et y remplit ses fonctions ordinaires.

Ainsi le fluide nourricier se trouve placé entre deux puissances contraires qui le modifient chacune à sa façon : l'une y imprime le cachet propre au sang veineux, l'autre en fait du sang artériel, et, suivant qu'il revient des parties où siégent l'une ou l'autre de ces forces, il se présente avec les propriétés caractéristiques du sang noir ou du sang vermeil. L'état instable de cet agent est ici encore un des traits les plus saillants de son histoire physiologique, et ces changements perpétuels dans ses propriétés sont des conditions essentielles de l'accomplissement de son rôle dans l'économie animale.

Du reste, les changements de teinte qui dénotent d'ordinaire ces modifications importantes dans les propriétés vivifiantes du sang ne constituent pas les différences essentielles qui existent entre ces deux variétés du fluide nourricier. On peut, à l'aide de certaines réactions chimiques, donner au sang noir une teinte vermeille sans lui communiquer la puissance vivifiante qui est propre au sang artériel ; pour cela, il suffit d'y ajouter en proportion convenable certaines matières salines (du phosphate de soude ou du nitre, par exemple) (1) ; mais cette coloration

(1) Hewson a remarqué que le nitre et beaucoup d'autres sels à base alcaline donnent au sang une teinte vermeille (a). M. John Davy a constaté le même résultat par l'emploi du sel commun et du borate de soude (b). Des faits du même ordre ont été observés par Wells, Stephens (c), Hoffman (d), Lehmann (e), etc. On a trouvé aussi que le sucre produisait un changement analogue dans la couleur du sang (f), et toutes ces réactions s'accomplissent dans le vide aussi bien qu'à l'air.

On a donné diverses explications de ce phénomène, sur lequel nous revien-

(a) Hewson, *On Blood* (*Works*, p. 11).
(b) J. Davy, *Miscell. Obs. on Blood* (*Researches, Physiol. and Anat.*, vol. II, p. 101).
(c) Stephens, *Obs. on the Healthy and Diseased Properties of the Blood, and on the Theory of Respiration* (*Philos. Trans.*, 1835, p. 343).
(d) Hoffman, *Observ. and Exper. on the Blood* (*Lond. Med. Gazette*, 1833).
(e) Lehmann, *Lehrb. der physiol. Chem.*, 1843, Bd. II, p. 142.
(f) Gulliver, *Notes to Hewson's Works*, 1846, p. 8.

particulière accompagne toujours la modification par suite de laquelle le sang noir devient apte à remplir le rôle d'agent

drons bientôt. Un médecin d'Edimbourg, M. Charles Williams, en étudiant l'action du sel sur le caillot, a vu que, dans le point de contact, une teinte blanche se manifestait avant que la couleur rouge parût avivée ; il a vu aussi que le mélange du sang liquide avec ces dissolutions salines est suivi de l'apparition plus nette de beaucoup de globulins blancs ; et il en a conclu que c'est en rendant le liquide apte à réfléchir plus de lumière que ces matières en rendent la teinte plus brillante et plus vive (a). Des faits analogues avaient été constatés plus anciennement par M. Wells (b). M. Gulliver, et quelques autres micrographes, ont trouvé que les globules traités de la sorte par des matières salines, étaient toujours plus ou moins contractés ; ils ont cru remarquer qu'un changement analogue était déterminé dans ces corpuscules par l'action de l'oxygène, et ils ont été conduits à supposer que les variations de teinte en question sont dues à des différences dans le degré de densité de la matière colorante des globules (c).

Schultz pense que les globules san-guins deviennent plus aplatis quand ils sont placés dans les circonstances qui leur donnent une teinte vermeille, tandis qu'au contraire ils se renfleraient quand ils prennent une couleur sombre (d) ; et l'on a cherché à expliquer ces variations de teinte par la manière différente dont ils réfléchissaient la lumière quand ils ont l'une ou l'autre de ces formes. M. Harless a publié beaucoup d'observations à l'appui de cette théorie mécanique des changements de teinte du sang rouge ; et depuis quelques années cette question, développée par M. Scheerer, a donné lieu à des discussions dont nous ne pourrons parler utilement qu'après avoir traité des principaux phénomènes de la respiration (e).

L'attention des physiologistes a été appelée, il y a quelques années, sur un phénomène de coloration du sang qui, au premier abord, paraissait fort singulier. Newbinning (f) a remarqué que le caillot formé dans une soucoupe dont le fond était peint en vert avec de l'oxyde de chrome, devenait plus vermeil dans les points correspondants à cette peinture, et Taylor (g) a fait des observations analogues. Mais

---

(a) Ch. Williams, *On the Changes produced in Blood in the Course of its Circulation* (London Med. Gazette, 1835, vol. XVI, p. 788).

(b) *Observ. and Exper. on the Colour of Blood* (Philos. Trans., 1797, p. 429).

(c) Gulliver, *Notes to Hewson's Works*, p. 9.

(d) Schultz, *Das System der Circulation*, p. 137.

(e) Voy. Harless, *Monographie über den Einfluss der Gase auf die Form der Blutkörperchen von Rana temporaria*. Erlangen, 1846.

Bischoff, *Bericht* (Müller's Arch. für Anat. und Physiol., 1847, p. 117).

Scheerer, *Ueber die Farbe des Blutes* (Zeitschr. für rationelle Medicin, 1844, t. I, p. 288).

Bruch, *Ueber die Farbe des Blutes* (Zeitschr. für rationelle Medicin, 1844, t. I, p. 440).

Reuter, *Beobachtung der Versuch.*, von Prof. Scheerer und Dr Bruch, *Ueber die Farbe des Blutes* (Zeitschr. für rationelle Medicin, 1845, t. III, p. 165).

Bruch, *Noch einmal die Blutfarbe* (Zeitschr., 1845, t. III, p. 308, et 1846, t. V, p. 440).

(f) *On certain Circumstances affecting the Colour of Blood during Coagulation* (Edinb. New Philos. Journ., 1839, vol. XXVII, p. 202 et 358).

(g) Taylor, *Effects of Certain Pigments on the Blood* (Lancet, febr. 1840, vol. I, p. 836).

vivifiant, et dans l'économie animale la teinte vermeille ne se manifeste dans le sang que lorsque cette transformation s'accomplit.

Il en résulte que, pour le physiologiste, la couleur rouge vermeil du sang qui se trouve dans l'organisme d'un animal vertébré est toujours indicative de l'aptitude de ce liquide à y exciter le mouvement vital (1).

Chez les animaux à sang blanc, il existe des différences analogues entre le sang artériel et le sang veineux, en tout ce qui touche à l'action physiologique de ce liquide ; mais ces différences ne sont pas accompagnées de changements notables dans ses propriétés physiques.

Lorsque nous arriverons à l'étude du rôle que joue le sang dans les diverses fonctions de l'économie animale, nous aurons également à examiner quelles sont les modifications que ce fluide subit par l'action des diverses parties de l'organisme, et nous verrons alors que sa composition chimique n'est pas identique dans tous les vaisseaux (2); mais ces variations sont toujours légères, et ne peuvent changer en rien l'idée générale que j'ai cherché à donner ici de la constitution de cet agent nutritif.

M. Dumas a expliqué ce phénomène en rappelant que les peintures de ce genre ont plus de saillie que celles faites avec les autres couleurs (a).

(1) Il paraîtrait cependant, d'après les observations de Crawford et de J. Davy, que la différence de teinte entre les sangs veineux et artériel s'efface en partie lorsque l'animal qui fournit ces liquides est exposé à une température supérieure à 26 degrés. Ainsi, à Malte, pendant les mois les plus chauds de l'année, M. J. Davy ne pouvait distinguer aucune différence entre le sang de l'artère carotide d'un Mouton et celui de la veine jugulaire du même animal. Le sang veineux est alors plus rouge que d'ordinaire, et le sang artériel moins vermeil. (Voy. Crawford, *On Animal Heat*, 1788, p. 307. — J. Davy. *Researches, Physiol. and Anat.*, vol. II, p. 140.)

(2) C'est principalement le sang de la veine porte, c'est-à-dire le sang qui vient de l'appareil digestif, et qui n'a pas encore traversé le foie, qui offre dans sa composition des particularités remarquables, et son étude se rattache

(a) *Comptes rendus de l'Académie des sciences*, t, VIII, p. 344.

Je ne pousserai donc pas plus loin l'étude du sang considéré d'une manière isolée, et je passerai tout de suite aux relations qui existent entre ce fluide et l'air atmosphérique, relations qui constituent le fait capital de l'histoire de l'une des fonctions les plus importantes de la vie des animaux : la RESPIRATION.

naturellement à celle du travail digestif. Je me bornerai donc à ajouter ici qu'indépendamment des écrits relatifs à l'existence du sucre dans ce liquide, mentionnés ci-dessus (voy. p. 300), on peut consulter à ce sujet les recherches de Schultz, Fr. Simon, Fr. Schmid, J. Béclard et Lehmann [a].

(a) Schultz, *System der Circulation*, p. 140.

Fr. Simon, *Animal Chemistry*, vol. I, p. 202.

Fried. Schmid, *Chemische und mikrosk. Untersuchungen über die Pfortader-Blut* (Arch. für physiol. und pathol. Chemie, von Heller, 1847, t. IV, p. 318).

J. Béclard, *Rech. expérim. sur les fonct. de la rate et sur celles de la veine porte* (Arch. gén. de méd., 1848, 4ᵉ série, t. XVIII, et Ann. de chim. et de phys., 1847, 3ᵉ série, t. XXI, p. 506).

Lehmann, *Einige vergleichende Analysen des Blutes der Pfortader und der Lebervenen* (Journ. für praktische Chemie, von Erdmann, 1851, t. LIII, p. 205).

SEPTIÈME LEÇON.

DE LA RESPIRATION.

Série de découvertes qui ont conduit à la connaissance de la nature de ce phénomène physiologique.

§ 1. — Chacun de nous a pu reconnaître par sa propre expérience combien est impérieux le besoin que l'homme éprouve de se gonfler la poitrine en y attirant l'air du dehors, puis d'expulser ce fluide pour en aspirer une nouvelle provision, qui bientôt sera rejetée à son tour. On sait que nous ne pouvons vivre qu'à la condition de changer ainsi sans cesse l'air introduit dans notre organisme, et que ce renouvellement s'opère à l'aide d'une série de mouvements alternatifs qui se succèdent à de courts intervalles. Ce phénomène, auquel on donne le nom de *respiration*, a été connu de tout temps, et les premiers physiologistes de l'antiquité ont constaté que l'air inspiré de la sorte pénètre dans des organes particuliers appelés *poumons* (1).

Aristote avait remarqué aussi que les animaux terrestres à sang rouge éprouvent le même besoin, et que tous meurent suffoqués, s'ils restent un certain temps sans respirer. Il ajoute

(1) En esquissant ici l'histoire des découvertes dont la respiration des animaux a été successivement le sujet, je n'ai pas l'intention de parler de tous les travaux publiés sur cette fonction importante, ni de faire connaître les diverses opinions émises par les anciens écrivains touchant la nature de ce phénomène. Je ne parlerai que des faits bien constatés; quant aux hypothèses des physiologistes qui ont précédé l'époque de Lavoisier, je me bornerai à renvoyer au troisième volume du grand *Traité de physiologie* de Haller. On trouve aussi l'analyse succincte de beaucoup d'écrits plus récents sur le même sujet dans un opuscule intitulé : *Mémoire pour servir d'introduction à un ouvrage sur la respiration des animaux, contenant la Bibliographie*, par G. Fischer, in-8°, Paris, 1798.

que certains animaux aquatiques, tels que le Dauphin et la Baleine, sont soumis à la même loi ; mais que les Poissons, les Mollusques et les Crustacés, au lieu d'avaler et de rejeter ainsi de l'air, avalent et rejettent de l'eau, ou, en d'autres mots, que parmi les êtres animés les uns respirent l'air, les autres respirent l'eau, et que ces derniers sont pourvus à cet effet, non de poumons, mais de branchies. Il supposait d'ailleurs que chez tous ce passage d'un fluide étranger dans l'intérieur de l'organisme était destiné à refroidir le sang, et par conséquent il ne devait y avoir à ses yeux aucune différence essentielle entre ces deux modes de respiration : l'une aérienne, l'autre aquatique. Quant aux animaux terrestres de petite taille, tels que les Insectes, Aristote pensait que le contact de l'air à la surface du corps suffisait pour les rafraîchir de la sorte, et qu'ils n'avaient pas besoin de respirer, c'est-à-dire, suivant sa manière d'envisager cette fonction, de recevoir l'air dans l'intérieur de leur organisme (1).

---

(1) Les idées d'Aristote au sujet des rapports des animaux avec l'air étaient un peu vagues, très incomplètes et souvent tout à fait fausses. Il ne voyait dans la respiration qu'un phénomène physique, et bien qu'il eût quelques notions de la structure des poumons, il pensait que l'air insufflé dans cet organe pénétrait dans le cœur. C'est dans son *Histoire des animaux* (liv. I, § 16, et liv. VIII, § 25), ainsi que dans son *Traité des parties des animaux* (liv. II), qu'il expose ses vues au sujet de cette fonction.

La théorie de la réfrigération de l'organisme par le fait de la respiration paraît avoir été assez généralement admise par les anciens. On la trouve dans les écrits d'Hippocrate, de Platon, etc.

Plusieurs philosophes, tels que Démocrite d'Abdère, Anaxagore et Empédocle, paraissent avoir cru que les animaux aquatiques, de même que les animaux terrestres, avaient besoin de venir à l'air pour respirer ce fluide. Aristote a combattu cette opinion ; mais, s'il a dit que les Poissons ne respirent pas, il entendait seulement par là qu'ils ne hument pas l'air comme nous.

Un des successeurs d'Aristote, Erasistrate, poussa plus loin que lui l'erreur signalée ci-dessus au sujet de l'entrée de l'air dans le cœur. Ainsi que nous le verrons en traitant de la circulation, il supposait que les artères étaient remplies de ce fluide, et que celui-ci pénétrait par conséquent dans toutes les parties du corps.

Des idées analogues, au sujet des usages de la respiration, sont exprimées d'une manière plus ou moins nette dans les écrits de beaucoup d'autres naturalistes de l'antiquité, mais s'y trouvent parfois mêlées à des erreurs sur lesquelles il serait inutile de nous arrêter ici.

§ 2. — Pendant les longs siècles de barbarie qui suivirent la décadence et la chute de la civilisation romaine, les sciences physiologiques ne firent aucun progrès important, et ce fut à l'époque de la renaissance seulement que les médecins et les naturalistes commencèrent à chercher de nouvelles lumières en s'aidant de l'observation et de l'expérience. On s'appliqua d'abord à l'étude anatomique du corps humain, et bientôt, tout en perfectionnant nos connaissances sur la structure de nos organes, on enrichit la science de résultats nouveaux pour la physiologie ; mais ces premières découvertes ne contribuèrent que peu à nous éclairer sur les rapports des animaux vivants avec l'air atmosphérique, et il nous faut arriver jusqu'au xvii° siècle pour rencontrer sur ce sujet des travaux dignes d'attention.

Déjà quelques idées judicieuses sur la nature du phénomène de la respiration avaient, il est vrai, commencé à se faire jour ; mais elles ne furent ni assez développées, ni assez bien étayées de faits probants, pour prendre rang dans la science, et elles restèrent à l'état d'opinions plutôt que de résultats acquis.

Par exemple, vers la fin du xv° siècle, Léonard de Vinci, qui compte au nombre des plus grands peintres de la renaissance, mais qui était en même temps géomètre, physicien et naturaliste éminent, avait dit que le feu consomme sans cesse l'air, et qu'aucun animal ni terrestre ni aérien ne peut vivre dans de l'air qui n'est plus propre à entretenir la flamme (1).

___

(1) Léonard de Vinci naquit aux environs de Florence, en 1452, et après avoir habité Milan et Rome, il se fixa en France, et mourut à Amboise ,

Paracelse , le chef de l'école des médecins-chimistes du xvie siècle, avait également parlé de la nécessité de l'air tant pour l'entretien de la vie des animaux que pour la combustion du bois; mais il n'avait certainement aucune idée nette du travail respiratoire, et je ne puis le considérer comme ayant contribué réellement à élucider l'histoire de cette fonction (1).

§ 3. — Mais, vers le milieu du xviie siècle, la chimie naissante vint fournir aux sciences physiologiques un fait capital.

Découvertes
faites
par
Van Helmont.

Un des membres de la vieille famille princière des comtes de Mérode, Jean-Baptiste Van Helmont, dont la vie tout entière fut consacrée aux travaux du laboratoire, reconnut alors l'existence de diverses sortes d'air dont l'action sur l'économie animale est bien différente. Il vit qu'un fluide aériforme, invisible à nos yeux comme l'air que nous respirons, se produit quand le charbon brûle ou que le vin fermente ; qu'il sort parfois du sein de

---

en 1519. Aucun de ses ouvrages ne fut publié de son vivant, mais il laissa beaucoup de manuscrits. Le passage relatif à la respiration dont j'ai parlé ci-dessus se trouve dans un ouvrage intitulé : *Notice de quelques articles appartenant à l'histoire naturelle et à la chimie, tirés de l'Essai sur les ouvrages de Léonard de Vinci,* par Venturi, et a été reproduit par M. Hoefer, dans son *Histoire de la chimie,* t. II, p. 98. Au sujet des travaux scientifiques de ce grand artiste, on peut consulter avec avantage l'*Histoire des sciences mathématiques en Italie,* par M. Libri, t. III, p. 27.

(1) La vie et les travaux de Paracelse appartiennent à l'histoire de l'alchimie plutôt qu'à celle des sciences naturelles ; mais ce maître exerça une grande influence sur les opinions régnantes en médecine, non-seulement à son époque, mais pendant fort longtemps après sa mort. Il mêla toujours des idées de magie et d'astrologie à celles qu'il avait en chimie et en physiologie ; mais au milieu du fatras de ses écrits on trouve souvent des vues saines et élevées , quoique obscures. Ainsi il considère la putréfaction comme étant une sorte de transmutation, et il chercha à extraire des substances employées en médecine leurs principes actifs pour les substituer aux mélanges informes des anciennes pharmacopées. Il avait aussi une indépendance d'esprit rare de son temps, et il préféra toujours les résultats de l'expérimentation à l'autorité des anciens, envers lesquels il se montra d'ailleurs d'une injustice révoltante. Il naquit en Suisse, en 1493, et il mourut à Salzbourg, en 1540.

la terre pour se répandre dans les mines ou les grottes (1) ; qu'il s'échappe en petillant des eaux minérales de Spa, et qu'il se dégage quand on fait agir du vinaigre sur la matière crayeuse comme des pharmaciens sous le nom d'*yeux d'écrevisse*. Il vit aussi que ce fluide impalpable auquel il donna le nom de *gaz sylvestre*, est impropre à l'entretien de la flamme, et qu'au lieu de faire vivre les animaux comme le gaz atmosphérique, il en détermine promptement l'asphyxie et la mort.

D'après le peu de mots que je viens de dire de ce fluide nouveau découvert par Van Helmont vers le milieu du xviiᵉ siècle, vous avez dû y reconnaître le *gaz acide carbonique* des chimistes modernes.

Il ne m'appartient pas de vous entretenir de la grandeur du service rendu ainsi à la chimie ; mais je crois devoir faire ressortir l'importance des découvertes de Van Helmont pour la science dont l'étude nous occupe ici, et cela, non-seulement à raison des conséquences que nous avons besoin d'en tirer pour bien suivre les progrès de l'histoire physiologique de la respiration, mais par un sentiment de justice envers la mémoire de cet homme de génie dont les œuvres ne sont d'ordinaire citées dans nos écoles de médecine que pour en faire un objet de risée, à cause de quelques hypothèses obscures et d'un langage bizarre auquel les esprits superficiels s'arrêtent plutôt que de chercher le fond des choses (2).

(1) Il cite à ce sujet la *Grotte des chiens*, cavité souterraine qui se trouve près de Naples, et qui est souvent visitée par les voyageurs. L'homme peut y pénétrer et y respirer impunément ; mais si celui-ci est accompagné d'un Chien, l'animal tombe bientôt à ses pieds, asphyxié, et y mourrait si on ne le retirait pour l'exposer à l'air. Cela dépend de ce que l'acide carbonique qui se dégage au fond de la grotte s'y répand en grande quantité. Lorsque le Chien y entre, il se trouve immergé dans cette couche de gaz méphitique, tandis qu'à une hauteur plus grande du sol l'air se renouvelle facilement et conserve un degré de pureté suffisante pour servir à la respiration de l'homme.

(2) Van Helmont naquit à Bruxelles en 1577, et s'adonna avec ardeur à l'étude de la médecine et de la chi-

Dès ce moment les physiologistes ne pouvaient plus admettre l'explication dont tous les écrivains de l'antiquité s'étaient contentés au sujet du rôle de l'air dans la respiration. En effet, si l'air atmosphérique ne servait qu'à rafraîchir le sang dans l'intérieur de nos poumons, le même effet devrait être produit par l'introduction de ce gaz nouveau, qui, placé dans les mêmes circonstances, est également froid (1). L'action vivifiante de l'air dépend donc non de ses propriétés physiques par lesquelles il ne diffère pas de l'air asphyxiant des grottes et des cuves à fermentation, mais de sa nature intime, ou, pour me servir du langage moderne, de ses propriétés chimiques.

mie ; les séductions de la vie des cours ne purent jamais le détourner de ses travaux, et il se consacra tout entier à la science. Il mourut en 1644, et ses œuvres furent publiées pour la première fois à Amsterdam, en 1648, sous le titre d'*Ortus medicinæ*, par les soins de son fils. Il fut le premier, peut-être, à proclamer la nécessité de l'emploi de la balance dans les expériences de chimie, instrument dont Lavoisier et ses disciples ont fait un siècle et demi plus tard un si heureux emploi. Il distingua parmi les gaz ou fluides aériformes, non-seulement le gaz sylvestre (ou acide carbonique), mais des gaz inflammables ; un gaz du sel (ou acide chlorhydrique) et d'autres encore. Il ne sut pas recueillir ces gaz et les étudier isolément, et ses idées touchant la nature de ces fluides étaient erronées ; mais il rendit un grand service à la science en faisant connaître leur existence.

Quant à ses idées sur les éléments et à ses théories des forces vitales, elles se ressentent des tendances spéculatives de la philosophie scolastique de son époque, et ne doivent pas nous occuper ici. Mais de ce qu'un auteur a mêlé des choses médiocres ou mauvaises à de grandes et utiles découvertes, ce n'est pas une raison pour lui refuser le tribut de reconnaissance qui lui est dû pour les services qu'il a rendus, ainsi que le font d'ordinaire les médecins, quand ils parlent de Van Helmont.

(1) Cette doctrine du refroidissement du sang par la respiration a été soutenue non-seulement par des écrivains de l'antiquité et du moyen âge, mais aussi par des philosophes des temps plus modernes. Ainsi Descartes pensait que la respiration sert à rafraîchir le sang et à augmenter la densité de ce liquide.

Swammerdam chercha à établir que ce phénomène est essentiellement mécanique, et que l'air sert à refroidir le sang et à enlever des vapeurs *fuligineuses*. (*Tractatus de respiratione usuque pulmonum*, 1667.)

Helvétius professa une opinion analogue. (*Mém. de l'Acad. des sciences*, 1718, p. 222.)

C'était là un premier pas vers la connaissance de la théorie des phénomènes respiratoires, et ce pas était, à mes yeux, un progrès immense ; mais la découverte de Van Helmont, pour porter tous ses fruits avait besoin d'être développée et fécondée par d'autres travaux.

§ 4. — Quelques années après la publication des écrits du chimiste belge, un philosophe expérimentateur, dont j'ai déjà eu à citer le nom dans ces leçons, Robert Boyle, porta sur ces questions de nouvelles lumières, soit par ses propres travaux, soit par les recherches auxquelles il excitait sans cesse les amis dont il s'entourait (1). A cette époque, un physicien de Magdebourg, Otto de Guéricke, venait d'inventer la machine pneumatique à l'aide de laquelle on extrait facilement l'air d'un vase convenablement disposé, et l'on y fait le vide. Boyle fit perfectionner cet instrument nouveau par son ami Hook, et en profita pour étudier la respiration des animaux : il constata que l'air n'est pas nécessaire à l'entretien de la vie des Vertébrés terrestres seulement, comme le pensait Aristote, mais n'est pas moins indispensable aux Insectes, et que tous ces animaux, lorsqu'ils ont été asphyxiés par la privation de ce fluide, sont susceptibles de reprendre le mouvement lorsqu'en leur fournissant de l'air on rend de nouveau la respiration possible. Il chercha aussi à prouver que les Poissons ont également besoin d'air pour respirer, et qu'ils en trouvent dans l'eau qui

Travaux
de
Boyle.

Généralité
de l'acte
de la
respiration.

---

(1) Robert BOYLE, fils du comte de Corke, qui par ses talents s'était élevé aux plus hautes dignités de l'État, naquit en 1626, et consacra tout son temps, ainsi que sa grande fortune, au service des sciences physiques et naturelles. Son nom se trouva mêlé à toutes les questions qui se débattaient pendant la seconde moitié du XVIIe siècle, et ses œuvres forment 6 volumes in-4°. Il mourut en 1691.

Le petit groupe de savants dont Boyle était le patron devint le noyau de la Société royale de Londres, compagnie dont l'influence a été très grande sur les progrès de toutes les sciences, tant à raison des travaux de ses membres que de ses publications. Le recueil des *Transactions philosophiques* de cette société date de 1665, et se continue aujourd'hui encore avec une régularité parfaite.

les entoure (1). Enfin ses nombreuses expériences le conduisirent à admettre que l'air devait contenir une substance vitale qui interviendrait dans les phénomènes de la combustion, de la respiration et de la fermentation, opinion que la chimie moderne est venue sanctionner un siècle plus tard (2).

Respiration des animaux aquatiques.

En 1690, la généralisation du fait de la nécessité de l'air pour l'entretien de la vie de tous les animaux, déjà tentée par Boyle, fut bien établie par les expériences de Jean Bernoulli (3). Ce grand géomètre reconnut que les premières bulles qui se dégagent de l'eau exposée à l'action de la chaleur ne sont autre chose que de l'air qui était dissous dans ce liquide, et il fit voir que les Poissons ne peuvent vivre dans de l'eau qui a été de la sorte purgée d'air par l'ébullition.

Ainsi, vers la fin du xviie siècle, on savait, à ne pouvoir plus en douter, que sous le rapport de la respiration, il n'existe aucune différence fondamentale entre les animaux ; que tous ont besoin d'air pour exister, ceux qui habitent le sein des eaux comme ceux qui vivent dans l'atmosphère terrestre ; mais que chez les uns la respiration s'effectue directement à l'aide de l'air gazeux dont cette atmosphère se compose, tandis que chez les autres l'air

(1) *New Pneumatical Experiments about Respiration* (*Phil. Trans.*, 1670, p. 2011, et 2035.)

(2) Il est surprenant, ajoute Boyle, qu'il y ait quelque chose dans l'air qui soit seul propre à entretenir la flamme, et qu'une fois cette matière consommée, la flamme s'éteigne aussitôt ; et pourtant l'air qui reste a fort peu perdu de son élasticité.

Enfin il arrive à dire que ses expériences sur la respiration l'ont conduit à soupçonner l'existence de quelque substance vitale qui se trouverait répandu dans l'air et qui serait propre à l'entretien de la flamme. (*Suspicions about some Hidden Qualities of the Air*, in *Works*, vol. IV, p. 91, édit. de 1772.)

(3) Ce physicien habile était frère de Jacques Bernoulli et père de Daniel Bernoulli dont les noms sont également célèbres. Il naquit à Bâle, en 1667, et mourut en 1748. J'aurai à le citer encore lorsque je parlerai des premiers essais de chimie pneumatique. Les expériences dont il vient d'être question sont consignées dans son *Dissertatio de effervescentia et fermentatione nova hypothesi fundata* (Basiliæ, 1690, cap. 14).

n'arrive aux organes respiratoires que par l'intermédiaire de l'eau où ce fluide est tenu en dissolution.

Les idées d'Aristote, relativement au mode de respiration des êtres animés, se trouvèrent de la sorte tout à la fois rectifiées et complétées. Ainsi que ce grand naturaliste l'avait remarqué, les animaux qui sont pourvus de poumons respirent l'air en nature ; ceux qui n'ont pas de poumons, mais qui sont pourvus des instruments nommés branchies, respirent l'eau dans laquelle ils trouvent de l'air dont l'état est approprié aux besoins particuliers de leur organisation. La distinction établie par Aristote entre le mode de respiration des animaux aquatiques et terrestres subsiste donc toujours, mais se trouve en quelque sorte dominée par ce fait capital : que l'air, libre ou dissous, est également nécessaire à tous.

Enfin, ces résultats physiologiques furent complétés par les travaux anatomiques de Malpighi (1). Aristote, comme je l'ai déjà dit, pensait que les animaux terrestres de petite taille ne respiraient pas, ce qui, pour lui, signifiait qu'ils ne recevaient pas l'air dans l'intérieur de leur corps. Mais en même temps que Boyle montrait la nécessité de l'air pour le maintien de la vie des Insectes, Malpighi découvrit dans leur organisme un appareil qui tient lieu de poumons, et qui, s'ouvrant directement au dehors par une série de petits orifices nommés *stigmates*, porte l'air dans la profondeur de toutes les parties, à l'aide de *trachées* ou tubes ramifiés comme les racines d'un arbre (2).

Découverte
des organes
respiratoires
des Insectes.

(1) Voyez ci-dessus, p. 41.

(2) Les recherches anatomiques de Malpighi sur la structure des Insectes parurent en 1669, dans son *Traité sur le ver à soie*, mais portent aussi sur beaucoup d'autres animaux de la même classe (a).

A la même époque, Swammerdam fit connaître avec beaucoup d'exactitude l'appareil trachéen chez un grand nombre d'Insectes, et décrivit aussi les organes à l'aide desquels plusieurs de ces animaux respirent dans l'eau, quand ils sont à l'état de larves (b). Mais les idées que Swammerdam professait relativement à la nature du travail respiratoire étaient ort erronées.

(a) Malpighi, *Dissertatio epistolica de Bombyce* (*Opera omnia*, t. II, p. 73).
(b) Swammerdam, *Biblia naturæ*. 2 vol. in-fol., Leyde, 1737.

§ 5. — Nous verrons plus tard qu'Aristote, s'il s'était mépris au sujet de la respiration des Insectes, n'avait pas eu tort de croire que chez quelques animaux les rapports établis entre l'air et l'organisme par la surface de la peau peuvent suffire à l'entretien de la vie. Mais pour caractériser l'état de la science à l'époque dont je parle en ce moment, il me suffira d'insister sur les faits que je viens de rappeler. Effectivement ces faits démontrent :

1° Que l'air est nécessaire à la vie des animaux en général ;

2° Que les animaux terrestres respirent directement l'air atmosphérique, et que les animaux aquatiques respirent l'air qui est tenu en dissolution dans l'eau ;

3° Que la respiration aérienne peut s'effectuer à l'aide d'instruments physiologiques très différents entre eux ; que chez les Mammifères, les Oiseaux et les Reptiles, elle a pour organe le poumon, tandis que chez les Insectes elle s'exerce au moyen du système trachéen ;

4° Enfin, que chez les Poissons et les autres animaux aquatiques dont la structure était alors connue, la respiration se fait à l'aide des organes particuliers que l'on connaît sous le nom de *branchies*.

§ 6. — Un autre résultat d'une grande importance pour l'histoire physiologique de la respiration, quoique déjà annoncé par Léonard de Vinci et Van Helmont, ne fut bien établi que par Boyle et les expérimentateurs dont ce philosophe excitait sans cesse le zèle. C'est que par la respiration l'air cesse d'être respirable, et que pour entretenir la vie des animaux, ce fluide doit être continuellement renouvelé dans l'intérieur du poumon ou de l'organe qui en tient lieu. Boyle reconnut ce fait en étudiant ce qui se passe chez des animaux qui sont renfermés dans une petite quantité d'air : il vit qu'ils s'y asphyxiaient plus ou moins rapidement, et pour les rappeler à l'existence, il lui suffisait souvent de leur fournir une nouvelle provision d'air non altéré.

Enfin, il montra expérimentalement, que cette altération de l'air qui le rend impropre à la respiration ne dépend pas de ce que ce fluide s'échaufferait par suite de son passage dans les poumons, et deviendrait de la sorte incapable d'opérer sur le sang le refroidissement auquel les anciens physiologistes avaient attribué un si grand rôle, car en abaissant beaucoup la température de l'air vicié de la sorte, il ne put en rétablir les propriétés vivifiantes (1).

§ 7. — Vers la même époque, la nécessité du renouvellement de l'air pour l'entretien de la vie fut démontrée d'une autre manière par un contemporain de Boyle, Robert Hook. Plus d'un siècle avant, l'anatomiste Vésale avait vu que le poumon s'affaisse lorsqu'on ouvre largement la poitrine d'un animal vivant, d'un Chien, par exemple, et que la respiration s'arrête; mais qu'on peut alors prolonger la vie en insufflant de l'air dans ces organes (2). Du reste, il ne tira de ce fait aucune conclusion importante pour la physiologie de la respiration.

En 1664, Hook pratiqua la même expérience sur un Chien, mais la perfectionna et en fit ressortir la haute portée. En poussant de l'air dans les poumons à l'aide d'un soufflet, puis en laissant écouler le fluide au dehors par l'effet du resserrement de ces organes, et en renouvelant sans cesse, par une série d'opérations de ce genre, l'air contenu dans l'appareil respiratoire, il empêcha l'asphyxie et fit vivre l'animal. Après avoir entretenu ainsi artificiellement la respiration et la vie pendant plus d'une heure, il cessa d'imiter les mouvements alternatifs d'inspiration et d'expiration, et ayant fait une ouverture à la surface du poumon, il établit un courant d'air continu à travers cet organe, à l'aide de deux soufflets adaptés à la trachée et jouant alternativement. Le poumon resta distendu et la vie se continua, comme sous l'influence de la respiration artificielle

Expériences
sur
la respiration
artificielle.

____

(1) *Loc. cit.*, § 15, p. 2046 et suiv.
(2) *De humani corporis fabrica,*   lib. VII, Bâle, 1543 (*Opera omnia,* 1725, t. I, p. 571).

I.   49

ordinaire, tandis que l'asphyxie ne tarde pas à se déclarer dès que l'air reste stationnaire dans cet organe. Hook en conclut avec raison que ce n'est pas le mouvement alternatif de distension et d'affaissement du poumon qui est efficace dans le travail respiratoire, comme l'avaient supposé quelques physiologistes mécaniciens ; mais que le renouvellement de l'air est la condition essentielle de ce phénomène vital (1).

Action
de l'air
sur
le sang.

§ 8. — Nous avons vu dans notre dernière séance que le sang ne présente pas la même teinte dans toutes les parties du système vasculaire ; que dans les vaisseaux appelés *artères* il est d'un rouge vermeil, tandis que dans les veines il est d'un rouge noirâtre. Il serait oiseux de nous arrêter ici à parler de l'explication que les anciens physiologistes donnaient de ces différences de couleur ; mais il est nécessaire d'ajouter qu'on avait remarqué aussi des variations analogues, quoique moins prononcées, entre la partie supérieure et la partie inférieure du caillot obtenu dans la palette du chirurgien à la suite d'une saignée. Or, un médecin italien, Fracassati, annonça en 1665 que cette différence de teinte était due à l'action de l'air sur la surface supérieure du sang, et que pour donner à la partie inférieure du caillot la même couleur vermeille, il suffisait de retourner celui-ci et d'exposer à l'action de l'air la partie qui, restée en contact avec les parois du bassin, avait conservé la teinte noirâtre du sang veineux (2).

Cette observation conduisit bientôt à une autre découverte importante. Un des amis de Boyle, dont j'ai déjà cité le nom quand j'ai parlé de la transfusion du sang, Lower, en ouvrant

(1) *Philos. Trans.*, 1667, vol. 1, n° 28, p. 539.

(2) *Tetras anatomicarum epistolarum* M. Malpighi, et C. Fracassati : *De lingua et cerebro.* In-12, Bononiæ, 1665.

Pour montrer où en était la physiologie à cette époque, il me semble utile de transcrire ici le passage relatif à cette observation qu'on lit dans l'un des recueils les plus accrédités du temps, le *Journal des savants*, et

le thorax d'un animal vivant, s'aperçut que le sang vermeil ne se produit pas dans le cœur comme on le pensait de son temps; que ce fluide est encore noir lorsqu'il sort du ventricule pour se rendre au poumon ; mais qu'il devient vermeil dans ce dernier organe, lorsqu'on pratique la respiration artificielle, tandis qu'il conserve sa couleur sombre lorsqu'on cesse de renouveler l'air dans l'intérieur du poumon. Pour confirmer ce résultat, Lower étudia l'action que l'air exerce directement sur le sang après que ce liquide est sorti de l'organisme, et, de même que Fracassati, il vit que, sous l'influence de l'atmosphère, le sang noir ou sang veineux prend l'aspect du sang vermeil ou sang artériel (1).

Ainsi, pour les physiologistes qui n'auraient raisonné que sur des faits bien constatés, et qui ne se seraient pas contentés de vaines spéculations de l'esprit, disposition trop commune parmi les médecins de cette époque, la respiration ne pouvait plus être considérée comme un phénomène physique seulement (2). Les diverses expériences dont je viens de rendre brièvement compte établissent en effet que la nature du sang est modifiée

qui se retrouve presque en entier dans les *Transactions philosophiques*, 1667, p. 492 :

« Lorsque du sang s'est refroidy dans un plat, la partie qui est au fond du plat paroist beaucoup plus noire que celle qui est au dessus. On dit ordinairement que ce sang noiratre est du sang mélancholique, et l'on a coustume de se servir de cet exemple pour montrer que l'humeur mélancholique entre avec les trois autres humeurs dans la composition du sang. Mais M. Fracassati soutient que cette couleur noiratre vient de ce que le sang qui est au fond du plat n'est pas exposé à l'air, et non pas d'aucun mélange de mélancholie; et pour preuve de cela,

il assure que si l'on vient à l'exposer à l'air il change de couleur, et devient clair et vermeil. Il est aisé de vérifier si ce qu'il dit est véritable ; cette expérience estant aussi facile qu'elle est curieuse. » (*Journ. des savants*, 1767, p. 144.)

(1) R. Lower, *Tractatus de corde ; item de motu et colore sanguinis et chyli in eum transitu.* In-8, 1669, p. 175 et suivantes.

(2) Il ne faut pas croire cependant que ce fait si facile à constater, de la transformation du sang veineux en sang artériel par l'effet de l'action de l'air, ait été généralement admis par les contemporains et les successeurs des physiologistes anglais dont il vient

par l'action de l'air, et qu'en agissant ainsi sur l'organisme, l'air éprouve aussi dans sa constitution des changements non moins importants, puisqu'elle perd ses propriétés vivifiantes.

§ 9. — Il y a donc dans la respiration une action chimique, et les expérimentateurs que je viens de nommer avaient été frappés de la ressemblance qui existe entre ce phénomène et celui de la combustion. Mais cette analogie était entrevue plutôt que démontrée, et l'on ne savait encore rien de positif au sujet du genre d'altération que l'air éprouve par les effets de la respiration, ou de la cause de sa faculté comburante, lorsque J. Mayow publia sur ce sujet des recherches importantes. Les expériences de ce chimiste ne fournirent encore que des idées incomplètes et vagues ; mais ces notions étaient si rapprochées de la vérité, que l'on ne doit pas omettre d'en parler avec éloges, quand on trace l'histoire des progrès de la physiologie.

En effet, les expériences de Mayow le conduisirent à penser que l'air atmosphérique ne pouvait être un corps simple, une matière élémentaire, comme l'avaient supposé les anciens ; mais

Travaux de Mayow.

Découverte incomplète d'un principe aérien vivifiant.

d'être question. Les vérités même les plus simples n'entrent que lentement dans les sciences en général, surtout dans les sciences médicales, et il a fallu près d'un siècle pour convaincre tous les physiologistes que le changement de couleur du sang dans le poumon est dû à cette cause. Ainsi, en 1777, un des médecins les plus justement estimés du xviiie siècle, Senac, niait encore cette influence de l'air, et attribuait la différence de couleur du sang à une différence dans la densité de ce fluide (a).

L'illustre Haller n'avait pas des idées plus justes sur le rôle de l'air dans la respiration (b), et Cigna, de Turin, après avoir fait une série d'expériences pour prouver que le développement de la teinte vermeille du sang est toujours dépendant de l'action de l'air (c), hésita à soutenir cette opinion (d), et il a fallu encore les expériences de Priestley, dont il sera question bientôt, pour porter la conviction dans tous les esprits (e).

(a) Senac, *Traité de la structure du cœur*, t. II, p. 86.
(b) Haller, *Elementa physiologica*, vol. II, lib. VI, sect. 3, § 17, etc.
(c) Cigna, *De colore sanguinis experimenta nonnulla* (*Miscellanea philosophico-mathematica Societatis Taurinensis*, 1759, t. I, p. 68).
(d) Cigna, *De respiratione* (*Miscell. Soc. Taurin.*, 1773, t. V, p. 109).
(e) Priestley, *Observ. on Respiration and the Use of Blood* (*Philos. Trans.*, 1776, p. 239).

devait contenir *quelque chose* qui la rend apte à entretenir la vie des animaux, et qui lui est enlevé par le fait de la respiration (1). Ce principe vivifiant, dont il admet l'existence dans l'air, porte dans ses écrits le nom d'*esprit nitro-aérien* (2), et lui paraît être aussi l'aliment nécessaire de la combustion. Il fait voir qu'un corps enflammé et emprisonné sous une cloche ne tarde pas à s'y éteindre, non pas, comme on le croyait vulgairement, par l'action des matières fuligineuses ou suie qui se produisent, mais parce que le corps en combustion se trouve alors privé de ce principe aérien comburant. Il montre que cet esprit nitro-aérien ne constitue qu'une portion de la masse de l'air, et que les animaux, par leur respiration, le consomment ainsi que le ferait un corps enflammé. En plaçant sous une cloche renversée au-dessus d'une cuve remplie d'eau, de petits animaux, il a vu le volume de l'air diminuer par les effets de la respiration (3), et il chercha aussi à prouver par des expériences que ce principe vital de l'air est le même que le principe comburant. Enfin, il se trouvait conduit à penser que les particules *igno-aériennes*, absorbées par la respiration, sont destinées à changer le sang veineux en sang artériel, et que cette absorption est la cause de la chaleur qui se développe dans le corps humain. Il admettait aussi que l'air enlève au sang des vapeurs ou effluves qui se trouvent ainsi expulsés de l'organisme.

Mais lorsque Mayow chercha à pousser plus loin ses investi-

---

(1) *Philos. Trans.*, 1668, p. 833.

(2) Cette désignation, qui peut paraître bizarre aujourd'hui, signifiait la matière *aériforme* qui manifeste son action quand le *nitre* est placé sur des charbons ardents et active la combustion de ces corps ; ailleurs Mayow désigne ce même principe sous le nom d'*esprit igno-aérien*, et il est

à noter qu'à cette époque les mots *esprit*, *gaz* et *vapeur* étaient souvent employés comme synonymes.

(3) Mayow trouva que la respiration d'une souris avait détruit $\frac{1}{14}$ ou environ 7 pour 100 de l'air contenu dans le vaisseau où il avait placé cet animal. (*De sal-nitro et spiritu nitro-aereo*, 1674, p. 105.)

gations, il se trouva impuissant à expliquer ce que devenait la matière vivifiante de l'air qui avait disparu ainsi dans le travail respiratoire, et il accumula même de nouvelles ténèbres autour de cette question fondamentale en cherchant à concilier les faits nouveaux de la science avec d'anciennes idées relatives aux propriétés élastiques des gaz.

Malheureusement pour les progrès de la physiologie et de la chimie, cet habile observateur mourut peu de temps après la publication de cette belle série de recherches, fruit des travaux de sa jeunesse. On voit par ses écrits qu'il était sur la voie d'une des plus grandes découvertes des temps modernes, et s'il eût vécu quelques jours de plus, Lavoisier aurait eu peut-être à exercer son génie sur d'autres questions que celles dont la solution a rendu sa gloire non moins impérissable que la science elle-même (1).

(1) C'est à l'âge de vingt-neuf ans que ce grand chimiste publia en 1674 ses recherches sur la constitution et les propriétés de l'air ; déjà il avait fait paraître son *Traité sur la respiration*, et il mourut à Oxford, en 1679, à l'âge de trente-trois ans. Non-seulement il était arrivé à reconnaître que l'air se compose en partie d'une matière comburante et apte à entretenir la vie, et en partie d'un fluide impropre à la respiration ainsi qu'à l'alimentation du feu ; mais aussi il avait été conduit à penser que ce même principe engendre les acides en se combinant avec certains corps, tels que le soufre ; qu'il se trouve condensé, pour ainsi dire, dans le nitre, et que c'est pour cette raison qu'un mélange de nitre et de soufre peut brûler dans le vide ; enfin que lors de la transformation du fer en rouille, ou quand l'antimoine brûle, ces métaux se combinent avec cette portion vitale de l'air, et que l'augmentation de poids de l'antimoine ainsi calciné ne dépend probablement que des particules igno-aériennes fixées pendant l'opération.

Or il suffit de substituer le mot oxygène à celui d'*esprit nitro-aérien* ou de *principe igno-aérien*, pour apercevoir nettement dans ces résultats de l'expérimentation les germes presque mûris de la grande découverte réalisée cent ans plus tard par l'illustre Lavoisier ; mais, pour arriver à cette découverte, il aurait fallu séparer les matières constitutives de l'air, et Mayow n'avait pu les voir que par les yeux de l'esprit.

Dans un premier ouvrage de Mayow (a), on trouve aussi des observations judicieuses sur le jeu du dia-

(a) *Tractatus duo seorsim editi, quorum prior agit de respiratione, alter de rachitide.* In-8, Oxonii, 1667.

La haute portée des travaux de Mayow resta longtemps inaperçue ; leur influence fut presque nulle sur les progrès de la physiologie, et il a fallu encore un siècle de découvertes pour en faire comprendre la signification et la valeur (1).

§ 10. — Ce qui manquait surtout à Mayow et aux autres chimistes de son époque, pour assurer le succès de leurs recherches sur la respiration, c'était l'art de manipuler les gaz comme on le fait d'un corps solide ou liquide. Ainsi nous voyons Boyle avoir recours aux procédés les plus grossiers, quand il veut étudier l'influence exercée par les animaux sur les propriétés chimiques de l'air ; et lorsque, en 1664, Wren voulut recueillir le fluide élastique qui se dégage pendant la fermen-

Origine de la chimie pneumatique.

phragme dans le mécanisme de la respiration ; mais c'est dans le livre publié en 1674 (a) qu'il exposa l'ensemble de ses recherches. Une analyse du premier de ces ouvrages se trouve dans les *Transactions philosophiques de la Société royale de Londres* pour 1669, et Fourcroy a donné des extraits fort étendus du second (b) ; on peut consulter aussi à ce sujet l'ouvrage de M. Hoefer (c).

(1) Quelques auteurs de la fin du XVIIe siècle eurent cependant des idées assez justes sur la nature des phénomènes respiratoires. Ainsi Slare, à l'occasion des expériences de Boyle sur la coloration de la solution du cuivre ammoniacal par le contact de l'air, chercha à expliquer de la même manière la coloration du sang artériel en rouge vif, et il ajouta que d'après les

expériences sur la respiration des animaux en vase clos, il était conduit à penser que dans cet acte physiologique il devait y avoir non-seulement exhalation d'une vapeur, mais absorption de quelque chose existant dans l'air. D'après le volume considérable d'air qui est nécessaire à l'entretien de la vie, il pense aussi que ce principe ou esprit vivifiant ne se trouve répandu qu'en petite quantité dans l'atmosphère (d).

Mais les idées de Mayow furent combattues par Hales dont l'autorité était très grande pendant la première moitié du siècle suivant, et l'on attribua alors à des changements dans l'élasticité de l'air, plutôt qu'à l'existence d'un principe vital, les modifications que la respiration détermine dans les propriétés de ce fluide (e).

(a) *Tractatus quinque medico-physici : quorum primus agit de sal-nitro et spiritu nitro-aereo, secundus de respiratione, tertius de respiratione fœtus in utero et ovo, quartus de motu musculari*, etc. In-8, Oxonii, 1674.

(b) *Annales de chimie*, an VII, t. XXIX.

(c) Hoefer, *Histoire de la chimie*, t. II, p. 260.

(d) *Philos. Trans.*, 1693, n° 204, p. 898.

(e) Hales, *Statique des végétaux et des animaux*, t. I, p. 196 et suiv.

tation, il imagina seulement d'adapter une vessie vide au goulot du flacon renfermant la matière fermentescible (1).

L'idée de faire usage d'un vase renversé sur de l'eau, pour y emprisonner de l'air, est fort ancienne, et dans les premières années du xvi⁰ siècle elle donna lieu à l'invention de la cloche du plongeur (2). Vers la fin du siècle suivant, J.-B. Bernoulli employa ce moyen pour constater la production du gaz qui se dégage dans certaines opérations chimiques (3). Mayow en fit également usage (4); mais cet expérimentateur ne savait ni recueillir, ni transvaser commodément les fluides aériformes, et l'on attribue généralement l'art de les manier à un pharmacien de Paris, nommé Moitrel. Il me semble cependant que le mérite de cette invention appartient davantage au célèbre astronome Halley ; car déjà en 1716, celui-ci, en perfectionnant la cloche à plonger, donna toutes les indications nécessaires pour guider les chimistes dans leurs expériences pneumatiques (5). Du reste, c'est surtout à Hales que l'on

(1) Voyez *Some Expirements made in the Air Pump* (*Phil. Trans.*, 1675, vol. X, p. 445). — Dans la même année, Hook employa aussi ce procédé pour recueillir le gaz qui se dégage des coquilles d'huîtres par l'action d'un acide.

(2) Un auteur du xvi⁰ siècle, Taisnier, raconte qu'en 1538 l'empereur Charles-Quint étant à Tolède, assista à une expérience dans laquelle deux Grecs descendirent sous l'eau dans une sorte de marmite renversée, et y restèrent pendant un certain temps sans être mouillés et sans que la lumière qu'ils avaient emportée avec eux se fût éteinte (a).

Pendant la seconde moitié du xvii⁰ siècle, on s'occupa beaucoup de l'emploi de moyens analogues pour opérer le sauvetage des richesses perdues sur les côtes d'Angleterre et aux Antilles par le naufrage des vaisseaux espagnols, et une personne nommée Phipps obtint même des résultats considérables. On trouve aussi dans les ouvrages de Bernoulli diverses inventions destinées à faciliter le séjour sous l'eau, à l'aide de cloches ou de masques ; mais dans les différents appareils employés à cette époque, on ne renouvelait pas régulièrement la provision d'air.

(3) J. Bernoulli, *Dissert. de effervesc. et ferment*, 1590. (*Op. om.*, t. I, p. 21.

(4) *Tract. de sal-nitro et spiritu nitro-aereo* (*Op. cit.*, 1674).

(5) *The Art of Living under Water, or Means of Furnishing Air at the*

(a) Voyez l'ouvrage du père Schott, imprimé en 1687, et intitulé : *Technia curiosa*, liv. III, chap. IX, p. 393.

dont les moyens d'expérimentation à l'aide desquels l'étude des gaz devint facile comme elle l'est de nos jours. Hales inventa la cuve à eau telle, à peu de chose près, que nous l'employons dans tous nos laboratoires, et il fit usage de tubes recourbés pour conduire les gaz des vases dans lesquels leur dégagement s'opérait jusque dans les éprouvettes destinées à les recueillir. Il fit usage de cet appareil pour les gaz fournis par la distillation de beaucoup de matières organiques et pour faire quelques expériences sur la respiration; mais il ne sut pas distinguer ces gaz entre eux, et il laissa à d'autres physiologistes plus clair-voyants la gloire d'en avoir profité pour résoudre les questions physiologiques dont la solution était restée incomplète entre les mains de Mayow (1).

§ 11. — La première découverte importante que cette nou-velle étude des gaz vint fournir à l'histoire de la respiration est due à un professeur de Glasgow, Joseph Black, et date de 1757. Après avoir constaté que la magnésie préparée par précipitation contient une matière aériforme, et avoir isolé, recueilli et étudié les propriétés de ce fluide auquel il donna le nom d'*air fixé* (*fixed air*), Black reconnut que ce gaz est aussi un des produits de la respiration de l'homme et des ani-

Découverte
de
la production
d'ac. carboniq.
dans
la respiration.

Bottom of the Sea, by Halley (*Philos. Trans.*, 1716, p. 492). Je n'ai vu ce Mémoire cité par aucun des écrivains qui ont traité de l'histoire de la chimie pneumatique, et M. Hoefer, dans son ouvrage plein d'érudition, attribue exclusivement à Moitrel d'Elément l'invention de l'art de transvaser et manipuler les gaz; or la brochure de ce chimiste ne date que de 1719 (voy. Hoefer, *Op. cit.*, t. II, p. 342).

(1) HALES, né en 1678, s'est occupé surtout de chimie appliquée à la phy-siologie végétale. Son principal ou-vrage est intitulé *Vegetable Staticks*, et parut en 1727. On y trouve des expériences conduites avec une rare sagacité et une multitude de décou-vertes importantes. Les procédés dont il fit usage pour recueillir les gaz sont consignés dans le sixième chapitre de ce livre, et ses appareils y sont repré-sentés pl. 15 à 20. L'édition citée ici est la traduction française, intitulée : *La statique des végétaux et celle des animaux* (2 vol. in-8, Paris), 1779. On doit aussi à ce savant beaucoup de recherches sur le mouvement du sang, dont il sera question dans la suite de ces leçons. Il mourut en 1761.

maux. Il s'assura de ce fait en soufflant à travers un tube dans de l'eau de chaux ou dans une solution d'alcali caustique : dans le premier cas , il voyait effectivement un précipité blanc se former, et dans le second l'alcali perdait peu à peu sa causticité. Black trouva aussi que le gaz exhalé de la sorte par les poumons est impropre à la respiration, et qu'il ne diffère pas de celui engendré par la fermentation vineuse ou produit par la combustion du charbon.

L'*air fixé* ou air fixe, gaz que Bergmann, appela ensuite *acide aérien*, n'était, comme on le voit, que la matière aériforme dont l'existence avait été signalée un siècle et demi avant par Van Helmont, sous le nom d'*esprit sylvestre* ou de *gaz* (1). Black fut le premier à le recueillir de façon à pouvoir en étudier les propriétés et à nous le faire réellement connaître ; mais on ne saurait sans injustice pour ses prédécesseurs lui en attribuer la découverte, ainsi que le font la plupart des chimistes (2), et son

(1) Voyez page 378,

(2) En effet , non-seulement Van Helmont avait déduit de ses expériences que dans la fermentation, la combustion du charbon et la respiration, il se produit un fluide aériforme particulier, auquel , dans le langage de son temps, il donna le nom d'*esprit sylvestre* (voy. p. 379) ; mais en 1696 Jean Bernoulli, en attaquant de la craie par un acide, avait obtenu le gaz acide carbonique, isolé et l'avait recueilli dans une éprouvette sous laquelle la réaction s'opérait (a). Ce gaz était donc découvert longtemps avant que Back eût commencé ses belles recherches à ce sujet. Cependant le service rendu à la chimie et à la physiologie par les travaux de ce dernier expérimentateur est en réalité bien plus grand que celui résultant de la découverte simple de ce fluide. Black a été le premier à nous faire connaître réellement le corps désigné de nos jours sous le nom d'*acide carbonique*, et si la production de ce gaz dans la respiration a été *soupçonnée* par Van Helmont, elle n'a été *démontrée* que par les expériences de Black. C'est dans ses leçons qu'il exposa d'abord les résultats de ses recherches, et ils ne furent recueillis et publiés par la voie de l'impression qu'après sa mort, par les soins d'un de ses élèves , J. Robison (b). Cet ouvrage est très rare, mais on trouve une analyse intéressante des recherches de Black dans l'*Histoire de la chimie* de Hoefer (c).

(a) *Dissert. de effervescentia*, cap. xx.
(b) *Lectures on the Elements of Chemistry, delivered in the University of Edinburgh by the Late J. Black*, 1803. 2 vol. in-4.
(c) Tome II, p. 354.

mérite principal aux yeux du physiologiste est d'avoir prouvé expérimentalement que ce corps est un des produits du travail respiratoire. Malheureusement il n'alla pas plus loin et ne chercha ni à démêler les rapports qui pouvaient exister entre ce phénomène et le rôle de l'air dans la respiration, ni à déterminer la nature intime de ce fluide aériforme. Or, cet *air fixe* ou *air crayeux*, comme on le nomma aussi, n'est autre chose que le *gaz acide carbonique* des chimistes modernes.

J'ajouterai que quinze ans après la découverte de Black, mais longtemps avant qu'elle eût été rendue publique par la voie de l'impression, Bergmann fit des recherches approfondies sur ce gaz et en constata la présence dans l'atmosphère (1).

§ 12. — Ce nouveau progrès dans la connaissance des phénomènes de la respiration des animaux fut suivi d'autres recherches encore plus importantes, prélude nécessaire des découvertes brillantes qui nous donnèrent la théorie des rapports des êtres vivants avec l'atmosphère, et qui servirent de fondement à tout l'édifice de la chimie moderne.

Black naquit de parents écossais, à Bordeaux, en 1728, et mourut à Edinburgh, en 1799. On lui doit aussi une découverte capitale en physique, celle de la chaleur latente, qui date de 1762.

(1) C'est à ce grand chimiste qu'on doit la connaissance de la plupart des propriétés de l'*acide aérien*, ou acide carbonique, et du rôle de ce corps dans la constitution des sels, ainsi que beaucoup d'expériences précieuses relatives à son action asphyxiante, etc. Il est aussi à noter que BERGMANN fut l'un des premiers à avoir une opinion rationnelle sur la constitution de l'air atmosphérique qu'il considérait comme un mélange de trois fluides élastiques, savoir : d'air vital ou air pur, d'air vicié et d'acide aérien en proportion très minime ; mais c'étaient des conjectures et non des démonstrations qu'il en donna , et, comme nous le verrons bientôt, la découverte de la composition de l'air appartient tout entière à un de ses contemporains. Les expériences de Bergmann furent connues des chimistes en 1772, mais ne furent publiées d'une manière complète que dans les *Mémoires de l'Académie de Stockholm*, pour 1775. Son Mémoire sur l'acide aérien se trouve reproduit dans ses *Opuscula physica et chimica*, vol. 1 (1788). Bergmann naquit en 1735 et mourut en 1784. Il fut l'un des premiers à chercher à déterminer avec précision les proportions dans lesquelles les corps s'unissent entre eux dans les combinaisons chimiques.

Travaux
de
Priestley.

En effet, l'étude des gaz, préparée par les travaux de Hales et de Black, fut alors poursuivie avec ardeur par Priestley en Angleterre, par Scheele en Suède, par Lavoisier en France, et donna bientôt des résultats également précieux pour la physiologie et la chimie.

Découverte
du mode
de respiration
des plantes.

En 1771, Priestley (1), après avoir vu, comme beaucoup de ses devanciers, que par l'effet de la respiration l'air devient inapte à entretenir la vie des animaux ou à alimenter la flamme, chercha s'il ne lui serait pas possible de rendre à ce fluide ainsi vicié ses propriétés premières. Il fit à ce sujet plusieurs essais infructueux; enfin il trouva que les plantes en végétation prospèrent dans l'air altéré de la sorte et le ramènent à son état primitif; car, sous leur influence, il redevient propre à la respiration des animaux et à l'entretien de la flamme (2).

Ainsi il existe une sorte d'antagonisme entre l'action exercée sur l'atmosphère par les deux grandes divisions de la Nature

---

(1) PRIESTLEY naquit en 1733 et mourut en 1804. Il s'occupa de controverses religieuses non moins que de travaux de science. Parmi les nombreuses découvertes qu'on lui doit, je citerai non-seulement celle dont il est question ci-dessus, mais encore celle du deutoxyde d'azote et de l'action remarquable que l'air (ou plutôt l'oxygène) exerce sur ce gaz; celle des gaz acide chlorhydrique, acide sulfhydrique, ammoniaque, hydrogène phosphoré, etc.

(2) Ce travail, lu à la Société royale de Londres, en mars 1772, et imprimé dans les *Transactions philosophiques* pour la même année (a), fut reproduit dans l'ouvrage de Priestley sur l'*air* (b).

Priestley n'étudia d'abord que très imparfaitement ce phénomène important de la respiration des plantes, et en 1779 il commença même à douter de l'exactitude de ses premières observations à ce sujet (c); mais, l'année suivante, Ingenhousz répéta ses expériences, les confirma, et compléta sa découverte en constatant l'influence que la lumière exerce sur la décomposition de l'acide carbonique et le

(a) Priestley, *Observ. on Different Kinds of Air* (*Philos. Trans.*, 1762, vol. LXII, p. 147).
(b) Le chapitre cité plus spécialement ici est celui intitulé : *On Air Infested with Animal Respiration and Putrefaction* (*Experim. and Observ. on Different Kinds of Air*, 2ᵉ édit., vol. I, p. 86 et suivantes).
(c) Priestley, *Experim. and Observ. relating to Various Branches of Natural Philosophy*, etc., 1779, vol. I, p. 337, etc.

organique : les Animaux vicient l'air par leur respiration et le rendent ainsi éminemment propre à servir à l'alimentation des Plantes ; tandis que les Plantes, à leur tour, le modifient d'une manière contraire et le rendent respirable pour les Animaux. La pureté de l'atmosphère terrestre, et son aptitude à remplir le rôle qui lui est assigné dans le système général de la Création, semblent donc dépendre des rapports qui existent entre le fluide ainsi répandu à la surface du globe et les deux sortes d'êtres vivants à l'usage desquels ce fluide est destiné. Les plantes, pour satisfaire aux conditions de leur existence, approprient l'air aux besoins des animaux, et ceux-ci, en le viciant par l'usage, fournissent aux végétaux un aliment qui leur est nécessaire, et qui, après leur avoir servi de la sorte, redevient un principe de vie pour les animaux. Les plantes défont sans cesse ce que les animaux ont fait, et les animaux en même temps détruisent les effets produits par l'action des plantes ; de l'équilibre de ces deux forces, agissant en sens contraire, résulte un état stable, et j'appellerai l'attention sur cette condition de durée, non-seulement à raison de l'harmonie admirable qu'elle nous révèle, mais encore parce qu'elle est un des caractères du grand œuvre de la Création. En effet, ce n'est pas en rendant les choses immuables que le Créateur semble avoir voulu en assurer la durée, mais en renouvelant ce qui les constitue ; et dans les grands phénomènes de la physique du globe, aussi bien que dans ceux de la Nature vivante, nous voyons que la stabilité ne réside pas dans le repos, mais dans le mouvement s'opérant sans cesse dans un cercle fermé, ou consistant plutôt en une suite d'oscillations déterminées par le jeu de forces

dégagement de l'oxygène par l'action des parties vertes des plantes (a). Enfin, Priestley a repris ses recherches en 1781, et a fait des observations intéressantes au sujet de l'action de la matière verte sur l'air, etc. (b).

(a) Ingenhousz, *Expér. sur les végétaux*, 1779 (trad. franç. ; 1787, t. I, p. XLVij et suiv.)
(b) Priestley, *Experim. and Observ.*, vol. II, p. 16, etc.

contraires. De même que les vapeurs, en s'élevant de la surface des eaux, vont alimenter les nuages, et que l'eau des nuages, en tombant sur la terre sous la forme de pluie, revient dans les bassins d'où elle était sortie, pour s'y vaporiser de nouveau, et parcourir ainsi éternellement le même cercle ; de même nous voyons l'air fournir aux animaux une portion de sa substance et en recevoir l'aliment que les plantes doivent y puiser ; puis les plantes y verser à leur tour ce qui est nécessaire à la vie des animaux. L'atmosphère, en pourvoyant ainsi sans relâche aux besoins des êtres organisés, ne s'épuise donc pas, mais conserve une éternelle pureté et demeure toujours apte à remplir le même rôle dans la Nature : vaste association que la Providence a réglée. A l'époque où Priestley découvrit ce système d'échanges si bien pondéré, on ne pouvait en comprendre nettement le mécanisme ; mais les faits nouveaux dont la science devait bientôt s'enrichir, et dont je dois maintenant vous parler, ne tardèrent pas à nous en donner une explication complète.

§ 13. — Vers la même époque, ce grand expérimentateur fit une autre observation qui resta d'abord stérile, mais qui conduisit bientôt à la découverte d'un fluide éminemment propre à l'entretien de la combustion et de la vie. Préoccupé d'idées théoriques dont la chute était prochaine, Priestley appela ce corps de l'*air déphlogistiqué*, car il supposait que c'était de l'air ordinaire privé du principe imaginaire appelé *phlogistique*. Or ce produit nouveau, que l'on désigna ensuite sous le nom d'*air vital*, n'est autre chose que l'*oxygène* des chimistes actuels (1). Priestley obtint aussi par divers procédés le gaz impropre à la respiration, qui constitue le résidu laissé par l'air

Découverte de l'oxygène.

Découverte de l'azote.

(1) Un des chimistes à bon droit les plus célèbres de nos jours, M. Chevreul (*a*), et un auteur remarquable par l'étendue de son érudition, M. le

(*a*) *Journal des savants*, 1851, p. 225

après qu'on y a fait brûler du charbon ou du soufre, et qu'on a enlevé par l'action de l'eau les produits de cette combustion. Il en étudia les propriétés, et il le considéra comme étant de l'air chargé de phlogistique. Aujourd'hui on le regarde comme un principe élémentaire, et on le connaît sous le nom d'azote.

§ 14. — Nous avons déjà vu que vers le milieu du xviiᵉ siècle Fracassati et Lower avaient constaté l'influence exercée par l'air

Action de l'oxygène sur le sang.

professeur Bérard, ont attribué cette découverte à Bayen (a), qui, en calcinant de l'oxyde rouge de mercure, avait vu en effet un fluide aériforme se dégager de ce corps. Mais il me semble que cette opinion n'est pas fondée. Effectivement les recherches de ce chimiste, publiées dans le *Journal de physique* en 1774, datent de la même époque que celles de Priestley sur le minium, qui parurent également en 1774, dans les *Transactions philosophiques*; et d'ailleurs l'un et l'autre avaient été précédés dans la constatation de faits de ce genre par Lavoisier, dont le travail sur *l'existence d'un fluide élastique fixé dans quelques substances* (le minium, par exemple), fut présenté à l'Académie des sciences en 1773. Mais ce qui constitue les droits de Priestley à la découverte de l'oxygène, ce n'est pas d'avoir vu que dans la calcination du précipité rouge de mercure il se dégage un gaz quelconque qui pouvait être de l'acide carbonique ou tout autre fluide aériforme, mais d'avoir constaté que ce corps diffère de tous les autres gaz connus jusqu'alors, et c'est ce que

Bayen ne songea pas à tenter (b). Priestley fait remonter ses premières expériences à 1774; mais celles qui lui firent distinguer son air déphlogistiqué, c'est-à-dire l'oxygène de tous les autres gaz, sont du 1ᵉʳ mars 1775 (c).

SCHEELE arriva au même résultat peu de temps après. En 1774, Bergmann publia dans les *Mémoires de l'Académie de Stockholm* un travail sur l'acide aérien (ou acide carbonique), dans lequel il annonce l'opinion que l'air atmosphérique contient, indépendamment d'une petite quantité de cet acide, un air qui ne peut servir ni à la respiration, ni à la combustion, et qu'il nomme *air vicié*; enfin un air absolument nécessaire au feu et à la vie animale, qui fait à peu près le quart de l'air commun, et qu'il regarde comme de l'*air pur*. Enfin, Scheele publia, en 1777, son ouvrage sur l'air et le feu, dans lequel il décrit le gaz qu'il nomma *air du feu*, et qu'il obtint, soit en chauffant le précipité rouge de mercure, soit en traitant le minerai de manganèse par de l'acide sulfurique.

(a) Voyez Bérard, *Cours de physiologie*, t. III, p. 328.
(b) Voyez l'*Éloge de Bayen* par Parmentier, dans les *Opuscules chimiques* de Bayen, t. I, p. 52.
(c) Voyez *Experiments and Observations on different Kinds of Air*, 1775, vol. II, p. 40.

dans la production de la teinte vermeille du sang. Cigna (1) et Hewson (2) étaient arrivés à des résultats analogues, mais on ne savait encore rien de positif touchant l'influence que le sang exerce sur les propriétés de l'air, lorsque Priestley vint à son tour étudier les phénomènes de la respiration (3). Il prouva que ce changement dans la couleur du sang est dû à l'action de ce gaz oxygène dont il venait de découvrir l'existence, et que le sang, en agissant sur l'air, prive ce fluide de la propriété d'entretenir la combustion ou de servir à la respiration. Enfin il montra aussi que ces réactions peuvent s'opérer à travers une membrane organique aussi bien que lors du contact direct de l'air avec le sang, et que par conséquent les phénomènes qui se produisent à vase ouvert peuvent se manifester aussi entre ces deux fluides dans l'intérieur de nos poumons.

Priestley avait donc entre les mains tous les éléments nécessaires pour résoudre deux des questions les plus grandes de la chimie et de la physiologie : celle de la composition de l'air atmosphérique, et celle de la nature de la respiration des animaux. Mais, s'il possédait à un haut degré le talent de l'expérimentation, il n'avait pas l'esprit généralisateur; il semblait se plaire à attribuer au hasard plutôt qu'à une direction intelligente les résultats obtenus par ses patientes recherches, et tout en fournissant à la science des précieux matériaux, il n'éleva aucun édifice.

§ 15. — Le rôle d'architecte était réservé à un de ses contemporains, qui, doué tout à la fois du jugement droit et sévère

Lavoisier.

---

(1) Cigna, *Op. cit.* (*Miscellanea Soc. Taurinensis*, vol. I, p. 68), et *De respiratione* (*Op. cit.*, t. V, 1773).

(2) Hewson, *Inquiry into the Properties of the Blood* (*Works*, p. 8).

(3) Priestley, *Observ. on Respira-*

tion and the Use of Blood (*Philos. Trans.*, 1776, p. 226).

La principale conclusion qu'il semble tirer de toutes ces expériences intéressantes, est que l'un des principaux usages du sang serait de recevoir et d'excréter du phlogistique. (*Loc. cit.*, p. 247.)

sans lequel le génie devient inutile à l'homme de science, et de cette imagination de poëte qui sait embrasser l'ensemble des choses, saisir au premier coup d'œil des rapports qui échappent au vulgaire et en faire jaillir des lumières nouvelles, vint créer la chimie moderne.

Ce grand architecte, vous le connaissez tous : c'était Lavoisier. Lavoisiér, dont le nom est à la fois un titre de noblesse pour la France et une flétrissure pour l'époque où une gloire si pure ne pouvait préserver de la hache du bourreau une tête innocente (1).

L'histoire de nos connaissances relatives à la respiration se lie d'une manière si intime à celle des progrès de la chimie, que, tout en voulant ne vous parler que de physiologie, je me vois sans cesse conduit à vous entretenir de travaux chimiques ; et pour faire bien saisir la grandeur des services rendus aux sciences naturelles par l'illustre Lavoisier, je serai même obligé de m'éloigner pendant un instant du but principal de nos études, et de vous dire quelles sont les erreurs qu'il avait à combattre en même temps que je vous raconterai les découvertes qui lui sont dues.

§ 16. — A la fin du xviiᵉ siècle, les études chimiques étaient depuis longtemps poursuivies avec ardeur, et des faits en nombre immense avaient été constatés, d'abord par Gerber, Arnaud de Villeneuve, Raymond Lulle, et les autres disciples de l'école arabe, puis par des médecins et des métallurgistes, tels que Paracelse, Van Helmont et Agricola, ainsi que par

Théorie
du
phlogistique.

---

(1) Né à Paris, en 1743, LAVOISIER commença ses travaux chimiques en 1767, et dans l'espace de quelques années il changea la face de la science. Malgré les grands emplois qu'il occupait, je ne connais pas de vie mieux remplie dans l'intérêt de la science et de l'humanité. Le 8 mai 1794, Fou-quier-Tainville l'envoya à l'échafaud. Tout homme de cœur lira avec plaisir et attendrissement les pages éloquentes et instructives dont les travaux et la mort de Lavoisier sont le sujet dans l'ouvrage si remarquable de M. Dumas, intitulé : *Leçons sur la philosophie chimique*, In-8°, 1836.

une foule d'alchimistes ardents à la recherche de trésors imaginaires : mais ces faits étaient épars et sans lien ; aucune théorie rationnelle ne les réunissait en un corps de doctrine, et la chimie était un art, mais pas encore une science.

Au commencement du xviii⁰ siècle cet état de choses changea. Un médecin allemand, doué d'une intelligence puissante, Stahl (1), saisit ces faits dans leur ensemble, les coordonna en un système, et à l'aide d'une théorie simple et philosophique, il donna une explication plausible de tous les phénomènes chimiques étudiés jusqu'alors. L'édifice ainsi élevé repose tout entier sur cette hypothèse, que la matière du feu ou *phlogistique* peut se présenter à deux états : libre ou en combinaison avec d'autres corps, et que les propriétés de ceux-ci diffèrent suivant qu'ils sont unis ou non à cette matière subtile et qu'ils en contiennent une proportion plus ou moins grande. Ainsi, dans la théorie de Stahl, les matières terreuses, telles que la rouille, la chaux et tous les corps auxquels on donne aujourd'hui le nom d'oxydes, étaient des corps simples, et par leur union avec le phlogistique ils constituaient les métaux ; les combustibles tels que le charbon étaient des corps très riches en phlogistique et abandonnaient ce principe en brûlant. L'air était nécessaire à l'entretien de la flamme, parce que c'était elle qui enlevait aux combustibles en ignition leur phlogistique, et quand elle cessait de pouvoir agir ainsi, c'était qu'elle se trouvait déjà pourvue de tout le phlogistique dont elle était susceptible de se charger. Enfin dans les phénomènes de la respiration, tels que Priestley les comprenait, le sang, au contact de l'air ou séparé

(1) STAHL naquit en 1660. Après avoir professé à l'université de Halle, il occupa à Berlin la charge de premier médecin du roi de Prusse, et mourut dans cette ville en 1734. Son principal ouvrage est intitulé : *Fundamenta chymicæ dogmatico-rationalis.* In-4°, 1747. Ses écrits, mélange bizarre de latin et d'allemand, sont difficiles à comprendre. (Voy. à ce sujet Dumas, *Leçons de philosophie chimique,* p. 75. — Hoefer, *Histoire de la chimie,* t. II, p. 402. — Chevreul, *Journal des savants,* 1851, p. 160).

de ce fluide par une membrane organique seulement, cédait du phlogistique à l'atmosphère et produisait ainsi de l'air phlogistiqué ou azote; tandis que les plantes, venant à leur tour absorber ce principe du feu, déphlogistiquaient l'air et le rendaient de nouveau apte à se charger du phlogistique dont les animaux devaient être débarrassés (1).

Dans cette théorie de Stahl tout semble, au premier abord, s'enchaîner et trouver une explication facile. Elle était en accord avec tous les faits généralement connus à l'époque où elle vint animer en quelque sorte la masse informe des arts chimiques et en faire une science. Aussi fut-elle reçue avec enthousiasme et exerça-t-elle pendant la plus grande partie du xviiie siècle une puissante influence sur les idées et sur les travaux des expérimentateurs; mais tous les efforts de ceux-ci pour isoler et saisir ce phlogistique dont le rôle devait être si considérable dans la nature, avaient été vains, et il répugnait à quelques bons esprits, à Buffon, par exemple, d'admettre sans preuve aucune l'intervention incessante d'un être imaginaire et insaisissable.

Cependant, à l'époque où Stahl émit cette théorie, elle répondait à tous les besoins de la science; car alors les études chimiques avaient surtout pour objet la constatation des propriétés des corps et la connaissance de leur mode de préparation; on n'était pas encore arrivé à chercher les proportions dans lesquelles ils se combinent entre eux, et l'usage de la balance était presque inconnu dans les laboratoires.

Or l'emploi de cet instrument pouvait seul conduire à la connaissance de la vérité, et c'est pour en avoir compris toute l'importance que Lavoisier a pu non-seulement renverser du premier coup le vieux système de Stahl, mais y substituer la théorie nouvelle qui sert de base à la science chimique de nos jours.

(1) *Observations on Respiration and the Use of Blood* (*Philos. Trans.*, 1776, vol. LXVI, p. 226).

En effet, la théorie du phlogistique suppose que les métaux, en se transformant en terres (ou oxydes), perdent quelque chose, et doivent par conséquent diminuer de poids, tandis que par leur réduction leur poids devait augmenter, si dans cette opération ils absorbaient du phlogistique.

Depuis longtemps il existait dans la science quelques faits propres à servir de contrôle aux idées théoriques touchant le rôle du phlogistique. Ainsi, longtemps avant que Stahl eût promulgué sa doctrine, un médecin du Périgord, J. Rey, dont le nom mériterait d'être cité avec honneur par les physiciens aussi bien que par les chimistes, avait dit que l'étain augmente de poids par sa calcination à l'air (1), et Stahl lui-même n'ignorait pas que la litharge et le minium, ou les cendres de plomb, comme on appelait alors les oxydes de ce métal, pèsent plus que le métal qui les fournit, et que leur poids diminue lorsqu'on les ramène à l'état métallique. Mais tous ces faits, insuffisamment développés, étaient tombés dans l'oubli, ou la signification n'en avait pas été saisie par les partisans de la doctrine du phlogistique, lorsque Lavoisier publia ses premiers travaux sur la composition de l'air et les phénomènes de la combustion (2).

---

(1) J. REY naquit vers la fin du XVIᵉ siècle, et publia en 1630 ses expériences sur la calcination des métaux (a). Il cita Cardan, Scaliger et Césalpin comme ayant observé avant lui que le plomb augmente de poids dans cette opération, et il expliqua ces phénomènes en disant que le surcroît de poids vient de l'air, lequel s'est épaissi, s'est mêlé avec la chaux et s'y est attaché. Rey fit aussi d'autres expériences pour prouver physiquement que l'air est pesant; et je m'é-tonne que les physiciens ne citent pas son nom lorsqu'ils font l'histoire de la découverte de la pression atmosphérique. Il émit aussi des idées très remarquables sur l'attraction universelle. Il mourut en 1645.

(2) M. Biot, dans un article fort remarquable sur les recherches de MM. Regnault et Reiset, relatives à la respiration, a examiné avec soin les droits de J. Rey à la découverte de la théorie de l'oxydation des métaux, et il remarque, avec beaucoup de raison,

(a) Rey, *Essays sur la recherche de la cause pour laquelle l'estain et le plomb augmentent de poids quand on les calcine.* In-8°, 1630. (Réimprimé en 1777, après la découverte de Lavoisier.)

Découverte
de la
composition
de l'air.

Dans une suite de recherches commencées en 1771 et couronnées six ans après par l'expérience célèbre de l'analyse et de la synthèse successive de l'air au moyen du mercure qui, à des températures différentes, absorbe ou abandonne l'oxygène (recherches dont il ne m'appartient pas de rendre compte, mais dont je ne saurais parler sans exprimer l'admiration qu'elles m'inspirent), Lavoisier établit que l'air atmosphérique n'est pas un *élément*, ainsi que le supposaient les anciens, ni un fluide qui enlèverait aux corps en ignition ou aux animaux qui respirent un principe igné, pour l'abandonner ensuite aux plantes en végétation, comme le croyait Priestley ; mais un mélange de deux fluides élastiques dont l'un ne peut entretenir ni la vie, ni la flamme, et dont l'autre, au contraire, est à la fois l'aliment nécessaire de la combustion et de la respiration ; que ce gaz vivifiant est fixé par les métaux, qui se transforment en ces matières terreuses appelées alors des *chaux métalliques*, et désignées aujourd'hui sous le nom d'*oxydes ;* que celles-ci augmentent de poids proportionnellement à la perte que cette combustion a fait éprouver à l'air; que le charbon, quand il brûle, produit à la fois de la chaleur et ce gaz méphitique déjà connu sous les noms d'*air fixe* ou d'*acide crayeux*, consomme également cet élément comburant de l'atmosphère ; enfin, que la respiration des animaux ressemble à la combustion du charbon; qu'elle consiste dans l'absorption de ce même principe auquel le nom d'*air vital* convient si bien, et dans la production

que dans la discussion des questions de priorité il faut bien distinguer entre « les assertions et les preuves, entre » les apparences et les vérités établies ; car il n'y aurait ni utilité, ni » équité, ni philosophie, à admettre » d'un auteur ancien, comme démontré ce qu'on refuserait comme hypothétique d'un contemporain. » Or, en appréciant d'après ces règles le livre de Rey, on trouve que ce chimiste, bien qu'il ait entrevu la vérité, ne l'a aperçue qu'obscurément et ne l'a pas démontrée ; en sorte que, malgré les idées justes de son précurseur, Lavoisier doit être toujours considéré comme le véritable auteur de la découverte à laquelle son nom est resté attaché. (Voy. *Journal des savants*, cahier de juillet 1849.)

du gaz acide crayeux : échange qui rend l'air impropre à l'entretien de la vie, et qui est accompagné d'une production de chaleur comme dans un phénomène de combustion.

Pour achever ce beau travail, non moins remarquable par la sagesse des déductions que par la grandeur des vues, il fallait une découverte de plus, et Lavoisier ne laissa pas son œuvre inachevée. Pour bien comprendre en quoi consiste la respiration des animaux, il ne suffisait pas de savoir que tous ces êtres absorbent de l'air vital (ou *oxygène*, nom nouveau que la portion respirable de l'air portera désormais), et qu'ils produisent de l'air fixe ou acide crayeux ; il fallait, pour saisir les rapports de ces phénomènes et pour en trouver la clef, connaître exactement la nature de ce dernier gaz dont les propriétés seulement avaient été étudiées jusqu'alors (1).

Découverte de la composition de l'acide carbonique.

Cette découverte complémentaire des grandes découvertes déjà faites par Lavoisier fut ébauchée par ses expériences dès 1775 (2), et se réalisa entre ses mains en 1780.

Lavoisier constata que ce gaz est un composé d'oxygène et de carbone ; il détermina les proportions dans lesquelles ces éléments se combinent pour le produire ; et cette lumière nouvelle acheva de dissiper les ténèbres dont l'histoire physiologique de la respiration était restée enveloppée pendant plus de deux mille ans que les philosophes cherchaient à en deviner le secret.

Théorie de la respiration.

En effet, aux yeux de Lavoisier, comme aux yeux de tous, la respiration des animaux se montre désormais comme un phénomène de combustion s'effectuant dans l'intérieur de l'organisme et sous l'influence de la vie, de la même manière

(1) Priestley et Bergmann semblent avoir considéré ce gaz comme un élément ; Kirwan, comme un composé d'air vital et d'air inflammable, c'est-à-dire d'oxygène et d'hydrogène. La véritable composition de l'acide carbonique a été constatée par les expériences de Lavoisier publiées dans les *Mémoires de l'Académie des sciences* pour 1781, p. 448.

(2) Voy. *Mém. de l'Acad. des sc.* 1777, p. 191.

que la combustion du charbon s'opère sous l'influence de la chaleur.

L'oxygène de l'atmosphère qui disparaît dans ce travail physiologique se combine en totalité ou en majeure partie avec du carbone fourni par l'organisme, et forme ainsi du gaz acide carbonique qui est versé au dehors; et cette combustion, qui est une des conditions de la vie, est aussi la principale source de la chaleur intérieure que les animaux engendrent (1).

(1) C'est une étude instructive et d'un grand intérêt que de suivre pas à pas le développement des idées de Lavoisier, à mesure qu'il avance dans ses nombreuses recherches dont le résultat a été non-seulement la connaissance de la nature de l'air, de la combustion et de la respiration, mais une chimie nouvelle que l'on appelle souvent, à juste titre, la *chimie de Lavoisier*.

Ce fut en 1772 qu'il déposa à l'Académie des sciences une première Note contenant le germe de la plus grande de ses découvertes. On y lit que le soufre et le phosphore, en brûlant, fixent une grande quantité d'air et augmentent de poids, et que les chaux métalliques calcinées en vases clos avec du charbon fournissent un fluide élastique en quantité très considérable (*a*).

Des faits du même ordre se multiplient bientôt sous ses yeux, et dans un ouvrage présenté à l'Académie en 1773, et publié en 1774, il arrive à ces conclusions remarquables, que lorsque par la calcination un métal se réduit en chaux, il fixe une certaine quantité de gaz puisé dans l'air; qu'il subit une augmentation de poids à peu près proportionnelle à la perte du poids de l'air employé dans l'expérience ; que la quantité de matière ainsi absorbée est de beaucoup inférieure à celle de l'air employé, et que le résidu de l'air épuisé par cette action d'un métal n'est plus susceptible d'agir de la même manière ; de sorte que l'air atmosphérique semble être mêlé avec un fluide élastique particulier dont ces phénomènes dépendraient. Enfin, il ajoute plus loin que, d'après ses expériences, il semblerait que cette matière absorbable par les métaux se combine également avec le phosphore qui brûle, et constitue en volume le quart de l'air atmosphérique (*b*).

En 1775, dans son Mémoire sur la calcination de l'étain, Lavoisier constate d'une manière plus précise des faits du même ordre, et termine son Mémoire en disant :

« Sans anticiper sur les conséquences de ce travail, je crois pouvoir annoncer ici que la totalité de l'air de l'atmosphère n'est pas dans un état respirable, que c'est la portion salubre qui se combine avec les métaux pendant leur calcination. et que ce qui reste après la calcination est une espèce de moufette incapable d'entretenir la res-

(*a*) Voyez Lavoisier, *Mémoires de chimie*, t. II, p. 83 et 88.
(*b*) Lavoisier, *Opuscules physiques et chimiques*, 1774, t. I.

Cette théorie de la respiration des animaux, si simple et si nette, fut bientôt développée et étayée par les résultats que fournirent les études délicates de physique pour lesquelles Lavoisier s'associa un jeune géomètre dont la gloire devait

piration des animaux, ni l'inflammation des corps. Non-seulement l'air de l'atmosphère me paraît évidemment composé de deux fluides élastiques de natures très différentes, mais je soupçonne encore que la partie nuisible et méphitique est elle-même fort composée (a). »

Dans un autre Mémoire sur la combustion du phosphore, Lavoisier développe des faits déjà indiqués sommairement dans ses *Opuscules*, et apporte de nouveaux résultats à l'appui de ses vues touchant la composition de l'air et le rôle du principe comburant de ce fluide (b). Enfin, c'est dans son *Mémoire sur la respiration des animaux* (c) qu'il fait l'analyse de l'air au moyen du mercure, qui, chauffé en contact avec ce fluide, se transforme en précipité *per se* (ou oxyde rouge). Après avoir constaté la nature du résidu gazeux laissé dans cette opération, Lavoisier reconstitua l'air avec ses propriétés ordinaires en dégageant dans ce résidu le fluide élastique que cette même préparation mercurielle abandonne sous l'influence d'une température élevée, c'est-à-dire l'*air déphlogistiqué* déjà découvert par Priestley. Il étudie ensuite les phénomènes chimiques de la respiration et arrive aux conclusions suivantes :

« 1° Que la respiration n'a d'action que sur la portion d'air pur, d'air éminemment respirable contenu dans l'air de l'atmosphère ; que le surplus, c'est-à-dire la partie méphitique, est un milieu purement passif qui entre dans le poumon et en ressort à peu près comme il y était entré, c'est-à-dire sans changement et sans altération ;

» 2° Que la calcination des métaux dans une portion donnée d'air de l'atmosphère n'a lieu que jusqu'à ce que la portion de véritable air, d'air éminemment respirable qu'il contient, ait été épuisée et combinée avec le métal ;

» 3° Que de même, si l'on enferme des animaux dans une quantité donnée d'air, ils y périssent lorsqu'ils ont absorbé ou converti en acide crayeux aériforme la majeure partie de la portion respirable de l'air, et lorsque ce dernier est réduit à l'état de moufette ;

» 4° Que l'espèce de moufette qui reste après la calcination des métaux ne diffère en rien de celle qui reste après la respiration des animaux, pourvu toutefois que cette dernière ait été dépouillée par la chaux, ou par les alcalis caustiques, de sa partie fixable, c'est-à-dire de l'acide crayeux aériforme qu'elle contient, etc. (c). »

Quant à la source de l'acide carbonique, Lavoisier dit aussi : « On peut conclure qu'il arrive de deux choses

(a) Lavoisier, *Mém. sur la calcination de l'étain* (*Mém. de l'Acad. des sciences*, 1774, p. 366).
(b) *Sur la combustion du phosphore de Künckel, et sur la nature de l'acide qui résulte de cette combustion* (*Mém. de l'Acad. des sciences*, 1777, p. 65).
(c) *Expériences sur la respiration des animaux et sur les changements qui arrivent à l'air en passant par les poumons* (*Mém. de l'Acad. des sciences*, 1777, p. 185).

bientôt égaler presque la sienne : l'auteur du *Traité de la mécanique céleste* (1). Elle reçoit chaque jour de nouvelles confirmations, et si on l'applique à la grande découverte de Priestley touchant la respiration des plantes, on comprend aussitôt le fait fondamental de la statique de l'atmosphère. L'oxygène de l'air, en servant à l'entretien de la vie des animaux, se combine avec du carbone fourni par leur substance, et rentre dans l'atmosphère à l'état d'acide carbonique, pour être ensuite absorbé par les plantes et décomposé dans l'intérieur de leur organisme ; y dépose du carbone et reparaît au dehors à l'état libre, afin de servir encore une fois aux besoins du Règne animal, et de continuer à subir ces changements alternatifs, tant que l'équilibre existera entre les deux grandes divisions de la Création vivante (2).

l'une par l'effet de la respiration : ou la portion d'air éminemment respirable, contenue dans l'air de l'atmosphère, est convertie en acide crayeux aériforme en passant par le poumon ; ou bien il se fait un échange dans ce viscère, d'une part, l'air éminemment respirable est absorbé, et de l'autre le poumon restitue à la place une portion d'acide crayeux aériforme presque égale en valeur (a). »

(1) Nous aurons à revenir sur ce travail de Lavoisier et Laplace, lorsque nous étudierons la faculté productrice de la chaleur chez les animaux (b).

(2) En enregistrant ici ce fait si important pour l'*histoire naturelle de notre globe*, je crois devoir mettre en garde contre une opinion qui au premier abord semble en être une consé-quence légitime. On pense généralement que la présence des arbres au milieu des grandes agglomérations de population telles qu'il en existe dans nos villes populeuses est très utile pour l'assainissement de l'air, parce qu'ils y décomposent l'acide carbonique produit par la respiration de l'homme et des animaux en même temps qu'ils y versent de l'oxygène. Mais le fait est que l'influence des végétaux sur la composition de l'air n'est appréciable qu'en vases clos, et devient complétement insensible quand il s'agit de l'air libre. En effet, la quantité d'air répandu autour de la terre est tellement considérable par rapport aux quantités d'oxygène consommé par les animaux et à celles de l'acide carbonique décomposé par les plantes, et le mélange de toutes les parties

(a) Lavoisier, *Mémoire sur la calcination de l'étain dans les vaisseaux fermés, et sur la cause de l'augmentation de poids qu'acquiert ce métal pendant cette opération (Loc. cit.*, p. 190).

(b) *Mémoire sur la chaleur*, par Lavoisier et Laplace (*Mém. de l'Acad. des sciences*, 1780, p. 355).

Les dix années comprises entre 1770 et 1780 font époque dans l'histoire de la physiologie, non moins que dans celle des sciences chimiques ; mais elles ne furent pas suivies d'un temps de repos, comme cela arrive souvent après un grand effort accompli, et Lavoisier lui-même ne s'arrêta pas dans l'étude des phénomènes chimiques de la respiration. La balance à la main, il chercha si rien n'avait échappé à ses investigations, et il s'aperçut alors que la quantité d'oxygène consommé dans le travail respiratoire des animaux n'est pas représentée en totalité par celle contenue dans l'acide carbonique exhalé (1).

Découverte de la composition de l'eau.

La découverte récente de la composition de l'eau, dans laquelle, à son insu, il avait été devancé par Cavendish, lui permit d'expliquer cette circonstance et de compléter sa théorie de la combustion respiratoire. Cavendish et Lavoisier, chacun de leur côté, avaient montré que l'oxygène, en brûlant le gaz appelé jusqu'alors de l'air inflammable, et désigné depuis ce moment sous le nom d'hydrogène, ou générateur de l'eau, produit de l'eau comme il produit de l'acide carbonique lorsqu'il s'unit au carbone (2). Or, Lavoisier trouva que pour expliquer la pro-

de l'atmosphère est si complet et si rapide à raison de la diffusibilité des gaz et des courants dont cette masse fluide est sans cesse agitée, que l'analyse ne révèle aucune différence dans la composition de l'air dans les villes et dans la campagne. M. Dumas a calculé que la quantité d'oxygène employée pendant tout un siècle pour l'entretien de la respiration de tous les êtres animés dont la surface du globe est peuplée ne dépasse pas 1/8000 de la quantité répandue dans l'atmosphère, et que dans le cas où les plantes cesseraient de réduire l'acide carbonique excrété par ces êtres et à verser

de l'oxygène dans l'air, il faudrait dix mille années pour que la diminution de ce dernier gaz pût devenir appréciable par nos moyens eudiométriques ordinaires (*a*).

(1) *Mémoire sur les altérations qu'éprouve l'air respiré*, lu à la Société de médecine en 1785 (*Mém. de la Soc. de méd.*, t. V, p. 569; et *Mémoires de chimies*, par Lavoisier, 4e partie, p. 13).

(2) La découverte de la nature de l'eau a donné lieu à beaucoup de débats, et a une importance si grande en physiologie, que je crois devoir m'y arrêter un instant, afin d'indiquer la

((*a*) Dumas, *Essai de statique chimique des êtres organisés*, 1842, p. 18.

duction de chaleur développée par la respiration, il ne suffisait pas non plus de celle dégagée par la combustion du carbone contenu dans l'acide carbonique exhalé ; et comme l'air, en sortant des poumons, est toujours chargé de vapeurs aqueuses, il se vit ainsi conduit à admettre que l'oxygène inspiré sert à brûler de l'hydrogène aussi bien que du carbone dans l'inté-

part qui appartient à chacun dans le service rendu ainsi à la science.

La formation de l'eau lors de la combustion de l'air inflammable ou hydrogène avait été observée de bonne heure par Macquer, dont j'ai déjà eu l'occasion de citer les ouvrages (p. 143); mais ce chimiste n'avait pas compris la portée du fait dont ses expériences l'avaient rendu témoin (a).

Vers 1781, un physicien anglais, Warltire, vit que la détonation d'un mélange d'air inflammable et d'air ordinaire, déterminée par l'étincelle électrique, est suivie d'un dépôt de rosée (b).

Bientôt après, Cavendish répéta les expériences de Warltire, et reconnut que l'eau déposée sur les parois du vase où l'on a fait brûler de l'air inflammable et de l'air commun est le produit de cette combustion. Il opéra de la même manière sur de l'hydrogène mêlé à de l'oxygène pur, et il tira de ses expériences cette conclusion capitale, que ces deux gaz, en s'unissant, se convertissent en *eau pure*. Le Mémoire dans lequel Cavendish rend compte de ses recherches fut lu à la Société royale de Londres,

le 15 janvier 1784, et parut dans les *Transactions* de cette Société six mois après ; mais la découverte faite par ce chimiste remontait à 1781 (c).

En 1783, Priestley, guidé par les expériences de Cavendish, dont il avait déjà connaissance, trouva que l'eau déposée de la sorte représente à peu près la somme des poids des deux gaz employés. Il constata aussi que l'eau est susceptible de donner naissance à des fluides aériformes ; mais, préoccupé toujours de l'idée du phlogistique, il ne découvrit pas que dans cette réaction l'eau est décomposée (d).

A cette même époque (26 avril 1783), James Watt, le célèbre inventeur des principaux perfectionnements de la machine à vapeur, donna aussi dans une lettre adressée à Priestley la véritable explication des résultats obtenus par celui-ci dans son expérience sur la combustion de l'air inflammable : il en conclut que l'eau est un composé des deux gaz oxygène et hydrogène, dépouillés de leur chaleur latente. Mais la lettre de Watt resta inédite (conformément à sa demande), et ne devint publique par la voie de

(a) Macquer, *Dictionnaire de chimie*, 1778, t. I, p. 583.
(b) Voyez Cavendish, *Experiments on Air* (*Philos. Trans.*, 1784, p. 126).
(c) Cavendish, *loc. cit.*, p. 127.
(d) Priestley, *Exper. relating to Phlogiston and the seeming Conversion of Water into Air* (*Phil. Trans.*, 1783, p. 427).

rieur de l'organisme, et que les produits du travail respiratoire sont par conséquent tout à la fois de l'eau et de l'acide carbonique.

Dans tous ses premiers travaux, Lavoisier ne se prononça la presse que postérieurement à l'annonce de la découverte de Cavendish (a).

Pendant que ces travaux se poursuivaient en Angleterre, Lavoisier cherchait à Paris la solution de la même question. Ses expériences, commencées en 1777 (b), furent nettes et décisives, ses déductions logiques et lucides. Il communiqua un premier travail sur ce sujet à l'Académie des sciences, en novembre 1783 (c), et un second Mémoire le 21 avril 1784 (d); mais déjà, le 24 juin 1783, il avait rendu plusieurs physiciens témoins de ses expériences, et Blagden, secrétaire de la Société royale de Londres, qui était de ce nombre, lui avait appris que Cavendish était déjà arrivé au même résultat, bien que ce dernier n'en eût encore rien publié (e).

Des imputations graves pour la mémoire de Lavoisier se produisirent bientôt relativement à cette communication verbale et à l'étendue des droits de Cavendish à la découverte de la théorie de la formation de l'eau. Ces accusations ont été même reproduites de nos jours (f); mais la noblesse du caractère du fondateur de la chimie moderne est trop bien connue pour qu'aucune tache honteuse puisse être imprimée à son nom, et quand je l'entends dire que c'est avant de connaître les expériences de Cavendish qu'il avait trouvé la composition de l'eau, je le crois. En effet, je pense comme M. Flourens, que « le génie a toujours le droit d'être cru (g). »

Lord Brougham, qui a attribué tout le mérite de cette grande découverte à Watt et à Cavendish, et qui nous représente Lavoisier comme un homme dépourvu de probité scientifique, a sans doute omis de lire ce que Watt lui-même disait le 29 avril 1784 au sujet de la part qui appartient au chimiste français. En effet, quand Watt veut établir que l'eau pure est le produit de la déflagration de l'air déphlogistiqué et de l'air inflammable, il déclare positivement que ce sont « *les expériences faites*

(a) Watt, *Thoughts on the Constituant Parts of Water and of Dephlogisticated Air ; with an Account of some Experiments on that Subject (Philos. Trans., 1784, p. 329).*

(b) Voyez Lavoisier, *Mémoires de chimie*, t. II, p. 248.

(c) Lavoisier, *Mémoire dans lequel on a pour objet de prouver que l'eau n'est point une substance simple, un élément proprement dit, mais qu'elle est susceptible de décomposition et de recomposition.* Lu à la séance de rentrée publique de la Saint-Martin 1783 (imprimé dans le volume des *Mémoires de l'Académie* pour 1781, p. 468, et publié en 1784).

(d) Lavoisier et Meunier, *Mémoire où l'on prouve par la décomposition de l'eau que ce fluide n'est pas une substance simple.* Lu à l'Académie des sciences le 21 avril 1784, et imprimé dans le même volume que le précédent (*Mémoires de l'Académie* pour 1781, p. 269).

(e) Voyez le récit de Lavoisier dans le Recueil de ses *Mémoires de chimie*, dont l'impression fut interrompue par la mort de ce savant (tome II, p. 248).

(f) Brougham, *Lives of Men of Letters and Science, who florished on the Time of George III.* (Cavendish, vol. II, p. 279).

(g) Flourens, *Histoire de la découverte de la circulation du sang*, p. 126.

pas sur la source immédiate des matières combustibles ainsi enlevées à l'organisme par l'air que les animaux respirent ; mais dans des publications plus récentes, qu'il fit en commun avec Seguin, il chercha à avancer encore la question, et fut alors moins heureux que dans ses recherches antérieures. Il pensa, en effet, que la combustion respiratoire a son siége dans le poumon même, et s'entretient à l'aide d'hydrogène carboné que le sang y exhalerait (1). Dans cette théorie le poumon était donc le foyer chargé de produire la chaleur animale et de la distribuer à tout le corps (2). Nous verrons bientôt que les choses

récemment à Paris » qui en donnent la meilleure preuve (a).

Il me semble donc qu'en bonne justice les noms de Cavendish et de Lavoisier doivent être associés dans l'histoire de la découverte de la constitution de l'eau. Les recherches de ces deux expérimentateurs furent exécutées simultanément, chacun arriva de son côté à la connaissance de la vérité ; et si la lettre de la loi qui règle les questions de priorité donne peut-être gain de cause à Cavendish, l'équité veut que Lavoisier lui soit associé. Leurs découvertes sont comme deux enfants jumeaux qui, conçus au même moment, se sont développés côte à côte, et entre lesquels le droit d'aînesse est résulté d'une convention plutôt que d'une différence réelle.

Quant aux droits que Watt peut avoir à cette grande découverte, je ne les place pas sur la même ligne que ceux de Cavendish et de Lavoisier. Watt, en lisant le récit des expériences de Priestley, a eu une *idée heureuse*; mais pendant que Cavendish et Lavoisier interrogeaient fructueusement la nature, il ne constata aucun fait probant, et il était si peu sûr de son interprétation des faits observés par Priestley, qu'il n'autorisa la publication de la lettre où il en rendait compte qu'après avoir été confirmé dans son opinion par les travaux de Cavendish et de Lavoisier (b). Watt a deviné juste ; Cavendish et Lavoisier ont prouvé. Malgré le savant plaidoyer présenté en faveur de Watt par un membre illustre de l'Académie des sciences de Paris (c), je persiste donc à regarder Cavendish et Lavoisier comme ayant eu la plus grande part dans l'accomplissement de ce progrès scientifique, et comme ayant par conséquent le plus de droits à notre reconnaissance.

(1) Ce fut Seguin qui le premier attribua ce rôle à l'hydrogène carboné. (Voy. *Mém. de chimie*, par Lavoisier, t. II, 4ᵉ partie, p. 36.)

(2) *Mémoire sur la respiration des animaux*, par Lavoisier et Seguin (*Mémoires de l'Académie des sciences*, 1789, p. 466).

(a) *Philos. Trans.*, 1784, p. 333.
(b) Voyez son Mémoire, *loc. cit.*, p. 330.
(c) Arago, *Éloge hist. de James Watt* (*Mém. de l'Acad. des sc.*, t. XVII, p. CXXXVIII, etc.

ne se passent pas ainsi, et que la combustion physiologique s'opère en réalité dans la profondeur de toutes les parties de l'organisme. Mais ce point est d'une importance secondaire, et ce qui domine la question est le fait de l'existence de cette combustion, fait dont la découverte appartient tout entière à Lavoisier.

Généralisation
des résultats
obtenus
par Lavoisier.

§ 17. — Les belles expériences de ce chimiste portèrent exclusivement sur un petit nombre de Mammifères et d'Oiseaux. Pour donner à sa théorie toute la généralité qu'un pareil sujet comporte, il fallait poursuivre ces investigations dans les autres classes du Règne animal, et voir si les choses se passent de la même manière, d'un côté chez les animaux aquatiques, de l'autre chez ceux qui respirent l'air par des trachées au lieu de poumons.

Déjà, en 1777, Scheele avait dit que les Mouches, les Abeilles et d'autres Insectes périssent dans l'air confiné et rendent ce fluide impropre à l'entretien de la combustion (1). Priestley avait observé des faits analogues chez les Poissons (2); et, avant la mort de Lavoisier, Vauquelin avait constaté aussi que chez les Mollusques et les Insectes, les phénomènes respiratoires sont de même nature que chez les animaux supérieurs, avec cette seule différence que ces êtres peuvent vivre dans un milieu plus pauvre en oxygène (3). Mais la généralisation de ce résultat est due surtout à un physiologiste italien dont le nom reparaîtra ici chaque fois que j'aborderai l'histoire d'une des

---

(1) Scheele, *Abhandl. von der Luft und dem Feuer*, p. 118.

(2) Déjà, en 1777, Priestley avait constaté que les Poissons vicient l'air de la même manière que les autres animaux; il supposait que c'était en y cédant du phlogistique, ce qui revient à dire qu'ils absorbent l'oxy-gène. Mais ce chimiste n'avait pas constaté la production d'acide carbonique par ces animaux (a).

(3) Les expériences de Vauquelin portèrent sur les Sauterelles, les Colimaçons et les Limaces, animaux que l'on rangeait alors dans la classe des Vers (b).

(a) *Exper. on Air*, vol. III, p. 342.

(b) Vauquelin, *Observations chimiques et physiologiques sur la respiration des Insectes et des Vers* (*Ann. de chimie*, 1792, t. XII, p. 273).

grandes fonctions de l'économie animale, à Spallanzani, qui entreprit, vers la même époque, une longue série de recherches comparatives sur la respiration d'un grand nombre d'animaux, les uns terrestres, les autres aquatiques : des Annélides, des Mollusques, des Crustacés, des Insectes, des Poissons, des Reptiles et des Oiseaux (1). Il trouva que chez tous l'oxygène était nécessaire à la vie; que toujours ce gaz était absorbé, et que toujours il était remplacé par de l'acide carbonique.

Enfin l'illustre physicien de Berlin, M. de Humboldt, et un professeur de la Faculté de Montpellier, Provençal, publièrent, quelques années après, sur la respiration des Poissons, un grand et beau travail dont les résultats généraux s'accordaient parfaitement avec la théorie Lavoisienne : ils constatèrent que c'est bien l'air dissous dans l'eau qui sert à l'entretien de la vie de ces animaux; que cet air est plus riche en oxygène que ne l'est celui de l'atmosphère; que les Poissons consomment l'oxygène dont ils se trouvent ainsi entourés, et qu'ils produisent de l'acide carbonique (2).

(1) L'ouvrage de SPALLANZANI sur la respiration (a) est le dernier auquel ait travaillé ce naturaliste laborieux qui, né en 1729, mourut en 1799, après avoir professé successivement aux universités de Reggio, de Modène et de Pavie. Ce livre ne contenait qu'une petite portion de ses recherches, et après sa mort les registres de ses expériences furent confiés à Sénébier, qui en tira les matériaux d'un ouvrage intitulé : *Rapports de l'air avec les êtres organisés* (b). C'est par conséquent dans l'ouvrage de Sénébier que l'on doit chercher la plupart des faits relatifs à la respiration dont la science est redevable à Spallanzani, et s'ils avaient été exposés avec plus de méthode, plus de concision et plus de critique, ils auraient contribué davantage aux progrès de la physiologie.

(2) En 1799, Humphry Davy avait fait aussi quelques expériences sur la respiration des Poissons, et il en avait conclu que c'est l'oxygène tenu en dissolution dans l'eau qui sert à l'entretien de la vie de ces animaux. Il ajoute que nous n'avons aucune raison pour supposer que l'eau puisse être décomposée par leurs branchies. Enfin, il annonce avoir constaté que

(a) *Mémoires sur la respiration*, par Lazare Spallanzani, traduits en français d'après un manuscrit inédit par Sénébier. In-8, Genève, 1803.

(b) 3 vol. in-8, Genève, 1807.

On constata même l'existence de phénomènes respiratoires chez l'embryon du Poulet, lorsqu'il n'est encore qu'imparfaitement développé dans l'intérieur de l'œuf, et la nécessité de ces phénomènes pour l'entretien de la vie du jeune animal en voie de formation (1).

la respiration des Zoophytes s'effectue de la même manière (a).

Mais ce sont surtout les recherches de MM. Humboldt et Provençal qui fixèrent ce point de la science (b).

(1) La nécessité d'une sorte de respiration chez le Poulet, dans l'œuf, n'a pas échappé à la sagacité de Mayow, qui paraît avoir été aussi le premier à se former des idées assez justes relatives au rôle du placenta chez le fœtus des Mammifères, car il considère cet organe comme servant à la fois à la nutrition et à la respiration des jeunes Mammifères (c). L'illustre Réaumur fit voir aussi qu'en vernissant la surface externe des œufs, on empêche l'embryon de s'y développer (d). Mais l'existence des phénomènes chimiques qui caractérisent la respiration ne fut bien constatée dans l'œuf que vers 1820. A cette époque, un physiologiste anglais, nommé Paris, observa qu'à la fin de l'incubation, il se forme de l'acide carbonique dans l'air qui occupe l'espace vide à une des extrémités de l'œuf (e).

MM. Prévost et Dumas, en étudiant les pertes de poids que l'œuf éprouve pendant l'incubation, reconnurent aussi que l'exhalation est plus grande dans les œufs où le travail embryogénique s'opère que dans les œufs stériles. Ils attribuèrent une partie de ces pertes à la production d'une certaine quantité d'acide carbonique, et par des expériences indirectes ils furent conduits à penser que, terme moyen, un œuf de poule, dont le poids est de 50 grammes, devait abandonner ainsi à l'atmosphère, pendant le travail de l'incubation, environ 3 litres de gaz acide carbonique (f).

Vers la même époque, M. Bischoff fit voir que l'air contenu dans l'espace vide que l'évaporation produit dans la coquille de l'œuf est d'abord très riche en oxygène (g), et Dulk montra que la proportion d'acide carbonique y augmente à mesure que le développement de l'embryon avance. Ainsi, au dixième jour de l'incubation, il y trouva 4,44 d'acide carbonique et 22,47 d'oxygène pour 100, et au vingtième jour de l'incubation, 9,23 d'acide carbonique, et 17,55 d'oxygène sur 100 (h).

(a) *Contributions to Physical and Medical Knowledge*, by Beddoes, p. 138.
(b) Provençal et Humboldt, *Recherches sur la respiration des Poissons* (*Mémoires de la Société d'Arcueil*, 1809, t. II, p. 359.
(c) *Tractatus tertius de respiratione fœtus in utero et ovo* (*Op. cit.*, p. 311 et suiv.)
(d) Réaumur, *Mém. pour servir à l'histoire des Insectes*, 1736, t. II, p. 39 et suiv.
(e) Paris, *A Memoir on the Physiology of the Egg* (*Ann. of Philos.*, 1821, 2ᵉ série, vol. I, p. 2).
(f) Dumas, art. *Œuf* du *Dict. classique d'hist. nat.*, 1827, t. XII, p. 121.
(g) Bischoff, *Chemische Untersuchung der Luft, welche sich in den Hühnereiern befindet* (*Schweigger's Jahrb. der Chemie*, 1823, Bd. IX, p. 446).
(h) Dulk, *Untersuchungen über die in den Hühnereiern enthaltene Luft* (*Schweigger's Jahrb.*, 1830, Bd. XXVIII, p. 363).

Le nombre des gaz dont on doit la connaissance à Priestley et aux autres chimistes du siècle de Lavoisier, ou à leurs successeurs, est assez considérable ; mais il n'est aucun de ces corps qui puisse se substituer à l'oxygène dans le phénomène de la respiration : aucun d'entre eux ne possède la propriété d'entretenir la vie comme le fait ce principe comburant, et la plupart de ces fluides élastiques exercent même une action nuisible sur l'économie animale ; plusieurs sont délétères, pour me servir ici de l'expression propre, et tendent à produire l'asphyxie et la mort, non-seulement parce qu'ils n'ont pas le pouvoir vivifiant de l'oxygène, mais parce que ce sont des poisons plus ou moins énergiques.

Le protoxyde d'azote, comme on le sait, possède la propriété d'entretenir la combustion du charbon et de l'hydrogène ; une bougie que l'on y plonge continue à brûler, et l'on pouvait croire qu'il en serait de même pour la respiration des animaux, puisque les phénomènes de cet acte ont tant d'analogie avec une combustion ordinaire. Mais l'expérience prouve que ce gaz, de même que tous les autres, à l'exception de l'oxygène, est impropre à l'entretien de la vie des animaux. L'asphyxie s'y déclare assez promptement, et son action toxique se manifeste

Précédemment, un physiologiste allemand, Vibourg, avait annoncé que l'incubation ne pouvait se poursuivre dans les gaz impropres à la respiration : fait qui avait été pleinement confirmé par les recherches plus récentes de Schwann (a).

Dans ces derniers temps, ce sujet a été étudié d'une manière plus large et plus approfondie par MM. Baudrimont et Martin-Saint-Ange ; les expériences de ces savants portent sur des œufs de Mollusques terrestres et de Reptiles aussi bien que sur des œufs d'Oiseaux, et partout ils ont constaté une certaine absorption d'oxygène, ainsi qu'une exhalation d'acide carbonique et d'azote. Il est aussi à noter que la quantité d'oxygène contenue dans l'acide carbonique exhalé s'est montrée supérieure à celle de l'oxygène absorbé (b).

(a) Schwann, *De necessitate aeris atmospherici ad evolutionem pulli in ovo incubito* (voyez Müller's *Arch. für Physiol.*, 1835, p. 121).
(b) *Recherches anatomiques et physiologiques sur le développement du fœtus* (*Mém. de l'Acad. des sciences, Sav. étrang.*, 1851, t. XI, p. 469).

par une sorte d'ivresse, lors même qu'on ne le respire que mêlé à de l'air atmosphérique (1).

La mort par submersion dépend aussi de la suspension de l'action de l'oxygène sur l'économie animale : ce n'est pas l'eau qui, en pénétrant dans les poumons du noyé, détermine l'asphyxie ; c'est l'obstacle mécanique que ce liquide oppose à l'entrée de l'air dans ces organes, qui arrête ainsi le mouvement vital, et l'effet produit est à peu près le même que si l'on respirait de l'azote, de l'hydrogène ou quelque autre gaz qui, tout en ne possédant pas les qualités de l'oxygène, ne serait cependant pas un poison pour l'organisme (2).

(1) L'influence enivrante exercée par le protoxyde d'azote a fait donner à ce fluide le nom de *gaz hilarant*. Le chimiste Davy en a fait l'objet d'un grand nombre d'expériences, portant soit sur l'homme, soit sur les animaux ; et après avoir fait voir qu'en général la vie persiste un peu plus longtemps chez les animaux qui se trouvent plongés dans ce gaz que chez ceux qui sont submergés ou qui respirent de l'hydrogène ou de l'azote, il a constaté des altérations particulières dans le sang, lorsque du protoxyde d'azote vient à s'y dissoudre. Enfin il décrit avec beaucoup de détails les effets qui se manifestent chez l'homme lorsqu'on respire de ce gaz en petites quantités, et qui dénotent une action particulière exercée par cette substance sur le système nerveux. Mais il est bon de noter que cette ivresse ne se déclare pas toujours, et que l'asphyxie arrive quelquefois avant que les effets excitants du protoxyde d'azote n'aient commencé ; aussi les expériences de ce genre ne sont-elles pas sans danger et ne doivent être tentées qu'avec beaucoup de prudence (a).

(2) Les anciens pensaient que la mort par submersion était causée par l'entrée de l'eau dans toutes les cavités du corps et la rupture des organes vitaux dépendant de cet afflux. Des auteurs plus modernes supposaient que l'eau, en pénétrant dans les poumons, arrêtait le jeu de ces organes (b). Enfin, d'autres encore pensaient que l'eau exerce dans ce cas une action indirecte seulement, et produit la mort en empêchant l'entrée de l'air dans les poumons (c).

La vérité de cette dernière opinion

(a) H. Davy, *Researches, Chemical and Philosophical Chiefly concerning Nitrous Oxide, or Diphlogisticated Nitrous Air and its Respiration*. In-8, Londres, 1800.

(b) De Haen, *Ratio medendi continuata*, t. I.

— Louis, *Lettre sur la certitude de la mort, où l'on rassure les citoyens de la crainte d'être enterrés vivant, avec des observations et des expériences sur les noyés*. In-12, 1752.

(c) Littre, *Hist. de l'Acad. des sciences*, 1719, p. 26.

— Sénac, *Sur les noyés* (*Hist. de l'Acad. des sciences*, 1725, p. 12).

§ 48. — Ainsi les phénomènes de combustion physiologique, dévoilés par les travaux de Lavoisier, s'observent dans le Règne animal tout entier. Tout être animé a continuellement besoin de consommer de l'oxygène qu'il puise dans l'atmosphère, soit directement, soit par l'intermédiaire d'un véhicule, tel que l'eau, et en retour de ce principe vivifiant il verse au dehors de l'acide carbonique. Ce gaz paraît naître dans l'économie animale de la combinaison de l'oxygène ainsi absorbé avec du carbone fourni par l'organisme ; une petite portion de ce même oxygène semble être employée à produire, avec de l'hydrogène éliminé du corps vivant, de l'eau qui s'échappe sous la forme de vapeur mêlée, comme nous le verrons bientôt, à de l'eau qui existe toute formée dans le sang. Enfin, l'azote de

a été pleinement établie par les expériences de Goodwyn, médecin anglais du xviiiᵉ siècle (a). Il constata que la quantité d'eau qui peut s'introduire dans les poumons pendant la submersion, et qui, mêlée au mucus des voies pulmonaires, produit l'écume qui s'y observe souvent, est tout à fait insuffisante pour déterminer l'asphyxie, et que c'est en interceptant le passage de l'air atmosphérique dans ces organes que l'eau dans laquelle un animal est plongé le fait périr. Ces recherches conduisirent Goodwyn à poser les bases du traitement des noyés qui est généralement adopté aujourd'hui.

On distingue avec raison deux sortes d'asphyxies. Celles dites *négatives* sont produites par le défaut d'oxygène, et se déclarent quand le gaz que l'on respire n'agit pas d'une manière nuisible sur l'économie, bien qu'il soit incapable d'entretenir la vie, ou bien encore lorsque le renouvellement de l'air atmosphérique, et par conséquent de l'oxygène, se trouve empêché par une cause mécanique. Les asphyxies dites *positives* sont au contraire des cas d'empoisonnement, produits par l'absorption de gaz délétères dans l'appareil respiratoire, et ils peuvent se produire lors même que l'air vicié par la présence d'un de ces gaz contiendrait encore la proportion normale d'oxygène. Ce n'est pas ici le lieu de traiter des effets produits par ces poisons aériformes, et je me bornerai à citer comme exemples des asphyxies positives celles qu'occasionnent l'acide sulfhydrique ou hydrogène sulfuré qui se dégage dans les fosses d'aisances, etc., et l'oxyde de carbone qui se forme pendant la combustion imparfaite du charbon.

(a) E. Goodwyn, *The Connexion of Life with Respiration, or an Experimental Inquiry into the Effects of Submersion, Strangulation, and several Kinds of Noxious Airs on Living Animals.* In-8, 1788. Une traduction française de cet opuscule a été publiée dans le *Magasin encyclopédique*, t. IV, p. 355.

l'air, dont il a été à peine question jusqu'ici, ne joue qu'un rôle peu important dans le phénomène de la respiration; il n'est pas propre à l'entretien de la vie, et la quantité de ce gaz qu'on voit entrer et sortir des poumons reste à peu près la même.

Ces faits fondamentaux de la théorie de la respiration avaient été tous constatés par Lavoisier, et aucun d'eux n'a été infirmé par les travaux nombreux dont la science s'est enrichie depuis le commencement du siècle actuel; mais cette partie de l'histoire naturelle des êtres organisés n'est pas restée stationnaire; on est allé plus avant, dans l'étude de cette grande question de physiologie, que n'avait pu le faire l'illustre fondateur de la chimie moderne, et dans la prochaine leçon j'exposerai l'état actuel de nos connaissances à ce sujet.

HUITIÈME LEÇON.

Théorie des phénomènes de la respiration. — Source de l'acide carbonique et emploi de l'oxygène. — L'acte respiratoire consiste essentiellement en un travail d'absorption qui s'exerce sur l'oxygène et en une exhalation de l'acide carbonique existant dans l'organisme. — Présence de ces gaz dans le sang. — L'échange des gaz entre le sang et l'atmosphère est régi en grande partie par les lois ordinaires de la physique. — État de l'acide carbonique et de l'oxygène dans le sang. — Source éloignée de l'acide carbonique du sang et emploi de l'oxygène. — Rôle de l'azote. — Exhalation aqueuse. — Résumé sur la nature des phénomènes essentiels de la respiration.

§ 1. — Lorsque Lavoisier rendit compte de ses premiers travaux sur la respiration des animaux, il resta dans une sage réserve au sujet de l'origine de l'acide carbonique dont l'air se charge dans les poumons, et il fit remarquer avec raison que les faits constatés par ses expériences pouvaient s'expliquer de deux manières : en admettant qu'une portion de l'air éminemment respirable, c'est-à-dire l'oxygène, contenue dans l'atmosphère est convertie en acide carbonique en passant par le poumon, ou bien qu'il se fait un échange dans ce viscère; que, d'une part, l'air éminemment respirable est absorbé, et que de l'autre il se dégage du poumon une portion d'acide carbonique presque égale en volume (1).

Mais après qu'il eut étudié avec Laplace la production de chaleur qui a lieu dans la combustion du charbon et celle qui accompagne la respiration des animaux les plus voisins de l'homme, Lavoisier ne conserva plus ce doute, si bien fondé, et adopta nettement la première des deux hypothèses dont je

Du siége
de
la combustion
respiratoire.

(1) Lavoisier, *Expériences sur la respiration (Mém. de l'Acad. des sc.,* 1777, p. 191, et *Mém. de physique et de chimie,* 4ᵉ partie, p. 8).

viens de rappeler l'énoncé. « La respiration, dit-il alors, est une
» combustion à la vérité fort lente, mais d'ailleurs parfaitement
» semblable à celle du charbon ; elle se fait dans l'intérieur
» des poumons sans dégager de lumière sensible, parce que la
» matière du feu devenue libre est aussitôt absorbée par l'humi-
» dité de ces organes : la chaleur développée dans cette com-
» bustion se communique au sang qui traverse les poumons,
» et de là se répand dans tout le système animal (1). »

Ainsi, pour Lavoisier, l'oxygène de l'air, en arrivant dans
l'intérieur du poumon, y rencontre des matières combustibles,
soit du carbone, soit de l'hydrogène carboné, les brûle, et, par
cela même, donne naissance à du gaz acide carbonique qui est
aussitôt rejeté au dehors avec l'air expiré. Dans cette hypothèse, le poumon serait donc un véritable foyer de combustion,
et à chaque inspiration une nouvelle quantité d'air arrivant du
dehors viendrait y activer le feu, et produire à la fois de la chaleur et du gaz acide carbonique.

L'assimilation de l'acte respiratoire au phénomène de la combustion était trop juste pour ne pas être acceptée par tous les
bons esprits ; mais la portion complémentaire de la théorie
Lavoisienne souleva de graves objections. Ainsi on fit remarquer
que la température du poumon n'est pas supérieure à celle des
autres parties intérieures de l'organisme, et que par conséquent
il était difficile de croire que toute la chaleur du corps y prenait
naissance pour se répandre ensuite dans le reste de l'économie.
Lavoisier et Laplace, il est vrai, avaient prévu cette difficulté,
et avaient cherché à la lever en attribuant au sang qui s'éloigne
du poumon une capacité pour la chaleur plus grande que celle
dont serait doué le sang qui arrive dans ce viscère et qui n'a

(1) *Deuxième Mém. sur le principe
de la chaleur*, etc., par Lavoisier et
Laplace (*Mém. de l'Académie*, 1780,
p. 406, et *Mémoires de physique et de
chimie*, t. I, p. 115).

pas encore subi l'influence de l'air (1). Mais cette explication n'avait pu satisfaire tous les physiologistes, et quelques auteurs adoptèrent de préférence la première des deux hypothèses entre lesquelles Lavoisier avait d'abord hésité à se prononcer.

En effet, Lagrange, l'un des géomètres les plus illustres des temps modernes, trouva cette objection si forte, qu'il chercha à expliquer autrement la production de chaleur dans l'économie animale ; il lui sembla probable que cette chaleur devait se dégager dans toutes les parties où le sang circule, et que pour entretenir dans la profondeur de tous les organes la combustion

Hypothèse
de
Lagrange.

(1) Voici comment Lavoisier et Laplace s'expriment à ce sujet :

« La chaleur animale est à peu près la même dans les différentes parties du corps. Cet effet paraît dépendre des trois causes suivantes : la première est la rapidité de la circulation du sang qui transmet promptement jusqu'aux extrémités du corps la chaleur qu'il reçoit dans les poumons ; la seconde est l'évaporation que la chaleur produit dans ces organes, et qui diminue le degré de leur température ; enfin, la troisième tient à l'augmentation observée dans la chaleur spécifique du sang, lorsque par le contact de l'air pur, il se dépouille de la base de l'acide carbonique qu'il renferme. Une partie de la chaleur spécifique développée dans la formation de l'acide carbonique est ainsi absorbée par le sang, sa température restant toujours la même ; mais lorsque dans la circulation le sang vient à reprendre la base de l'acide carbonique, sa chaleur spé-

cifique diminue, il se développe de la chaleur ; et comme cette combinaison se fait dans toutes les parties du corps, la chaleur qu'elle produit contribue à entretenir la température des parties éloignées des poumons, à peu près au même degré que celle de ces organes (a). »

Quelques auteurs attribuent ces vues ingénieuses à Crawford, physiologiste anglais qui a fondé une théorie de la chaleur animale sur des considérations du même ordre (b) ; mais, ainsi que l'a fait remarquer avec beaucoup de raison M. Gavarret, les arguments de cet auteur sont empruntés pour la plupart à Lavoisier (c), et j'ajouterai que Crawford n'avait que des idées très vagues et très obscures au sujet de la nature des phénomènes chimiques de la respiration. Nous reviendrons sur ce point lorsque nous étudierons la production de la chaleur chez les animaux.

(a) Lavoisier et Laplace, *Deuxième mémoire sur la chaleur* (*Académie des sciences*, 1780, et *Mémoires de physique et de chimie*, t. 1, p. 116).

(b) Crawford, *Experiments and Observations on Animal Heat and the Inflammation of Combustible Bodies*, 1788.

(c) Gavarret, *Physique médicale*, t. I : *De la chaleur produite par les êtres vivants*, 1855, p. 183 et suiv.

dont ce dégagement dépend, l'oxygène devait se dissoudre dans le sang pendant le passage de ce liquide dans les poumons, puis se combiner peu à peu avec du carbone et de l'hydrogène puisés dans le sang lui-même ; enfin que l'acide carbonique produit de la sorte jusque dans les parties les plus reculées du système circulatoire, devait être entraîné par le sang veineux et s'en dégager dans les poumons (1).

Cette hypothèse n'était encore qu'une simple vue de l'esprit et manquait de bases ; mais c'était la conception d'un homme de génie, et il est souvent donné au génie de voir la vérité bien avant qu'elle ne se soit dévoilée, et de pressentir les découvertes futures.

Un chimiste dont les travaux n'inspiraient que peu de confiance, Hassenfratz, chercha à prouver que la teinte vermeille du sang artériel dépend de la présence de l'oxygène dissous dans ce

(1) Cette hypothèse de Lagrange a acquis une si grande importance, qu'il me semble bon de rapporter ici les termes mêmes dans lesquels Hassenfratz la fit connaître dans un Mémoire lu à l'Académie des sciences en 1791 :

« M. de Lagrange, réfléchissant que si toute la chaleur qui se distribue dans l'économie animale se dégageait dans les poumons, il faudrait nécessairement que la température des poumons fût tellement élevée que l'on aurait continuellement à craindre leur destruction, et que la température des poumons étant si considérablement différente de celle des autres parties des animaux, il était impossible qu'on ne l'ait point encore observée : il a cru pouvoir en conclure avec une grande probabilité, que toute la chaleur de l'économie animale ne se dégageait pas seulement dans les poumons, mais bien dans toutes les parties où le sang circulait.

» Il supposa pour cela que le sang, en passant dans les poumons, dissolvait l'oxygène de l'air respiré ; que cet oxygène dissous était entraîné par le sang dans les artères et de là dans les veines ; que dans la marche du sang, l'oxygène quittait peu à peu son état de dissolution pour se combiner partiellement avec le carbone et l'hydrogène du sang, et former l'eau et l'acide carbonique qui se dégage du sang aussitôt que le sang veineux sort du cœur pour se rendre dans les poumons (a). »

(a) Hassenfratz , *Mémoire sur la combinaison de l'oxygène avec le carbone et l'hydrogène du sang, sur la dissolution de l'oxygène dans le sang, et sur la manière dont le calorique se dégage* (Annales de chimie, 1791, t. IX, p. 266).

liquide, et que la couleur sombre du sang veineux provient de la combinaison de cet oxygène avec le carbone et l'hydrogène ; mais les expériences qu'il rapporta ne fournirent aucun argument solide en faveur de son opinion (1).

Humphry Davy, au début de sa carrière et sans avoir connaissance des vues de Lagrange, avait aussi déduit de quelques essais chimiques que l'oxygène n'est pas employé à produire de l'acide carbonique dans les poumons, mais se combine avec le fluide nourricier qui abandonnerait en même temps une certaine quantité de ce dernier gaz (2).

(1) Hassenfratz rapporte les résultats des expériences de Girtanner et de Fourcroy sur la coloration du sang veineux par le contact de l'oxygène, et sur le changement en sens inverse qui se produit dans ce sang vermeil lorsqu'on l'abandonne à lui-même pendant un certain temps, et qu'il commence à s'altérer. Il ajoute, comme preuve à l'appui de l'hypothèse de Lagrange, que le sang devient presque noir par l'action de l'acide muriatique oxygéné (c'est-à-dire du chlore), et que le même effet ne se produit pas sous l'influence de l'acide muriatique ordinaire ; fait qui n'a en réalité aucune valeur dans la discussion du point en litige. En résumé, ce Mémoire est non moins faible en raisonnement que pauvre en faits, et ne contribua nullement à avancer la question dont nous nous occupons ici ; je ne comprends donc pas comment beaucoup de physiologistes associent le nom de Hassenfratz à celui de l'illustre Lagrange, comme si l'hypothèse de la combustion respiratoire profonde leur appartenait en commun. L'écrit de Hassenfratz se trouve dans le volume IX° des *Annales de chimie*, p. 275 (1791).

Les expériences de Girtanner, dont il fait mention, se trouvent relatées dans l'ouvrage de cet auteur, publié à Berlin, en 1792, mais que je n'ai pas eu l'occasion d'examiner (a).

(2) Dans ce travail (b) Davy considère le gaz oxygène comme étant un composé de lumière et d'oxygène, et il le désigne sous le nom de *phosoxygène*. Il fait remarquer qu'à la température du corps ce gaz ne se combine ni avec le carbone, ni avec l'hydrogène ; il constate aussi que par son action sur le sang il n'y a pas dégagement de lumière, et il en conclut que le sang ne décompose pas le *phosoxygène*, comme il l'appelle, c'est-à-dire qu'il n'y a pas combustion, mais simplement combinaison de ce phosoxygène avec le sang et dégagement d'acide carbonique et d'eau déjà existants dans ce liquide. Il cite aussi à l'appui de cette manière de voir quelques expériences dans

(a) *Anfangsgründe einer antiphlogistischen Chemie*, p. 209.
(b) *Essays on Heat, Light, etc., with a New Theory of Respiration* (inséré dans un ouvrage de Beddoes, intitulé : *Contributions to Physical and Medical Knowledge*, in-8, 1799).

Expériences
de
Spallanzani.

Les belles recherches de Spallanzani sur la respiration de quelques animaux inférieurs étaient de nature à jeter plus de lumière sur la question soulevée par Lagrange. Effectivement ce physiologiste habile trouva que les Colimaçons produisent de l'acide carbonique lorsqu'ils sont plongés dans de l'azote pur ou dans de l'hydrogène, et cela en quantité aussi grande que lorsqu'ils sont renfermés dans un vase rempli d'air. Ce résultat devait paraître incompatible avec la théorie de la production directe de l'acide carbonique dans la cavité pulmonaire par la combinaison de l'oxygène inspiré avec du carbone expulsé du sang. Mais Spallanzani avait observé le même dégagement d'acide carbonique, lorsqu'il faisait ses expériences sur des animaux privés de vie, et par conséquent on pouvait penser que, dans l'un comme dans l'autre cas, la formation de ce gaz était due non pas à la respiration, mais à quelque phénomène de putréfaction (1). On ne s'y arrêta donc pas, et la théorie Lavoisienne continua de régner dans nos écoles (2).

lesquelles il a vu que du sang reçu dans un flacon rempli d'oxygène absorbait une certaine quantité de ce gaz et abandonnait un peu d'acide carbonique. Du reste, Davy ne semble pas avoir eu grande confiance dans ces écrits, car il n'y revint pas dans ses recherches ultérieures sur la respiration, et en 1800 il semble même avoir adopté presque complétement la théorie Lavoisienne (a).

(1) Ces expériences sont relatées en partie dans les paragraphes 19 à 24 du deuxième Mémoire de Spallanzani *sur la respiration* (p. 343), et en partie dans l'ouvrage de Sénebier sur les *Rapports de l'air avec les êtres organisés*, t. I, p. 367, etc.

(2) Voici, par exemple, comment Fourcroy, après avoir exposé sommairement les deux hypothèses, résume la question :

« Si l'on remarque que le sang veineux exposé au gaz oxygène le convertit en acide carbonique ; que la combustion de l'hydrogène carboné dans le gaz oxygène a lieu dans une foule de matières organiques végétales ou animales, même à des températures très basses, il ne paraîtra plus douteux que ce composé, surabondant par l'effet de la circulation, brûle véritablement dans les poumons, et que le gaz oxygène de l'air se combine dans les vésicules pulmonaires avec ces deux principes, l'hidro-

(a) Voy. *Researches, Chemical and Philosophical Chiefly concerning Nitrous Oxide, or Diphlogisticated Nitrous Air and its Respiration*, by H. Davy. In-8, 1800, p. 448, etc.

Pendant les vingt premières années du siècle actuel, nos connaissances relatives à la nature du travail respiratoire ne firent que peu de progrès. Berthollet (1), Allen et Pepys (2), Prout (3), Nysten (4) et plusieurs autres physiologistes, firent

gène (*sic*) et le carbone, de manière à former de l'eau et de l'acide carbonique qui n'existait auparavant ni dans le sang ni dans l'air. » Il admet aussi que cette combustion, tout en étant le phénomène principal de la respiration, ne constitue pas à elle seule cet acte ; qu'une portion de l'oxygène est en même temps absorbée par le sang dont elle contribue à changer les propriétés (*a*).

(1) Les expériences de Berthollet portent principalement sur les rapports qui existent entre la quantité d'oxygène qui disparaît dans la respiration et la quantité d'acide carbonique qui y est produite (*b*).

(2) Ces deux physiologistes publièrent en 1808 et 1809 une série de recherches sur la respiration de l'homme et de quelques petits mammifères (*c*), et s'appliquèrent avec succès à perfectionner la méthode expérimentale employée pour l'étude des altérations chimiques de l'air dans ce phénomène; mais tout en constatant de la sorte plusieurs faits intéressants, ils tombèrent dans des erreurs graves, dépendantes surtout de l'incertitude

où ils se trouvaient au sujet de la quantité et de la nature de l'air restant dans les poumons au commencement et à la fin de chaque opération. Ainsi ils conclurent de leurs expériences que dans la respiration normale la quantité d'oxygène consommée est remplacée par un *volume égal* de gaz acide carbonique, ce qui supposerait que la totalité du principe comburant serait employée à brûler du carbone, et qu'il ne s'en combinerait pas avec de l'hydrogène, comme l'admettait Lavoisier.

(3) Les expériences de Prout ont principalement pour objet les variations qui s'observent dans la quantité d'acide carbonique exhalé par l'homme, et ne portent pas sur la théorie de la respiration (*d*).

(4) Nysten a fait un assez grand nombre de recherches relatives aux effets produits sur l'économie animale par la présence de divers gaz dans les vaisseaux sanguins et sur les phénomènes chimiques de la respiration dans les maladies. Il a entrevu plusieurs faits importants ; mais les procédés eudiométriques dont il faisait

(*a*) Fourcroy, *Système des connaissances chimiques*, an IX, t. X, p. 372.

(*b*) Berthollet, *Sur les changements que la respiration produit dans l'air* (*Mém. de la Société d'Arcueil*, 1809, t. II, p. 454).

(*c*) W. Allen and W. Pepys, *On the Changes produced in Atmospheric Air and Oxygen Gas by Respiration* (*Philos. Trans.*, 1808, p. 249).

— *On Respiration* (*Philos. Trans.*, 1809, p. 404).

(*d*) Prout, *Observ. on the Quantity of Carbonic Acid Gas emitted from the Lungs during Respiration at Different Times and under Different Circumstances* (*Annals of Philosophy*, 1813, vol. II, p. 328).

— *Some Further Observations on the Quantity of Carbonic Acid Gas emitted from the Lungs* (*loc. cit.*, 1814, t. IV, p. 331).

à ce sujet des expériences nombreuses ; j'aurais souvent à parler des résultats dont ils enrichirent ainsi la science, mais les faits constatés par ces savants ne pouvaient résoudre la question de l'origine de l'acide carbonique et nous éclairer sur le siége de la combustion respiratoire. Les vues de Lagrange étaient donc à ce moment, de même qu'en 1791, à l'état de simple hypothèse et manquaient de démonstration (1).

usage n'avaient pas la précision nécessaire pour lui permettre de résoudre la plupart des questions fondamentales auxquelles il s'attaquait. Les travaux de ce physiologiste méritent cependant d'être cités avec éloge (a).

(1) Vers le commencement du siècle, Thompson adopta l'hypothèse de l'absorption de l'air par le sang des vaisseaux pulmonaires ; et peu de temps après, Brande chercha également ment à expliquer les phénomènes de la respiration en supposant que l'air est absorbé à travers les parois de ces vaisseaux, puis décomposé par le sang de façon à donner peu à peu naissance à de l'acide carbonique et à de l'eau qui, de même que l'azote, sont portés au poumon par le sang veineux et ensuite exhalés ; mais ce chimiste n'apporta aucune preuve à l'appui de son hypothèse (b).

Vers la même époque, l'illustre fondateur de la théorie atomistique, J. Dalton, combattit au contraire les vues de Lagrange ; il les considéra comme insoutenables et adopta pleinement l'opinion d'une combustion s'effectuant dans l'intérieur des poumons (c).

En 1821, Coutanceau exposa avec beaucoup de détails des vues identiques avec celles de Lagrange dont il paraît ne pas avoir eu connaissance, et il cita à l'appui de ses opinions quelques expériences qu'il avait faites sur l'Homme, de concert avec Nysten, en 1806 ; mais elles n'avaient conduit à aucun résultat net. Voici le passage dans lequel l'auteur en rend compte : « Les résultats que nous avons obtenus nous ont constamment montré, dans le gaz azote qui avait servi à notre respiration, une quantité d'acide carbonique égale à celle qui se forme dans une respiration ordinaire, et qu'ils tendent par conséquent à prouver d'une manière directe et incontestable que la production de l'acide carbonique pulmonaire est étrangère à toute espèce de combustion. Je ne puis néanmoins me dissimuler que, malgré tous nos soins, j'ai lieu de craindre que nos expériences n'aient jamais été portées à un point de perfection suffisant pour en conclure tout ce qu'elles semblaient promettre, par la seule raison que nous n'avons pu parvenir à respirer longtemps le gaz azote assez pur et assez dépouillé de

(a) Nysten, *Recherches de physiologie et de chimie pathologiques, pour faire suite à celles de Bichat, sur la vie et la mort.* In-8, Paris, 1811.

(b) W. Brande, *Concise View of the Theory of Respiration* (Nichol. Journ., 1805, vol. XI, p. 79).

(c) Dalton, *On Respir. and Animal Heat* (Mem. of the Lit. and Philos. Soc. of Manchester, 2ᵉ série, vol. II).

Ainsi la découverte de la nature des phénomènes locaux de la respiration restait à faire, et l'on comprendra facilement le sentiment d'orgueilleuse tendresse que j'éprouve en arrivant à ce point de l'histoire de la physiologie ; car c'est à un frère dont la mémoire m'est bien chère, que cette découverte est principalement due. Justice ne lui a pas toujours été rendue par les écrivains du jour, et je me félicite d'avoir l'occasion de rétablir ici la vérité.

§ 2. — William Edwards (1), après avoir fait une longue série de recherches intéressantes sur l'asphyxie, et avoir publié sur le rôle de l'azote dans la respiration des travaux dont j'aurai

Expériences de W. Edwards.

gaz oxygène, pour en déduire rigoureusement l'existence de l'exhalation carbonique pulmonaire, indépendamment de toute action directe du carbone sur le sang. J'avouerai donc que, chimiquement parlant, on ne saurait démontrer l'impossibilité de cette combustion de carbone (a). »

Or, indépendamment des causes d'erreurs dont l'auteur avait été frappé, ces expériences ne pouvaient inspirer que fort peu de confiance sous le rapport eudiométrique ; car elles donnaient pour la composition normale de l'air atmosphérique : oxygène, 22 ; acide carbonique, 2 ; azote, 76 pour cent (b); résultat qui doit suffire pour les faire juger.

On voit donc que les opinions énoncées par Coutanceau ne pouvaient exercer aucune influence sur les idées régnantes au sujet de la nature du phénomène de la respiration.

(1) William Frederic EDWARDS naquit à la Jamaïque en 1776, et peu de temps après sa famille étant venue se fixer à Bruges, il y passa la plus grande partie de sa jeunesse ; il y débuta dans la carrière scientifique comme professeur d'histoire naturelle à l'école centrale de cette ville, et il y publia vers 1807 une *Flore du département de la Lys*. En 1808, il vint à Paris pour achever ses études médicales ; en 1814, il présenta à l'Académie des sciences un travail *Sur la structure de l'œil*, et il soutint à la Faculté de médecine une thèse estimée *Sur l'inflammation de l'iris*. En 1815 et 1816, il fit, en commun avec Chevillot, une série de recherches chimiques très intéressantes sur les *combinaisons du manganèse avec les alcalis* (c), et vers la même époque il commença ses expériences sur l'asphyxie (d). Un premier Mémoire sur ce sujet, lu à l'Académie en 1817, fut bientôt suivi d'un travail sur l'in-

(a) Coutanceau, *Révision des nouvelles doctrines chimico-physiologiques.* In-8, 1821, p. 97.

(b) *Op. cit.*, p. 284.

(c) *Mém. sur le caméléon minéral* (*Ann. de chim.*, 1817, t. IV, p. 287. et 1818, t. VIII, p. 337).

(d) *Mém. sur l'asphyxie considérée chez les Batraciens* (*Ann. de chimie*, 1817, t. V, p. 356).— *Deuxième Mém.* (*Op. cit.*, t. VIII, p. 226).

bientôt à parler, étudia avec une logique sévère les phénomènes fondamentaux de cette fonction, c'est-à-dire l'emploi de
l'oxygène et la production de l'acide carbonique par l'organisme animal.

Il parvint ainsi à établir expérimentalement que la formation
de l'acide carbonique n'est pas une conséquence directe de
l'abord de l'oxygène atmosphérique dans les poumons; qu'elle
en est indépendante; qu'elle se continue lorsque ces organes
ne contiennent plus la moindre quantité de ce principe comburant; et que par conséquent l'espèce de combustion vitale
dont ce gaz semble devoir être un des produits ne saurait
avoir son siége dans la cavité respiratoire.

Ses premières expériences portèrent sur les Grenouilles,
animaux qui respirent à l'aide de poumons comme nous, mais

fluence que la température exerce sur l'économie, sur l'influence vivifiante de l'air et sur la transpiration. En 1820, l'Académie lui décerna le prix de physiologie récemment fondé par M. de Montyon, et en 1821, ses *Recherches sur la respiration et sur l'influence des saisons sur l'économie animale* lui valurent pour la seconde fois cette récompense honorifique. En 1824, il publia l'ensemble de ses recherches physiologiques dans un ouvrage qui est intitulé *De l'influence des agents physiques sur la vie* (a), et qui est remarquable par la lucidité de l'exposition et la logique des argumentations aussi bien que par l'importance et la nouveauté des faits. Une traduction anglaise de ce livre a été publiée par MM. Hodgkin et Fischer (b). On doit aussi à W. Edwards un Mémoire sur la contraction musculaire; des recherches sur l'alimentation (c), dont nous aurons l'occasion de nous occuper dans une autre partie de ce cours; des expériences sur la germination (d), ainsi que divers travaux sur les *Caractères physiologiques des races humaines* et sur quelques questions de linguistique (e). Il entra à l'Institut comme membre de l'Académie des sciences morales et politiques en 1832, et il mourut à Versailles en 1842.

(a) Un vol. in-8,

(b) *On the Influence of Physical Agents on Life.* In-8, 1832.

(c) W. Edwards et Balzac, *Recherches expérimentales sur l'emploi de la gélatine comme substance alimentaire* (Archiv. gén. de méd., 2ᵉ série, 1835, t. I, p. 313, et t. VII, p. 272).

— *Alimentation* (Encyclop. du XIXᵉ siècle, 1837, t. II, p. 265).

(d) W. Edwards et Collin, *De l'influence de la température sur la germination* (Ann. des sc. nat., Botanique, 1834, 2ᵉ série, t. I, p. 257).

— *Mém. sur la végétation des céréales sous de hautes températures* (Ann. des scienc. nat., Botanique, 1836, t. V, p. 5).

(e) Voyez les *Mém. de la Société ethnologique*, t. I, 1841, et t. II, 1845.

— W. F. Edwards, *Recherches sur les langues celtiques.* In-8, 1844 (ouvrage posthume).

qui, en hiver surtout, peuvent supporter pendant très long-temps la privation d'oxygène, sans que mort s'ensuive, et qui, en raison de la conformation particulière de leur corps, se laissent comprimer les flancs de façon que la totalité de l'air contenu dans les organes respiratoires soit facile à expulser. Or, en plaçant dans une cloche renversée sur le bain de mercure, et remplie de gaz hydrogène pur, une Grenouille dont les poumons avaient été au préalable vidés d'air, William Edwards reconnut que, malgré l'absence d'oxygène dans le gaz respiré, l'animal produisait dans l'espace de quelques heures une quantité d'acide carbonique égale à peu près au volume de son corps. Spallanzani avait annoncé le même fait vingt-cinq ans auparavant; mais les preuves qu'il en avait données pouvaient paraître insuffisantes, et il considérait ses observations comme favorables à la théorie de Lavoisier (1).

La signification de cette expérience n'était cependant pas équivoque, et W. Edwards en a déduit de la manière la plus facile et la plus nette la véritable théorie de la respiration. Il est évident que, puisque l'acide carbonique se dégageait du corps de l'animal sans que celui-ci fût en rapport avec l'oxygène, ce gaz devait être *exhalé de l'organisme*, et ne pas se former dans les poumons, comme le supposait Lavoisier, par

(1) Des expériences analogues avaient été faites vers la fin du siècle dernier par Spallanzani, et ce physiologiste illustre avait constaté aussi l'exhalation d'une certaine quantité d'acide carbonique ; mais d'après la manière inexacte dont il appréciait la quantité d'oxygène contenue dans l'air atmosphérique, il était évident que les moyens eudiométriques dont il disposait étaient très imparfaits, et l'on pouvait penser que les gaz qu'il employait étaient impurs: aussi ses découvertes restèrent-elles stériles jusqu'à ce que W. Edwards eut établi sans réplique les faits mentionnés ici. Ce serait cependant manquer de justice envers Spallanzani que de ne pas lui attribuer une très large part dans les progrès accomplis depuis Lavoisier dans la connaissance de la nature de l'acte respiratoire. Les expériences sur la production de l'acide carbonique par les Batraciens placés dans l'hydrogène sont consignées dans le livre de Sénebier, intitulé : *Des rapports de l'air avec les êtres organisés*, t. I, p. 367, etc.

la combinaison directe de l'oxygène inspiré et du carbone excrété par le sang (1).

Ce physiologiste obtint un résultat analogue en répétant les expériences de Spallanzani sur les Colimaçons, et il s'assura que les Poissons, bien qu'ils respirent à l'aide de branchies au lieu de poumons, produisent aussi l'acide carbonique par exhalation (2). Mais toutes ces recherches ne portaient encore que sur des êtres inférieurs, des animaux à sang froid, et pour donner aux conclusions qui en découlaient toute la généralité désirable, il fallait les étendre aux animaux supérieurs, et notamment aux Mammifères, dont le mode de respiration est en tout point comparable à celle de l'homme.

La rapidité avec laquelle la mort se déclare lorsque les animaux à sang chaud sont privés d'oxygène, et aussi la quantité considérable d'air qui reste toujours dans leurs poumons, même après les mouvements d'expiration les plus forcés, sont des circonstances qui jusqu'alors avaient empêché les physiologistes d'arriver à aucun résultat net dans des expériences analogues ; mais cette difficulté n'arrêta pas mon frère, car il sut la tourner. Pour cela il lui suffit de faire usage, non pas d'animaux adultes, comme l'avaient fait ses devanciers, mais de Mammifères nouveau-nés, qui effectivement ont la faculté de résister à l'asphyxie, à la manière des animaux inférieurs, et qui ont des poumons d'une très faible capacité. En procédant de la sorte, il trouva que les jeunes Mammifères, plongés dans une atmosphère d'hydrogène, et par conséquent ne recevant pas d'oxygène dans leurs poumons, continuaient cependant à exhaler de l'acide carbonique (3).

Ainsi, chez les animaux supérieurs, de même que chez ceux

____

(1) Voyez à ce sujet le chapitre sur les altérations de l'air par la respiration, dans l'ouvrage de W. Edwards, intitulé *De l'influence des agents phy-*siques sur la vie, 1824, p. 404 et suivantes.

(2) *Op. cit.*, p. 437 et suiv.

(3) *Op. cit.*, p. 454 et suiv.

dont la vie est plus obscure et la structure moins parfaite, la combustion que l'on supposait exister à la surface des organes respiratoires n'est pas nécessaire à la production de l'acide carbonique. L'excrétion de ce gaz est même un phénomène complétement indépendant de l'abord de l'oxygène dans les poumons, car la présence ou l'absence de ce principe comburant n'influe pas directement sur les quantités expulsées de l'économie.

Effectivement, en se plaçant dans des circonstances favorables, cet expérimentateur trouva que la quantité d'acide carbonique dégagée par les Grenouilles plongées dans de l'hydrogène pur était tout aussi considérable que celle produite par les mêmes animaux lorsqu'ils respiraient de l'air contenant la proportion ordinaire d'oxygène.

W. Edwards en conclut avec raison que dans la respiration l'acide carbonique ne se forme pas de toutes pièces dans le poumon, mais qu'il est exhalé de l'organisme, tandis que l'oxygène de l'air qui disparaît est absorbé. Il se demanda ensuite quelle pouvait être la source de cette exhalation, et il fut conduit à admettre que l'acide carbonique excrété devait provenir du sang. Il ajouta même que probablement ce gaz existe tout formé dans le sang, et il appuya son opinion sur des expériences inédites de Vauquelin, qui, en plaçant du sang dans de l'hydrogène, avait obtenu un dégagement d'acide carbonique (1).

§ 3. — L'exactitude de ces résultats fut d'abord révoquée en doute par quelques auteurs; mais elle ne tarda pas à être généralement reconnue. M. Collard de Martigny fut le premier à les confirmer, et afin de se mettre à l'abri des causes d'erreur provenant de l'existence d'un peu d'oxygène ou d'acide carbonique dans les poumons des Grenouilles qu'il faisait vivre dans de l'hydrogène, il eut soin d'analyser séparément

______

(1) Voyez *De l'influence des agents physiques sur la vie*, p. 464 et 465.

les gaz à diverses périodes de chaque expérience. Si l'acide carbonique dégagé par l'animal fût provenu des fluides aériformes restés dans les poumons, c'est au commencement de l'expérience seulement que l'hydrogène expiré en eût été chargé ; mais il n'en fut pas ainsi, et pendant toutes les périodes de l'expérience, le dégagement de ce gaz continua. M. Collard de Martigny n'en constata pas une production tout à fait aussi abondante que l'avait fait W. Edwards, mais il acquit aussi la conviction que dans l'acte de la respiration ce gaz est exhalé de l'organisme, et ne résulte pas de l'union directe de l'oxygène inspiré avec du carbone que le sang verserait dans la cavité pulmonaire (1).

(1) Collard de Martigny opérait sur le mercure, et après avoir comprimé sous l'eau les flancs, les fosses nasales et la bouche des Grenouilles destinées à ses expériences, il plaçait un de ces animaux sous une cloche remplie soit d'azote, soit d'hydrogène ; puis d'heure en heure, à l'aide d'un robinet adapté au sommet de la cloche, il vidait ce récipient, recueillait le gaz dans une autre éprouvette pour en faire l'analyse et remplissait avec une nouvelle quantité d'azote ou d'hydrogène la cloche où se trouvait la Grenouille. La quantité d'acide carbonique s'est toujours trouvée un peu plus considérable au commencement de l'expérience que dans les périodes suivantes, et a toujours diminué notablement dans la dernière période. Mais cet abaissement dans le dégagement de l'acide carbonique s'explique parfaitement par l'affaiblissement de la respiration à mesure que l'asphyxie faisait des progrès ; et lors même qu'on attribuerait au résidu contenu dans le poumon au début de l'expérience la totalité de l'acide carbonique produit pendant la première période de la réclusion de l'animal dans le gaz asphyxiant, le fait de l'exhalation de cet acide, indépendamment de toute intervention directe d'oxygène dans les poumons, n'en serait pas moins évident pendant les périodes subséquentes Voici les quantités d'acide carbonique obtenues dans quelques-unes de ces expériences dont la durée était divisée en un certain nombre de périodes, d'environ une heure et demie ou deux heures, l'acide carbonique étant évalué en centilitres :

Périodes.	I.	II.	III.	IV.	V.	VI.
1re . .	0,91	2,75	1,70	1,82	1,27	1,48
2e . . .	0,59	1,87	1,09	0,98	1,03	0,98
3e . . .	0,47	1,79	0,91	0,97	0,89	1,01
4e . . .	0,44	1,00	0,93	0,93	0,92	0,87
5e . . .	0,39	0,57	0,59	0,73	0,78	0,81

Dans l'expérience n° 1, une seule Grenouille avait été employée ; dans le n° 2 on avait placé trois de ces animaux sous la même cloche, et dans les autres on en avait employé deux. L'auteur les répéta dix-sept fois, et en obtint toujours des résultats analogues ;

M. J. Müller, à l'aide d'une série de recherches où il prit de précautions plus minitieuses encore pour éviter les chances d'erreur dont quelques physiologistes pensaient que les expériences de W. Edwards pouvaient être entachées, constata également l'exhalation de l'acide carbonique en l'absence de l'oxygène dans le milieu ambiant. Ainsi, pour être bien sûr qu'il ne resterait pas d'air dans les poumons des Grenouilles dont il faisait usage, M. Müller plaça d'abord ces animaux dans le récipient de la machine pneumatique et y fit le vide ; puis il les renferma dans une quantité déterminée d'hydrogène parfaitement pur, et il trouva toujours qu'ils y dégageaient de l'acide carbonique, comme l'avait observé W. Edwards (1).

J'ajouterai encore que M. Bergmann a répété de son côté les mêmes expériences avec non moins de succès (2), et que le fait de la production de l'acide carbonique par la respiration sans le concours direct du gaz oxygène a été

---

aussi en a-t-il déduit avec raison cette conclusion, que « *l'exhalation de l'acide carbonique persiste longtemps après que l'inspiration de l'oxygène a cessé d'avoir lieu.* » Mais, ainsi que nous le verrons par la suite, M. Collard alla beaucoup trop loin dans sa critique de la théorie Lavoisienne, lorsqu'il considéra l'origine de l'acide carbonique comme ne se liant pas à des phénomènes de combustion organique déterminés par l'oxygène absorbé au préalable (*a*).

(1) Dans les expériences de M. Müller, la quantité d'acide carbonique exhalée par des Grenouilles placées tantôt dans l'hydrogène, d'autres fois dans de l'azote, a varié entre 0,25 pouce cube et 0,83. L'auteur a déduit aussi de ses propres recherches que les Grenouilles placées dans des conditions analogues, mais respirant dans l'air, produisent en six heures 0,57 d'acide carbonique, quantité qui ne s'éloigne pas beaucoup de celle obtenue dans plusieurs cas où la Grenouille était plongée dans de l'hydrogène. Ces recherches sont consignées dans le *Manuel de physiologie* de Müller, trad. franç., t. I, p. 248.

(2) Dans ces expériences, faites sur des Grenouilles placées soit dans de l'azote, soit dans de l'hydrogène, la quantité d'acide carbonique obtenue a varié entre 0,5 et 0,8 pouce cube (*b*).

(*a*) Collard de Martigny, *Recherches expérimentales et critiques sur l'absorption et sur l'exhalation respiratoires* (*Journal de physiologie* de Magendie, 1830, t. X, p. 111).

(*b*) Voyez la *Physiologie* de Müller, t. I, p. 248.

constaté également par M. Bischoff (1) et par M. Marchand (2).

§ 4. — Ainsi, dans l'acte de la respiration, le dégagement de l'acide carbonique n'est pas un phénomène qui puisse dépendre directement de la présence de l'oxygène dans les poumons. En effet, le premier de ces gaz est exhalé lors même que le second n'arrive plus dans ces organes, et puisque cette production d'acide carbonique n'est pas interrompue par l'absence de l'oxygène, on doit admettre que dans la respiration normale elle ne résulte pas davantage d'une combustion locale entretenue dans la cavité respiratoire par l'air inspiré et par le carbone excrété.

On peut aussi conclure légitimement de ces faits, que dans l'acte de la respiration l'oxygène qui disparaît est absorbé, tandis que l'acide carbonique qui apparaît est excrété de l'organisme.

Cette partie du phénomène de la respiration n'est donc pas

(1) Voici les conclusions que M. Bischoff a déduites de ses expériences :

« 1° Acidum carbonicum a Ranis » etiam in aeribus oxygenium non » continentibus excernitur, unde hunc » aerem jam in sanguine inesse, neque » ex oxygenio aeris atmosphærici et » carbonico sanguinis in pulmonibus » formari sequitur.

» 2° Hujus acidi carbonici quantitas » in certa quidam aeris quantitate » eadem fere est in hydrogenio ac in » aere atmosphærico.

» 3° Oritur hoc acidum carbonicum » partim in pulmonibus, partim in » cute, sed magis physica quam organica ratione excerni videtur, quam » etiam in animalibus mortuis ejus » excretio observetur (a). »

(2) Dans ces expériences faites sur des Grenouilles, M. Marchand n'a pas obtenu des résultats aussi considérables que ses devanciers ; ces animaux ne vivaient pas aussi longtemps, et il suppose que dans les expériences précédentes les gaz employés pouvaient contenir un peu d'oxygène; mais il me semble probable que ces différences dépendaient plutôt de l'influence de la température et de l'activité de la respiration de ces Batraciens (b).

(a) T.-L.-W. Bischoff, *Commentatio de novis quibusdam experimentis chimico-physiologicis ad illustrandam doctrinam de respiratione institutis.* Heidelb., 1837, p. 29.

(b) *Ueber die Respiration des Frosches* (*Journ. für praktische Chemie*, Bd. XXXIII, S. 154, 1844).

une combustion, mais un simple échange entre l'air atmosphérique et le corps de l'animal : celui-ci s'empare de l'oxygène de l'air et verse dans l'atmosphère de l'acide carbonique. C'est le résultat de deux forces agissant en sens contraire et s'exerçant sur des matières différentes : l'*absorption respiratoire* qui introduit de l'oxygène dans l'économie animale, et l'*exhalation respiratoire* qui en élimine de l'acide carbonique (1).

§ 5. — Pour compléter la théorie des faits fondamentaux de la respiration, il fallait faire un pas de plus : déterminer comment cette absorption d'oxygène s'opère, et constater la source de l'acide carbonique exhalé.

Constatation de l'existence de l'acide carbonique libre dans le sang.

Ainsi que je l'ai déjà dit, W. Edwards, se fondant sur les résultats de quelques expériences insuffisantes, avait été conduit à penser que l'acide carbonique exhalé se trouve en dissolution dans le sang veineux qui arrive aux poumons pour y subir l'influence vivifiante de l'air. Mais les recherches de M. J. Davy et de quelques autres chimistes (2) ne furent pas favorables à cette opinion ; car dans des expériences qui semblaient faites de manière à inspirer toute confiance, on ne parvint pas à déterminer un dégagement d'acide carbonique en quantité suffisante pour les besoins de cette théorie, et l'on chercha à se rendre compte de l'exhalation de ce gaz par des réactions chimiques dont le poumon serait le siége (3).

---

(1) W. Edwards arriva à des conclusions analogues au sujet de l'azote. Nous reviendrons bientôt sur ce sujet.

(2) Voyez la note ci-après, page 438.

(3) Ainsi MM. Mitscherlich, Gmelin et Tiedemann n'étant pas parvenus à obtenir un dégagement de gaz lorsqu'ils plaçaient le sang dans le vide, et ayant vu au contraire des bulles s'en échapper lorsqu'ils y avaient mêlé au préalable de l'acide acétique, pensèrent que ce gaz devait se trouver non pas avec l'état libre, mais combiné avec l'alcali que l'on sait exister dans le sang. Ils supposèrent aussi que dans l'acte de la respiration cet acide carbonique était mis en liberté, et se dégageait par suite de la décomposition du carbonate en question qu'opérerait un acide organique tel que de l'acide acétique, lequel, à son tour, résulterait de la combustion incomplète de quelque substance

Le physiologiste dont je viens d'exposer les vues avait cependant raison, et sa théorie des phénomènes de la respiration ne tarda pas à recevoir une sanction éclatante. En effet, l'existence de l'acide carbonique en dissolution dans le sang, soupçonnée plutôt que démontrée jusqu'alors, fut bientôt mise hors de doute par les recherches de divers expérimentateurs habiles, surtout par le beau travail d'un professeur de Berlin, M. Magnus, publié en 1837 (1).

hydro-carbonée du sang. Ainsi, dans cette théorie, l'oxygène absorbé par les poumons était employé en partie à produire l'acide qui décomposerait le carbonate, puis à transformer l'acétate ou autre sel organique ainsi produit en un carbonate (a). Cette théorie, qui au premier abord pouvait paraître très séduisante, a été abandonnée dès que la présence de l'acide carbonique libre dans le sang eut été constaté d'une manière indubitable, et ce fait a même été reconnu peu de temps après par l'un des auteurs des recherches dont je viens de rendre compte, M. Gmelin (b).

(1) L'existence de gaz en dissolution dans le sang avait été annoncée depuis fort longtemps. Déjà, dans le XVIIe siècle, Mayow avait dit que du sang placé dans le vide dégage avec effervescence un gaz qu'il supposait être son esprit nitro-aérien. Voici en quels termes il s'exprime à ce sujet : « Si sanguis in vase aliquandiu serva-tur, in vitrum collocetur, ex quo aer per antliam aeream exhauritur, sanguis iste in superficie, qua idem colorem floridum obtinuit, leniter effervescet, et in bullas assurget. Sin autem sanguis arteriosus adhuc incalescens, in loco aere vacuo positus fuerit, idem mirum in modum expandetur, et in bullulas penè infinitas elevabitur : id quod partim a particulis ejus exæstuantibus, inque motum positis, partim ab aere particulis ejus interspersis oriri verisimile est (c). »

La présence de l'oxygène dans le sang peut être déduite aussi d'une expérience de Priestley, qui est restée jusqu'ici dans l'oubli. Ayant placé du sang vermeil en contact avec de l'hydrogène pendant un certain temps, il vit que le volume du gaz diminuait par son mélange avec du bi-oxyde d'azote (d).

Fontana et Luzuriaga paraissent avoir obtenu des résultats analogues, mais je ne connais leurs expériences

(a) *Versuche über das Blut*, angestellt, in Verbindung mit E. Mitscherlich, von L. Gmelin und F. Tiedemann (*Zeitschrift für Physiologie*, 1833, Bd. V, p. 1 ; reproduit dans les *Annales de Poggendorff*, 1834, t. XXXI, p. 289).

(b) Voyez la Préface de la *Dissertation* de Bischoff, intitulée : *Commentatio de novis quibusdam experimentis ad illustrandam doctrinam de respiratione institutis*. Heidelb., 1837.

(c) *De sal-nitro*, etc., chap. 8. (*Tractatus quinque medico-physici, quorum primus agit de sal-nitro et spiritu nitro-aereo*, etc., 1674, p. 149).

(d) *Observ. on Respiration* (*Philos. Trans.*, 1776, p. 242).

Un des élèves de ce chimiste, le docteur Bertuch, ayant répété l'expérience faite depuis longtemps par Vauquelin, et présentée comme nouvelle en 1835 par un médecin de Mar-

que par le peu de mots qui en a été dit dans la thèse inaugurale de M. Bischoff (a).

Vers la fin du siècle dernier, Girtanner, ayant reçu du sang artériel dans un flacon rempli d'azote, trouva qu'au bout de quelques heures le gaz ainsi emprisonné avec ce liquide devenait apte à entretenir la combustion, et il en conclut que de l'oxygène avait été dégagé par le sang (b).

On cite aussi Rosa comme ayant fait une observation semblable (c).

En 1799, Humphry Davy obtint un dégagement de gaz en soumettant le sang à l'influence d'une température élevée. Dans une expérience faite sur 12 pouces cubes de sang artériel de veau chauffé graduellement jusqu'à 200 F (soit 93° centigrades), ce chimiste obtint 1 pouce cube 1/10e de gaz acide carbonique, et 7/10es de gaz oxygène. Il obtint aussi de l'acide carbonique en chauffant du sang veineux humain jusqu'à la température de 112 F (= 45° centigr.) (d).

Vogel avait observé aussi un dégagement de gaz quand il faisait le vide au-dessus du sang, et en dirigeant à travers de l'eau de chaux le fluide aériforme ainsi obtenu, il avait vu un précipité de carbonate de chaux se former. Le sang contenait donc de l'acide carbonique libre (e).

Vers la même époque, Nasse vit que de l'acide carbonique se dégage du sang lorsqu'on le laisse en contact avec de l'hydrogène pendant vingt-quatre heures (f).

Brand paraît avoir obtenu jusqu'à 2 pouces cubes d'acide carbonique en opérant sur une once de sang veineux, et en avoir trouvé aussi dans le sang artériel (g).

Home et Bauer virent l'eau de baryte se troubler lorsqu'ils placèrent ce réactif a côté d'un vase contenant du sang, sous le récipient de la machine pneumatique où l'on faisait le vide (h).

Enfin un autre médecin anglais, Scudamore, a vu, dans une série d'expériences sur la coagulation du sang, que l'eau de chaux, placée sous une cloche à côté du vase contenant le sang, se recouvrait promptement d'une pellicule de carbonate calcaire, tandis que dans les mêmes circonstances une croûte semblable ne se formait qu'au bout de très longtemps,

(a) Fontana et Luzuriaga, *Von der wechselseitigen Thätigkeit des Blutes und Nervensystems*, übersetzt von Winkelmal. Braunschweig, 1804, p. 44 (voyez Bischoff, *Comment. de novis exper. ad illustrandam doctrinam de respir.*, p. 13).

(b) Voyez Hassenfratz, *Ann. de chim.*, 1791, t. IX, p. 264.

(c) *Lettere fisiologiche*, t. I, p. 370 (voyez Bischoff, *Op. cit.*, p. 14).

(d) Beddoes, *Contributions to Physical and Medical Knowledge*, p. 132 et 134.

(e) Vogel, *Ueber die Existenz der Kohlensäure im Urin und im Blute* (*Journ. für Chem.*, von Schweigger, 1814, Bd. XI, p. 399).

(f) Nasse, *Ueber das Athmen* (*Deutsches Archiv für Physiol.*, von Meckel, 1816, Bd. II, p. 442).

(g) Voyez Home, *Philos. Trans.*, 1818, p. 181.

(h) *Philos. Trans.*, 1818, p. 172.

gate, M. Hoffman, vit que du sang agité avec de l'hydrogène dégage de l'acide carbonique. Ce jeune physiologiste mourut avant que d'avoir achevé ses recherches, et M. Magnus

lorsque du sang n'était pas placé sous le récipient. Il en conclut que le sang renferme de l'acide carbonique (a).

Dans d'autres expériences, il détermina le dégagement de l'acide carbonique en plaçant le sang sous la cloche de la machine pneumatique, et vit un précipité se former quand il fit passer le gaz dans de l'eau de baryte ; mais les quantités obtenues de la sorte étaient toujours très faibles (b).

A ces divers témoignages en faveur de l'existence du gaz acide carbonique en dissolution dans le sang, qui se trouvaient déjà enregistrés dans les archives de la science à l'époque de la publication du travail de W. Edwards sur la nature du phénomène respiratoire, il faut encore ajouter les résultats obtenus par Vauquelin et publiés dans l'ouvrage de ce physiologiste : savoir, qu'en présence du gaz hydrogène, le sang dégage du gaz acide carbonique (c).

Quelques années plus tard, M. Collard de Martigny apporta de nouveaux faits à l'appui des vues de W. Edwards. En plaçant du sang qui n'avait pas reçu le contact de l'air dans le vide barométrique, ce physiologiste observa un dégagement de gaz, et il reconnut que le fluide aériforme ainsi

obtenu était absorbé en entier par la potasse ; d'où il conclut que c'était de l'acide carbonique, et que le sang ne contient pas d'oxygène libre, comme l'avait avancé Girtanner (d). Le même expérimentateur chercha ensuite si le sang veineux contient plus de gaz acide carbonique que le sang artériel, et résolut la question affirmativement (e). Enfin il trouva que par la suspension de la respiration, la quantité de gaz acide carbonique resta stationnaire dans le sang veineux, mais augmenta notablement dans le sang artériel (f).

Ces résultats parurent concluants aux yeux de beaucoup de physiologistes ; mais d'autres objectèrent que la quantité d'acide carbonique dégagé de la sorte par le sang était d'ordinaire tellement petite, qu'on ne pouvait attribuer à cette source l'exhalation abondante du même gaz dont les poumons sont le siége. Enfin quelques chimistes nièrent complétement les faits annoncés par les derniers auteurs dont je viens de parler.

Ainsi, en 1828, M. J. Davy, le frère du célèbre chimiste, ne réussit pas à extraire de l'acide carbonique du sang par l'action de la pompe pneumatique (g), et il crut reconnaître nonseulement que ce liquide n'en fournit

<hr>

(a) Scudamore, *Essay on Blood*, 1824, p. 28.

(b) *Op. cit.*, p. 106.

(c) Voyez W. Edwards, *Infl. des agents physiques sur la vie*, p. 465.

(d) Collard de Martigny, *Rech. sur l'absorpt. et l'exhalat. respiratoires (Journ. de physiol. expér.* de Magendie, 1830, t. X, p. 116).

(e) *Loc. cit.*, p. 127.

(f) *Loc. cit.*, p. 129.

(g) J. Davy, *Observ. relative to the Question " Is there any Free Carbonic Acid in the Blood"* (*Edinb. Med. and Surg. Journ.*, 1828, vol. XXIX, p. 253).

les continua. Celui-ci ne se contenta pas d'avoir constaté le dégagement de l'acide carbonique du sang dans lequel on fait passer un courant soit d'hydrogène, soit d'azote ; il mesura la

Expériences
de
Magnus.

que par l'effet de la putréfaction, mais aussi ne serait pas susceptible d'absorber de l'oxygène quand il est dans son état normal (a).

M. Christison fit voir que cette dernière conclusion n'était pas fondée, et que le sang agité avec de l'air absorbe de l'oxygène et dégage de l'acide carbonique ; mais ses expériences ne jetèrent aucune lumière nouvelle sur la question de la préexistence de ce dernier gaz dans le fluide nourricier (b).

En 1832, MM. Mitscherlich, Gmelin et Tiedemann, comme nous l'avons déjà dit, arrivèrent également à un résultat négatif (c).

Il en fut de même dans les recherches faites à Goettingue par Stromeyer (d).

Enfin, M. Müller ne fut pas plus heureux dans les essais qu'il tenta pour dégager, à l'aide de la pompe pneumatique, du gaz acide carbonique du sang, peu de temps avant la publication de la première édition de son Manuel de physiologie (e).

A cette époque, il régnait donc encore une grande incertitude au sujet de la présence de gaz acide carbonique en quantité notable dans le sang veineux, et la question ne pouvait être en aucune façon tranchée par les expé-

riences d'un médecin anglais, M. Stevens, qui publia en 1832 de nouvelles vues sur la théorie de la respiration, et qui est cité dans la plupart des traités de physiologie comme ayant été la premier à bien constater l'existence de ce gaz en dissolution dans le sang. Dans son premier ouvrage sur ce sujet, intitulé Observations on the Healthy and Diseased Properties of the Blood, il n'ajouta rien de nouveau sur ce point, et se fondant sur l'autorité de Vogel, Brande, etc., pour admettre l'existence de l'acide carbonique libre dans le sang, il chercha à expliquer le dégagement de ce gaz dans la respiration, en attribuant à l'air une force attractive qui le ferait sortir du liquide où il se trouverait en dissolution. Dans la singulière hypothèse de Stevens, l'oxygène ne serait pas absorbé par l'organisme, et ne servirait qu'à attirer ainsi au dehors l'acide carbonique dont la présence serait la cause de la teinte sombre du sang veineux. A ces idées bizarres, si peu propres à fixer l'attention des physiologistes-physiciens, se trouvèrent mêlées quelques observations intéressantes sur l'influence des principes salins du sang dont j'aurai à parler par la suite. Enfin, dans une seconde publication sur la théorie de la respira-

<hr>

(a) J. Davy, Observations on the Coagulation of Blood (Edinburgh Med. and Surg. Journ., 1828, vol. XXX, p. 248).

(b) Observ. to Endeavour to Assertion if Dead Animal Matter Absorbs Air on Exposure to the Atmosphere (Op. cit., 1830, vol. XXXIV, p. 247 et suivantes).

(c) Christison, Inquiry on some Disputed Points in the Chemical Physiology of the Blood and Respiration (Edinb. Med. and Surg. Journ., 1831, vol. XXXV, p. 94).

(d) Dissertatio liberumne acidum sanguine emittatur, 1831.

(e) Handb. der Physiol., Bd. I, p. 312.

quantité de gaz obtenu de la sorte, et s'assura qu'elle équivaut au moins à un cinquième du volume du sang employé. M. Magnus obtint le même résultat en faisant passer dans le sang un courant d'air atmosphérique, et il remarqua que dans toutes ces expériences la quantité d'acide carbonique dégagé était

tion, insérée dans les *Transactions philosophiques* de la Société royale de Londres en 1835, M. Stevens, après avoir échoué dans ses tentatives pour déterminer le dégagement de l'acide carbonique du sang au moyen de la pompe pneumatique, reconnut la présence d'une petite quantité de ce gaz dans de l'hydrogène qui avait séjourné sur du sang pendant quelques heures ; résultat que Vauquelin avait obtenu dix ans auparavant, et que W. Edwards avait consigné dans son travail sur la respiration. Ainsi, sous ce rapport, M. Stevens ne fit faire aucun progrès à la question qui nous occupe.

Un autre physiologiste anglais, M. Hoffman, de Margate, avait également répété l'expérience de Vauquelin sans savoir que ce chimiste l'eût pratiquée, et il était arrivé à constater aussi un dégagement de gaz acide carbonique lorsqu'on agite le sang avec de l'hydrogène ; mais, au lieu d'employer du sang normal ou simplement délibriné, il se servait d'une dissolution de la matière colorante du sang dans le sérum (a).

En 1836, un physiologiste hollandais, M. Enschut, répéta les expériences faites à l'aide de la machine pneumatique, et retira ainsi de 40 centimètres cubes de sang veineux d'un Veau entre 2 et 4 centimètres cubes de gaz acide carbonique. La même quantité de sang artériel ne lui fournit qu'entre 1 et 2, 5 centimètres cubes de gaz. Il signala aussi diverses circonstances qui avaient pu faire manquer les expériences de ce genre entre les mains de quelques-uns de ses devanciers. Enfin il reconnut aussi l'existence du gaz azote en dissolution dans le sang, mais son travail resta presque inconnu jusqu'au moment où M. Magnus eut établi de son côté le fait en question (b).

L'année suivante, le professeur Bischoff, de Heidelberg, constata également le dégagement de l'acide carbonique du sang, soit par l'action de la pompe pneumatique, soit par le contact prolongé de l'hydrogène et de l'azote (c).

Enfin, des résultats analogues furent obtenus aussi à Edimbourg par M. Maitland (d).

On voit donc que la question traitée par M. Magnus était en grande partie résolue par ses devanciers ; mais ce physicien eut le grand mérite de démontrer nettement les faits plus ou moins imparfaitement aperçus avant lui, et de donner à ses expériences ce

(a) *London Medical Gazette*, March 1833, et par extrait dans les *Annales des sciences nat.*, 1834, 2ᵉ série, t. I, p. 315, et les *Arch. gén. de méd.*, 1834, 2ᵉ série, t. IV, p. 665.

(b) Enschut, *Dissertatio physiologico-medica de respirationis chymismo*. Utrecht, 1836.

(c) Bischoff, *Commentatio de novis quibusdam experimentis chimico-physiologicis ad illustrandam doctrinam de respiratione institutis*. Heidelb., 1837.

(d) Maitland, *Experimental Essay on the Physiology of the Blood*, 1837, p. 52.

supérieure à celle que fournirait la décomposition de la totalité du bicarbonate de soude que le sang aurait pu contenir.

Les gaz tenus en dissolution dans le sang s'échappent lorsque ce liquide est placé sous le récipient de la machine pneumatique et soustrait à l'influence de la pression atmosphérique ; mais M. Magnus trouva que le dégagement ne commence que lorsque le vide est presque parfait, circonstance qui explique les résultats contradictoires obtenus par ses devanciers. A l'aide d'un appareil ingénieux, il parvint à recueillir les gaz que le sang abandonne ainsi, et il en fit l'analyse (1).

caractère de rigueur qui est nécessaire pour inspirer la confiance. Aussi, sans nous arrêter à discuter ce qu'il peut y avoir de complétement nouveau dans son travail, pouvons-nous dire sans hésitation qu'on lui doit d'avoir convaincu tous les physiologiste de la réalité des faits qui aujourd'hui servent en grande partie de base à la théorie de la respiration (a).

J'ajouterai que depuis la publication des travaux de M. Magnus et des autres physiologistes dont je viens de parler, M. J. Davy a répété ses anciennes expériences, et a reconnu l'inexactitude de ses premiers résultats. En plaçant du sang dans un vide plus parfait que celui obtenu par la machine pneumatique précédemment employée, il a obtenu dans presque tous les cas un dégagement notable de gaz ; mais il pense que ce gaz est essentiellement de l'acide carbonique, et que le sang ne renferme pas de gaz oxygène libre. Quelques expériences comparatives sur la solubilité du deutoxyde d'azote dans le sang artériel et le sang veineux le portent à penser que l'oxygène absorbé par ce liquide s'y trouve dans un état de combinaison lâche, de façon à ne pas s'en échapper dans le vide, mais à pouvoir entrer facilement dans de nouvelles combinaisons chimiques (b).

(1) Afin de pouvoir agir sur des quantités de sang un peu considérables, M. Magnus ne fit pas usage d'un tube barométrique ordinaire, mais d'un appareil composé d'un flacon piriforme ouvert à ses deux extrémités. A l'orifice supérieur de ce vase était adapté un robinet auquel s'ajustait un tube également pourvu de son robinet et fermé à l'autre bout. L'orifice inférieur du flacon plongeait dans un bain de mercure, et l'on fit monter ce métal dans l'intérieur de l'appareil, de façon à le remplir complétement. Le tout étant convenablement purgé d'air, on introduisit une certaine quan-

(a) Le travail de M. Magnus est intitulé : *Ueber die im Blute enthaltenen Gaze, Sauerstoff, Stickstoff und Kohlensäure*, et parut dans les *Annalen der Physik und Chemie* de Poggendorff, avril 1837, Bd. XL, p. 583. Une traduction de ce Mémoire se trouve dans les *Annales des sciences natur.*, 1837, 2ᵉ série, t. VIII, p. 79, et dans les *Ann. de chimie et de phys.*, t. LXV, p. 169, 183.

(b) J. Davy, *Experiments on the Blood chiefly in Connexion with the Theory of Respiration*, (Research. Physiol. and Anatomical, 1839, vol. II, p. 135).

Le résultat de cette expérience fut que le sang artériel, de même que le sang veineux, tient en dissolution, non-seulement du gaz acide carbonique, mais aussi de l'oxygène et de l'azote.

Le fait de la coexistence de l'oxygène et de l'acide carbonique en dissolution dans le sang, constaté en 1799 par Humphry Davy, mais oublié ou révoqué en doute par la plupart des physiologistes du commencement du siècle actuel, se trouva donc pleinement vérifié.

M. Magnus remarqua également que la proportion d'oxygène dans les gaz ainsi dégagés est plus forte dans le sang artériel que dans le sang veineux. Il ne lui fut pas possible de déterminer avec précision la quantité totale de gaz que ce liquide pouvait contenir, mais il s'assura que le sang veineux renferme au moins un cinquième de son volume d'acide carbonique libre. Or, en évaluant approximativement la quantité de sang qui traverse les poumons de l'homme dans un temps donné, et en calculant d'après ces bases le volume d'acide carbonique que ce fluide doit par conséquent apporter chaque minute

tité de sang dans le flacon dont le robinet supérieur demeurait fermé, et l'on plaça l'appareil sous le récipient de la machine pneumatique, en ajustant les choses de façon à laisser passer au dehors le tube supérieur destiné à recueillir les gaz et à pouvoir faire le vide au-dessus de la surface du bain de mercure dans lequel plongeait le flacon contenant le sang. A mesure que par le jeu de la pompe pneumatique la pression diminua à la surface de ce bain, le mercure et le sang qui formait une couche au-dessus de ce liquide descendirent dans l'intérieur du flacon, et un espace vide se forma au-dessus. Le sang se couvrit alors de mousse produite par le dégagement des gaz qu'il tenait en dissolution. On laissa alors rentrer l'air dans le récipient de la machine pneumatique pour faire remonter le mercure dans l'appareil, et en recommençant à plusieurs reprises ces manœuvres, on obtint une quantité suffisante de gaz que l'on fit remonter dans le tube supérieur en ouvrant les robinets de communication. Enfin on dévissa ce tube pour le transporter sur la cuve à mercure et en examiner le contenu (a).

a) Magnus, Op. cit. (Ann. des sciences nat., 2ᵉ série, t. VIII, p. 88).

dans l'organe respiratoire, il trouva que cette quantité était plus que suffisante pour fournir à la totalité du gaz qui est dégagé par le travail respiratoire dans le même espace de temps.

Tous ces faits, comme on le voit, confirment pleinement la théorie adoptée par W. Edwards, et l'on est étonné de voir que le nom de ce physiologiste ne se trouve pas même mentionné dans le Mémoire de M. Magnus (1). Quoi qu'il en soit des causes

(1) Ce qui me paraît plus surprenant encore, c'est de lire dans un ouvrage récent, que dans la théorie de W. Edwards « on admet que le poumon, par sa force propre, *engendre*, *sécrète*, *exhale* de l'acide carbonique que aux dépens du sang ; c'est une sécrétion, une exhalation comme une autre. Pendant ce temps il se fait une absorption d'oxygène, laquelle rend le sang artériel. *Il suffit, pour ruiner la première partie de cette doctrine, de considérer que le sang contient tout formé de l'acide carbonique dont il se débarrasse dans notre poumon* (a). »

Ainsi voilà le fait qui confirme de la manière la plus positive les vues de W. Edwards transformé par M. Bérard en un argument qui les renverserait. Je ne comprends réellement pas comment cet auteur ait pu être conduit à faire un semblable raisonnement, et je manquerais à mes devoirs comme historien, comme critique et comme frère du physiologiste dont la doctrine a été l'objet d'un pareil jugement, si je le laissais passer sans réplique. Serait-ce que M. Bérard suppose la présence d'une matière excrémentitielle dans le sang in-

compatible avec l'expulsion de cette matière par la voie des sécrétions ou de l'exhalation ; mais le fait de la présence de l'urée dans le sang et de son expulsion par la sécrétion urinaire, fait qui ne saurait être ignoré d'aucun physiologiste de nos jours, est là pour lui répondre.

Quant à l'idée de l'*engendrement* de l'acide carbonique par la force propre du poumon, je ne sais vraiment où M. Bérard a pu croire la rencontrer dans les écrits de mon frère.

Du reste, pour juger de la valeur de la critique étrange que je viens de rapporter, il suffit de lire le passage du livre *De l'influence des agents physiques sur la vie,* que j'ai cité ci-dessus (page 433), passage où W. Edwards dit positivement que dans son opinion, c'est le sang qui doit contenir tout formé l'acide carbonique dont l'exhalation pulmonaire détermine l'élimination.

Puisque j'ai été conduit à relever ici quelques-unes des injustices commises envers la mémoire de mon frère, j'ajouterai qu'il me paraît peu convenable de la part de M. Magnus d'avoir cité les expériences de M. Müller sur le dégagement de l'acide car-

(a) Bérard, *Cours de physiologie,* t. III, p. 396.

de cette omission, M. Magnus, de même que W. Edwards, considéra donc l'oxygène de l'air comme devant être absorbé par le sang pour être employé dans la profondeur de l'organisme, et l'acide carbonique comme ne se formant pas dans les poumons, mais étant apporté dans ces organes par le fluide nourricier, et ensuite exhalé au dehors. M. Magnus chercha même à faire un pas de plus dans l'explication des phénomènes de la respiration, et pour cela il s'appuya sur des recherches déjà anciennes de Dalton.

Ce philosophe expérimentateur avait trouvé que lorsqu'un liquide chargé d'un gaz est mis en contact avec un autre gaz, il abandonne une portion du premier en même temps qu'il dissout une portion du second; mais que cette substitution n'est jamais complète, et que le liquide retient toujours une portion de l'un et de l'autre gaz (1). Or, si l'on applique l'observation de Dalton aux phénomènes dont l'étude nous occupe ici, on peut prévoir les changements chimiques qui doivent se produire par le fait de la respiration tant dans la composition de l'air que dans celle des gaz dissous dans le sang.

Effectivement du sang veineux chargé de beaucoup d'acide carbonique, d'un peu d'oxygène et d'un peu d'azote, arrive en

---

bonique chez des animaux qui respirent dans un gaz exempt d'oxygène, et d'avoir passé complétement sous silence les expériences dont celles-ci n'étaient que la répétition. Je me plais à croire que c'est parce que M. Magnus ne connaissait que les travaux de son compatriote sur ce sujet, et ignorait ce que W. Edwards avait fait dix ans auparavant sur le même sujet.

Si je ne craignais de consacrer trop de place à une question qui m'est presque personnelle, il me serait facile de montrer aussi que justice n'a pas été rendue aux travaux de ce dernier physiologiste dans l'article d'ailleurs si remarquable d'un physicien illustre, destiné à mettre en lumière les services rendus à la science par le travail de MM. Regnault et Reiset sur la respiration (a).

(1) *On the Absorption of Gases by Water and other Liquids*, by J. Dalton (*Mem. of the Literary, and Philosophical Soc. of Manchester*, 1805, 2ᵉ série, t. I, p. 271).

(a) Voyez Biot, dans le *Journal des savants*, août 1849, p. 514.

contact avec l'air inspiré, ou du moins ne s'en trouve séparé que par une membrane mince et perméable qui n'est pas de nature à s'opposer au passage des fluides aériformes. L'oxygène de l'air est soluble dans le sang, ce liquide doit donc en absorber : mais en se chargeant ainsi d'oxygène, il doit abandonner à l'air, qui est pauvre en acide carbonique, une portion de ce gaz qu'il tenait en dissolution ; par conséquent, l'oxygène absorbé doit pour ainsi dire se substituer à l'acide carbonique, et son absorption être accompagnée d'une exhalation de ce gaz.

Pour se rendre compte des phénomènes fondamentaux de la respiration, il suffit donc d'y appliquer les observations précédentes de Dalton relativement à la dissolution des gaz. Or, c'est ce que M. Magnus a fait ; et par conséquent, dans la théorie proposée par ce chimiste, la respiration serait le résultat d'un simple échange entre les gaz du sang et les gaz constitutifs de l'air inspiré, échange qui serait réglé par les lois ordinaires de la physique, et qui serait une conséquence éloignée de l'élimination de l'oxygène libre du sang dans la profondeur de l'organisme par des causes dont nous n'avons pas à nous occuper pour le moment, et de l'entrée incessante d'acide carbonique dans le sang, qui d'artériel devient veineux. Le siége des phénomènes chimiques de la respiration ne serait pas dans les poumons, mais dans les parties de l'économie où cette transformation du sang s'opère, c'est-à-dire, comme nous le verrons par la suite, dans le système des vaisseaux capillaires interposés entre les artères et les veines et distribués dans la substance de toutes les parties du corps. En d'autres mots, toutes les altérations chimiques produites dans l'air par la respiration des animaux seraient des résultats directs de simples phénomènes de dissolution, et l'espèce de combustion par laquelle on rend compte de l'emploi incessant de l'oxygène absorbé et de la formation de l'acide carbonique excrété serait un phénomène d'un

Théorie
de
M. Magnus.

autre ordre qui n'interviendrait que d'une manière indirecte dans ce premier acte du travail respiratoire.

§ 6. — Une objection, qui au premier abord pouvait paraître très grave, a été faite à la théorie de M. Magnus par Gay-Lussac (1). Si l'acide carbonique dégagé pendant la respiration se trouve tout formé dans le sang qui arrive à cet organe, c'est-à-dire dans le sang veineux, et s'en sépare au moment où ce liquide absorbe de l'oxygène, il faudra que le sang qui a respiré et qui sort du poumon, ou en d'autres mots le sang artériel, en renferme moins que le sang veineux. Or, en comparant entre elles les moyennes fournies par les expériences de M. Magnus sur ces deux sortes de sangs, Gay-Lussac n'a pas trouvé de différence de ce genre, et par conséquent il lui a semblé impossible d'attribuer à cette source l'acide carbonique qui s'échappe du poumon à chaque expiration. Gay-Lussac fait remarquer aussi que la quantité d'oxygène qui disparaît dans la respiration est seize fois plus grande que celle dont pourrait se charger dans les mêmes circonstances une quantité d'eau pure égale au volume du sang qui traverse les poumons.

La première de ces deux objections ne repose pas sur des bases bien solides ; car, en rendant compte de ses expériences, M. Magnus avait eu soin de dire que jamais elles n'avaient été conduites de manière à déterminer l'épuisement des gaz dissous dans le sang ; la durée n'en avait pas été la même, et elles étaient trop peu comparables pour pouvoir fournir par leur réunion un résultat moyen de quelque valeur. D'ailleurs le dégagement de gaz obtenu à l'aide du sang artériel fût-il toujours plus abondant qu'avec le sang veineux, cela pourrait dépendre de ce que ce dernier les retiendrait plus fortement que ne le ferait le sang artériel. Les déductions théoriques de

(1) Gay-Lussac, *Observations critiques sur la théorie des phénomènes chimiques de la respiration* (*Ann. de chim. et de phys.*, 3ᵉ série, 1844, t. XI, p. 5).

M. Magnus étaient basées sur les différences qu'il avait constatées dans les proportions relatives d'oxygène et d'acide carbonique avant et après la respiration. Il refit donc à ce sujet de nouvelles expériences, et il arriva encore aux mêmes conclusions (1). Sur 100 parties de gaz extraites du sang, il obtint en moyenne :

Pour l'acide carbonique,

> 62,3 avec le sang artériel,
> 71,6 avec le sang veineux.

Pour l'oxygène, au contraire,

> 23,2 avec le sang artériel,
> 15,3 avec le sang veineux.

La proportion d'azote n'a varié que peu ; elle était de 14,5 pour le sang artériel, et de 13,1 pour le sang veineux.

M. Magnus montra aussi que le pouvoir dissolvant du sang pour l'oxygène est en effet beaucoup plus grand que celui de l'eau, et suffit à l'explication des phénomènes de la respiration, tels que les suppose la théorie du simple échange des gaz. En opérant sur du sang artériel de Cheval, et en chassant les gaz contenus de ce liquide à l'aide de l'acide carbonique, il obtint de l'oxygène dans la proportion de $\frac{1}{10}$ du volume du sang employé, et de l'azote dans la proportion de 2 à 3 centièmes (2). Dans d'autres expériences, après avoir agité du sang de divers animaux domestiques avec de l'air atmosphérique, il en dégaga l'oxygène dissous, et il trouva toujours que le volume de gaz ainsi obtenu variait entre 10 et 12 pour 100 du volume du sang employé. Enfin, après avoir renouvelé à plusieurs reprises l'action de l'air sur le sang, M. Magnus détermina directement la quantité d'oxygène qui avait disparu,

(1) *Ueber das Absorptionsvermögen des Bluts zum Sauerstoff*, von G. Magnus, (*Ann. der Physik und Chemie*, von Poggendorff, 3ᵉ série, 1845, t. VI, p. 199.

(2) *Loc. cit.*, p. 202.

et il reconnut ainsi que ce liquide en avait dissous jusqu'à 16 pour 100 de son volume.

Ainsi l'objection tirée de l'insuffisance du pouvoir dissolvant du sang, dont arguait Gay-Lussac, se trouva levée, et des calculs, qu'il serait prématuré d'exposer ici, établissent que la quantité d'oxygène dont le sang qui passe dans les poumons de l'homme pendant un temps donné pourrait se charger de la sorte, est supérieure à celle de l'oxygène qui disparaît par la respiration pendant un même laps de temps.

Preuves de l'absorption des gaz par le sang.

§ 7. — Il est d'ailleurs facile de reproduire dans des vases inertes les principaux phénomènes qui se manifestent dans l'intérieur des organismes vivants pendant l'acte de la respiration, et de s'assurer que la transformation du sang veineux en sang artériel dépend de la substitution d'une certaine quantité d'oxygène à l'acide carbonique dont ce liquide est chargé. Effectivement, nous avons déjà vu qu'au contact de l'oxygène le sang noir prend une teinte vermeille, et si l'on examine de plus près ce qui se passe dans cette expérience, on trouve qu'une portion du gaz employé a disparu et a été remplacée par de l'acide carbonique. Par la théorie Lavoisienne, on expliquait ce fait, en disant que dans ce cas, de même que dans la respiration, une sorte de combustion se produit, et que l'oxygène disparaît parce que ce principe comburant entre dans la composition de l'acide carbonique par lequel il est remplacé. Cela suppose que l'oxygène absorbé ne pénètre pas dans le sang et se trouve dans l'acide carbonique dégagé. Mais les choses ne se passent pas ainsi, car c'est dans le sang lui-même que l'on retrouve l'oxygène dont la disparition a coïncidé avec le changement de couleur de ce liquide, et l'on peut l'en extraire par des moyens analogues à ceux mis en usage dans les expériences de M. Magnus. En faisant dissoudre un peu d'acide carbonique dans le sang artérialisé par la présence de l'oxygène, on donne à ce liquide tous les caractères du sang veineux, et l'on peut à volonté produire ces changements alternatifs en substituant l'oxygène à l'acide carbonique ou l'acide carbonique à l'oxygène, et toujours on retrouve à l'état libre, dans le sang, le gaz avec lequel on l'a mis en rapport.

§ 8. — L'absorption des gaz dans l'acte de la respiration, et leur existence en dissolution dans le sang, deviennent également manifestes, quand les animaux se trouvent plongés dans divers fluides aériformes impropres à l'entretien de la vie. Effectivement, ce n'est pas seulement sur l'oxygène ou l'azote de l'atmosphère que l'absorption respiratoire peut s'exercer ; et toutes les fois qu'un gaz plus ou moins soluble se trouve seul ou mêlé à de l'air dans les poumons d'un animal, une certaine quantité de ce fluide pénètre dans le sang, et, entraînée par le torrent circulatoire, va dans la profondeur de l'organisme exercer sur l'économie l'action qui lui est propre.

Ainsi, quoique l'hydrogène soit peu soluble, les animaux qui respirent dans une atmosphère factice contenant une forte proportion de ce gaz, en font disparaître une certaine quantité (1) ; et quand on emploie de la même manière un gaz très soluble et peu délétère, tel que le protoxyde d'azote, cette absorption respiratoire anormale devient très considérable. Dans les expériences de Davy sur la respiration de ce dernier gaz, la quantité absorbée s'est élevée parfois à plus d'un litre, et c'est par suite de la dissolution de cette substance toxique dans le sang que son action sur le cerveau s'explique (2). C'est aussi en s'introdui-

Exemples
de l'absorption
accidentelle
de gaz
délétères.

(1) La diminution dans le volume de l'hydrogène respiré a été constatée par plusieurs expérimentateurs, et notamment par MM. Regnault et Reiset. (*Rech. chim. sur la respir.*, p. 201 et suiv.; extraites des *Ann. de chim.*, t. XXVI, 1849.) Bichat a constaté le passage de ce gaz dans le sang (*Rech. sur la vie et la mort*, p. 445).

(2) Dans quelques cas l'absorption du protoxyde d'azote a été de près d'un litre et demi, et, dans des expériences faites sur les animaux, les altérations du sang dues à la présence de ce gaz ont été constatées dans la substance de tous les organes intérieurs (a).

(a) H. Davy, *Researches, Chem. and Physiolog., Chiefly concerning Nitrous Oxyde*, p. 273 et suiv.

sant dans la profondeur de l'organisme par la même voie que l'acide sulfhydrique peut déterminer la mort, lorsqu'il se trouve mêlé, même en proportions très petites, à l'air inspiré; et quand on examine le cadavre de personnes asphyxiées de la sorte, on trouve souvent des indices de la présence de ce gaz jusque dans la profondeur des parties du corps les plus éloignées des poumons (1). Les effets toxiques sont d'ailleurs les mêmes lorsqu'on détermine l'absorption rapide d'une certaine quantité d'acide sulfhydrique par toute autre voie : en l'injectant directement dans les veines, par exemple (2); et j'ajouterai que c'est aussi en se dissolvant dans le sang que la plupart des gaz délétères et des vapeurs nuisibles agissent sur l'organisme de ceux qui les respirent.

Exhalations gazeuses accidentelles.

§ 9. — D'autres faits que les physiologistes négligent à tort dans la discussion de la question dont nous nous occupons ici, montrent que tous les gaz tenus en dissolution dans le sang se dégagent de ce liquide dans le travail respiratoire, comme nous l'avons vu par l'acide carbonique.

On sait, par les expériences de Redi et de quelques autres

---

(1) Des faits de ce genre ont été observés par plusieurs physiologistes, et notamment par Broughton (a).

(2) Dans les asphyxies positives, ainsi que je l'ai déjà dit (page 419), la mort arrive non à cause de l'interruption de la respiration, mais parce que l'air respirable se trouve mêlé à une certaine quantité d'un autre fluide aériforme qui est doué de propriétés toxiques. Quelquefois ces gaz, dits délétères, agissent principalement en irritant les voies respiratoires : le chlore et l'acide sulfureux, par exemple; mais, en général, ils exercent leur action nuisible par suite de leur absorption et de leur dissolution dans le sang. Ainsi, dans les expériences de Nysten sur le gaz acide sulfhydrique, des effets analogues à ceux résultant de la respiration d'un air rendu méphitique par la présence de cette substance ont été produits quand l'absorption rapide s'en faisait soit par la surface de la peau, soit par celle de la plèvre, ou bien encore lorsqu'on en injectait directement dans le sang en circulation (b).

(a) Broughton, *An Experimental Inquiry into the Physiological Effects of Oxygen and other Gases upon the Animal System (Quarterly Journ. of Scien., Literat. and Arts*, 1830 jan., p. 4).
(b) Nysten, *Recherches de physiologie et de chimie pathologiques*, p. 114 et suiv.

physiologistes du xviiᵉ siècle (1), que de l'air injecté en quantités un peu considérables dans les vaisseaux sanguins d'un animal vivant détermine des accidents graves, et souvent même une mort très prompte. Nous verrons plus tard à quelle action mécanique ces effets doivent être attribués ; dans ce moment il me suffira de dire que Nysten , tout en élucidant cette question, montra que les mêmes injections pratiquées d'une manière graduelle, avec lenteur et dans des limites déterminées, n'étaient pas mortelles ; il en profita pour étudier l'action de divers gaz sur l'économie, et en examinant les produits de la respiration chez un animal dans les veines duquel il avait injecté de l'hydrogène en quantité convenable pour que ce gaz fût dissous dans le sang, il en retrouva des traces dans l'air expiré. Il en fut de même lorsqu'il eut chargé le sang d'une certaine quantité d'acide sulfhydrique ; ce gaz s'échappa de l'organisme par les voies respiratoires (2).

(1) François REDI, qui est connu surtout par ses travaux sur la génération prétendue spontanée, rendit compte de ses expériences sur l'introduction de l'air dans les veines, à l'anatomiste Stenon dans une lettre datée de 1667 (a). Vers la même époque, Antoine de Heide constata aussi les effets nuisibles de ces injections sur un Chien, mais dans une autre expérience il vit l'animal se rétablir (b). Camerarius obtint des résultats analogues (c), et ses expériences furent ensuite répétées par Harder (d), Bohin (e), Sproegel (f) et Bichat (g), mais sans fournir aucun résultat nouveau de quelque importance. En 1811, Nysten fit à ce sujet des recherches nombreuses et intéressantes. Enfin , plus récemment, de nouvelles expériences ont été faites sur le même sujet, à l'occasion des accidents mortels qui parfois se produisent dans les opérations chirurgicales par suite de l'introduction accidentelle de l'air dans les grosses veines du cou, d'abord par Magendie (h) , puis par Amussat (i).

(2) *Recherches de physiologie et de chimie pathologiques* , par Nysten, 1811, p. 145.

(a) Voyez Morgagni, *De sedibus et causis morborum*, lib. 1, epist. v, § 21.
(b) *Centuria observationum medicarum*, 1683, obs. 90.
(c) *Ephem. Naturæ curios.*, 1686, dec. 2, obs. 53.
(d) Harderus, *Apiarium observationibus medicis*, 168.
(e) Bohin, *Circulus anatomico physiologicus*, 1697, p. 69.
(f) Sproegel, *Exper. circa varia venena, Dissert. inaug. Gœtting.*, 1753.
(g) Bichat, *Rech. sur la vie et la mort*, p. 268 et suiv.
(h) *Journal de physiologie*, 1821, t. 1, p. 190.
(i) Amussat, *Rech. sur l'introd. accid. de l'air dans les veines*, 1839, in-8.

 § 10. — Ainsi, il est bien établi :

Que tous les gaz tenus en dissolution dans le sang peuvent s'échapper de l'organisme par les voies respiratoires ;

Que le sang veineux, en arrivant dans l'appareil où la respiration a son siége, tient en dissolution de l'acide carbonique libre, ou du moins dans un état de combinaison faible qui permet le dégagement de ce gaz sous l'influence des forces physiques que nous savons pouvoir intervenir dans le travail respiratoire ;

Que dans ce travail il y a excrétion d'acide carbonique ;

Que l'acide carbonique exhalé ne se produit pas au moment même, mais préexiste dans l'organisme, et s'en échappe, quelle que soit la nature des gaz inspirés ;

Enfin que la quantité d'acide carbonique apporté ainsi dans l'appareil respiratoire par le sang est supérieure à celle qui s'en échappe.

Il est donc légitime de conclure que l'acide carbonique dont l'air se trouve chargé par la respiration des animaux provient d'une simple exhalation, qu'il est fourni par le sang, et qu'il préexiste dans ce liquide.

Nous voyons d'autre part que dans le même travail une certaine quantité de l'oxygène de l'air disparaît ;

Que de l'oxygène se retrouve à l'état libre dans le sang ;

Que l'absorption de ce gaz par du sang chargé d'acide carbonique est accompagnée du dégagement d'une portion de ce dernier gaz ;

Enfin que dans le sang qui n'a pas respiré, ou sang veineux, la proportion de l'acide carbonique comparée à celle de l'oxygène libre est plus grande que dans le sang artériel, c'est-à-dire le sang qui a déjà subi le contact de l'air.

Il semblait donc logique de conclure qu'il y a là une relation de causes et d'effets ; que dans la respiration il y a absorption de l'oxygène de l'air par le sang, et que l'oxygène, en se dissolvant dans le sang, déplace pour ainsi dire de l'acide carbonique qui se trouvait tout formé dans ce liquide et en détermine l'exhalation, ou du moins que ces deux résultats inverses sont dus à une cause unique (1).

Quant à l'emploi de cet oxygène dans l'organisme et à la source éloignée de l'acide carbonique ainsi expulsé, je ne m'en occuperai pas en ce moment. Nous verrons plus tard que la belle théorie de Lavoisier, modifiée seulement quant au siége de la combustion physiologique, résout ces questions. Ici je dois me borner à montrer que la respiration proprement dite est bien un phénomène d'absorption et d'exhalation simultanées, un échange de gaz s'effectuant entre le sang et l'air atmosphérique.

Mais quelles sont les lois qui régissent cet échange, et dans quel état les gaz charriés par le sang se trouvent-ils dans ce liquide?

§ 11. — Dans ces derniers temps, M. Vierordt, l'un des médecins physiologistes les plus habiles de l'Allemagne, a jeté beaucoup de lumière sur ces questions importantes (2).

D'après les expériences de M. Magnus, les physiologistes, tout en reconnaissant que l'acide carbonique exhalé par les

Causes
de l'absorption
et de
l'exhalation
des gaz
dans
la respiration.

(1) Pour l'explication de cet échange de gaz entre le sang et l'air, voyez le paragraphe ci-après, page 457.

(2) Les travaux de M. Vierordt sur sur la respiration portent exclusivement sur l'homme et quelques Mammifères, et ne sont pas de nature à être exposés ici avec détail. Nous y reviendrons dans une prochaine leçon, quand nous étudierons plus spécialement les phénomènes de la respiration chez les Vertébrés pulmonés. Je me bornerai donc pour le moment à renvoyer aux ouvrages dans lesquels ce physiologiste a consigné les résultats de ses expériences et a développé ses vues théoriques (a).

Les expériences de M. Vierordt ont été l'objet de quelques critiques peu importantes (b), auxquelles ce physiologiste a répondu dans deux articles spéciaux (c).

(a) Vierordt, *Physiologie des Athmens.* Karlsruhe, 1845.
— *Respiration* (Wagner's *Handwörterbuch der Physiologie,* Bd. II, p. 828).
(b) Löwenberg, *Bericht über die neuesten experimentellen Leistungen in Bezug auf den chemischen Prozess des Athmens (Beiträge zur experimentellen Pathologie und Physiologie* von Traube, Berlin, 1846).
(c) Vierordt, *In Sachen der Respirationslehre (Zeitschr. für ration. Med.,* 1846, Bd. V, p. 143).
— *Noch eine Antwort an H. Löwenberg (loc. cit.,* p. 457).

animaux existe dejà tout formé dans le sang, et que l'oxygène qui disparaît dans le travail respiratoire est simplement absorbé par ce même liquide, considéraient ces phénomènes comme des choses essentiellement connexes, et pensaient que le dégagement de l'acide carbonique était la conséquence de l'absorption de l'oxygène ; que ce dernier gaz déplaçait l'autre, et que par conséquent il devait y avoir une relation constante entre la quantité d'acide carbonique qui pénètre dans le sang et la quantité d'oxygène qui en sort. M. Vierordt a donné de cet échange des gaz entre le fluide nourricier et l'atmosphère une autre explication qui est plus satisfaisante. Elle ne suffit pas, il est vrai, pour nous rendre complétement compte de tous les faits observés, car les forces physiques que M. Vierordt met en jeu ne sont certainement pas les seules qui interviennent dans le travail complexe de la respiration, mais elle nous donne la clef des phénomènes fondamentaux dont l'étude nous occupe en ce moment.

Cette théorie repose entièrement sur les lois qui régissent les mélanges des gaz et des liquides, et qui ont été établies vers le commencement du siècle actuel par deux physiciens anglais, Henry et Dalton (1). Aussi, pour la faire connaître, me semble-t-il nécessaire de rappeler en peu de mots comment ces physiciens interprètent les faits de cet ordre.

Lois du mélange des gaz et des liquides. Les molécules des fluides élastiques, comme on le sait, sont douées d'une force répulsive en vertu de laquelle ils se répandent dans la totalité de l'espace qui leur est ouvert et exercent

(1) Les expériences de Henry (*a*) furent publiées avant celles de Dalton (*b*), mais c'est principalement à ce dernier que l'on doit les résultats obtenus à ce sujet, résultats dont l'exactitude, à un degré d'approximation suffisante, a été confirmée récemment par les recherches de M. Bunsen (*c*).

(*a*) W. Henry, *Exper. on the Quantity of Gases absorbed by Water* (*Phil. Trans.*, 1803, p. 29).
(*b*) Dalton, *On the Absorption of Gases by Water and other Liquids* (*Mem. of the Literary and Philos. Soc. of Manchester*, 1805, 2ᵉ série, vol. I, p. 271).
(*c*) Bunsen, *Ueber das Gesetz der Gasabsorption* (*Annalen der Chem. und Pharm.*, 1855, Bd. XCIII, p. 1, et par extrait : *Ann. de chim.*, 1855, 3ᵉ série, t. XLIII, p. 496).

une pression contre les obstacles qui s'opposent à cette diffusion. Or, quand un gaz se trouve en contact avec de l'eau ou
tout autre liquide avec lequel il ne contracte aucune combinaison chimique, il pénètre en quantité plus ou moins considérable entre les molécules de ce corps, comme si les espaces
que celles-ci laissent entre elles étaient des vides. Le volume du gaz qui se dissout ainsi est une certaine fraction du
volume du liquide, et cette fraction, qui varie suivant les
natures respectives du gaz et du liquide, est toujours la même
pour le même gaz dissous dans le même liquide, quelle que soit
d'ailleurs la pression que ce gaz supporte. Le rapport reste
aussi constant pour chaque gaz entre le nombre de molécules
qui se logent de la sorte dans un certain volume de liquide et
le nombre de molécules du même gaz qui occupent un espace
égal dans l'atmosphère en contact avec la surface libre de ce
liquide. Ce qui règle la quantité (ou, pour parler plus exactement, le poids) du gaz dont un dissolvant se charge, c'est donc,
toutes choses égales d'ailleurs, le degré de tension de ce même
gaz dans l'atmosphère adjacente, ou en d'autres mots le degré
d'écartement ou de rapprochement de ses molécules dans ce
dernier milieu. Ainsi quand de l'eau se trouve en contact avec
une atmosphère formée d'acide carbonique, elle en absorbe
jusqu'à ce que l'équilibre se soit établi entre la pression exercée
sur sa surface par cette atmosphère et la pression en sens
inverse exercée sur cette même atmosphère par le gaz interposé
entre ses molécules (1). Si, par une circonstance quelconque, la
pression exercée par l'acide carbonique gazeux vient à aug-

(1) Il est bien entendu qu'il ne
s'agit ici que de la pression *effective*
exercée sur l'atmosphère contiguë par
le gaz en dissolution, pression qui
dépend de la force expansive des
molécules de ce gaz, augmentée ou
diminuée par l'action exercée sur
celles-ci par les molécules du liquide
qui les renferme, circonstance dont
dépend le degré de solubilité de ce
fluide élastique.

menter, un plus grand nombre de molécules de ce fluide élastique pénétreront dans l'eau, et sous un même volume l'acide carbonique dissous sera en plus grande quantité; tandis que, dans le cas contraire, lorsque la tension du gaz acide carbonique extérieur vient à diminuer, la force expansive du gaz dissous n'étant plus contre-balancée, une portion de celui-ci se dégagera, jusqu'à ce que l'équilibre de pression se soit rétabli. L'entrée du gaz dans le liquide qui le dissout, ou sa sortie dépendra donc du degré de tension de ce même gaz dans l'atmosphère qui est en contact avec la surface libre du liquide; et quand cette atmosphère, au lieu d'être formée d'un seul gaz, comme je viens de le supposer, se trouve composée de deux ou de plusieurs fluides élastiques, chacun d'eux se comporte comme s'il était seul et avait le même degré de tension qu'il présente dans ce mélange, c'est-à-dire avait ses molécules écartées entre elles à la même distance. Ainsi, lorsqu'un espace fermé de la capacité d'un litre se trouve occupé par de l'acide carbonique en contact avec un litre d'eau déjà saturée d'acide carbonique, on n'observera ni absorption ni dégagement de ce gaz; mais si l'on remplace l'acide carbonique pur par un mélange de celui-ci et d'oxygène à volumes égaux, les choses ne se passeront plus de même. Admettons par hypothèse que dans le premier cas il y ait eu tant dans l'atmosphère extérieure que dans le liquide, pour chaque unité d'espace, 10 molécules de gaz acide carbonique : il y en aura maintenant encore le même nombre dans un même volume du liquide, mais dans un volume correspondant de l'atmosphère extérieure il n'y en aura plus que 5; la tension de ceux-ci ne suffira donc plus pour faire équilibre à la pression exercée de dedans en dehors par les 10 molécules du gaz dissous, et celui-ci se dégagera jusqu'à ce qu'il y ait égalité de pression de part et d'autre. La quantité de gaz qui sera mêlée au liquide sera donc toujours dans un certain rapport avec la quantité de ce même gaz répandu

dans l'espace contigu à la surface libre du dissolvant. La raré-
faction de ce dernier, qu'elle soit due à une diminution de pression extérieure ou à son mélange avec d'autres fluides élastiques, détermine ici le même résultat, ou, en d'autres mots, la
densité du gaz emprisonné dans le liquide dissolvant ; c'est-à-
dire son poids sous un même volume sera toujours en rapport
avec la densité du même gaz dans l'atmosphère extérieure. Le
degré de solubilité des gaz, ou la quantité de ces fluides qui,
toutes choses égales d'ailleurs, pourra s'interposer ainsi entre
les molécules du liquide, variera suivant la nature du gaz et du
liquide ; mais en présence d'un mélange de ces gaz, le dissolvant absorbera de chacun d'eux une quantité égale à celle qu'il
en absorberait s'il était en contact avec une atmosphère formée
uniquement de ce gaz particulier exerçant une pression égale à
la fraction de la pression totale qui lui appartient dans le mélange
gazeux.

§ 12. — Ces lois des mélanges des gaz et des liquides sont
du domaine de la physique, et je me serais borné à les énoncer,
si on les trouvait exposées avec les développements nécessaires
dans les ouvrages élémentaires qui traitent de cette science et
qui sont d'ordinaire entre les mains des physiologistes ; mais
dans la plupart de ces livres il n'en est pas question, et par
conséquent j'ai cru nécessaire de les expliquer ici (1). En effet,
les expériences de Vierordt tendent à établir que les choses se
passent de la même manière entre le sang et l'air atmosphérique ; de sorte que l'échange des gaz qui constitue la partie
essentielle de ce premier acte du travail respiratoire ne serait
qu'une conséquence de la solubilité des fluides élastiques dans
le sang et des rapports existants entre la pression qu'ils exercent dans ce liquide et la pression propre à chacun d'eux dans

Application de ces lois à la respiration.

(1) Voyez, pour plus de détails à ce
sujet, l'article sur le mélange des gaz
et des liquides dans le *Cours de physique de l'École polytechnique,* par
M. Lamé, t. I, p. 101 et suivantes
(1836).

l'air qui arrive au contact de la surface respiratoire et qui constitue l'atmosphère contiguë au milieu dissolvant constitué par le fluide nourricier.

Si les choses se passent de la sorte dans l'économie animale, les phénomènes chimiques de la respiration doivent dépendre principalement des rapports qui existent entre la quantité de gaz oxygène et de gaz acide carbonique dont le sang est chargé quand il arrive au contact de l'air inspiré et la quantité de chacun de ces mêmes gaz contenus dans l'atmosphère respiratoire formée par cet air ambiant.

Ainsi le sang veineux étant chargé d'une certaine quantité d'acide carbonique, et arrivant en contact avec un fluide élastique, devra en exhaler ou en absorber suivant que cette atmosphère gazeuse extérieure ne contiendra pas assez d'acide carbonique pour que la fraction de la pression totale appartenant à celui-ci soit apte à contre-balancer la tension exercée par le même gaz en dissolution dans ce liquide, ou en contiendra une proportion telle que la tension de l'acide carbonique atmosphérique sera supérieure à la tension de l'acide carbonique sanguin. La quantité exhalée ou absorbée serait donc subordonnée à ces deux circonstances.

Voyons si les choses se passent réellement de la sorte.

L'air que nous inspirons d'ordinaire ne contient qu'une proportion très faible d'acide carbonique ; le sang fortement chargé de ce gaz doit, d'après cette théorie, en abandonner, ainsi que cela a lieu : mais la quantité exhalée ainsi dans un temps donné doit diminuer à mesure que la proportion de ce même gaz existant dans cet air augmente. Si l'air inspiré se renouvelle assez rapidement pour ne se charger que de quelques millièmes de ce gaz, la quantité versée dans l'atmosphère par le sang devra être beaucoup plus considérable que si ce même air, en séjournant longtemps dans nos poumons, s'était mêlé à une forte proportion d'acide carbonique. Or les expériences de

M. Vierordt montrent que c'est précisément de la sorte que l'exhalation de l'acide carbonique s'effectue quand nous respirons : la quantité de ce gaz qui se dégage du sang est d'autant plus grande que la tension de l'acide carbonique est moindre dans l'air dont l'appareil pulmonaire est rempli, et l'on peut de la sorte à volonté faire varier dans la proportion de 1 à 14 la quantité de ce gaz dont notre organisme se débarrasse dans l'espace d'une minute. On sait aussi que la gêne de la respiration devient d'autant plus grande que la proportion d'acide carbonique dans l'air inspiré devient plus considérable, lors même que la proportion d'oxygène ne varie pas ; et dans quelques expériences déjà anciennes, faites par Legallois en plaçant des animaux dans une atmosphère très riche en acide carbonique, non-seulement le dégagement de ce gaz par la respiration a été annulé, mais il s'est produit un phénomène inverse, savoir, une absorption d'acide carbonique (1). Nous avons vu aussi que dans les expériences de W. Edwards l'exhalation de l'acide carbonique s'est faite à peu près de la même manière dans une atmosphère d'air ordinaire, d'azote ou d'hydrogène. M. Marchand a trouvé également que des Grenouilles placées dans de l'oxygène pur ne fournissent pas plus d'acide carbonique que lorsqu'elles respirent dans l'air atmosphérique (2). Le dégagement de ce gaz

(1) Dans une des expériences de Legallois, un Cochon d'Inde fut placé dans une atmosphère factice contenant 32 pour 100 d'acide carbonique, et après qu'il y eut respiré pendant cinq heures, on n'y trouva plus que 30 pour 100 de ce gaz (a).

(2) Allen et Pepys étaient arrivés à un résultat contraire par leurs expériences sur la respiration chez l'homme (b). Mais, dans les recherches de ce genre, les causes d'erreur sont beaucoup plus nombreuses quand on opère sur l'homme ou sur les Mammifères que lorsqu'on prend pour sujet d'expérience les Grenouilles, dont il est facile de vider complétement les poumons. Les conclusions de M. Marchand (c) sont d'ailleurs conformes aux résultats obtenus par MM. Regnault et Reiset sur des Lapins et des Chiens (d).

(a) Legallois, *Deuxième Mém. sur la chaleur animale*, 1813 (Œuvres, t. II, p. 66).
(b) Allen et Pepys, *Philos. Trans.*, 1808, p. 280.
(c) Marchand, *Ueber die Respir. der Frösche* (Journ. für prakt. Chem., 1844, Bd. XXXIII, p. 152).
(d) Regnault et Reiset, *Rech. chim. sur la respir. des animaux*, p. 200.

est par conséquent un phénomène indépendant de l'absorption de l'oxygène qui, dans les circonstances ordinaires, l'accompagne. Cette portion du travail respiratoire s'effectue donc comme si elle consistait essentiellement en un fait physique de solubilité et était réglée en majeure partie par la loi de Dalton.

§ 13. — La même théorie s'applique également, dans certaines limites, à l'absorption de l'oxygène. Ainsi, quand un animal est placé dans une atmosphère où la tension de l'oxygène est nulle ou extrêmement faible, non-seulement il n'en absorbe pas, ce qui va de soi, mais il en exhale, parce qu'alors la pression exercée par l'oxygène préalablement dissous dans le sang, au lieu d'être inférieure à celle de l'oxygène extérieur, comme dans les circonstances ordinaires, ne se trouve plus contre-balancée par une force de ce genre, et détermine le dégagement d'une portion de ce fluide de la même manière que cela a lieu pour l'acide carbonique dans la respiration normale (1). L'influence exercée par le degré de tension de l'oxygène de l'atmosphère respiratoire sur l'absorption de ce principe comburant n'est pas, il est vrai, aussi prépondérante que celle de la proportion d'acide carbonique dans l'air inspiré sur l'exhalation de ce dernier gaz : ainsi l'absorption de l'oxygène par le sang ne s'accroît pas proportionnellement à l'augmentation de la quantité de ce fluide qui se trouve dans l'atmosphère, et cela indique l'intervention d'autres forces ; mais toujours est-il que la disparition de l'oxygène dans l'acte de la respiration semble être aussi un fait dépendant en partie au moins de la solubilité de ce gaz dans le liquide nourricier.

§ 14. — Ainsi nous nous voyons conduits à assimiler les

(1) Un dégagement d'oxygène dans la respiration a été observé, dans quelques-unes des expériences de M. Marchand, chez des animaux placés dans une atmosphère composée d'azote ou d'hydrogène seulement. (*Ueber die Einwirk. des Sauerstoffes auf das Blut*, in *Journ. für prakt. Chem.*, 1845, t. XXXV, p. 385.)

phénomènes de la respiration proprement dite à ceux qui accompagnent les dissolutions ordinaires des gaz dans les liquides, et à considérer les échanges qui s'effectuent de la sorte entre l'air atmosphérique et l'économie animale comme dépendants en premier lieu des rapports qui existent entre la tension de chacun des fluides élastiques contenus d'une part dans le sang, d'autre part dans l'atmosphère respiratoire contiguë à ce liquide. La quantité d'acide carbonique exhalée en un temps donné dépendrait donc, toutes choses égales d'ailleurs, de la quantité de ce même gaz existant en dissolution dans le sang et de la proportion suivant laquelle l'air inspiré s'en trouve chargé. L'exhalation ou l'absorption de l'azote, comme je le montrerai bientôt, tiendrait à des circonstances du même ordre, et l'activité de l'absorption de l'oxygène serait réglée, jusqu'à un certain point, par le rapport existant entre la tension de ce gaz dans l'air et dans le sang.

§ 15. — Tout nous porte donc à croire que les lois de Dalton exercent une grande influence sur les échanges qui s'effectuent entre l'atmosphère et les animaux ; mais on se formerait une idée fausse des phénomènes de la respiration, si on les supposait régies uniquement par les forces dont je viens de parler. Ces phénomènes sont beaucoup moins simples que ceux des mélanges ordinaires d'un gaz et d'un liquide, et pour pouvoir en calculer la marche, il nous faudrait beaucoup d'autres données que la science ne possède pas encore. Ainsi, dans une dissolution ordinaire, le gaz est en contact direct avec le liquide où il pénètre ; dans l'appareil respiratoire, le sang est séparé de l'air par une membrane organisée, et quoique cette cloison n'empêche le passage des gaz ni dans un sens ni dans l'autre, elle doit exercer une certaine influence sur les effets résultant de ces deux courants en sens contraires.

MM. Valentin et Brunner ont cru pouvoir assimiler le rôle de cette membrane vivante à celui d'un écran poreux de nature

Hypothèse de Brunner et Valentin.

inorganique qui séparerait entre eux deux fluides élastiques, et appliquer aux phénomènes de la respiration de l'homme et des animaux la loi de la diffusion des gaz établie par M. Graham [1].

Cette loi exprime les rapports suivant lesquels deux gaz qui sont sans action chimique les uns sur les autres se mêlent quand ils sont séparés entre eux par une lame perméable, et qu'ils sont soumis à des pressions égales de part et d'autre. Elle s'énonce en disant : Que les volumes échangés sont en raison inverse des racines carrées de leurs densités.

Ainsi, quand un échange s'établit de la sorte par diffusion entre de l'oxygène et de l'acide carbonique, 1 volume du premier de ces deux gaz se trouve remplacé par 0,85 du second [2].

Or, nous avons vu que la quantité d'oxygène absorbé dans l'acte de la respiration est d'ordinaire supérieure à celle de l'acide carbonique exhalé ; et dans les expériences de MM. Valentin et Brunner le rapport entre les volumes de ces deux fluides ainsi échangés concordait si bien avec ce qui aurait eu lieu d'après la loi dont il vient d'être question, que ces auteurs n'ont pas hésité à considérer ce phénomène physiologique comme étant un fait de diffusion ordinaire [3].

[1] *On the Law of Diffusion of Gases,* by T. Graham (*Trans. of the Royal Soc. of Edinburgh,* vol. XII, 1834, p. 222.

[2] En effet, la densité de l'air étant prise pour unité, celle de l'oxygène est 1,10563, et celle de l'acide carbonique 1,52910. La racine carrée de 1,10563 $=$ 1,0315, et celle de 1,53910 $=$ 1,2366.

Il devra donc passer $\frac{10515}{12366} = 0{,}8503$ d'acide carbonique pour 1,0000 d'oxygène.

[3] Les expériences de MM. Valentin et Brunner furent faites sur l'homme, et donnèrent toujours à peu près 1 volume d'acide carbonique exhalé pour 1,17602 d'oxygène absorbé. Les résultats observés ne s'éloignaient de ceux calculés d'après la loi de Graham que de $\frac{1}{170}$ (a). Un des disciples de Valentin, M. C. von Erlach, a fait une série d'expériences sur la respiration du Chien, du Chat, de l'Écureuil, de la Souris, du Cochon d'Inde et de la Grenouille, dont les ré-

[a] Valentin und Brunner, *Ueber das Verhältniss der bei dem Athmen des Menschem ausgeschiedenen Kohlensäure zu dem durch jenen Process aufgenommenen Sauerstoffe* (*Archiv für Physiol. Heilkunde* 1843, Bd. II, p. 373).
— Valentin, *Lehrbuch der Physiologie des Menschen,* 1844, Bd. I, § 1357.

Mais cette explication théorique, toute séduisante qu'elle pouvait paraître au premier abord, ne résista pas à la discussion. Effectivement, des recherches faites dans un autre but nous avaient déjà appris que le passage des gaz à travers une membrane organique humide ne s'opère pas d'une manière conforme aux lois de la diffusion posées par M. Graham pour le cas particulier dont il avait fait l'étude (1). Des effets de capillarité, dont il serait impossible de rendre nettement compte

sultats s'accordent généralement assez bien avec la théorie mentionnée ci-dessus. En effet, dans la plupart des cas, la quantité d'acide carbonique exhalé ne différait que très peu de celle qui, d'après la loi de la diffusion des gaz, correspondrait au volume de l'oxygène absorbé; et lorsque la production d'acide carbonique dépassait notablement cette production, ainsi que cela s'observa chez la Poule et le Cochon d'Inde, l'auteur a constaté que l'animal avait évacué beaucoup d'urine ou d'autres matières excrémentitielles. Or, il a reconnu que ces matières donnent lieu à un dégagement considérable d'acide carbonique, et par conséquent il attribue à cette source, et non à la respiration, l'excès observé. Quand l'air respiré était déjà chargé d'une certaine quantité d'acide carbonique, l'exhalation de ce dernier gaz était inférieure à ce que la théorie aurait indiqué (a).

Je dois ajouter que dans son dernier ouvrage, M. Valentin déclare formellement que ce n'est pas une théorie des phénomènes respiratoires qu'il a entendu présenter en appliquant la loi de Graham à la discussion des résultats obtenus dans ses expériences, mais une coïncidence qu'il a voulu signaler; et il reconnaît que les faits constatés ne suffisent pas pour établir l'existence d'un rapport constant entre les quantités d'oxygène absorbé et d'acide carbonique exhalé (b).

(1) Dans les expériences de Graham, l'écran perméable interposée ntre les gaz était tantôt une lame de plâtre, tantôt un morceau de vessie sèche ou de baudruche. Dans les cas de passage du gaz à travers une membrane humide, les choses ne se présentent pas de même. Ainsi lorsqu'une vessie remplie d'oxygène est suspendue dans une cloche pleine d'acide carbonique, ce gaz pénètre dans cette vessie beaucoup plus vite que l'oxygène n'en sort, la distend et finit souvent par la faire crever. Or, d'après les lois de la diffusion, le volume du mélange dans l'intérieur de la vessie devrait au contraire diminuer. Cela dépend de ce que dans le passage à travers une membrane humide, le degré de solubilité du gaz joue un rôle important.

(a) Von Erlach, *Versuche über die Respiration einiger mit Lungen athmender Wirbelthiere.* In-4, Bern, 1846.

(b) Valentin, *Grundriss der Physiologie des Menschen,* 1851, p. 263.

dans l'état actuel de la science, interviennent dans ce phénomène (1). Lorsqu'en faisant l'histoire de l'absorption j'aurai à traiter de l'*endosmose*, nous nous occuperons de l'étude de ces forces ; mais en ce moment cela nous éloignerait trop de l'objet principal de cette leçon, et je me bornerai à ajouter que les expériences faites par les physiciens ou les physiolo-

(1) Des expériences très intéressantes, faites il y a vingt-cinq ans par un chimiste de Philadelphie, M. Mitchell (a), et que je m'étonne de voir négliger par la plupart des physiciens qui depuis lors ont traité des phénomènes de la capillarité dont nous nous occupons ici, prouvent en effet que le passage des gaz à travers les membranes humides de l'organisme est soumis à d'autres influences. Ainsi non-seulement l'acide carbonique s'infiltre de la sorte beaucoup plus rapidement que ne le fait l'oxygène, mais la pénétration de l'azote est beaucoup plus lente que celle de ce dernier gaz.

D'après Mitchell, le temps nécessaire au passage des divers gaz à travers une lame mince de caoutchouc serait dans les rapports suivants :

Ammoniaque	1
Acide sulfhydrique	2 1/2
Cyanogène	3 1/4
Acide carbonique	5 1/2
Oxyde d'azote	6 1/2
Gaz oléfiant	28
Hydrogène	37 1/2
Oxygène	113
Oxyde de carbone	160
Azote, environ	200

Le passage des gaz à travers des membranes animales varie aussi en intensité suivant la direction du courant, de telle sorte que l'acide car-bonique traverse telle cloison organique beaucoup plus facilement de dedans en dehors que de dehors en dedans, et qu'en employant telle autre membrane on peut obtenir le résultat inverse. Ainsi lorsque l'air atmosphérique et l'acide carbonique sont séparés par une cloison formée avec de la peau humaine, ce dernier gaz passe plus rapidement lorsqu'il est en contact avec la surface épidermique que lorsqu'il était placé du côté interne du derme. Lorsque ce gaz traversé les parois d'une anse d'intestin, il passe plus facilement de dedans en dehors qu'en sens inverse. (Mitchell, *loc. cit.*)

M. Matteucci, qui paraît ne pas avoir eu connaissance des recherches de Mitchell, a fait quelques expériences sur le passage des gaz à travers les membranes humides, expériences qui tendent aussi à prouver que l'endosmose doit jouer un certain rôle dans les phénomènes de la respiration.

« Je remplis partiellement de gaz oxygène, dit M. Matteucci, le poumon d'un Agneau tué il y a peu de temps, et après avoir eu soin d'extraire par la succion tout l'air qu'il m'a été possible d'enlever. La trachée étant étroi-

(a) *On the Penetrativeness of Fluids* (*Philadelphia Journal of Medical Science*, vol. XIII, p. 96, and *Journal of the Royal Institution of Great-Britain*, Aug. 1831, vol. XXXI, p. 101).

gistes sur l'échange des gaz dans des conditions comparables à celles où se trouvent l'air et le sang dans un organe respiratoire, montrent que cet acte doit être beaucoup plus complexe que ne le supposaient MM. Valentin et Brunner, et que la loi de Graham ne saurait nous en donner l'explication.

D'ailleurs, un examen attentif des quantités d'oxygène et d'acide carbonique qui passent de l'air dans le sang, et du sang dans l'atmosphère par l'acte de la respiration, prouve que cet échange ne s'effectue pas d'une manière conforme à la loi de

tement liée, j'introduis le poumon sous une cloche pleine d'acide carbonique et renversée sous l'eau. Au bout de quelques instants, on voit le poumon se gonfler et se distendre autant que le lui permet la capacité de la cloche. J'ai examiné les gaz après l'expérience, et j'ai trouvé que l'acide carbonique a pénétré dans les cellules pulmonaires et que l'oxygène s'en est dégagé : l'échange, cependant, n'a pas eu lieu en volumes égaux, et l'acide carbonique introduit dans le poumon est en plus grande quantité que l'oxygène qui l'a abandonné. Dans un poumon préparé comme je viens de le dire, j'ai trouvé après quatre heures que le gaz contenu dans celui-ci était composé de 2/3 d'oxygène et 1/3 d'acide carbonique, et celui qu'il y avait dans la cloche résultait du mélange de 1/4 d'oxygène et de 3/4 d'acide carbonique.

» J'ai essayé de tenir une vessie exactement fermée, à parois très minces, pleine d'oxygène, en contact avec de l'acide carbonique, ayant pris la précaution que la vessie ne fût pas mouillée. Le gonflement n'a pas lieu ; cependant, après un certain temps, on trouve que l'échange entre les deux gaz s'est opéré, mais sans que l'acide carbonique introduit surpasse l'oxygène qui s'est échappé. Enfin, j'ai tenté de remplir complétement le poumon d'acide carbonique et de l'introduire dans cet état dans de l'oxygène : le poumon s'affaisse, les deux gaz se mêlent, mais le volume d'oxygène qui s'est introduit est moins considérable que celui de l'acide carbonique qui est sorti. Pour tous ces faits, outre l'action réciproque des deux gaz à travers les membranes, on doit encore tenir compte de la présence de l'eau qui baigne la membrane, eau dans laquelle l'acide carbonique est soluble. Le liquide acide ainsi formé se trouve, d'un côté, en présence d'un gaz différent de celui qui y a été dissous, et à l'égard duquel le gaz libre agit comme dans un espace vide. On pourrait donc se rendre compte de l'introduction plus considérable de l'acide carbonique dans le poumon en l'attribuant soit à une action particulière des deux gaz, ce qui constituerait l'endosmose gazeuse, soit à un effet du gaz d'abord dissous, puis exhalé (a). »

(a) Matteucci, *Leçons sur les phénomènes physiques des corps vivants*, 1847, p. 124 et suiv.

la diffusion. Cela a été pleinement démontré par une série de recherches faites il y a une dizaine d'années par MM. Regnault et Reiset avec un degré de précision inconnu jusqu'alors (1).

(1) Dans un article très judicieux sur la respiration, publié en 1847, M. J. Reed (a) fit remarquer avec raison que le gaz acide carbonique du sang veineux et l'oxygène de l'air ne sont pas placés dans les mêmes conditions que les gaz dont la diffusion avait été étudiée par M. Graham ; que ces fluides élastiques sont séparés par une membrane organique humide à travers laquelle le passage des gaz ne s'effectue pas d'après les mêmes lois ; que l'un de ces gaz est en dissolution dans un liquide, tandis que l'autre est libre ; qu'ils ne sont pas soumis à la même pression, à raison de la force motrice développée par le cœur ; enfin que cette théorie supposerait des rapports invariables entre la quantité d'oxygène absorbée et celle de l'acide carbonique exhalé, tandis que les proportions sont loin d'être les mêmes dans les diverses expériences faites jusqu'ici sur les altérations de l'air par la respiration des animaux.

MM. Regnault et Reiset ont fait les mêmes objections contre la doctrine exposée ci-dessus. Voici comment ils s'expriment à ce sujet :

« MM. Brunner et Valentin admettent que, dans la respiration des animaux, il se passe un phénomène semblable à la diffusion. Le sang qui revient aux poumons après avoir traversé l'appareil circulatoire, renfermant une grande proportion d'acide carbonique en dissolution, il s'établirait à travers la membrane du poumon, entre ce gaz et l'oxygène de l'air atmosphérique remplissant la cavité pulmonaire, une diffusion assujettie à la loi que nous venons de rappeler. Le sang perdrait à travers la membrane une portion de son acide carbonique et absorberait une quantité correspondante d'oxygène : pour 1 volume d'oxygène absorbé il y aurait 0,85 d'acide carbonique exhalé. Quant à l'azote atmosphérique, il n'interviendrait pas dans le phénomène, à cause de son insolubilité dans le sang. Nous ne comprenons pas comment le phénomène de la respiration, ainsi envisagé, peut être assimilé à celui de la diffusion des deux gaz, à pressions égales, séparés par une membrane. Nous admettrons volontiers que les forces en vertu desquelles s'effectue le mélange des deux gaz dans cette dernière circonstance interviennent dans le phénomène de la respiration ; mais les conditions nous semblent totalement différentes. Les gaz ne sont pas tous les deux à l'état élastique. L'un d'eux, l'acide carbonique, est en dissolution dans un liquide dont l'action doit modifier considérablement le phénomène de la diffusion. Le second gaz, qui se trouve de l'autre côté de la paroi perméable, n'est pas de l'oxygène pur ; c'est un mélange d'oxygène et d'azote, dans lequel l'oxygène seul n'exerce que le cinquième de la force élastique totale.

(a) J. Reed, article *Respiration* (Todd's *Cyclopædia of Anatomy and Physiology*, vol. IV, p. 363).

Quoi qu'il en soit, nous voyons que la propriété diffusive des gaz joue un rôle considérable dans la respiration, et que le dégagement de l'acide carbonique contenu dans le sang, ainsi que l'absorption de l'oxygène par ce liquide, offre la plus grande analogie avec les phénomènes ordinaires de solubilité de ces gaz, phénomènes qui sont du domaine de la physique.

§ 16. — Ce résultat obtenu, faisons un pas de plus dans l'étude du travail respiratoire, et cherchons à quel état se trouve l'acide carbonique que le sang veineux charrie de la sorte pour le verser dans l'atmosphère, et sous quelle forme l'oxygène absorbé est transporté au loin dans l'organisme par le sang artériel.

État des gaz dans le sang.

Au premier abord ces questions pouvaient paraître résolues par le seul fait du dégagement des gaz contenus dans le sang

Or, la loi de Graham, lors même qu'elle serait applicable au phénomène qui nous occupe, exigerait au moins que l'oxygène fût pur et qu'il exerçât à lui seul une pression égale à celle que l'acide carbonique produit sur l'autre face de la paroi. Quoi qu'il en soit, comme MM. Brunner et Valentin déclarent eux-mêmes que l'explication qu'ils proposent n'a pas été déduite de spéculations théoriques, mais qu'ils la regardent comme l'expression exacte des faits, il est facile de la soumettre à une épreuve rigoureuse. Cette théorie suppose, en effet, qu'il existe un rapport constant entre l'acide carbonique dégagé et l'oxygène consommé, et que ce rapport est égal à 0,85 (a). »

Or, les expériences de MM. Regnault et Reiset font voir que le rapport entre le volume de l'acide carbonique exhalé et de l'oxygène absorbé par le même animal varie depuis 0,62 jusqu'à 1,04 (b). Il est donc bien loin d'être constant, comme cela devrait être, dans la théorie proposée par MM. Brunner et Valentin.

M. Ludwig, qui a combattu également les vues de MM. Valentin et Brunner, s'appuya principalement sur l'état de combinaison dans lequel il pense que l'acide carbonique du sang doit se trouver. Il croit en effet que ce gaz n'est pas libre dans ce liquide, mais uni à la soude, de façon à constituer un bicarbonate, question dont l'examen nous occupera bientôt (c).

(a) Regnault et Reiset, *Rech. chim. sur la respiration des animaux*, p. 11 (extr. des *Ann. de chim. et phys.*, 1849, 3ᵉ série, t. XXVI).

(b) Regnault et Reiset, *Op. cit.*, p. 216.

(c) Ludwig, *Bemerkung zu Valentin's Lehren von Athmen und Blutkreislauf* (*Zeitschrift für rationelle Medicin*, 1845, t. III, p. 147.

lorsque la pression atmosphérique cesse de s'exercer à la surface de ce liquide. En effet, ce phénomène semblait prouver que ces gaz sont libres de toute combinaison chimique et simplement dissous dans le fluide nourricier, c'est-à-dire mêlés aux molécules de celui-ci. Les résultats fournis par les expériences de M. Magnus ont rendu cette opinion dominante parmi les physiologistes ; mais ici encore les choses me semblent être moins simples qu'on ne serait disposé à le croire.

État de l'acide carbonique dans le sang.

Nous avons vu précédemment que le sang renferme du carbonate de soude, et l'on sait que les carbonates neutres à base alcaline, quand ils sont en présence de l'acide carbonique, s'emparent d'un second équivalent de ce corps et passent à l'état de bicarbonates. Il serait donc difficile de croire qu'une portion de l'acide carbonique absorbé par le sang pût y rester en présence d'un carbonate neutre de soude sans s'y combiner. Mais les expériences de M. Henry Rose, de Berlin, nous apprennent aussi que les bicarbonates ainsi constitués sont si instables, que pour en opérer la décomposition il suffit des influences sous lesquelles nous avons vu l'acide carbonique se dégager du sang (1). Ainsi ce chimiste a vu que dans le vide ces bicarbonates se décomposent, et il a constaté aussi que pour leur faire abandonner une portion de leur acide et les faire passer à l'état de sesquicarbonates, ou même de carbonates neutres, il suffit d'agiter la solution qui les contient avec de l'air, de l'azote ou tout autre gaz qui n'exerce point d'action

<hr>

(1) Les expériences de M. H. Rose ont été faites seulement au point de vue de l'histoire chimique des carbonates, et portent sur les combinaisons de l'acide carbonique avec la potasse et la soude (a). Il a trouvé que la vapeur d'eau entraîne rapidement une portion de l'acide de ces bicarbonates, et que le contact d'un gaz étranger qui se renouvelle produit le même effet que le vide. Des faits analogues ont été constatés par M. Marchand (b).

(a) H. Rose, *Ueber die Verbindungen der Alkalien mit der Kohlensäure* (Poggendorff's *Annalen der Physik und Chemie*, 1835, Bd. XXXIV, p. 149).

(b) Marchand, *Ueber die Einwirkung des Sauerstoffes auf das Blut und seine Bestandtheile* (*Journ. für praktische Chemie*, 1845, Bd. XXXV, p. 389).

chimique sur ce liquide. L'acide carbonique se comporte donc ici à peu près comme s'il était libre, et tenu simplement en dissolution dans la liqueur saline. Par conséquent le dégagement de l'acide carbonique du sang constatée par les expériences de M. Magnus s'expliquerait également bien dans l'hypothèse de l'union lâche de ce corps avec le carbonate sodique du plasma. Il est donc probable qu'une portion de l'acide carbonique exhalé dans l'acte respiratoire se trouve réellement en combinaison avec la soude du plasma ; mais il ne paraît pas possible d'admettre que la totalité de ce gaz soit fournie par la décomposition d'un bicarbonate sodique, car, ainsi que je l'ai déjà dit, il résulte des expériences de ce dernier physiologiste que la quantité d'alcali existant à l'état de carbonate dans le sang serait insuffisante pour nous rendre compte du phénomène (1).

Il paraîtrait aussi que l'acide carbonique serait susceptible de contracter une union instable de même nature avec d'autres matières salines contenues dans le plasma du sang : le phosphate de soude , par exemple. En effet , M. Liebig a reconnu que la présence d'un centième de ce sel donne à l'eau la faculté de se charger de deux fois autant d'acide carbonique que n'en absorberait l'eau pure sous la pression ordinaire (2). Mais le gaz ainsi condensé se dégage dans le vide. ou par l'agitation avec de l'air, tout comme celui d'une dissolution ordinaire. Par conséquent, sans nous arrêter à examiner ici la nature des forces qui déterminent ces effets, nous pouvons assimiler ce mode de fixation à une dissolution, et continuer à considérer la portion excrétable de l'acide carbonique du sang comme étant libre et simplement dissoute dans ce liquide (3). La présence de ces

____

(1) Cette question a été discutée à fond par M. Rossat, dans une thèse soutenue récemment à la Faculté de médecine de Strasbourg (a).

(2) J. Liebig, *Nouvelles Lettres sur la chimie*, trad. par Gerhardt, p. 85.

(3) Je distingue ici la portion excrétable de l'acide carbonique du sang

(a) Rossat, *Phénomènes chimiques de la respiration.* Strasbourg, 1853, p. 43 et 44.

principes salins dans le fluide nourricier a pour effet d'augmenter le pouvoir dissolvant du sang, mais ne paraît pas devoir influer autrement sur les phénomènes d'absorption et d'exhalation qui constituent l'acte de la respiration (1).

§ 17. — L'état sous lequel l'oxygène absorbé par le sang dans le travail respiratoire se trouve retenu dans ce liquide, soulève des questions du même ordre.

Ce gaz est-il simplement dissous par le sang, ou y contracte-t-il quelque combinaison chimique instable avec une ou plusieurs des matières constitutives du fluide nourricier ?

J'ai déjà fait remarquer que la quantité d'oxygène dont le sang est susceptible de se charger dépasse de beaucoup celle qui pourrait se dissoudre dans un volume égal d'eau placée à la même température et sous la même pression.

On sait par des expériences de Berzelius que le sérum du sang, dépouillé des globules rouges, dégage un peu d'acide carbonique, et s'empare d'une petite quantité d'oxygène lorsqu'on l'agite avec ce dernier gaz, mais que cette quantité est tout à fait insignifiante comparativement à celle qui dispa-

État de l'oxygène dans le sang.

de la portion du même gaz qui se trouve retenu chimiquement dans ce liquide de façon à ne pouvoir s'en échapper dans l'acte de la respiration. En effet, les expériences de M. Lehmann montrent qu'après avoir chassé du sang tout l'acide carbonique qui est susceptible de s'en dégager dans le vide, on peut encore en extraire une quantité considérable par l'emploi de réactifs chimiques. Ainsi, dans douze expériences sur du sang de Bœuf, ce chimiste a obtenu, terme moyen, pour 1000 grammes de liquide, 0^{gr},132 d'acide carbonique libre et 0^{gr},6759 d'acide carbonique combiné (a).

(1) Les expériences récentes de M. Fernet montrent que la solubilité de l'acide carbonique dans l'eau est diminuée de moitié environ par la présence de 15/100 de chlorure de sodium dans ce liquide ; mais que pour le phosphate de soude, au contraire, les volumes de gaz absorbés augmentent avec les proportions de sel dissous d'une manière extrêmement rapide. Les nombres obtenus dans ces expériences paraissent pouvoir être déduits du coefficient de

(a) Lehmann, *Journ. für prakt. Chemie*, 1847, Bd. XL, p. 133.

raît quand le sérum est mêlé avec la matière colorante du sang (1).

On sait aussi par une foule d'expériences beaucoup plus anciennes, que l'action de l'oxygène sur le sang veineux des animaux vertébrés est accompagnée d'un changement remarquable dans la couleur des globules qui passent du rouge noir au rouge vermeil.

On est donc naturellement conduit à penser que les relations entre l'oxygène de l'air et le fluide nourricier doivent s'établir principalement à l'aide des globules hématiques.

En traitant de la constitution physique du sang, j'ai déjà eu l'occasion de signaler la relation remarquable qui existe entre l'activité fonctionnelle de la respiration et le nombre des globules que le sang charrie (2) ; dans la suite de ces leçons j'aurai à revenir sur cette coïncidence , mais il me semble utile de la rappeler ici, car elle peut être invoquée à l'appui des vues

solubilité du gaz dans l'eau pure, en y ajoutant le produit d'un coefficient constant pour le titre de la dissolution ; et M. Fernet fait remarquer que ce résultat semble confirmer l'idée théorique qu'il y aurait là, outre la dissolution du gaz dans l'eau, phénomène tout physique et soumis à des lois bien connues , une combinaison véritable avec le sel qui viendrait compliquer le phénomène. Le carbonate de soude se comporte sous ce rapport à peu près de même que le phosphate (a).

(1) *Traité de chimie*, édition de 1838 , traduit par Valerius, t. III, p. 551.

(2) Voy. ci-dessus, page 57 et suiv.

Je saisirai cette occasion pour réparer un oubli que j'ai fait dans l'énumération des animaux à respiration faible dont les globules rouges sont d'un volume considérable. Le *Lepidosiren* , qui tient à la fois du Batracien et du Poisson , et qui vit enfoui dans la vase , a les globules du sang plus grands que ceux des Tritons ou Salamandres aquatiques , mais moins grands que ceux de la Protée. MM. Smith et Gulliver assignent à ces corpuscules les dimensions suivantes : grand diamètre , $\frac{1}{29}$ millimètre ; petit diamètre , $\frac{1}{57}$; noyau , $\frac{1}{67}$. Leurs observations portent sur le *Lepidosiren annectens* (b).

(a) Fernet, *Sur la solubilité des gaz dans les dissolutions salines, pour servir à la théorie de la respiration* (Ann. de chim. et de phys., 1856, t. XLVII, p. 360).

(b) A. Smith and Gulliver, *On the Red Corpuscles of the Blood of the Mud Fish* (Ann. of Nat. Hist., 1848, vol. II, p. 292).

I.

que je présente au sujet du rôle de ces corpuscules dans la fixation de l'oxygène.

En effet, tout, dans l'état actuel de la science, me semble tendre à prouver que la grande puissance absorbante pour l'oxygène dont le sang est doué dépend principalement des globules et réside en majeure partie dans ces utricules. Ils paraissent jouer le rôle de corps condensateurs de ce gaz et pouvoir s'en charger ou l'abandonner avec une extrême facilité, suivant les circonstances dans lesquelles ils se trouvent. Le plasma est un intermédiaire nécessaire entre l'oxygène et les globules : si l'activité respiratoire est extrêmement faible, comme chez certains animaux inférieurs, la quantité d'oxygène qui se dissout dans ce liquide, et qui est portée ainsi dans la profondeur de l'organisme, peut suffire à l'entretien de la vie ; mais lorsque cette fonction acquiert une grande puissance, ainsi que cela se voit chez tous les animaux supérieurs, la part du travail dévolue aux globules devient prédominante, et alors ces corpuscules vésiculaires semblent même devoir être considérés comme les agents essentiels de la respiration.

M. Dumas, en adoptant des vues analogues, a été même plus loin, et pense que l'action de l'oxygène est nécessaire à la conservation de la vitalité et de la structure propre des globules du sang. Ses expériences tendent à prouver aussi que l'intégrité de ces organites est une des conditions essentielles de l'artérialisation du fluide nourricier. Il fait remarquer avec raison que la fibrine du plasma est étrangère à cette réaction rendue manifeste par la teinte rutilante du sang, puisque ce changement s'opère sous l'influence de l'oxygène dans le sang défibriné aussi bien que dans le sang coagulable. Enfin il a constaté que la présence de l'albumine du sérum n'est pas plus indispensable à ce phénomène que ne l'est la fibrine ; car si l'on remplace peu à peu ce liquide par une solution de sulfate de soude, les globules conservent à la fois leur intégrité et la faculté de changer de teinte par leur agitation avec l'oxygène (1).

Un fait qui a été constaté à diverses reprises par plusieurs observateurs vient à l'appui de ces résultats. Lorsque le sang qui s'écoule de la veine est reçu dans de l'eau pure, il reste presque noir, quelle que soit la durée de son exposition à l'air, tandis que mêlé à de l'eau sucrée il rougit promptement au contact de ce fluide. Or, nous avons vu précédemment que par l'action de l'eau pure les globules se gonflent et se désorganisent promptement, tandis qu'en présence d'une dissolution de sucre ces organites conservent la forme et la structure qui leur sont propres (2).

(1) Dumas, *Recherches sur le sang* (*Ann. de chim. et de phys.*, 1846, 3ᵉ série, t. XVII, p. 458).

(2) M. Scherer a fondé en majeure partie sur des faits de cet ordre une théorie de la cause des changements de couleur que le sang présente en passant de l'état de sang artériel à celui de sang veineux, et *vice versâ*. Ainsi que nous l'avons déjà vu, page 372, ce chimiste pensait que la teinte vermeille ou noirâtre du sang dépendait de la manière dont les globules réfléchissent la lumière lorsque ces corpuscules ont la forme de lentilles biconcaves ou de lentilles biconvexes, et un des arguments dont il se servait reposait sur la perte de la propriété de rougir au contact de l'oxygène quand les globules ont été renflés par l'action de l'eau (a).

M. Bruch a montré que les globules altérés de la sorte, ou même l'héma-tosine dissoute dans l'eau, sont susceptibles de prendre une teinte légèrement vermeille lorsqu'on agite le liquide avec de l'oxygène pendant longtemps, ou qu'on y fait passer pendant une heure ou deux un courant de ce gaz, et que, par conséquent, la théorie physique proposée par M. Scherer n'est pas admissible (b). Mais il n'en est pas moins bien établi que le changement de couleur dû à l'action de cet agent est beaucoup plus faible quand les globules sont désorganisés ou simplement distendus que lorsque ces utricules sont dans leur état naturel, et il est probable que la quantité d'oxygène dont ils sont susceptibles de se charger doit varier aussi beaucoup dans ces deux cas.

M. Bonnet, chirurgien à Lyon, s'est occupé aussi de cette question, et, sans avoir eu connaissance des recherches faites par ses prédécesseurs, a bien

(a) Scherer, *Ueber die Farbe des Blutes* (*Zeitschrift für rationelle Medicin*, 1844, Bd. I, p. 288).

(b) Bruch, *Ueber die Farbe des Blutes* (*loc. cit.*, p. 440).

— *Noch einmal die Blutfarbe* (*Op. cit.*, 1845, Bd. III, p. 308).

— *Das Neueste zur Geschichte der Blutfarbe* (*Op cit.*, 1846, Bd. V, p. 440).

Nous sommes donc conduit à penser que l'absorption de l'oxygène par le sang n'est pas, comme le supposait M. Magnus, la conséquence d'une simple dissolution de ce gaz dans le fluide nourricier, et qu'il doit y avoir là une action particulière exercée par les globules hématiques (1). Le plasma, ou sérum chargé de fibrine, est l'intermédiaire à l'aide duquel ce principe vivifiant arrive jusqu'aux globules ; et pour qu'il leur parvienne, il faut que ce liquide soit susceptible d'en dissoudre une certaine quantité. On comprend donc que si quelque modification dans la composition chimique du liquide dans lequel ces globules sont tenus en suspension venait diminuer notablement sa capacité dissolvante pour l'oxygène, le travail respiratoire pourrait être interrompu ; et cela arrive en effet quand le sang est fortement chargé de chlorure de sodium. Mais la quantité d'oxygène qui reste en dissolution dans le plasma est extrêmement faible comparativement à celle qui passe dans les globules hématiques, et son action sur ces organites est rendue manifeste par le changement que nous avons vu se produire dans leur teinte (2).

constaté la grande différence qui existe dans l'aptitude du sang à rougir sous l'influence de l'air, suivant que les globules hématiques sont désorganisés par l'action de l'eau ou bien dans leur état normal (a).

(1) C'est aussi l'opinion à laquelle M. Dumas s'est arrêté dans son dernier travail sur le sang (*Op. cit.*, *Ann. de chimie*, 1846, t. XVII, p. 458).

(2) Ainsi que nous l'avons déjà vu, les expériences des physiciens montrent que la présence d'une certaine proportion de chlorure de sodium diminue de moitié le pouvoir dissolvant de l'eau pour l'acide carbonique et pour l'oxygène. Il est donc évident que la présence d'un excès de cette substance minérale dans le sérum du sang doit ralentir le passage de l'acide carbonique de leur intérieur jusque dans l'air extérieur, et la transmission de l'oxygène de l'atmosphère à ces organites. Or, cela nous donne l'explication de beaucoup de phénomènes que les physiologistes ont remarqués en étudiant l'influence des sels sur la manifestation des différences de teinte existant entre le sang

(a) Bonnet, *Sur les globules du sang* (*Comptes rendus de l'Acad. des sciences*, 1846, t. XXIII, p. 264).

§ 18.—Si nous voulions pénétrer encore plus avant dans l'investigation de ces questions délicates, et déterminer si l'oxygène absorbé par les globules s'y trouve à l'état de libertéet simplement condensé par ces organites, ou en combinaison chimique avec leur substance, nous sortirions bientôt du domaine des faits bien

veineux et le sang artériel. Je ne pense pas que cette circonstance soit la seule dont il faille tenir compte dans l'explication de ces changements de couleur ; mais elle me paraît être la cause principale de la non-artérialisation du sang quand ce liquide est chargé de certaines matières salines. Pour s'en convaincre, il suffit de jeter les yeux sur les nombreux travaux dont cette question a été l'objet.

Ainsi, en 1797, Wells fit diverses expériences sur l'influence de l'air et des sels neutres sur la coloration du sang. Il remarqua d'abord que ces agents ne produisent pas de changement de teinte notable dans la matière colorante qui est en dissolution dans l'eau distillée, et que la solution est de même couleur lorsqu'elle a été obtenue à l'aide d'un caillot noir ou d'un caillot préalablement rougi par le contact de l'air. Il reconnut ensuite que les sels neutres qui rendent vermeil le caillot veineux y déterminent la solidification d'une matière blanchâtre ; d'où il en conclut que le changement de teinte produit dans le sang au moment où ce liquide prend les caractères du sang artériel, est dû à un phénomène analogue ; que sous l'influence de l'air ou des sels neutres, l'enveloppe membraniforme des globules blanchit, et, réfléchissant alors plus de lumière, donne à la masse du

sang une teinte plus claire, plus vermeille (a).

Ces expériences et cette hypothèse passèrent presque inaperçues des physiologistes. Mais, en 1832, un autre médecin anglais, dont il a déjà été question dans cette leçon, Stephens, fut conduit par ses propres recherches à des résultats analogues. Dans un ouvrage spécial sur le sang, il avança que la teinte rutilante du sang artériel n'est pas due à l'action de l'oxygène, comme on l'admet généralement, mais est la couleur naturelle de ce liquide ; que la teinte rouge-noire du sang veineux est due à la présence de l'acide carbonique, et qu'il suffit d'expulser ce gaz pour rétablir la couleur vermeille de ce fluide. Il prétendait aussi que l'oxygène ne détermine ce changement qu'en enlevant au sang l'acide carbonique, pour lequel il aurait une force attractive. Il annonça que le caillot du sang artériel privé des sels du sérum par le lavage devient noir, et qu'en l'absence de ces sels il ne reprenait la teinte vermeille ni par le contact de l'air, ni par l'action de l'oxygène pur ; mais éprouvait ce changement par le seul fait de l'addition d'une petite quantité de sel marin, de carbonate de soude ou tout autre sel neutre contenu dans le sérum. Enfin il considéra comme démontré

(a) Wells, *Observ. and Experiments on the Colour of the Blood* (*Philos. Trans.*, 1797, p. 429).

constatés, pour tomber dans le vide des hypothèses gratuites. Je crois donc devoir ne pas faire un examen approfondi des opinions diverses que les physiologistes de nos jours ont émises

que la couleur vermeille est due à l'action de ces sels sur l'hématosine ; mais ses recherches étaient exposées d'une manière si confuse et si peu scientifique, qu'elles ne pouvaient inspirer aucune confiance (a). On les trouve formulées plus nettement, et appuyées de quelques expériences mieux circonstanciées, dans un travail intitulé *Observations sur la théorie de la respiration* (b).

Peu de temps après la publication du premier ouvrage de Stephens, un autre médecin anglais, Hoffman, fit des expériences plus précises sur le même sujet, et en tira les conclusions suivantes :

Que le sang dépouillé de matières salines est noir ;

Que ni l'air, ni l'oxygène, sans l'intermédiaire des matières salines, ne peuvent rougir le sang noir ;

Que le sel, au contraire, sans l'intermédiaire de l'air, lui donne une teinte vermeille ;

Et que du sang avec excès de sel et imprégné d'acide carbonique est noir, et ne possède plus la propriété de redevenir rutilant, soit par l'action de l'air ou de l'oxygène, soit par l'addition d'une nouvelle quantité de sel (c).

D'autres expériences faites par un physiologiste d'Édimbourg, M. G. WILLIAMS, tendirent à établir que le changement de teinte produit par du sel

marin n'est pas le même que celui résultant de l'action de l'oxygène, et que, contrairement à l'assertion de Stephens, l'extraction de l'acide carbonique du sang, soit à l'aide de la pompe pneumatique, soit par la dissolution d'autres gaz dans ce liquide, n'y ramène pas la teinte vermeille, fait qui est facile à vérifier, bien que le dégagement de l'acide carbonique soit accompagné d'une diminution dans l'intensité de la teinte sombre (d).

Stephens avait observé que le contact de l'oxygène ne détermine pas le développement de la teinte vermeille dans le caillot qui a été privé des sels du sérum par le lavage, et qu'une forte solution de sel produit ce changement même dans un milieu fortement chargé d'acide carbonique. M. W. Gregory et Irving vérifièrent ce résultat en faisant usage d'acide carbonique et d'hydrogène parfaitement pur ; ils virent aussi la couleur rutilante du sang se manifester sous l'influence du sel dans le vide barométrique. Mais ils constatèrent aussi qu'en l'absence de l'oxygène cet effet ne se produit pas sous l'influence de dissolutions salines peu concentrées : en employant du sérum, par exemple ; et par conséquent la théorie de M. Stephens ne saurait être appliquée à l'explication des phénomènes de la respiration (e).

(a) Stephens, *Observ. on Blood*, p. 16, 17, 27, etc.
(b) *Philos. Trans.*, 1835, p. 343.
(c) Hoffman, *Observ. and Experim. on the Blood* (Lond. Med. Gazette, March 1833, vol. XI).
(d) Williams, *Observ. on the Changes produced on the Blood in the Course of its Circulation* (Lond. Med. Gazette, 1835, vol. XVI, p. 788).
(e) Gregory and Irving, *Experim. and Observ. on the Arterialisation of the Blood* (Edinburgh New Philos. Journ., 1834, vol. XVI, p. 185).

à ce sujet (1), et je me bornerai à dire que, suivant toute probabilité, si l'oxygène n'est pas simplement condensé dans les globules par quelque force physique comparable à celle qui

(1) M. Liebig pense que l'oxygène contenu dans le sang s'y trouve à l'état combiné ou non en simple dissolution. En effet, « l'absorption d'un gaz par un liquide, dit ce chimiste illustre, est due à deux causes : l'une, extérieure, consiste dans la pression exercée sur le gaz en contact avec le liquide; l'autre, chimique, est l'attraction manifestée par les parties constituantes du liquide. Dans tous les cas où un gaz est contenu dans un liquide simplement à l'état absorbé, et non en combinaison chimique, la quantité de gaz dissous ne dépend absolument que de la pression extérieure; elle augmente ou diminue à mesure que cette pression augmente ou diminue. Lorsqu'on agite la solution de phosphate de soude avec le gaz carbonique et qu'on la sature ainsi sous la pression ordinaire, on voit qu'elle absorbe deux fois plus d'acide carbonique que l'eau dans les mêmes circonstances ; mais en opérant ensuite sous une pression double, on voit que la faculté d'absorption de la solution n'augmente pas dans le même rapport : cette augmentation est bien moindre. En effet, la solution saline neutre se comporte avec l'acide carbonique, sous cette double pression, comme le ferait l'eau saturée de gaz carbonique sous la pression simple. La faculté d'absorber l'acide carbonique n'augmente donc pas plus pour la solution de phosphate de soude que pour l'eau pure, parce que l'attraction chimique qui exalte d'abord la faculté d'absorption de

l'eau ne continue pas d'agir. Il en est de même du sulfate de fer saturé de bi-oxyde d'azote sous une forte pression.

« Le sang se comporte absolument comme ces liquides. Si l'oxygène y était simplement absorbé, le sang, en dissolvant l'oxygène de l'air qui n'en contient que 1/5ᵉ, devrait sous la pression simple absorber 12 pour 100 d'oxygène, et sous la pression double deux fois autant ; agité avec de l'oxygène pur, il devrait en dissoudre environ le quintuple.

» Tant qu'on n'aura pas démontré que la faculté d'absorption du sang pour l'oxygène change ainsi suivant la pression, il faut admettre que cette absorption est due à une attraction chimique, ayant pour effet de produire une combinaison chimique. Si l'on considère d'ailleurs les résultats des expériences de MM. Regnault et Reiset, où l'on a fait respirer des animaux dans une atmosphère très chargée d'oxygène, et cet autre fait que la respiration est la même sur les plateaux élevés de l'Amérique centrale que sur les bords de la mer, on est conduit à admettre que le sang absorbe une quantité d'oxygène constante, indépendante jusqu'à un certain degré de la pression extérieure (a). »

Quant aux combinaisons chimiques que l'oxygène contracterait dans le sang, les opinions sont partagées.

M. Liebig a attribué cette fixation transitoire de l'oxygène au fer qui existe dans la matière colorante des

(a) Liebig, *Nouvelles Lettres sur la chimie*, p. 86.

accumule les gaz dans les pores du charbon fraîchement calciné, il n'y est retenu que par une de ces affinités chimiques extrêmement faibles, qui permettent à certains corps de s'em-

globules sanguins. Il fait remarquer que la combinaison de fer contenue dans ces corpuscules se comporte comme une combinaison oxygénée de ce métal ; que les combinaisons de protoxyde de fer possèdent la propriété d'enlever l'oxygène à d'autres combinaisons oxygénées, et que les combinaisons de peroxyde de fer, dans d'autres circonstances, cèdent de l'oxygène avec beaucoup de facilité. Ainsi l'hydrate d'oxyde de fer, mis en contact avec des matières organiques exemptes de soufre, se convertit en carbonate de protoxyde, et ce carbonate de protoxyde, mis en contact avec de l'eau et de l'oxygène, se décompose, abandonne tout son acide carbonique et absorbe de l'oxygène pour reconstituer de l'hydrate de peroxyde. M. Liebig a donc supposé que, dans l'acte de la respiration, la combinaison ferrurée contenue dans les globules absorbe de l'oxygène pour se porter au degré supérieur d'oxydation ; puis, dans le trajet de la circulation, cède cet oxygène à diverses matières organiques combustibles qui, en s'y unissant, produiraient de l'acide carbonique. La combinaison de fer, ainsi réduite à un état inférieur d'oxydation, se combinerait avec l'acide carbonique résultant de cette combustion lente, et en arrivant au contact de l'air dans l'appareil respiratoire, se décomposerait, en absorbant de l'oxygène et en abandonnant son acide carbonique (a).

Cette théorie pourrait paraître plausible, si le dégagement de l'acide carbonique était toujours subordonné à l'absorption d'un volume égal d'oxygène, qui, dans l'hypothèse de M. Liebig, serait nécessaire pour détruire la combinaison du produit ferruré et de l'acide carbonique. Mais nous savons par les expériences de W. Edwards et de plusieurs autres physiologistes, que l'exhalation d'acide carbonique continue après que l'introduction de l'oxygène de l'organisme a cessé. Il est donc inutile de nous arrêter à cette hypothèse, et M. Liebig lui-même semble l'avoir abandonnée, car on n'en trouve plus de trace dans les derniers ouvrages de ce chimiste.

M. Mulder, qui a combattu les vues de M. Liebig, pense que l'oxygène absorbé par le sang s'unit promptement à la matière albuminoïde du plasma, et donne ainsi naissance aux matières qu'il a désignées sous le nom d'oxyprotéine, substances dont l'une est soluble et augmenterait la coagulabilité de ce liquide, tandis que l'autre est insoluble, et formerait, d'après ce chimiste, une couche mince et blanchâtre autour des globules, de façon à en changer la teinte. Mais rien ne prouve que les choses se passent de la sorte (b).

Plus récemment, un physiologiste anglais, M. Owen Rees, a conclu de ses expériences sur la proportion de la matière grasse des globules, et celle des phosphates alcalins du sérum

<hr>

(a) Liebig, *Chimie organique appliquée à la physiologie animale*, p. 272.
(b) Mulder, *Chemistry of Vegetable and Animal Physiology*, p. 341.

parer d'une matière étrangère et de l'abandonner tour à tour sous l'influence de forces non moins légères. Pour donner une idée nette des phénomènes de cet ordre, il me suffira de rappeler ici les résultats curieux constatés par M. Chevreul dans ses longues et délicates recherches sur la teinture, lorsque ce chimiste a vu comment une étoffe chargée de bleu de Prusse se décolore et se colore tour à tour, suivant que, sous l'influence de la lumière solaire, la matière tinctoriale perd du cyanogène et se détruit, ou que, soustraite à l'action de cet agent physique, elle absorbe de l'oxygène et se reconstitue (1).

Du reste, cette distinction entre la dissolution d'un gaz et sa fixation par l'effet d'une affinité chimique lâche qui en permettrait le dégagement, dans les circonstances où il se séparerait aussi d'une dissolution ordinaire, n'a pas grande importance dans l'état actuel de nos connaissances en physiologie, et se rattache à l'étude des phénomènes d'assimilation plutôt qu'à celle de la respiration. Ce qu'il nous importait surtout d'élucider ici, c'était la manière dont l'oxygène qui disparaît dans l'acte respiratoire pénètre dans l'organisme, et de connaître la source de l'acide carbonique que les animaux produisent sans cesse. Or, nous savons maintenant, à ne plus pouvoir en douter, que

du sérum dans le sang artériel et dans le sang veineux, que l'oxygène absorbé dans l'acte de la respiration s'unit au phosphore contenu dans cette matière grasse, et que l'acide phosphorique ainsi produit passe dans le sérum pour se combiner avec la soude qui, dans ce liquide, est unie soit à l'albumine, soit à quelque acide faible, tel que l'acide lactique. Il cherche à expliquer aussi, par l'action du phosphate tribasique de soude qui se constituerait ainsi, le changement de teinte des globules du sang au moment de l'artérialisation de ce fluide. Mais ces expériences ne sont pas exposées avec les détails numériques qui seraient nécessaires pour inspirer de la confiance dans les résultats que l'auteur en a déduits (a).

(1) Chevreul, Appendice au 6ᵉ mémoire des *Recherches sur la teinture* (*Mém. de l'Acad. des scienc.*, t. XXIII, p. 17).

(a) O. Rees, *On a Function of the Red Corpuscles of the Blood, and on the Process of Arterialisation* (*Philos. Magazine*, 1848, vol. XXXIII, p. 28).

l'oxygène est absorbé par le sang, et que l'acide carbonique qui préexiste dans ce liquide est en même temps exhalé.

Résumé. La respiration, considérée dans cette portion du travail physiologique, est donc le résultat d'un échange de gaz entre l'atmosphère et le sang. C'est un phénomène essentiellement physique. Quant à l'emploi ultérieur du principe comburant ainsi absorbé et à l'origine de l'acide carbonique charrié par le sang, nous verrons plus tard que tout s'explique par la théorie Lavoisienne de la respiration, avec cette seule différence que la combustion vitale, au lieu de s'opérer au dehors de l'économie dans la cavité pulmonaire, s'effectue dans la profondeur de l'organisme. La fonction qui établit les relations nécessaires de l'Animal avec l'atmosphère, au lieu de ne consister qu'en un seul acte, se divise en deux : dans une première période l'animal prend à l'air l'oxygène dont il a besoin et abandonne l'acide carbonique dont il doit se débarrasser ; dans la seconde, il utilise l'oxygène ainsi absorbé, et il produit de nouvelles quantités d'acide carbonique dont l'exhalation doit avoir lieu ultérieurement. C'est le premier de ces actes qui constitue la *respiration* proprement dite. Le second fait partie de la série des phénomènes de nutrition. Il serait prématuré d'en traiter en ce moment, mais il est facile de prévoir qu'en dernière analyse l'absorption et l'exhalation respiratoires se trouvent subordonnées à la combustion physiologique qui, dans l'intérieur du corps, enlève sans cesse au sang l'oxygène dont celui-ci s'est emparé au contact de l'air, et y introduit l'acide carbonique dont ce liquide se débarrasse à son tour, en le déversant dans l'atmosphère (1).

---

(1) M. Becker a cherché à se rendre compte des différences dans la quantité d'acide carbonique exhalé qui dépendent non du rapport existant entre la tension de l'acide carbonique de l'air inclus dans les poumons et de l'acide carbonique dissous dans le sang, mais des variations qui se manifestent dans la tension de ce dernier gaz seulement, ou, en d'autres mots, dans la quantité plus ou moins grande d'acide carbonique dont le sang est chargé

§ 19. — Jusqu'ici j'ai négligé de parler du rôle de l'azote Rôle de l'azote. dans les phénomènes de la respiration. C'est qu'en effet ce rôle est secondaire. Non-seulement ce gaz ne jouit pas de la faculté d'entretenir la vie des animaux, mais il semble ne leur être d'aucune utilité. Ainsi, Lavoisier s'est assuré que la respiration des Mammifères peut avoir lieu aussi librement dans un mélange artificiel d'oxygène et d'hydrogène que dans le mélange naturel d'oxygène et d'azote dont l'air atmosphérique se compose. La substitution de l'hydrogène à l'azote dans l'atmosphère où MM. Regnault et Reiset ont fait vivre pendant fort longtemps divers animaux n'a déterminé aucun changement notable dans leur respiration (1); et le mélange d'un gaz inerte à l'oxygène ne paraît avoir pour effet que d'affaiblir l'action de ce principe

suivant les conditions physiologiques de l'organisme. Pour cela il a dosé l'acide carbonique contenu dans l'air qui a séjourné dans les poumons pendant un même laps de temps (soit une minute), et qui y avait été introduit à peu près en même quantité. D'après la loi de Dalton, la proportion d'acide carbonique contenu dans l'air provenant de ces inspirations semblables devrait être la même si la tension de ce gaz dans le sang restait invariable, mais devrait augmenter ou diminuer suivant que la proportion de l'acide carbonique en dissolution dans ce liquide s'élevait ou s'abaissait, toutes choses restant égales d'ailleurs. Or, dans les expériences de M. Becker, la quantité d'acide carbonique fournie par l'air expiré de la sorte dans des conditions similaires a varié entre 61 et 74 pour 1000. Des différences aussi considérables ne pouvaient être attribuées à des erreurs d'expérience, et dénotent par conséquent des variations considérables dans la richesse du sang en acide carbonique (a).

(1) Dans ces expériences, comme dans celles sur la respiration ordinaire, MM. Regnault et Reiset ont disposé les choses de façon à enlever l'acide carbonique au fur et à mesure de sa production et à maintenir dans l'atmosphère des proportions constantes d'oxygène mêlé à l'hydrogène. Des Lapins, des Chiens et des Grenouilles furent placés dans cet air factice pendant plusieurs heures, et les auteurs résument leurs observations en disant que *la respiration s'y faisait exactement de la même manière que dans l'air atmosphérique normal*, sauf peut-être une consommation un peu plus grande d'oxygène (b).

(a) Becker, *Die Kohlensäurespendung im Blute, als proportionales Maass des Umsatzes der Kohlensaurstoff haltigen Körper-und Nahrungs-Bestandtheile* (Zeitschr. für ration. Medicin, 1855, N. F., Bd. VI, p. 249).
(b) Regnault et Reiset, *Rech. chim. sur la respiration*, p. 206.

vivifiant qui, dans quelques cas, déterminerait une excitation trop grande s'il se trouvait à l'état de pureté (1).

Dans les recherches de Lavoisier, l'azote entrait et sortait des poumons des animaux soumis à ses expériences, sans avoir éprouvé aucune modification appréciable ; le vo-

(1) Lavoisier avait d'abord pensé que l'azote était nécessaire aux animaux pour délayer en quelque sorte l'oxygène dont l'action comburante déterminerait dans les poumons un état pathologique, si ce gaz y arrivait à l'état de pureté (a). Mais, par des recherches ultérieures, ce chimiste reconnut l'innocuité d'un air très riche en oxygène : « L'air vital isolé de tout autre fluide, dit-il, n'a par lui-même aucune action nuisible sur l'économie (b). »

Dumas, de Montpellier, a cru pouvoir déduire de ses expériences que l'oxygène pur exerce une action très irritante sur les poumons, et peut déterminer la phlogose ou même l'ulcération de ces organes (c). Beddoes crut remarquer aussi que les animaux à qui l'on faisait respirer ce gaz offraient souvent une teinte rouge anormale dans les poumons, et étaient même sujets à des inflammations pleurétiques (d). De nombreux essais du même genre ont été faits sur l'Homme sans fournir aucun résultat net. L'innocuité de l'oxygène pur sur les Mammifères et les Oiseaux a été constatée aussi par M. de Lapasse (e). Enfin, MM. Regnault et Reiset ont repris dernièrement l'examen de cette question, et ils ont constaté que les animaux soumis à leurs expériences n'éprouvaient aucun malaise, et respiraient de la manière ordinaire dans un air factice contenant deux ou trois fois plus d'oxygène que n'en renferme l'air atmosphérique normal (f). On en a conclu que le mélange de l'azote avec l'oxygène est sans utilité physiologique ; mais cette opinion est trop absolue : elle est vraie dans la plupart des cas, mais pas toujours. Ainsi, dans les expériences de MM. Baudrimont et Martin Saint-Ange sur l'incubation, les œufs, placés dans de l'oxygène pur, ont souvent offert un état pathologique des vaisseaux circulatoires, des épanchements sanguins, et quelquefois même une hypertrophie de l'allantoïde, poche membraneuse qui, à une certaine période de la vie embryonnaire des Oiseaux, est le principal organe respiratoire (g). J'ajouterai que Broughton

(a) Lavoisier, *Deuxième Mémoire* (*Mémoires de chimie*, 4ᵉ partie, p. 23, et *Mém. de la Soc. roy. de méd.*, 1782, p. 576).

(b) Lavoisier, *Mém. de l'Acad. des sciences*, 1789, p. 673.

— Lavoisier et Seguin, *Deuxième Mémoire sur la respiration* (*Ann. de chimie*, t. XCI, p. 332.

(c) Dumas, *Physiologie*, t. III, p. 59, etc.

(d) Beddoes, *On factitious Air*, part. I, p. 13, etc.

(e) Lapasse, *De l'action de l'oxygène sur les organes de l'homme, etc.* (*Comptes rendus de l'Acad. des sciences*, 1846, t. XXII, p. 1055).

(f) Regnault et Reiset, *Rech. chim. sur la respir.*, p. 200.

(g) Baudrimont et Martin Saint-Ange, *Mém. de l'Acad. des sciences, sav. étrang.*, t. XI, p. 631.

lume n'en était ni augmenté ni diminué (1), mais les résultats obtenus par d'autres physiologistes furent souvent très différents et devaient paraître au premier abord inconciliables entre eux.

En effet, plusieurs expérimentateurs trouvèrent moins d'azote dans l'air expiré qu'il n'en existait dans ce fluide avant son entrée dans les poumons : Spallanzani (2), Davy (3), Pfaff (4) et Henderson (5), par exemple. MM. de Humboldt et Provençal

Absorption d'azote.

assure avoir constaté expérimentalement que les animaux placés dans une atmosphère composée presque uniquement d'oxygène y périssent avant que le gaz soit devenu impropre à l'entretien de la respiration d'autres individus de la même espèce. Il a remarqué aussi que chez les animaux morts de la sorte le sang présentait partout une teinte vermeille (*a*).

(1) *Cinquième Mémoire sur la respiration des animaux,* par Lavoisier et Seguin (*Mémoires de chimie* par Lavoisier, 4ᵉ partie, p. 63).

Dans les expériences de MM. Valentin et Brunner, le volume de l'azote resta également à peu près invariable (*b*).

(2) Dans les expériences de Spallanzani sur les Colimaçons, la disparition de l'azote a été égale à environ un quart ou un cinquième de la quantité d'oxygène absorbé (*c*).

(3) H. Davy évalue à plus de 5 pouces cubes la quantité d'azote qui dis-

paraissait dans l'air employé à sa respiration, et dans une expérience faite sur une Souris il trouva que 0,4 d'azote ont été absorbés pendant que 2,6 pouces cubes d'oxygène avaient été consommés et remplacés par 2 pouces cubes d'acide carbonique (*d*).

(4) Les recherches de Pfaff furent faites seulement sur la respiration de l'homme, et comme la diminution dans la quantité d'azote n'y a pas été constatée d'une manière directe, mais calculée d'après la composition de l'air expiré, on ne peut pas attacher beaucoup d'importance à ces résultats, car cet auteur ne tenait pas compte des gaz restant dans les poumons avant et après l'expérience, et les différences observées étaient légères (*e*).

(5) Les expériences de Henderson furent faites sur l'Homme, et le déficit en azote a varié entre 12 et 17 pouces cubes, après que l'air eut servi à la respiration pendant environ quatre minutes (*f*).

(*a*) Broughton, *An Experimental Inquiry into the Physiological Effects of Oxygen* (*Quarterly Journ. of Sc., Lit. and Arts,* 1830, jan., p. 1).

(*b*) Valentin, *Lehrbuch der Physiologie des Menschen,* Bd. I, p. 586.

(*c*) Spallanzani, *Mém. sur la respiration. Premier Mém.,* § 28, p. 161 et suiv.

(*d*) H. Davy, *Researches concerning Nitrous Oxyde and its Respiration,* 1800, p. 429 à 438.

(*e*) Pfaff, *Nouvelles expériences sur la respiration de l'air atmosphérique, principalement par rapport à l'absorption de l'azote, et sur la respiration du gaz oxyde d'azote* (*Ann. de chimie,* t. LV, p. 177, an XIII, et Nicholson's *Journal of Natural Philosophy,* 1805, vol. XII, p. 249).

(*f*) Henderson, *Experiments and Observations on the Changes which the Air of the Atmosphere undergoes by Respiration, particularly with Regard to the Absorption of Nitrogen* (Nicholson's *Journal of Natural Philosophy,* 1804, vol. VIII, p. 40).

constatèrent aussi une absorption de l'azote dans la respiration des Poissons (1).

Mais d'autres fois la différence était en sens contraire. Ainsi Jurine, Berthollet, Nysten, Dulong, trouvèrent une certaine augmentation dans la quantité d'azote de l'air qui avait servi à la respiration (2).

W. Edwards fit voir que ces différences dans les résultats ne dépendaient d'aucune erreur d'observation, mais existent bien réellement, et peuvent se présenter chez le même animal, suivant les conditions biologiques dans lesquelles celui-ci se trouve placé. Ainsi ce physiologiste constata que chez les Oiseaux il peut y avoir, dans différentes saisons de l'année,

(1) Dans les expériences de M. de Humboldt et Provençal, sur les Poissons, l'absorption d'azote était très considérable ; elle était à celle de l'oxygène comme 1 : 2, quelquefois comme 5 : 4 (*a*).

Les mêmes expérimentateurs trouvèrent que la respiration des Grenouilles ne change ni en plus ni en moins le volume de l'azote employé (*b*).

(2) Dans un Mémoire sur la respiration, couronné par l'Académie de médecine en 1787, Jurine annonce qu'il sort des poumons de l'Homme, par l'expiration, plus d'azote que n'en contenait l'air inspiré (*c*).

Les expériences de Berthollet portèrent sur des Cochons d'Inde, et donnèrent une augmentation de 0,38 pour 100 parties d'air, due à de l'azote (*d*).

Dans une première série d'expériences sur la respiration des malades, Nysten avait remarqué une augmentation dans la quantité d'azote contenu dans l'air expiré (*e*) ; mais, d'après la manière dont elles avaient été faites, il ne crut pas pouvoir en conclure que ce gaz avait été réellement exhalé (*f*); et pour résoudre cette question il fit des expériences sur des Chiens : il trouva alors que l'augmentation dans la quantité d'azote était très grande. Dans une de ces expériences, il évalue l'exhalation de ce gaz à 266 centimètres cubes, résultat qui doit faire supposer quelque erreur dans les analyses (*g*).

A l'époque dont je parle ici, les expériences de Dulong n'étaient connues que par un rapport de M. Thenard, publié dans le *Journal de physiologie* de Magendie. On y lit le

(*a*) *Mém. de la Soc. d'Arcueil*, t. II, p. 388.
(*b*) *Loc. cit.*, p. 389.
(*c*) Jurine, *Sur les avantages que la médecine peut tirer des découvertes modernes sur l'art de connaître la pureté de l'air* (*Mém. de l'Acad. de méd.*, an VI, t. X, p. 19).
(*d*) Berthollet, *Notes sur divers objets*, § III : *Sur les changements de l'air dans la respiration* (*Mém. de la Société d'Arcueil*, 1809, t. II, p. 459).
(*e*) Nysten, *Recherches de physiologie et de chimie pathologiques*. In-8, 1811.
(*f*) *Op. cit.*, p. 215.
(*g*) *Op. cit.* p. 224.

tantôt augmentation et d'autres fois diminution dans la quantité d'azote qui traverse l'appareil pulmonaire (1).

Pour expliquer ces faits, W. Edwards avait pensé qu'il devait y avoir toujours à la fois dans le travail respiratoire une absorption et une exhalation d'azote, dont la résultante serait seule appréciable par l'analyse de l'air respiré. En effet, ces phénomènes contraires n'altéreraient pas le volume primitif de l'azote quand ils se contre-balanceraient parfaitement, mais amèneraient une augmentation dans le volume de ce gaz quand l'absorption serait moins active que l'exhalation, ou une diminution quand ce serait l'absorption qui l'emporterait sur l'exhalation. Les

passage suivant : « Une autre remarque déjà faite par divers chimistes, c'est qu'il y a presque toujours eu exhalation d'azote ; elle a même été telle avec les animaux frugivores, que le volume du gaz expiré a dépassé le volume du gaz inspiré (a). » Le travail de Dulong fut publié en 1842, dans le XVIII* volume des *Mémoires de l'Académie des sciences*, et par le tableau des résultats numériques qui s'y trouve, on voit que dans deux cas sur dix-sept le volume de l'azote n'avait pas changé, mais que dans quatorze expériences il y avait eu exhalation de ce gaz, et que dans une il y avait, au contraire, absorption de ce même gaz (b).

Dans d'autres expériences publiées sur le même sujet, en 1825, par M. Despretz, l'exhalation de l'azote a toujours été observée tant chez les Mammifères que chez les Oiseaux (c).

L'exhalation de l'azote a été observée aussi par Hermann, dans ses recherches sur la respiration des Oiseaux. La quantité de ce gaz trouvée en excédant sur ce qui existait dans l'air au commencement de l'expérience a même dépassé la quantité d'acide carbonique excrété (d).

J'ajouterai que dans les expériences de Spallanzani sur la respiration du Ver de terre ou Lombric commun, une exhalation considérable d'azote avait été constatée (e).

(1) Nous reviendrons plus tard sur les circonstances dans lesquelles l'un ou l'autre de ces phénomènes a été constaté soit par le physiologiste cité ici (f), soit par d'autres expérimentateurs, et notamment par MM. Regnault et Reiset (g).

Des variations en sens contraire dans la proportion d'azote contenu dans l'air expiré ont été observées aussi par Horn dans les expériences qu'il a faites sur sa personne (h).

(a) *Journal de physiologie de Magendie*, 1823, t. III, p. 51.
(b) *Mém. de l'Acad. des sciences*, t. XVIII, p. 344.
(c) Despretz, *Traité de physique*, 1825, p. 748.
(d) Hermann, *Chem. Physiol. Beiträge* (Poggendorff's *Annalen der Physik und Chemie*, 1834, Bd. XXXII, p. 203).
(e) Senebier, *Rap. de l'air avec les êtres organisés*, t. I, p. 12.
(f) W. Edwards, *De l'influence des agents physiques*, p. 422.
(g) Regnault et Reiset, *Rech. chim. sur la respiration*, p. 215.
(h) *Neue medicinisch-chirurg. Zeitung*, et *Gaz. méd.*, 1850, p. 902.

expériences de MM. Regnault et Reiset parurent favorables à cette hypothèse; mais les faits observés me semblent pouvoir être expliqués d'une manière plus simple, et dans toute probabilité ils dépendent seulement des variations dans la tension relative de l'azote dissous dans le sang et de l'azote de l'air inspiré.

Nous savons, en effet, par les expériences de M. Magnus, qu'il existe de l'azote en dissolution dans le sang, et en appliquant à la portion des phénomènes de la respiration qui concernent ce gaz les lois de Dalton relatives aux mélanges des fluides élastiques et des liquides, nous pourrons nous rendre compte des faits dont il vient d'être question. Ainsi, d'après ces lois, quand la quantité d'azote tenue en dissolution dans le sang est telle que sa force expansive fasse équilibre à la pression exercée par l'azote de l'atmosphère, il n'y aura ni absorption ni exhalation de ce gaz, et son volume restera le même dans l'air qui entre et qui sort de l'appareil respiratoire, comme cela a eu lieu dans les expériences de Lavoisier et de beaucoup d'autres physiologistes; mais si, par l'effet d'une circonstance quelconque, cet équilibre est rompu, il y aura soit une exhalation d'azote, soit une absorption de ce gaz, suivant que la quantité préexistante dans le sang sera telle que son élasticité se trouvera inférieure ou supérieure à la tension propre de l'azote de l'air. On pourra donc déterminer à volonté une exhalation d'azote en faisant respirer un animal dans une atmosphère où la quantité de ce gaz est beaucoup au-dessous de la proportion ordinaire.

Effectivement, Allen et Pepys, en étudiant l'action d'un mélange d'environ 96 parties d'oxygène et 4 d'azote sur l'économie animale, avaient remarqué que le volume de ce dernier gaz était beaucoup augmenté par l'influence de la respiration de l'Homme, et que la quantité d'air restant dans les poumons au commencement de l'expérience était insuffisante pour expliquer ce phénomène. Dans ce cas il y avait donc eu dégagement d'azote ; tandis que dans d'autres expériences faites de la même manière, mais avec de l'air ordinaire, c'est-à-dire avec un mélange d'environ 79 parties d'azote et 21 parties d'oxygène, le volume de l'azote n'avait pas changé ou n'avait augmenté que peu. Allen et Pepys obtinrent des résultats analogues en comparant la respiration des Cochons d'Inde dans l'air et dans l'oxygène presque pur. En effet, le dégagement d'azote, nul ou presque nul dans le premier cas, devenait très considérable dans le second (1). Enfin, ces physiologistes ont également constaté que les mêmes Mammifères exhalent aussi beaucoup d'azote lorsqu'ils respirent un mélange d'oxygène et d'hydrogène en proportions semblables à celles des deux gaz constitutifs de l'air atmosphérique, et alors ce dégagement d'azote est accompagné d'une absorption d'hydrogène (2).

(1) Dans leurs recherches sur la respiration de l'Homme, Allen et Pepys firent usage d'un appareil composé essentiellement de deux gazomètres et d'un tube respirateur muni de robinets, de façon à permettre l'aspiration de l'air contenu dans un de ces réservoirs et à déterminer le passage de l'air expiré dans l'autre manomètre placé sur du mercure. Les expériences furent faites avec beaucoup de soin ; mais comme elles ne duraient que très peu de temps, la quantité plus ou moins considérable d'air restant dans les poumons, au commencement et à la fin de l'opération, compliquait singulièrement les résultats et rendait souvent arbitraires les conclusions que les auteurs en déduisaient (a). Dans leurs recherches sur la respiration des Cochons d'Inde, l'animal était placé sous une cloche où l'air se renouvelait rapidement à l'aide des gazomètres de l'appareil précédent (b). Dans une de ces dernières expériences, la quantité d'azote dégagée par un animal respirant dans de l'oxygène presque pur, s'est élevée à 50 pouces cubes et dépassait le volume total du corps de ce petit Mammifère.

L'exhalation abondante de l'azote chez des Grenouilles qui respiraient dans de l'oxygène pur a été observée aussi par M. Marchand (c).

(2) Dans les expériences de MM. Regnault et Reiset, la quantité d'hydrogène qui a disparu par le fait de la respiration de divers animaux a été très minime, mais cette absorption s'est toujours manifestée. (*Op. cit.*, p. 201 et suiv.)

(a) Allen et Pepys, *On the Changes produced in Atmospheric Air and Oxygen Gas by Respiration* (*Philos. Trans.*, 1808, p. 249).

(b) Allen et Pepys, *On Respiration* (*Philos. Trans.*, 1809, p. 404).

(c) Marchand, *Über die Einwirkung des Sauerstoffes auf das Blut und seine Bestandtheile* (*Journ. für prakt. Chemie*, 1845, Bd. XLV, p. 388).

I.

Source
de l'azote
exhalé.

Les variations que la respiration des animaux détermine dans le volume de l'azote sont toujours fort minimes ; mais dans la plupart des cas on observe une petite exhalation de ce gaz. Il faut donc que le sang en reçoive sans cesse, non de l'atmosphère, mais de l'intérieur de l'organisme, par suite de quelque phénomène analogue à celui qui y fait entrer à chaque instant de nouvelles quantités d'acide carbonique. Or, il suffit que cette production d'azote libre dans l'économie se ralentisse et tombe au-dessous d'un certain niveau, pour que le sang, qui se renouvelle aussi d'une manière continue, cesse d'en être saturé ; et alors ce liquide, en arrivant au contact de l'air, au lieu d'en dégager, en absorbera, en vertu des lois ordinaires de la solubilité des gaz. Ainsi la variabilité dans les résultats signalés ci-dessus serait la conséquence du degré d'activité du travail physiologique à l'aide duquel le sang se charge d'azote dans la profondeur de l'organisme. Quant au siége et à la nature de ce travail, nous ne pouvons nous en occuper en ce moment, et nous y reviendrons lorsque nous étudierons l'origine de l'acide carbonique que le fluide nourricier puise également dans l'organisme vivant.

Échanges
accidentels
entre le sang
et l'atmosphère.

§ 20. — Les vues précédentes sur la nature essentiellement physique des phénomènes fondamentaux de la respiration proprement dite concordent aussi parfaitement avec les faits observés lors de l'introduction anormale d'autres gaz, soit dans le sang, soit dans les poumons. Ainsi, dans les expériences sur la respiration du protoxyde d'azote dont il a déjà été question, la quantité du gaz absorbé a augmenté avec le degré de tension de ce fluide dans l'atmosphère factice où la respiration s'effectuait (1) ; et nous avons vu que l'on pouvait déterminer à

(1) Davy donne les détails de deux de ces expériences dans lesquelles la proportion de protoxyde d'azote mêlé à l'air a varié, et l'on voit que l'absorption en a été plus abondante quand sa part dans la tension totale de ces atmosphères factices est devenue plus considérable. Ainsi, dans un cas, l'air contenait 29 pour 100 de protoxyde d'azote, et la quantité de ce gaz qui

volonté une absorption ou une exhalation d'acide sulfhydrique par la surface respiratoire, suivant qu'on donnait un certain degré de tension à ce gaz de l'un ou de l'autre côté de l'espèce de cloison perméable représentée par les parois des vaisseaux sanguins des poumons, c'est-à-dire suivant qu'on introduisait une certaine quantité de ce fluide élastique dans le sang ou dans le milieu ambiant.

§ 21. — Pour achever cette étude préliminaire de la nature des phénomènes respiratoires, il ne nous reste plus qu'à examiner l'origine de la vapeur aqueuse dont l'air qui sort de nos poumons se trouve chargé. Nous avons vu dans la dernière leçon qu'en général la quantité d'oxygène qui disparaît dans l'acte de la respiration est plus grande que celle contenue dans l'acide carbonique exhalé, et que d'après Lavoisier cet excès d'oxygène serait employé à brûler de l'hydrogène excrété par les poumons et à produire de l'eau. On savait aussi qu'une quantité plus ou moins considérable de vapeur aqueuse s'échappe de l'organisme avec l'acide carbonique expiré, et les disciples de Lavoisier ont été conduits de la sorte à attribuer la transpiration pulmonaire à la formation de l'eau résultant de cette combustion respiratoire dont ils plaçaient le siége dans les cellules pulmonaires (1).

Nous examinerons ailleurs si la combustion physiologique doit être considérée comme donnant lieu à la production d'une certaine quantité d'eau dans la profondeur de l'organisme, et la question dont nous avons à nous occuper ici est seulement

Transpiration pulmonaire.

a disparu après sept mouvements inspiratoires était de 71 pouces cubes. Dans l'autre cas, ce gaz entrait dans la composition de l'atmosphère respiratoire pour 88 centièmes, et la quantité absorbée au bout de huit inspirations s'est trouvée de 93 pouces cubes (a).

(1) Ainsi Green, dans une lettre adressée à Van Mons, avance que la totalité de l'eau fournie par la respiration est de formation nouvelle, et qu'il ne s'en sépare pas du sang (b).

(a) H. Davy, *Researches, Chemical and Philosophical Chiefly concerning Nitrous Oxyde or Diphlogisticated Nitrous Air and its Respiration*, 1800, p. 394.
(b) *Annales de chimie*, 1797, t. XXIV, p. 196.

relative à la provenance directe de la vapeur aqueuse dégagée dans l'acte de la respiration. Or, il est facile de se convaincre que cette eau est fournie par le sang, de la même manière que nous avons vu le gaz acide carbonique être exhalé par ce fluide. En effet, nous savons déjà que le sang renferme de l'eau en abondance; environ les trois quarts de son poids appartiennent à cette matière, et l'absorption des boissons fait entrer chaque jour dans le torrent de la circulation un volume de ce liquide bien supérieur à celui que l'organisme peut retenir. Par conséquent, on n'a pas besoin de faire intervenir la combustion physiologique pour expliquer le fait de la transpiration pulmonaire; et d'ailleurs, comme je le montrerai par la suite, la quantité de vapeur aqueuse expulsée ainsi de l'économie est de beaucoup supérieure à celle qui pourrait être fournie par la totalité de l'oxygène en excès dont il vient d'être question. Dalton a constaté qu'il n'existe même aucune relation entre la quantité variable d'eau qui est vaporisée de la sorte et la quantité d'oxygène qui disparaît dans le phénomène de la respiration, sans être représentée par l'oxygène contenu dans l'acide carbonique (1). Ce qui règle la marche de la transpiration pulmonaire, c'est principalement l'état hygrométrique de

(1) Dalton a fait voir que la quantité de vapeur d'eau fournie par la transpiration pulmonaire de l'Homme est à peu près équivalente à celle qui, à la température du corps humain, est capable de saturer le volume d'air plus ou moins chargé d'humidité lors de son entrée dans le poumon, que cet organe expulse à chaque expiration. Dans le cas où l'air inspiré serait déjà à la température des corps et serait à l'humidité extrême, il est donc évident que la transpiration pulmonaire doit être nulle. Or, dans une expérience faite sur lui-même, ce physicien respira pendant dix minutes dans une étuve où la température était de 140 F (soit 60° centigr.), et où l'air était plus chargé d'humidité que ne l'est celui qui sort des poumons; cependant la quantité d'oxygène employée dans la respiration était, comme d'ordinaire, d'environ un quart plus grande que celle contenue dans l'acide carbonique exhalé. Par conséquent, il y a coïncidence et non connexité entre l'absorption de l'oxygène et l'exhalation de l'eau (a).

(a) On Respiration and Animal Heat (Manchester Memoirs, 1806, 2ᵉ série, vol. II).

l'air en contact avec la surface humide par laquelle l'acte respiratoire s'accomplit. La quantité d'eau fournie à cette surface par le sang, dont elle n'est séparée que par une couche mince de tissu perméable, est toujours supérieure à celle qui peut s'y évaporer ; et dans l'intérieur des voies pulmonaires, de même qu'à la surface de la peau, les pertes dues à cette cause sont subordonnées aux conditions physiques qui influeraient sur la dessiccation plus ou moins rapide d'un linge mouillé ou de tout autre corps inerte. Une multitude d'expériences faites par W. Edwards ne laissent aucun doute à cet égard. Elles montrent que l'évaporation a lieu chez le cadavre de la même manière que chez l'animal vivant, et devient plus active ou plus faible suivant que l'air ambiant est sec ou humide, chaud ou froid, agité ou en repos. Nous aurons bientôt l'occasion de revenir sur l'étude de ces phénomènes, et je fournirai alors les preuves de ce que j'avance en ce moment (1).

§ 22. — En résumé, nous voyons donc que la respiration consiste essentiellement en un phénomène d'absorption et d'exhalation de gaz, par suite duquel un échange s'établit entre le sang et l'atmosphère ;

Que le sang charrie une certaine quantité d'acide carbonique qui s'y trouve en dissolution, ou qui, retenu par des combinaisons chimiques très faibles, se comporte comme s'il était simplement mêlé à ce liquide, et tend à s'en dégager dès qu'il arrive en contact avec de l'air atmosphérique, où il peut se répandre en vertu de la force expansive commune à tous les fluides élastiques ;

Que l'oxygène est également susceptible de se dissoudre dans le sang, et que, par suite de la pression exercée sur

Résumé
général.

(1) Voyez à ce sujet les divers chapitres qui traitent de la transpiration chez les animaux à sang froid, les animaux à sang chaud et l'homme dans l'ouvrage de W. Edwards relatif à *l'influence des agents physiques sur la vie.*

ce liquide par l'oxygène de l'air, une certaine quantité de ce gaz y pénètre en même temps que l'acide carbonique s'en échappe;

Que dans les circonstances ordinaires le sang contient aussi en dissolution de l'azote, en quantité telle que l'azote de l'air inspiré ne suffit pas à contre-balancer la tension de ce gaz, et qu'une portion s'en dégage pour se répandre dans l'atmosphère; mais que cette exhalation, d'une importance très secondaire, n'offre rien de constant et se trouve subordonnée à la quantité d'azote libre que le sang tient en dissolution; de telle sorte que si ce dernier liquide n'est pas saturé de ce même gaz, ce sera au contraire un phénomène d'absorption qui se produira.

Enfin, que l'exhalation de vapeur aqueuse qui accompagne d'ordinaire l'acte de la respiration chez les animaux terrestres est aussi une chose presque entièrement accessoire dans l'accomplissement de cette fonction.

Ce qui est essentiel dans la respiration se réduit donc à une absorption d'oxygène par l'organisme et à une exhalation d'acide carbonique dont cet organisme est la source, échange qui s'effectue par l'intermédiaire du sang.

Nous avons vu que les lois physiques auxquelles les dissolutions gazeuses ordinaires sont soumises paraissent exercer une grande influence sur cette exhalation d'acide carbonique, et que l'absorption de l'oxygène semble être en partie au moins un phénomène du même ordre; mais que cette pénétration de l'élément comburant dans le sang est, selon toute apparence, liée à une certaine condensation de ce gaz par les globules hématiques, aussi bien qu'au coefficient de sa solubilité dans le plasma.

Il faut se rappeler aussi que ces deux effets contraires, l'absorption de l'oxygène de l'air par le sang, et le dégagement de l'acide carbonique du sang dans l'atmosphère, tout en se produisant simultanément, sont indépendants l'un de l'autre.

Mais, bien que l'exhalation de l'acide carbonique ne soit pas une conséquence immédiate de l'absorption de l'oxygène dans l'acte de la respiration, elle s'y trouve liée d'une manière indirecte. En effet, ce phénomène, avons-nous dit, dépend de la quantité d'acide carbonique qui se trouve en dissolution dans le sang ; et pour que ce dernier liquide puisse en dégager ainsi sans cesse, il faut qu'il y ait dans l'intérieur de l'organisme vivant une source presque inépuisable de ce même gaz. Pour que l'absorption de l'oxygène soit également non interrompue, il faut aussi que le sang, saturé de ce principe, en abandonne d'un autre côté des quantités correspondantes.

Par conséquent, la respiration, tout en ne consistant essentiellement qu'en un phénomène de dissolution et de dégagement de ces deux gaz, est subordonnée à un autre phénomène : à l'emploi de l'oxygène dans l'intérieur de l'économie animale, et à la production de l'acide carbonique soit dans le sang lui-même, soit dans les organes que ce liquide traverse.

Or, ces deux résultats, comme nous le verrons plus tard, sont connexes : l'oxygène, introduit de la sorte dans la profondeur de l'organisme, sert en dernière analyse à y engendrer de l'acide carbonique et quelques autres produits de moindre importance, qui sont le résultat d'une sorte de combustion lente.

Nous nous trouvons donc de nouveau en présence de l'idée que Lavoisier s'était formée du phénomène de la respiration des Animaux ; seulement, au lieu de placer le siége du feu vital dans l'organe respiratoire, et de supposer que l'oxygène de l'air est employé à brûler du carbone excrété au dehors par le sang qui traverse cet appareil et à y produire sur place de l'acide carbonique, nous voyons que cette partie constitutive de l'atmosphère pénètre dans le sang et sert à alimenter la provision de l'élément comburant dont ce liquide est chargé ; provision qui, à son tour, va fournir aux besoins de l'organisme et y entretenir la production de l'acide carbonique ; enfin, que le gaz acide carbonique ainsi engendré, après s'être dissous dans le même véhicule, s'échappera au dehors par la voie à l'aide de laquelle l'oxygène est entré dans l'économie. Nous verrons plus tard que la théorie de Lavoisier, en ce qu'elle a de fondamental, reste donc toujours l'expression fidèle des phénomènes résultant des rapports indispensables à l'entretien de la vie qui s'établissent entre l'air atmosphérique et l'économie animale, mais que le siége des combinaisons chimiques à l'aide desquelles ce grand philosophe rendait compte des changements que la respiration produit dans la composition de ce fluide est déplacé et reporté dans la profondeur de l'organisme, au lieu de se trouver à la surface des cavités pulmonaires. Le travail vital dont les résultats se manifestent par ces changements dans la composition chimique de l'air se divise donc en deux actes : le premier, consistant en deux phénomènes presque entièrement physiques, en un dégagement des gaz dont le sang est saturé, et en une absorption de ceux qui sont contenus dans l'air et qui sont susceptibles de se dissoudre dans le liquide nourricier; le second, dans l'emploi ultérieur de l'élément comburant dont le sang s'est ainsi chargé, et la formation de l'acide carbonique dont ce même liquide doit effectuer l'évacuation au dehors; phénomène qui est essentiellement de nature chimique, et qui, ainsi que nous le verrons plus tard, se lie à toutes les transformations de la matière organisée dont l'économie animale nous offre le spectacle. Le premier de ces actes constitue la respiration proprement dite; le second, la combustion physiologique qui fait partie du travail nutritif.

Pour le moment, nous n'avons à nous occuper que des phénomènes en quelque sorte préliminaires auxquels nous réservons le nom de *respiration ;* et maintenant que nous connaissons la nature de la fonction dont l'étude fait l'objet de ces leçons, nous devons examiner quels sont les organes ou instruments à l'aide desquels cette fonction s'exerce.

————

NEUVIÈME LEÇON.

§ 1. — Nous avons vu, dans la dernière leçon, que l'acte de la respiration consiste essentiellement en un simple échange entre les gaz qui se trouvent en dissolution dans le fluide nourricier des animaux et ceux qui à l'état aériforme constituent l'atmosphère; que cet échange est un phénomène physique analogue aux phénomènes qui se produisent dans la nature inorganique lorsqu'un liquide quelconque, déjà chargé d'un gaz, arrive au contact d'un autre fluide aériforme; enfin que les membranes organiques interposées entre le sang et l'atmosphère, tout en exerçant une influence considérable sur la manière dont ces échanges s'effectuent, ne modifient en rien d'essentiel la nature de la fonction respiratoire.

Diversité des milieux respirables.

Nous pouvons donc prévoir que l'interposition d'un autre agent entre le fluide nourricier et l'atmosphère ne sera pas un obstacle à l'accomplissement de cet acte, pourvu toutefois que l'espèce d'écran ainsi placé soit perméable aux gaz ou susceptible de s'en charger pour les échanger ensuite avec les liquides de l'organisme, et que cet échange puisse se faire avec assez de rapidité pour satisfaire aux besoins physiologiques de l'économie.

Or, nous savons que l'eau est susceptible de se charger ainsi d'air, et que de l'eau tenant en dissolution de l'air cède une portion de ce gaz à l'eau non aérée avec laquelle elle se trouve en contact, puisqu'une masse de ce liquide en repos se charge de gaz dans toutes ses parties, bien que sa surface supérieure soit seule en rapport avec l'atmosphère. Des expériences directes prouvent aussi que l'interposition d'une membrane perméable entre le liquide chargé de gaz et celui qui n'en contient pas, n'est point un obstacle invincible à cette sorte de diffusion, et que les gaz de natures différentes qui peuvent se trouver en dissolution dans des liquides ainsi séparés par une cloison organique se mêlent à peu près de la même manière que des fluides élastiques libres se pénètrent mutuellement lorsqu'ils sont séparés seulement par une membrane perméable.

Il en résulte que la respiration doit se faire de la même manière, sauf la rapidité plus ou moins grande des échanges de gaz, lorsqu'un animal est entouré d'air atmosphérique ou qu'il est plongé dans de l'eau aérée.

§ 2. — On comprend aussi que la respiration puisse s'effectuer lorsque la surface perméable qui est destinée à livrer passage à l'oxygène dont l'organisme a besoin de se charger, et à l'acide carbonique dont l'exhalation est également une condition de vie, se trouve en rapport, non avec l'air atmosphérique ou avec de l'eau tenant de l'air en dissolution, mais avec tout autre liquide renfermant de l'oxygène soit à l'état de liberté, soit à un état de combinaison instable qui en permette le dégagement facile : le sang d'un autre Animal, par exemple. Nous verrons, en effet, dans la suite de ces leçons, que la respiration est nécessaire à l'existence des êtres animés qui se trouvent encore renfermés dans le corps de leur mère, aussi bien qu'à ceux dont l'organisme est directement en rapport avec le monde extérieur, et que c'est alors par l'intermédiaire du sang de celle-ci que l'oxygène leur arrive, de même que c'est par l'intermédiaire de l'eau que ce principe comburant passe de l'atmosphère dans le sang d'un Poisson ou d'une Écrevisse.

Les Vers parasites que l'on trouve parfois non-seulement

dans l'intestin, mais jusque dans la substance des organes des animaux aux dépens desquels ils vivent, dans le tissu du foie, dans le cerveau et dans la profondeur des muscles, par exemple, peuvent donc aussi ne pas être soustraits à la loi générale qui rend la respiration un des premiers besoins de la vie. En effet, pour exercer dans certaines limites cette fonction, il leur suffit d'être en relation avec le sang de l'animal qui les porte, puisque la présence de l'oxygène libre a été constatée dans ce liquide par les expériences de M. Magnus.

§ 3. — La condition essentielle et fondamentale de toute respiration, c'est donc l'action réciproque du fluide nourricier et d'un milieu contenant de l'oxygène, soit à l'état de fluide aériforme, soit à l'état de dissolution ou de combinaison très instable, réaction qui s'effectue à travers un tissu perméable aux gaz.

Il est donc évident aussi que tout organe respiratoire doit réunir trois conditions indispensables à l'exercice de cette fonction :

Recevoir par l'une de ses surfaces le contact de l'oxygène sous la forme de gaz, ou dissous dans un véhicule quelconque ;

Être perméable aux fluides élastiques ;

Se trouver en rapport avec le fluide nourricier par sa face opposée, soit d'une manière directe, soit par l'intermédiaire d'une couche de substance également perméable.

§ 4. — En parlant des premières expériences de Priestley sur l'oxygène, j'ai dit que les changements de couleur, déterminés par l'action de ce gaz sur le sang, se manifestaient lorsque les deux fluides étaient séparés par une membrane animale telle qu'une vessie, aussi bien que lors de leur contact direct (1). Hunter a observé les mêmes effets à travers la baudruche, qui est également une membrane

Caractères essentiels de tout organe respiratoire.

(1) Voyez ci-dessus, page 400.

organisée (1); Goodwin a vu aussi le sang noir devenir rutilant lorsqu'il dirigeait un courant d'oxygène sur la surface extérieure des parois des veines où ce liquide était renfermé (2); et Ellis a reconnu que cette action était accompagnée de la disparition d'une certaine quantité d'oxygène, ainsi que d'une exhalation d'acide carbonique (3). Les expériences de Mitchell, relatives à l'endosmose des fluides élastiques, prouvent que le tissu des poumons, la peau et la membrane muqueuse de l'intestin, sont également plus ou moins perméables aux gaz. Enfin, les faits constatés par ce physicien montrent encore que sous ce rapport les tissus vivants ne diffèrent pas notablement des membranes mortes (4), et dans toutes les cavités du corps des Animaux où Nysten, M. J. Davy et d'autres physiologistes

(1) Hunter, *Traité du sang*, etc. (*OEuvres*, t. III, p. 104).

(2) *Connexion of Life with Respiration*, 1788.

(3) *On the Changes of Atmosph. Air in Respiration* (*Further Inquiry*, chap. IV, 1811).

Ces modifications dans la composition chimique de l'air lors de son action sur le sang à travers des membranes ont été étudiées avec beaucoup plus de précision par un physiologiste d'Édimbourg, M. C. Williams. Il s'est assuré que l'acide carbonique ainsi obtenu n'était pas fourni par l'altération de la substance organique dont la membrane interposée était formée (a).

(4) Indépendamment des expériences sur le passage des gaz à travers les diverses membranes, dont il a été déjà question dans la leçon précédente (page 466), M. Mitchell a constaté la pénétration rapide de l'hydrogène sulfuré à travers les parois de l'intestin et du muscle diaphragme chez des animaux vivants, en injectant ce gaz dans l'abdomen et en introduisant, du côté opposé de la cloison vivante dont il voulait étudier la perméabilité, une solution d'acétate de plomb : l'acide sulfhydrique passa rapidement à travers les tissus vivants dont le diaphragme se compose, et en arrivant dans le point où le sel de plomb avait été déposé, ce gaz y fit naître immédiatement un précipité noir (b).

On trouve aussi, dans un Mémoire de Stevens sur la théorie de la respiration, des expériences sur l'endosmose des gaz à travers les parois de l'intestin et le tissu des poumons du Lapin ; mais elles n'ajoutent rien d'important aux résultats précédemment obtenus par Mitchell (*Philos. Trans.*, 1835, p. 350).

(a) *Dissertatio chimico-physiologica de sanguine ejusque mutationibus*, 1824, p. 41.

(b) *On the Penetrativeness of Fluids* (*Journal of the Royal Institution*, 1831, vol. XXXI, p. 109).

ont introduit des gaz, on a constaté l'absorption plus ou moins rapide de ces fluides (1).

Pour que toutes les membranes dont il vient d'être question, ou celles dont la texture est analogue, puissent être le siége de phénomènes respiratoires plus ou moins importants, il leur suffira donc de remplir les deux autres conditions indiquées ci-dessus, c'est-à-dire d'être en relation du côté de l'organisme avec le fluide nourricier, disposition qui se rencontre, à un plus ou moins haut degré, dans toutes les parties vivantes, et de recevoir du côté opposé, c'est-à-dire par leur surface libre, le contact du fluide respirable.

§ 5. — Les faits constatés par l'expérience viennent confirmer pleinement ces déductions théoriques. Ainsi, Spallanzani s'est assuré que les Poissons et les Crustacés ne respirent pas

Respiration cutanée.

---

(1) Vers la fin du siècle dernier, un chirurgien célèbre de l'Angleterre, Astley Cooper, trouva que de l'air introduit dans la cavité abdominale, dans la plèvre ou dans le tissu cellulaire sous-cutané, chez le Chien, disparaissait complétement après un certain laps de temps, et était par conséquent absorbé à travers les membranes d'alentour (a).

Chaussier a constaté aussi l'absorption du gaz acide sulfhydrique par la peau (b), et Orfila a vu que les Lapins, les Cabris, les Canards, etc., périssent en quelques minutes lorsqu'on plonge tout leur corps, excepté la tête, dans des vessies remplies de ce gaz ; expériences dans lesquelles la respiration se continuait comme d'ordinaire par l'appareil pulmonaire (c).

Nysten a fait des expériences analogues non-seulement avec l'acide sulfhydrique, mais aussi avec le deutoxyde d'azote et quelques autres gaz, et a constaté leur absorption par la plèvre, le tissu cellulaire, etc. (d).

M. J. Davy a introduit dans la plèvre, chez des Chiens, divers mélanges gazeux dont la composition était connue, et en analysant le résidu aériforme trouvé dans la cavité de cette poche membraneuse après qu'il eut mis ces animaux à mort, il a reconnu que l'oxygène, l'azote et l'acide carbonique pouvaient y être absorbés assez rapidement (e).

(a) Voyez *Surgical and Physiological Essays*, by J. Abernethy, 1793, p. 55.
(b) Chaussier, *Journal de Sédillot*, 1802, p. 19.
(c) Orfila, *Traité des poisons*, 1827, t. II, p. 482.
(d) *Recherches de physiologie et de chimie pathologiques*, 1811, p. 123, etc.
(e) J. Davy, *Observ. on Air found in the Pleura in a Case of Pneumothorax, with Experiments on the Absorption of Different Kinds of Air into the Pleura* (*Philos. Trans.*, 1823, p. 496 ; — *Research., Physiol. and Anat.*, vol. I, p. 249).

uniquement à l'aide de leurs branchies, qui sont les organes spéciaux affectés à cette fonction, mais que ces animaux absorbent aussi de l'oxygène par toute la surface de leur corps (1). Il a vu aussi que chez les Serpents la quantité d'oxygène absorbée par la peau est parfois beaucoup plus considérable que celle qui disparaît dans le poumon, et que chez les Oiseaux et les Mammifères, de même que chez les Insectes, la surface cutanée est également une des voies par lesquelles l'oxygène pénètre dans l'organisme (2). Enfin, le même physiologiste a constaté que des phénomènes du même ordre se produisaient chez les Animaux vivants, lors du contact de l'air avec les tissus qui, dans l'état naturel de l'organisme, sont soustraits à l'action directe de l'atmosphère : les muscles, par exemple (3).

Les recherches plus récentes de W. Edwards ont conduit à des résultats analogues, et prouvent aussi que la même surface peut servir tour à tour à la respiration aérienne et à la respiration aquatique. En effet, les Grenouilles, les Salamandres et les autres Batraciens respirent, de même que les Mammifères, à l'aide de poumons ; et si par une ligature placée autour du cou, ou par d'autres moyens mécaniques, on empêche l'air de pénétrer dans ces organes, cette fonction se trouve en grande partie arrêtée, mais elle ne l'est pas complétement si l'air continue à agir sur la peau. Dans des circonstances favorables, la vie peut se maintenir fort longtemps au moyen de cette respi-

(1) Dans une expérience faite comparativement sur des Écrevisses intactes et sur des individus dont on avait enlevé les branchies, Spallanzani a trouvé que la consommation d'oxygène avait été de 11 centimètres cubes chez les premiers, et de 5 centimètres cubes chez les seconds (a).

(2) Spallanzani, *Mémoires sur la respiration*, 1803, p. 113, etc.

(3) Ces expériences furent faites sur des Reptiles écorchés vifs. (Spallanzani, *Op. cit.*, p. 115, et Sénebier, *Rapport de l'air avec les êtres organisés*, t. I, p. 430.)

(a) Sénebier, *Rapports de l'air avec les êtres organisés*, t. I, p. 123.

ration cutanée, mais l'asphyxie se déclare dans l'espace de quelques heures, si elle vient à être interrompue ; et l'on sait d'ailleurs que l'air en contact avec la peau de ces animaux éprouve les mêmes changements chimiques que dans l'intérieur des poumons. Or la peau des Batraciens agit de la sorte, non-seulement quand elle est en contact avec l'oxygène à l'état aériforme, mais aussi quand elle est baignée par de l'eau tenant de l'air en dissolution. Les Grenouilles placées sous l'eau ne font pas entrer ce liquide dans leurs poumons : si elles n'y trouvent pas de l'oxygène libre en quantité suffisante, elles y périssent promptement ; mais si elles sont plongées dans de l'eau aérée, elles y respirent au moyen de la surface externe de leur corps, et si la quantité de fluide respirable qui leur est ainsi fournie est assez grande ou se renouvelle assez vite, elles peuvent continuer à vivre au fond de l'eau comme elles vivraient dans l'atmosphère (1). On a constaté aussi que la vie de ces animaux peut se prolonger de la sorte lors même qu'on leur extirpe les poumons, et que, réduits à ne respirer que par la peau, ils consomment de l'oxygène et produisent de l'acide carbonique, comme le font les individus dont l'organisme est resté intact (2).

(1) En plaçant des Grenouilles dans un vase contenant 10 litres d'eau aérée, et en renouvelant tous les jours ce liquide sans laisser jamais ces animaux recevoir le contact direct de l'air, W. Edwards est parvenu à les conserver vivants pendant deux mois et demi. D'autres Grenouilles placées dans un filet au fond d'une rivière, de façon à recevoir le contact de l'eau courante, vécurent fort longtemps, bien qu'elles n'eussent reçu pendant tout ce temps aucun aliment.

Dans de l'eau privée d'air, les mêmes animaux s'asphyxiaient dans l'espace de quelques heures.

Il est à noter que cette respiration cutanée des Grenouilles ne peut entretenir la vie de ces animaux que dans les circonstances où la consommation d'air n'est pas très grande, sous l'influence d'une température peu élevée, par exemple ; et que, dans cas où la respiration doit être très active, elle ne suffit plus aux besoins de l'organisme (a).

(2) Spallanzani fit plusieurs expériences de ce genre tant sur des Tri-

(a) W. Edwards, *De l'influence des agents physiques sur la vie*, chap. III et chap. IV.

La peau de ces animaux peut donc être le siége d'une respiration aquatique aussi bien que d'une respiration aérienne.

D'autres faits, recueillis par divers physiologistes, montrent que l'échange des gaz entre l'air atmosphérique et le fluide nourricier qui constitue essentiellement l'acte de la respiration, peut se faire par les membranes muqueuses aussi bien que par la peau.

Ainsi, M. J. Davy a constaté l'absorption de l'oxygène et le dégagement de l'acide carbonique lors de l'action de l'air sur la membrane muqueuse qui tapisse les sinus maxillaires et frontaux du Mouton (1), et ce chimiste a observé des altérations analogues dans l'air emprisonné dans la poche séreuse qui tapisse la poitrine, et qui est connue sous le nom de *plèvre* (2). Enfin, nous aurons bientôt l'occasion de voir aussi que dans certains cas la tunique intestinale est susceptible d'agir de la même manière.

§ 6. — Mais s'il est démontré que toute surface vivante qui reçoit le contact de l'air, et qui se trouve en même temps en rapport avec le sang, se laisse traverser à la fois par l'oxygène et par l'acide carbonique dont l'échange doit s'effectuer entre ces deux fluides, il est également évident que la rapidité avec

---

tons ou Salamandres aquatiques que sur des Grenouilles ; il trouva ainsi que l'absorption de l'oxygène par la peau est parfois plus active que celle dont les poumons sont le siége, et que la vie peut se prolonger de la sorte pendant un temps considérable (*a*).

Les expériences de W. Edwards montrent que chez les Grenouilles dont les poumons ont été extirpés, de même que chez celles qui pos-sèdent ces organes, la respiration cutanée peut s'exercer dans l'eau aussi bien que dans l'air, et suffire ainsi à l'entretien de la vie pendant fort long-temps (*b*).

(1) *Research., Physiol. and Anal.,* vol. I, p. 265.

(2) J. Davy, *Further Particulars of a Case of Pneumo-Thorax (Philos. Trans.,* 1824, p. 257).

(*a*) Sénebier, *Rapports de l'air avec les êtres organisés,* t. I, p. 392, etc.
(*b*) *Influence des agents physiques sur la vie,* p. 74.

laquelle le passage des gaz a lieu doit varier beaucoup, suivant que le tissu organique interposé de la sorte entre le liquide nourricier et l'atmosphère est plus ou moins perméable.

En parlant des procédés mis en usage par la Nature pour diversifier les produits de la Création, j'ai dit que les différences introduites dans les organismes animés dépendent en grande partie des divers degrés de puissance et de perfection avec lesquels leurs instruments physiologiques fonctionnent. Nous pouvons donc prévoir que l'activité respiratoire sera très iné-gale chez les Animaux, et l'observation nous montre qu'effecti-vement il en est ainsi. Les uns ne consomment que peu d'oxy-gène et ne dégagent qu'une faible quantité d'acide carbonique; ils résistent aussi pendant très longtemps à l'interruption de cet échange respiratoire. D'autres absorbent l'oxygène avec une grande rapidité, émettent en même temps des quantités consi-dérables d'acide carbonique, et périssent très vite lorsque ce phénomène physiologique se trouve suspendu. Nous verrons plus tard que ces différences dans la puissance respiratoire et dans l'importance de ce travail sont en relation directe avec l'activité vitale et avec le degré de perfectionnement auquel l'organisme arrive; en ce moment il me suffit d'annoncer le fait, sauf à fournir ailleurs les preuves de ce que j'avance.

Nous devons donc nous attendre à trouver l'appareil respira-toire disposé de façon à agir avec des degrés de puissance très variés chez les divers animaux; et si les règles que j'ai posées dans ma première leçon (1) relativement aux moyens de per-fectionnement physiologique sont vraies, nous pouvons prévoir comment la Nature aura procédé dans la constitution de ces instruments, à mesure qu'elle en aura demandé un service plus actif.

Ces perfectionnements pourront porter sur trois choses :

____

(1) Voyez ci-dessus, page 16 et suivantes.

Sur la manière dont l'oxygène de l'atmosphère est fourni à la surface respirante et dont l'acide carbonique exhalé par cette surface est entraîné au loin ;

Sur la puissance absorbante et exhalante dont cette surface est douée ;

Sur l'activité avec laquelle le fluide nourricier, séparé de l'atmosphère par un tissu perméable, fournit de l'acide carbonique pour alimenter cette exhalation, et s'empare de l'oxygène qui doit y être dissous, pour pénétrer ensuite dans les profondeurs de l'organisme.

§ 7. — Examinons d'abord ce qui a trait à la constitution et au perfectionnement de l'organe respiratoire lui-même, c'est-à-dire de la cloison perméable qui sépare le sang de l'air atmosphérique et qui doit livrer passage aux deux courants en sens inverse, formés l'un par l'oxygène absorbé, l'autre par l'acide carbonique exhalé.

La division du travail physiologique est le procédé le plus puissant employé par la Nature pour arriver au perfectionnement des organismes ; mais la Puissance créatrice, ai-je dit, semble être toujours économe dans les moyens mis en usage pour produire le résultat voulu, et n'arrive à spécialiser l'action des divers instruments de la vie que là où des organes, chargés à la fois de plusieurs fonctions différentes, ne suffiraient plus aux besoins de l'animal. Nous pouvons donc prévoir que chez les membres les plus dégradés de la grande famille zoologique la respiration ne s'exercera pas à l'aide d'instruments spéciaux et aura son siége dans toutes les parties qui remplissent les conditions énumérées ci-dessus, quels que soient d'ailleurs les autres usages auxquels ces parties peuvent être destinées.

Or, chez les Animaux les plus simples, et par conséquent aussi les plus imparfaits, les tissus organiques qui occupent la surface du corps ne diffèrent que peu des parties intérieures ; et lors même qu'ils constituent une tunique bien distincte plus ou moins analogue à la peau des Animaux supérieurs, leur substance est toujours facilement perméable aux gaz. Les téguments communs, tout en servant d'organe protecteur au reste de l'économie, tout en étant l'agent unique des fonctions de relation, et remplissant, comme nous le verrons ailleurs, beaucoup d'autres usages encore, pourront donc être aussi l'instrument de la respiration. Chez ces Animaux inférieurs, nous pouvons donc prévoir que la respiration sera uniquement cutanée.

Nous pouvons prédire aussi que chez les Animaux les plus simples elle sera diffuse ; car la dégradation organique suppose l'uniformité de structure, et la similitude dans la constitution des instruments de la vie entraîne l'uniformité dans leurs fonctions. Par conséquent la peau, étant partout semblable à elle-même, devra être un agent respiratoire dans tous les points où elle reçoit le contact du fluide respirable, c'est-à-dire dans toute l'étendue de la surface extérieure du corps.

Une première condition de perfectionnement de l'instrument respiratoire sera l'augmentation de la surface de contact avec le fluide respirable. Examinons donc tout d'abord l'influence que le volume et la forme générale du corps peuvent exercer sur l'aptitude des téguments communs à remplir le rôle de pour-voyeur de la combustion physiologique.

Nous avons vu déjà que les besoins de la respiration sont déterminés par des réactions chimiques qui se manifestent dans la substance même de toutes les parties de l'organisme et se lient au travail de nutrition dont toute matière vivante est le siége. Nous pouvons donc supposer que là où la matière orga-nisée se trouve douée d'une puissance nutritive égale, l'activité du travail respiratoire devra être proportionnelle à la quantité de cette matière employée à la constitution de la machine vivante. Ainsi nous devons présumer que, toutes choses égales d'ail-leurs, les animaux d'un même volume auront besoin d'absorber, en un temps donné, une même quantité d'oxygène et d'exhaler une même quantité d'acide carbonique. Or, la forme sphérique est de toutes les formes celle sous laquelle les corps à volumes égaux offrent le moins de surface. Nous devons donc la considérer comme la moins avantageuse à l'exercice de la respiration cutanée, et nous pouvons prévoir que chez les animaux où la combustion vitale s'alimente par cette voie, elle ne pourra se rencontrer que si les besoins de cette combustion sont très bornés. Par conséquent, la forme sphérique et les formes qui s'en approchent seront, à nos yeux, un indice d'infériorité zoologique ; car la grandeur de la force respiratoire se lie, comme je l'ai déjà dit, au développement de la puissance vitale.

Il est aussi à remarquer que le volume d'une sphère, ou, ce qui revient au même, la quantité de matière dont elle se compose, n'est pas en rapport direct avec l'étendue de sa surface, et que la quantité de cette matière qui correspond à une étendue donnée de cette surface décroît rapidement à mesure que le diamètre de la sphère devient plus petit (1). Il en résulte que la forme sphérique sera d'autant moins défavorable à l'exercice de la respiration cutanée, que le corps de l'animal conformé de la sorte sera lui-même plus petit. Nous pouvons donc comprendre pourquoi la Nature n'a adopté des formes de ce genre que pour la constitution des animalcules inférieurs dont la masse est si faible, que pour les apercevoir il nous faut le secours du microscope.

Ces applications de la géométrie élémentaire à l'étude des conditions du travail respiratoire chez les Animaux où les relations entre l'air et l'organisme ne s'établissent que par la surface générale du corps, nous conduisent aussi à prévoir qu'un des premiers procédés employés par la Nature pour augmenter la

(1) On doit se rappeler en effet que le rapport des surfaces de deux sphères est égal à celui des carrés de leurs rayons ; tandis que le rapport de leurs volumes est égal à celui des cubes de leurs rayons.

puissance absorbante et exhalante de ces appareils à combustion sera de substituer à la forme sphérique de l'organisme une forme plus ou moins lamelleuse ; de la sorte l'étendue de la surface respiratoire se trouvera augmentée sans que rien ait été changé dans le nombre ou la grandeur des particules de matière vivante aux besoins desquelles le travail exécuté par cette surface doit subvenir. Et, effectivement, lorsque nous étudierons le mode de développement des animalcules inférieurs, nous verrons qu'en général leur forme tend à se modifier de la sorte à mesure que leur organisme se perfectionne.

Mais si l'exiguïté de la masse des corps vivants à respiration diffuse est une condition favorable à la puissance relative de cette fonction, elle est d'autre part une cause d'infériorité physiologique, et nous avons déjà vu qu'un des moyens mis en usage pour perfectionner les organismes est d'en augmenter le volume. Toutes choses égales d'ailleurs, l'accroissement de la masse vivante doit amener à sa suite une augmentation dans les besoins auxquels la respiration est appelée à satisfaire. Ainsi, soit que le corps vivant devienne plus grand sans que l'activité fonctionnelle de chacune de ses parties intérieures augmente, soit que le volume de ce corps restant le même, la combustion physiologique dont il est le siége s'active, il faudra que la surface respiratoire se modifie, et si sa faculté absorbante reste la même, il faudra que son étendue s'accroisse.

Or, cet accroissement de la surface respiratoire s'obtient facilement par quelques modifications dans la forme extérieure du corps. Si la masse vivante, au lieu de se terminer par une surface bombée et lisse, se hérisse de parties saillantes ; si la membrane tégumentaire, au lieu d'être unie, présente des prolongements ; si elle se plisse au lieu de rester tendue, et si ces plis, au lieu d'être continus, se sillonnent transversalement de façon à constituer des folioles ou des filaments appendiculaires, la surface absorbante et exhalante ainsi constituée par la même quantité de tissu organique deviendra de plus en plus étendue, et cette surface recevant toujours le contact du fluide respirable par chacun de ses points, l'activité fonctionnelle de la respiration augmentera d'une manière correspondante.

Ainsi ce sont les parties saillantes de la surface du corps qui doivent tendre d'abord à devenir plus spécialement le siége d'une respiration active, et à constituer les instruments principaux à l'aide desquels cet acte s'effectue. Ces parties sont en même temps les mieux appropriées aux besoins de la locomotion, et par conséquent nous pouvons nous attendre aussi à voir les organes du mouvement et ceux de la respiration souvent confondus chez les animaux inférieurs où la division du travail physiologique n'a fait que peu de progrès. Mais pour agir avec force à la manière de rames, et pour être des instruments puissants de natation, ces parties saillantes doivent offrir dans leur structure une solidité, une consistance qui sont incompatibles avec une grande perméabilité ; lorsqu'elles servent à la fois aux mouvements généraux de l'animal et à l'absorption du fluide respirable, elles ne sauraient être que des instruments très imparfaits tant pour la respiration que pour la locomotion, et ici encore le perfectionnement physiologique entraîne la spécialité d'action. Il y aura donc division dans cet appareil à usages mixtes ; certaines parties seront affectées uniquement à la respiration et d'autres aux mouvements. Ce progrès cependant pourra être insuffisant pour correspondre aux besoins croissants des organismes de plus en plus élevés, et alors, d'après les principes posés au début de ce cours, nous devons voir apparaître des organes de création nouvelle dont la structure est combinée uniquement en vue des besoins de la respiration.

La théorie zoogénique dont j'invoque ici le secours nous apprend donc que chez les Animaux les plus simples la respiration doit être diffuse ; qu'à un degré un peu moins bas de l'organisation, elle tendra à se localiser, et tout en restant cutanée, s'exercera principalement à l'aide des parties appendiculaires du corps qui servent en même temps à d'autres services physiologiques, aux mouvements ou à la préhension des aliments par exemple ; puis, qu'en devenant plus parfaite, elle aura son siége dans des parties de l'enveloppe générale qui seront adaptées spécialement à cet usage ; enfin que des productions organiques nouvelles pourront être créées pour satisfaire à l'activité toujours croissante de cette fonction chez les êtres dont les facultés sont plus parfaites. Nous voyons aussi que les parties saillantes affectées au service de la respiration doivent se plisser et se digiter de plus en plus à mesure que leur action devient plus intense, car pour elles une première condition de puissance est d'offrir sous un petit volume une grande surface, afin d'offrir au fluide respirable des points de contact très multipliés sans que la substance vivante employée à les former soit en quantité suffisante pour accroître notablement les besoins créés par la combustion physiologique.

Créations organiques spéciales.

Ainsi les instruments spéciaux de la respiration, après avoir été obtenus par emprunt et avoir été constitués à l'aide de rames natatoires ou de quelques autres appendices de nature analogue, seront des parties nouvelles surajoutées à celles dont se compose l'organisme des Animaux inférieurs, et ce seront d'abord des parties saillantes qui auront la forme de lamelles, de filaments, de panaches ou d'arbuscules, suivant que leur structure se perfectionnera plus ou moins. On les désigne alors sous le nom de *branchies*, tandis qu'on appelle *pattes branchiales* les organes qui en tiennent lieu, lorsque cette division du travail ne s'est pas encore effectuée et que la respiration s'opère essentiellement à l'aide des rames locomotrices.

§ 8. — Il est également facile de comprendre que la structure du tissu dont ces instruments sont formés, afin d'être plus

Appropriation des tissus.

perméable aux gaz, doit devenir aussi de plus en plus délicate.
Mais lorsque la respiration est cutanée et diffuse, cette condition ne peut se réaliser qu'au détriment d'une autre fonction,
dont la tunique membraneuse de l'organisme est également
chargée : celle d'agent protecteur des parties intérieures. Les
propriétés en vertu desquelles la peau préserve ces parties
internes des lésions auxquelles le contact des corps étrangers
les exposerait sont inverses de celles qui favoriseraient son
action comme agent d'absorption et d'exhalation. Par conséquent, sous ce rapport aussi, le développement de la puissance
physiologique nécessite la division du travail, et pour obtenir
un premier degré dans cette division, il suffit d'approprier plus
spécialement une portion de la surface tégumentaire à son rôle
d'organe défensif, et de placer sous la protection de l'espèce de
gaîne ou d'armure ainsi obtenue une autre portion de la tunique
commune, dont le tissu, devenu plus délicat et plus perméable,
est par cela même apte à fonctionner plus spécialement comme
organe absorbant. La respiration cutanée, de diffuse qu'elle
était, tendra donc à se localiser dans certaines régions de la
surface générale du corps avant même que l'organisme se
soit enrichi d'instruments spéciaux pour l'exercice de cette
fonction.

Ce que je viens de dire relativement au perfectionnement de
la tunique commune du corps considérée comme organe respiratoire est également vrai pour les pattes branchiales ou les
autres appendices qui, chez les Animaux plus élevés, deviennent
les agents spéciaux de la respiration. Toutes choses égales
d'ailleurs, leur activité fonctionnelle sera en rapport direct avec
le degré de leur perméabilité, et cette dernière propriété sera
subordonnée à la délicatesse de leur structure. Mais lorsque
ces parties sont saillantes à l'extérieur, une grande délicatesse
de tissu les exposerait également à une multitude de lésions, et
par conséquent aussi nous pouvons prévoir que ce genre de

perfectionnement nécessitera bientôt la rentrée des branchies dans quelque cavité en communication facile avec le fluide ambiant, ou la création d'organes protecteurs destinés à les préserver du contact des corps étrangers.

Si les principes développés dans ma première leçon sont vrais, la chambre respiratoire où l'appareil branchial cherchera d'abord refuge sera une cavité préexistante dans l'organisme des Animaux inférieurs qui dérivent du même type zoologique : ce sera un logement d'emprunt tel que peut en fournir la bouche ou l'intestin ; puis, lorsque la machine physiologique se perfectionnera davantage, la division du travail s'établira, et la cavité renfermant les branchies appartiendra exclusivement à ces organes : ses parois seront d'abord construites avec des matériaux semblables à ceux employés pour la constitution de ces appendices, un repli de la peau, par exemple. Enfin la chambre respiratoire pourra, en se perfectionnant à son tour, devenir le résultat d'une création organique spéciale. Or, ce sont là en effet les formes sous lesquelles nous rencontrerons l'appareil protecteur des branchies dans les divers rangs du Règne animal.

§ 9. — Nous pouvons prévoir aussi que ce genre de perfectionnement organique doit entraîner à sa suite d'autres complications dans la structure des Animaux. Lorsque les organes respiratoires sont extérieurs, le fluide respirable dans lequel le corps de l'individu est plongé peut se renouveler à leur surface par le seul fait des mouvements généraux, et les instruments de la locomotion peuvent constituer aussi l'appareil mécanique destiné à fournir à la surface absorbante les matières à absorber, en même temps qu'il achève le rejet des matières excrétées. Nous verrons effectivement que chez les Animaux les plus simples toute la surface du corps est garnie de petits filaments mobiles, appelés *cils vibratiles*, qui servent à la fois pour la natation, l'ingurgitation des aliments et le renouvelle-

ment du fluide respirable (1). Chez d'autres Animaux, qui occupent un rang plus élevé, nous trouverons des pattes branchiales
qui cumulent encore les fonctions d'organes de la locomotion et
de la respiration, car ces rames renouvellent l'eau aérée qui
baigne leur surface en même temps qu'elles déplacent le corps.
Enfin, chez d'autres les instruments affectés au service de ces
deux fonctions seront distincts, mais ce sera l'appareil de la locomotion qui aura fourni en quelque sorte les matériaux de l'appareil respiratoire, et celui-ci se composera d'organes qui, dans le
plan primitif du type zoologique dont ces êtres dérivent, étaient
des pattes ou des rames natatoires, mais qui ont été modifiés de
façon à ne pouvoir plus servir comme leviers et à être propres
à l'absorption et à l'exhalation seulement. Il s'établit ainsi dès
liens nombreux et variés entre le travail de la respiration et les
phénomènes de locomotion, ou les actes qui doivent assurer
l'entrée des matières alimentaires dans l'appareil digestif. Mais
lorsque la respiration a pour ainsi dire élu domicile dans

(1) La découverte des cils vibratiles des Animalcules infusoires est
due à Leeuwenhoek (a) ; mais le mouvement qu'ils déterminent paraît avoir
été remarqué chez les Moules et les
Huîtres vers la fin du XVIIᵉ siècle par
Antoine de Heide (b). La plupart des
micrographes qui ont étudié les Animaux inférieurs ont ajouté de nouvelles observations relatives à l'existence ou au jeu de ces filaments, et
depuis vingt-cinq ans on les a retrouvés dans diverses parties de l'organisme dans toutes les classes du Règne
animal. Les travaux de recherches les
plus importants publiés sur ce sujet
sont ceux de M. Ehrenberg (c), Sharpey (d), Purkinje et Valentin (e).

M. Sharpey a donné aussi un excel-
lent article général sur les cils vibratiles considérés dans le Règne animal
tout entier. (Todd's *Cyclopædia of
Anat. and Physiol.*, 1836, vol. I,
p. 606.)

(a) Leeuwenhoek, *Epist.* 17, 1687. — *Continuatio epistolarum*, 1715, p. 95. — *Continuatio
arcanorum Naturæ*, 1719, p. 382, 386.
(b) *Anatome Mytuli*, 1683.
(c) Ehrenberg, *Recherches sur les Infusoires* (Ann. des sc. nat., 1834, 2ᵉ série, t. I, p. 222,
et *Mém. de l'Acad. de Berlin* pour 1831, etc.).
(d) Sharpey, *On a Peculiar Motion excited in Fluids by the Surfaces of Certain Animals* (Edinb.
Med. and Surg. Journ., 1830, vol. XXXIV, p. 113).
(e) Purkinje et Valentin, *Entdeckung continuirlicher durch Wimperhaare erzeugter Flimmer-
bewegungen* (Arch. für Phys., von Müller, 1834, Bd. I, p. 391). — *Commentatio physiologica de
phænomeno motus vibratorii continui*, etc., 1835.

une chambre particulière, elle a besoin d'avoir à son service des agents moteurs spéciaux destinés à assurer le renouvellement du fluide respirable dans l'intérieur de cette cavité. De là encore une nouvelle cause de complication dans la structure de l'appareil à l'aide duquel cette fonction s'exerce, et, conformément à la loi du perfectionnement par division du travail, nous verrons que ce sera d'abord la chambre respiratoire qui remplira le double rôle d'agent protecteur et d'agent moteur. Puis des organes d'emprunt viendront en aide aux instruments spéciaux de la respiration pour y assurer le renouvellement du fluide vivifiant. Enfin chez les Animaux supérieurs nous trouverons que cette portion mécanique des phénomènes de la respiration est confiée en grande partie à des organes nouveaux qui semblent n'avoir été introduits dans l'économie que pour répondre à ce besoin.

Voilà déjà, comme on le voit, bien des causes de diversité organique dans la constitution des instruments de la respiration, et une longue série de modifications de structure qui sont pour ainsi dire commandées par l'activité croissante de cette fonction chez les Animaux de plus en plus parfaits. Mais il est une autre condition de puissance respiratoire dont l'influence est encore plus forte tant sur la grandeur de cette puissance elle-même que sur les modifications anatomiques que ces variations nécessitent.

§ 10. — L'eau des ruisseaux, des fleuves, des lacs et des mers, exposée sans cesse au contact de l'atmosphère, absorbe et tient en dissolution une certaine quantité d'air. Cette eau aérée suffit aux besoins de la respiration d'une multitude d'Animaux. Nous verrons, en avançant dans nos études, que la vie animale peut, s'il m'était permis de m'exprimer ainsi, s'établir avec moins de frais organiques au sein des eaux, que chez les êtres destinés à habiter la surface du sol où le corps se trouve entouré d'un fluide aériforme. Il en résulte que, conformément au principe d'économie déjà mentionné si souvent dans le cours de ces leçons, la respiration doit être aquatique chez les Animaux les plus inférieurs.

L'air qui est ainsi fourni aux Animaux contient, il est vrai, une proportion plus grande d'oxygène que l'air atmosphérique. Le gaz que l'on dégage de l'eau aérée fournit d'ordinaire environ 32 centièmes d'oxygène, quelquefois même beaucoup plus, surtout quand il est extrait de l'eau de la mer; mais la quantité totale des gaz emprisonnés dans un volume déterminé d'eau est très faible. On voit par les expériences nombreuses et précises de MM. d'Humboldt et Provençal, que l'eau de la Seine ne contient, sous la pression ordinaire et à la température où elle se trouve communément, qu'environ 27 centimètres cubes pour un litre de liquide, ce qui correspond à environ 1/36 de son volume (1). Si l'eau était saturée d'air, elle pourrait en dissoudre davantage, et contenir, dans les circonstances ordinaires, à peu près 1/30 ; mais il est rare que dans la nature elle en soit autant chargée.

(1) Dans les expériences de MM. de Humboldt et Provençal, la quantité d'air extraite de l'eau de Seine a varié entre 0,0264 et 0,0287 pour 100 parties de liquide, et la teneur de cet air en oxygène a varié entre 30,6 et 31,4 pour 100 (a).

M. Boussingault évalue à 1/30 de son volume la quantité d'air que l'eau de source tient en dissolution (b).

M. Morren a trouvé que la composition de cet air pouvait varier beaucoup suivant diverses circonstances : ainsi, dans un cas particulier, l'air tenu en dissolution dans l'eau de la Maine ne renfermait que 18 p. 100 d'oxygène, et cet abaissement était suivi de l'asphyxie d'un grand nombre de Poissons (c).

Dans l'eau de la mer, le même chimiste n'a trouvé qu'entre 1/45 et 1/30 de gaz ; mais ceux-ci renfermaient jusqu'à 32 et même 39 pour 100 d'oxygène (d).

Dans les analyses faites plus récemment par M. Lewy, la proportion d'oxygène contenu dans les gaz dissous dans l'eau de la mer prise au large a varié entre 32,5 et 34,4 pour 100, et s'est élevée jusqu'à 38 pour 100 dans l'eau de quelques flaques (e).

(a) *Recherches sur la respiration des Poissons* (*Mém. de la Société d'Arcueil*, t. II, p. 369).
(b) Boussingault, *Économie rurale*, 1851, t. II, p. 132.
(c) Morren, *Recherches sur l'influence qu'exercent la lumière et la matière organique verte sur les gaz contenus dans l'eau* (*Ann. de chim. et de phys.*, 1841, 3ᵉ série, t. 1, p. 546).
(d) Morren, *Recherches sur les gaz que l'eau de mer peut tenir en dissolution* (*Ann. de chim. et de phys.*, 1844, 3ᵉ série, vol. XII, p. 41).
(e) Lewy, *Recherches sur la composition des gaz que l'eau de la mer tient en dissolution dans les différents moments de la journée* (*Ann. de chim. et de phys.*, 1846, 3ᵉ série, t. XVII, p. 5).

Il en résulte que la quantité d'oxygène libre qui arrive en contact avec la surface respiratoire est, toutes choses égales d'ailleurs, beaucoup plus petite dans l'eau que dans l'air ; un litre d'air fournit à la respiration plus de 200 centimètres cubes d'oxygène, tandis qu'un litre d'eau de Seine n'en donne que environ 9 centimètres, c'est-à-dire plus de vingt fois moins. Sous le rapport de la quantité d'oxygène qu'il reçoit, un Animal plongé dans l'eau aérée se trouve donc à peu près dans les mêmes conditions que s'il respirait dans de l'air atmosphérique où la proportion d'oxygène serait réduite à moins de 1 centième.

On voit donc que pour augmenter singulièrement la puissance respiratrice de l'organisme, il suffit que l'Animal change de milieu, et soit approprié à la vie aérienne au lieu d'être condamné à demeurer au sein des eaux. La vie aérienne est par conséquent une condition de perfectionnement organique, et nous savons en effet que tous les Animaux les mieux doués par la Nature sont conformés pour respirer dans l'atmosphère.

§ 11. — Nous avons vu, au commencement de cette leçon, que le même organe peut absorber l'oxygène qui se trouve à l'état de liberté dans l'atmosphère ou qui est tenu en dissolution dans l'eau. On comprend donc la possibilité de la respiration aérienne à l'aide d'instruments semblables à ceux qui sont destinés à agir dans l'eau, et l'exercice alternatif de cette fonction dans les deux milieux par le même organe (1). Nous ren-

Conditions
de
la respiration
aérienne.

(1) Plusieurs expériences de Spallanzani prouvent que les branchies sont le siége de phénomènes respiratoires, quand ces organes sont en contact avec l'air aussi bien que lorsqu'ils sont plongés dans l'eau. Ainsi une Tanche placée dans un récipient rempli d'air, et pouvant, par les mouvements de sa bouche, faire passer ce fluide sur ses branchies, absorba 9 centimètres cubes d'oxygène ; tandis qu'un autre Poisson de même espèce placé dans les mêmes conditions, mais dont la chambre branchiale était maintenue fermée, n'en absorba que 4 centimètres cubes. Dans d'autres expériences, la différence fut encore plus marquée (a).

(a) Sénebier, *Rapports de l'air avec les êtres organisés*, t. I, p. 151 et suiv.

contrerons en effet des exemples d'animaux qui méritent ainsi bien complétement le nom d'Amphibies ; mais l'observation nous apprend qu'en général les choses se passent autrement, et que la plupart des Animaux aquatiques s'asphyxient et meurent plus ou moins rapidement lorsqu'on les retire du liquide où ils vivent d'ordinaire et qu'on les expose à l'air. Ce phénomène, qui au premier abord doit paraître bien singulier, puisqu'ils sont alors entourés d'un milieu plus riche en oxygène, s'explique cependant très aisément et dépend de deux causes.

Expériences de M. Flourens.

Tantôt l'asphyxie des animaux aquatiques exposés à l'air tient à un effet mécanique des plus simples, dont l'influence a été mise en lumière par M. Flourens.

La densité des parties molles dont les instruments de la respiration se composent ne diffère que peu de celle de l'eau, et, lorsqu'elles sont plongées dans ce liquide, la moindre force suffit pour faire flotter et pour écarter entre elles les lamelles délicates ou les filaments grêles dont ces organes sont formés. Il en résulte que l'eau aérée peut aussi se renouveler facilement dans tous les interstices laissés entre ces prolongements membraneux, et que l'action de l'oxygène s'exerce dans toute l'étendue de leur surface. Mais lorsque ces mêmes tissus sont plongés dans l'air, leur poids se trouve augmenté de toute la différence qui existe entre le poids de l'eau et le poids de l'air en volumes égaux au leur, et par conséquent, à moins d'avoir une rigidité qu'elles n'offrent presque jamais, les lamelles respiratoires doivent, au contraire, s'affaisser, s'appliquer les unes sur les autres, et former une masse dont la surface seulement reçoit le contact de l'air. Or l'étendue de cette surface est d'ordinaire très petite, comparativement à celle qu'offre le développement de ces appendices, et la différence déterminée de la sorte est bien plus considérable que celle résultant de la quantité d'oxygène contenue sous un même volume dans de l'air ou dans de l'eau aérée. Par conséquent, il peut arriver que, par cette seule circonstance, le travail respiratoire se trouve affaibli au point d'entraîner l'asphyxie et la mort (1).

L'autre cause qui concourt d'ordinaire à rendre les organes de respiration aquatique impropres à la respiration aérienne est la dessiccation qu'ils éprouvent par leur exposition à l'air.

Les recherches de W. Edwards tendent à montrer que cette cause contribue à faire périr les Poissons que l'on retire de l'eau (2), et nous verrons plus tard que chez les espèces qui peuvent résister plus longtemps que d'ordinaire à ce changement de milieu, la Nature a ménagé divers moyens propres à empêcher ou à retarder l'évaporation par la surface respiratoire. Mais l'influence de la dessiccation sur la mort des Animaux aquatiques qui sont exposés à l'atmosphère a été surtout mise en évidence par les expériences faites, il y a vingt-cinq ans, par Audouin et moi, sur la respiration des Écrevisses et d'autres Crustacés. Nous fîmes voir que chez ces Animaux la respiration se continue bien plus longtemps dans l'air humide que dans l'air sec, et que chez les Gécarcins ou Crabes terrestres, animaux qui sont destinés à vivre hors de l'eau, mais qui sont conformés d'après le même plan organique que les Crabes marins et les autres Crustacés dont la vie est aquatique, les branchies sont préservées de la dessiccation à l'aide de réservoirs d'humidité ou d'autres dispositions analogues (3).

§ 12.—Nous pouvons conclure de tous ces faits que les parties destinées à être le siége d'une respiration aérienne un peu ac-

Influence
de
la dessiccation.

---

(1) *Expériences sur le mécanisme de la respiration des Poissons*, par M. Flourens (*Annales des sciences naturelles*, 1830, t. XX, p. 5).

(2) *Influence des agents physiques sur la vie*, chap. II, p. 113, etc., 1824.

(3) Voyez Rapport sur un Mémoire intitulé : *De la respiration aérienne des Crustacés*, par MM. Audouin et Milne Edwards (*Annales des sciences naturelles*, 1828, t. XV, p. 85, et *Histoire naturelle des Crustacés*, par Milne Edwards, t. I, p. 92).

tive devront être à l'abri de ces deux influences perturbatrices.

Ainsi la peau ne pourra être un instrument puissant de respiration chez aucun Animal terrestre, car, par son exposition à l'air, sa couche superficielle, composée de tissu utriculaire, se dessèche promptement pour former l'espèce de couverte nommée *épiderme*, et oppose un obstacle considérable au passage rapide des gaz, soit du dehors au dedans, soit en sens contraire. Elle ne pourra fonctionner de la sorte avec un peu d'activité que si l'Animal vit habituellement dans des lieux très humides, comme c'est le cas pour la Grenouille et la Salamandre, et si la couche épidermique qui se trouve placée entre l'air extérieur et le derme où circulent les fluides nourriciers est très mince et très perméable. La même raison rendrait impropres à la respiration aérienne tous ces arbuscules, ces franges, ces panaches qui font saillie à la surface du corps chez beaucoup d'animaux aquatiques, et y constituent, comme nous l'avons déjà vu, un appareil branchial plus ou moins puissant.

Pour être préservées de la dessiccation qui est incompatible avec l'exercice de leurs fonctions, les surfaces où s'effectue la respiration aérienne doivent donc être logées dans une cavité intérieure, une chambre où l'air se charge promptement d'humidité sans jamais enlever l'eau interstitiaire qui est nécessaire pour donner aux tissus de l'organe ses propriétés physiologiques normales.

On comprend donc que si une membrane feuilletée ou digitée, comme le sont d'ordinaire les instruments de respiration aquatique, était protégée de la sorte, elle pourrait servir à la respiration aérienne, et nous verrons qu'effectivement c'est par un procédé analogue que la Nature approprie à la vie terrestre l'organisation de quelques Animaux qui ont des branchies tout comme les Animaux aquatiques. Mais il est facile de prévoir par les considérations que suggèrent les expériences de M. Flourens, combien cette structure serait peu favorable à l'activité du travail respiratoire, et combien il serait préférable de disposer ces expansions en manière de cloisons, afin de les maintenir écartées entre elles.

C'est là en effet la différence anatomique fondamentale que l'on remarque d'ordinaire entre les organes spéciaux de respiration aquatique auxquels on donne le nom de *branchies*, et les instruments créés pour le service de la respiration aérienne et connus sous le nom de *poumons*.

Des branchies sont des parties saillantes, des appendices absorbants qui renferment le fluide nourricier dans leur intérieur, et qui reçoivent le contact du fluide respirable par leur surface extérieure.

Les poumons sont des cavités, des poches absorbantes qui reçoivent le fluide respirable dans leur intérieur, et qui l'entourent d'une couche mince de fluide nourricier contenu dans des canaux dont leurs parois sont creusées.

Il est à noter cependant que la cavité affectée au service de la respiration aérienne n'a pas nécessairement la forme d'un sac ; elle peut être tubulaire, pourvu que ses parois ne s'affaissent pas et qu'elle reste perméable à l'air. C'est effectivement la disposition qui se rencontre chez un grand nombre d'animaux, et qui est propre aux organes que les anatomistes appellent des *trachées*.

Du reste, que la cavité respiratoire ait la forme d'un sac ou d'un tube, les conditions de perfectionnement de cet appareil sont essentiellement les mêmes que pour les branchies, et consistent d'abord dans l'augmentation de la surface de contact offerte à l'air inspiré.

Pour les trachées, cette augmentation s'obtenait par l'allongement et les ramifications de plus en plus nombreuses du tube aérifère.

Pour les poumons, elle résulte de la multiplication des cloisons membraneuses qui subdivisent en loges ou cellules la

Différences
entre
les branchies
et
les poumons.

Trachées.

Conditions
de
perfectionnem.

Multiplicité
des cellules
pulmonaires.

cavité du sac respiratoire. Plus la surface absorbante devra être étendue, plus, sous un même volume, le nombre de ces lamelles sera grande, et plus aussi les cellules pulmonaires seront petites.

Vascularité
de la surface
respiratoire.

§ 13. — A ces perfectionnements, dus les uns à l'augmentation de l'étendue relative de la surface respiratoire, ou de la perméabilité de cette surface, les autres au renouvellement plus rapide et plus régulier du fluide respirable, ou à la quantité d'oxygène libre que ce fluide peut fournir, viennent s'en ajouter d'autres qui se lient au rôle du sang dans l'acte de la respiration. Puisque l'oxygène consommé dans ce travail doit être dissous dans le fluide nourricier, il est évident que, toutes choses étant égales d'ailleurs, la quantité de ce gaz dont un animal pourra s'emparer sera d'autant plus grande que la quantité de sang mis en rapport avec l'atmosphère par l'intermédiaire de l'organe de la respiration sera elle-même plus considérable. Ainsi la vascularité plus ou moins grande du tissu dont cet organe se compose doit être une des conditions qui en règlent l'activité.

Influence
de la nature
du sang.

Enfin, puisque l'oxygène absorbé doit être dissous par le sang, la puisance respiratrice d'un animal doit dépendre aussi en partie de la faculté dissolvante dont ce liquide est doué. Or, nous avons vu que la propriété d'absorber ainsi des gaz tient en partie à la présence des matières salines dont le plasma est chargé, mais principalement à la présence des globules qui semblent agir comme des corps condensateurs, et être comparables sous ce rapport aux substances poreuses, telles que le charbon de bois, qui fixent dans leur intérieur des quantités considérables de fluides aériformes sans contracter avec eux aucune combinaison chimique. Nous en pouvons conclure que la richesse du sang sera également une condition d'activité respiratoire. D'après les faits que j'ai rapportés dans une précédente leçon (1), je suis porté à croire que le volume de ces

(1) Voyez ci-dessus, page 53 et suiv.

corpuscules exerce aussi une certaine influence sur l'intensité des phénomènes dont l'étude nous occupe en ce moment.

Nous pouvons ajouter encore que l'emploi plus ou moins rapide de l'oxygène dans la profondeur de l'organisme, et la production d'acide carbonique, qui en est une conséquence, doivent influer dans le même sens sur l'activité avec laquelle l'échange de ces gaz s'opère à la surface de l'organe respiratoire, puisque le sang sera d'autant plus apte à s'emparer de nouvelles quantités d'oxygène qu'il aura abandonné plus rapidement la provision dont il était déjà chargé. Mais ce sont là des considérations qui se lient à l'étude d'un autre ordre de phénomènes, et nous y reviendrons en étudiant la statique des Animaux. Enfin je renverrai également à un autre moment l'examen de l'influence du mode de circulation du sang sur l'activité du travail respiratoire, et dans la leçon prochaine je passerai à l'histoire anatomique des organes dont je viens d'indiquer sommairement les caractères généraux.

ADDITIONS.

Depuis l'impression des leçons précédentes sur le sang, l'Institution Smith-sonienne de Washington a fait paraître un travail très étendu de M. J. Jones, professeur de chimie au collége médical de Savannah, sur divers points de physiologie comparée (1), et comme la science ne possède encore que peu de recherches de ce genre, je crois devoir en extraire quelques faits relatifs à l'histoire du fluide nourricier chez divers Animaux.

DEUXIÈME LEÇON.

§ 10. — Les observations microscopiques de M. Jones sur la structure des globules rouges du sang ont conduit à des résultats conformes en tous points aux vues exposées dans cette leçon. Il considère ces corpuscules comme des cellules libres qui, par leur mode de constitution et leurs propriétés, ressemblent aux cellules élémentaires des tissus sécréteurs (2). En étudiant l'action de l'acide acétique sur les globules du sang des Poissons et des Tortues, il a remarqué que la membrane tégumentaire de ces corpuscules adhère au noyau vers le centre du disque, et que les premiers effets produits par l'action de ce réactif déterminent le gonflement de la partie périphérique, de façon à les rendre biconcaves ou à leur donner la forme de petites clepsydres quand l'endosmose se concentre davantage aux deux extrémités du grand axe de l'ellipse. La tunique du globule devient ensuite de plus en plus transparente, et par l'action prolongée de l'acide elle peut même se dissoudre, et alors le noyau est mis en liberté. Ce réactif tend aussi à rendre le noyau plus distinct, et dans beaucoup de cas y fait apparaître un nucléole qui tantôt en occupe le centre, d'autres fois se trouve placé latéralement.

§ 11. — M. Jones a trouvé que les globules blancs sont plus nombreux chez les Vertébrés à sang froid que chez les Vertébrés à sang chaud. Parmi les Chéloniens, c'est chez l'*Emys terrapin* (ou *Emys concentrica*, Gray) qu'ils lui ont paru être le plus abondants. Le sang de ces dernières Tortues lui a offert aussi beaucoup de globulins incolores (3).

TROISIÈME LEÇON.

§ 7. — M. Jones a constaté que le sérum du sang est d'une couleur jaune d'or chez diverses Tortues, telles que l'*Emys terrapin*, l'*E. reticulata* et

(1) *Investigations, Chemical and Physiological, Relative to Certain American Vertebrata*, by Joseph Jones (*Smithsonian Contributions to Knowledge*, 1856, vol. VIII).
(2) Jones, *loc. cit.*, p. 29.
(3) Id., *ibid.*, p. 32.

l'*E. serrata* (1). Chez le *Testudo Polyphemus*, ce liquide est jaune pâle. Le même auteur a également observé une couleur jaune d'or dans le sérum du *Cathartes atratus* (2).

§ 10. — M. Jones a remarqué des différences assez grandes dans la persistance de la coagulation du sang chez les divers Vertébrés. Ainsi chez les Poissons ce liquide se prend en gelée très promptement, mais les caillots ne tardent pas à se liquéfier de nouveau. Chez le *Lepisosteus osseus*, le caillot n'a que très peu de consistance, et dans un cas s'était déjà redissous au bout de vingt minutes. de façon à laisser les globules hématiques se déposer librement au fond du vase. Chez le *Trygon sabina*, Les., de la famille des Raies, le caillot était d'abord assez consistant ; mais au bout de fort peu de temps il avait complétement disparu. Le sang du Marteau (*Zygæna malleus*, Val.) a présenté la même série de phénomènes dans l'espace de quelques heures (3).

Le sang de la *Rana catesboeana* se comporte de la même manière : dans l'espace de quelques heures le caillot se redissout et les globules hématiques deviennent libres (4); mais chez les Ophidiens et les Chéloniens ce phénomène de redissolution de la fibrine ne s'observe pas (5).

Chez les Chéloniens le sang se coagule avec assez de lenteur pour que les globules hématiques puissent se déposer au fond du vase avant la réalisation de ce phénomène, et il se produit au-dessus un caillot transparent (6).

QUATRIÈME LEÇON.

§ 16. — M. Jones a constaté qu'en traitant le sérum du sang de la *Chelonura serpentina* par de l'acide sulfurique et en chauffant doucement, on y développe l'odeur musquée qui est propre à cette Tortue (7). Chez le *Testudo Polyphemus*, cette réaction est accompagnée du développement d'une odeur différente qui est également propre à cet animal, et qui rappelle celle du suint de Mouton (8). L'odeur musquée et fort désagréable qui se remarque chez le *Cathartes atratus*, se retrouve aussi dans le sang de ce Vautour, et s'exalte beaucoup par l'action de l'acide sulfurique (9). Il est donc probable que chez tous ces Animaux, de même que chez la Chèvre, le principe odorant du sang est un acide gras volatil plus ou moins analogue à l'acide caproïque (10).

(1) Jones, *Op. cit.*, p. 13.
(2) Id., *ibid.*, p. 16.
(3) Id., *ibid.*, p. 6.
(4) Id., *ibid.*, p. 8.
(5) Id., *ibid.*, p. 37.
(6) Id., *ibid.*, p. 11, 14.
(7) Id., *ibid.*, p. 12.
(8) Id., *ibid.*, p. 15.
(9) Id., *ibid.*, p. 16.
(10) Voyez ci-dessus, page 192.

CINQUIÈME LEÇON.

§ 5. — M. Jones a fait une série intéressante d'analyses du sang à l'état normal chez un certain nombre de Poissons, de Batraciens, de Reptiles, etc. L'auteur compare les résultats ainsi obtenus avec ceux auxquels MM. Prévost et Dumas, Nasse, Andral, etc., étaient arrivés, et il en tire des conclusions qui s'accordent parfaitement avec les vues exposées ci-dessus (1), touchant la richesse relative du sang chez les animaux supérieurs et inférieurs. En effet, il établit : que c'est chez les Invertébrés que la quantité relative de matières solides contenues dans le sang est le plus faible ; que parmi les Vertébrés, ce sont les Poissons, les Batraciens et les Reptiles aquatiques qui ont le sang le plus pauvre ; enfin qu'en général le sang est d'autant plus riche en principes organiques que l'animal est pourvu d'organes mieux constitués, que sa température est plus élevée et que ses facultés sont plus développées (2).

Mais, ainsi que je l'avais prévu, il est une autre circonstance qui exerce également une influence assez grande sur les proportions d'eau et de matières solides contenues dans le sang, savoir : la quantité plus ou moins grande d'eau que l'animal introduit dans son organisme sous la forme de boisson (3). M. Jones a fait sur ce sujet une série d'expériences très intéressantes, dont je rendrai plus amplement compte en traitant de la nutrition, et il a constaté que lorsqu'un animal est privé de boissons aussi bien que d'aliments, la quantité d'eau contenue dans son sang diminue plus rapidement que ne le font les matériaux solides de cet agent nourricier. Il en résulte une concentration du sang, qui est d'autant plus grande que les pertes par évaporation et par sécrétion ont été plus considérables (4). Du reste, pour bien comprendre ce qui se passe dans ces phénomènes complexes, il est nécessaire de tenir également compte de la quantité totale de sang que l'organisme possède. En effet, on voit par les expériences de M. Jones, faites principalement sur des Alligators et des Tortues, que chez les Animaux soumis à l'inanition la masse du sang diminue beaucoup, et que, malgré l'augmentation dans la richesse apparente de ce liquide, la quantité de globules hématiques et d'autres substances solides en circulation s'abaisse rapidement.

Ces résultats nous expliquent l'anomalie qui s'observe dans la constitution normale du sang des Serpents, chez lesquels M. Jones a trouvé ce liquide aussi concentré que chez les Vertébrés supérieurs ; en effet, ces animaux ne boivent presque jamais. Il est aussi à noter que les espèces sur lesquelles ce physiolo-

(1) Voyez ci-dessus, page 227 et suivantes.
(2) Jones, *Op. cit.*, p. 26.
(3) Voyez ci-dessus, page 232, note 1.
(4) Jones, *Op. cit.*, p. 68.

giste a fait des expériences sont remarquables pour la rapidité et la vigueur de leurs mouvements.

Le tableau suivant renferme les principaux faits constatés par cette série d'analyses, portant sur 1000 parties de sang :

NOM	GLOBULES SANGUINS turgides.			PLASMA.		
DE L'ANIMAL.	Poids total.	Eau.	Mat. solides.	Poids.	Eau.	Mat. solides.
Zygæna malleus	293,44	220,08	73,36	706,56	641,06	65,50
Lepisosteus osseus	229,00	171,75	57,25	771,00	714,95	56,05
Rana pipiens	450,12	337,59	112,53	549,88	494,92	54,96
Heterodon platyrrhinos. . .	444,84	333,63	111,21	555,16	499,61	55,55
Heterodon niger	270,40	202,80	67,60	729,60	657,77	71,83
Psammophis flagelliformis. .	488,80	366,60	122,20	511,20	451,70	59,50
Coluber constrictor. . . .	469,20	351,90	117,30	530,80	436,73	94,07
Chelonia caretta.	289,52	247,14	72,38	710,48	662,05	48,43
Chelonura serpentina. . . .	235,40	176,55	58,85	764,60	718,45	46,15
Emys terrapin	447,28	335,46	111,82	552,72	509,82	42,90
Emys reticulata.	372,00	279,00	93,00	628,00	567,98	60,02
Emys serrata.	336,76	252,57	84,19	663,24	622,84	40,40
Testudo Polyphemus. . .	393,56	302,67	90,89	606,44	540,71	65,73
Alligator mississippiensis . .	364,08	273,06	91,02	625,92	550,80	85,12
Ardea nycticorax.	315,84	236,88	78,96	684,16	636,01	48,15
Syrnium nebulosum. . . .	427,36	320,52	106,84	572,64	519,14	53,50
Cathartes atratus	626,88	470,46	156,72	373,12	329,01	44,11
Chien	363,64	197,53	65,91	736,36	613,14	125,22
»	322,76	242,07	80,69	677,24	564,45	112,79

SIXIÈME LEÇON.

§ 1. — M. Jones a fait quelques expériences sur la quantité de sang existant dans l'organisme chez divers Vertébrés inférieurs, et les résultats auxquels il est arrivé concordent très bien avec les conclusions déduites des recherches de ses prédécesseurs (1). Il évalue la masse du fluide nourricier par la quantité qui s'en écoule de l'organisme lorsqu'on ouvre les gros vaisseaux du cou, et qu'on favorise l'hémorrhagie par la position verticale du corps, la tête en bas. En procédant de la sorte, le poids du sang a été entre :

$\frac{1}{10}$ et $\frac{1}{13}$ du poids du corps chez les Serpents ;

$\frac{1}{11}$ à $\frac{1}{13}$ »   chez l'*Emys terrapin* ;

$\frac{1}{13}$ à $\frac{1}{16}$ »   chez l'*Emys serrata* ;

$\frac{1}{14}$ à $\frac{1}{17}$ »   chez le *Testudo Polyphemus*.

(1) Voyez ci-dessus, page 313.

Il en conclu que « *le sang est beaucoup moins abondant chez les Vertébrés à sang froid que chez les animaux à sang chaud* (1). »

§ 8. — M. Jones a remarqué des altérations très considérables dans la conformation des globules hématiques chez les Tortues qu'il avait asphyxiées dans du gaz acide carbonique. Ces corpuscules étaient non-seulement frippés, mais avaient complétement perdu leur forme ellipsoïde et présentaient l'aspect le plus bizarre. Par l'action de l'acide acétique le noyau redevint visible, et ne paraissait pas avoir été altéré (2). M. Jones a obtenu des résultats analogues par l'influence de l'asphyxie dans l'hydrogène et même par la strangulation, tant chez l'*Emys terrapin* que chez l'*Emys serrata* (3), mais il n'a vu rien de semblable chez les Vertébrés à sang chaud. Chez le *Coluber guttatus* et le *Rana pipiens*, asphyxiés par l'oxyde de carbone, le sang était d'un rouge vermeil très vif, et les globules ne paraissaient avoir subi dans leur forme aucun changement notable (4).

HUITIÈME LEÇON.

§ 6. — Un médecin anglais, M. G. Harley, vient de publier des expériences sur l'action de l'air sur le sang, dont les résultats lui paraissent en opposition avec les vues de M. Magnus sur la dissolution de l'oxygène dans ce liquide, et par conséquent avec la théorie de la respiration exposée dans cette leçon.

L'auteur agite une certaine quantité de sang de Bœuf avec de l'air jusqu'à ce que le liquide, dit-il, se soit saturé d'oxygène ; puis il le renferme dans un vase gradué avec un volume égal d'air atmosphérique, et après avoir laissé les choses dans cet état pendant vingt-quatre heures, il analyse les gaz, et il trouve toujours que l'oxygène de l'air a diminué d'environ moitié, tandis que de l'acide carbonique a été dégagé, mais en proportion telle, que son oxygène ne correspond qu'à environ la moitié de l'oxygène absorbé. Un résultat analogue fut obtenu avec du sang défibriné; et M. Harley en conclut que l'oxygène se combine chimiquement avec le sang, non-seulement pour donner naissance à de l'acide carbonique, mais aussi pour former avec l'hydrogène ou quelque autre principe combustible de ce liquide des produits non gazeux. Enfin il ajoute que, si dans le phénomène de la respiration, l'oxygène était simplement dissous dans le sang, comme l'admet M. Magnus, rien de semblable n'aurait dû se produire, puisque ce liquide avait été au préalable saturé de ce gaz.

Je ne doute en aucune façon de l'exactitude des analyses de M. Harley, et je

(1) Jones, *Op. cit.*, p. 22.
(2) Id., *ibid.*, p. 33.
(3) Id., *ibid.*, p. 36.
(4) Id., *ibid.*, p. 34.
(5) *On the Condition of the Oxygen absorbed into the Blood during Respiration*, by G. Harley (*Lond. Edinb. and Dub. Philosophical Magazin*, 4ᵉ série, décembre 1856, vol. XII, p. 478).

suis persuadé qu'en effet le sang, de même que les tissus organiques, est susceptible d'entrer en combinaison avec l'oxygène, et de fournir ainsi, entre autres
produits, de l'acide carbonique : lorsque nous étudierons les phénomènes de
combustion physiologique dont l'organisme est le siége, nous verrons en effet
que des réactions de ce genre se manifestent partout. Mais cela ne prouve en
aucune façon que, dans l'acte de la respiration, l'oxygène absorbé ne soit d'abord
dissous dans le sang ou fixé dans ce liquide par le jeu d'affinités très faibles,
et ne s'y comporte comme s'il y était à l'état de liberté, fait qui est d'ailleurs
mis hors de doute par les expériences dans lesquelles M. Magnus a déterminé
le dégagement de ce gaz ainsi emprisonné. La présence d'une certaine quantité d'acide carbonique dans l'air, en contact avec le sang aéré, ne prouve
pas davantage la non-préexistence de l'acide carbonique dans le sang qui
vient respirer, et l'exhalation de ce gaz par l'action des forces physiques seulement.

Le travail de M. Harley n'ayant encore été publié que par extraits, je ne
saurais bien apprécier le jour nouveau que ses expériences peuvent jeter sur
l'importance des phénomènes de combustion dont le sang lui-même est le siége
pendant le trajet de ce liquide de l'appareil respiratoire jusqu'au système capillaire général, où il perd sa teinte vermeille et paraît se charger d'acide carbonique. Mais, quoi qu'il en soit à cet égard, les résultats consignés dans le Mémoire de ce physiologiste ne me semblent infirmer en rien d'essentiel la théorie
des phénomènes respiratoires exposée ci-dessus et fondée sur les expériences de
W. Edwards et de M. Magnus.

Je dois ajouter que M. Harley a constaté aussi la faculté que possède la
fibrine fraîche d'absorber une certaine quantité d'oxygène, et de dégager de
l'acide carbonique, fait qui du reste n'était pas ignoré des chimistes (1). On
lui doit aussi des expériences sur l'action que l'oxygène exerce sur l'albumine,
l'hématosine, etc., et lorsque nous étudierons les phénomènes de combustion
organique qui constituent en quelque sorte la deuxième période du travail respiratoire, nous reviendrons sur ces recherches, dont l'intérêt est considérable.

(1) Voyez ci-dessus, p. 155 et 160.

FIN DU TOME PREMIER.

TABLE SOMMAIRE DES MATIÈRES. [1]

HUITIÈME LEÇON.

NEUVIÈME LEÇON.

DES INSTRUMENTS DE LA RESPIRATION.

ERRATA.

Page 28, note 2, *Anatomie physiologique*, lisez *Anatomie philosophique.*
Page 102, note *b*, sang des Annélides, *lisez* sang des Arachnides.
Page 175, notes, Scheerer, *lisez* Scherer.
Page 193, ligne 8, Herry, *lisez* Henry.
Page 207, notes, Scheerer, *lisez* Scherer.
Page 283, ligne 11, *pyarhémie*, lisez *piarrhémie.*
Page 284, note, ligne 18, pyarhémique, *lisez* piarrhémique.
Page 396, note *a*, *Phil. Trans.*, 1762, *lisez* 1772.

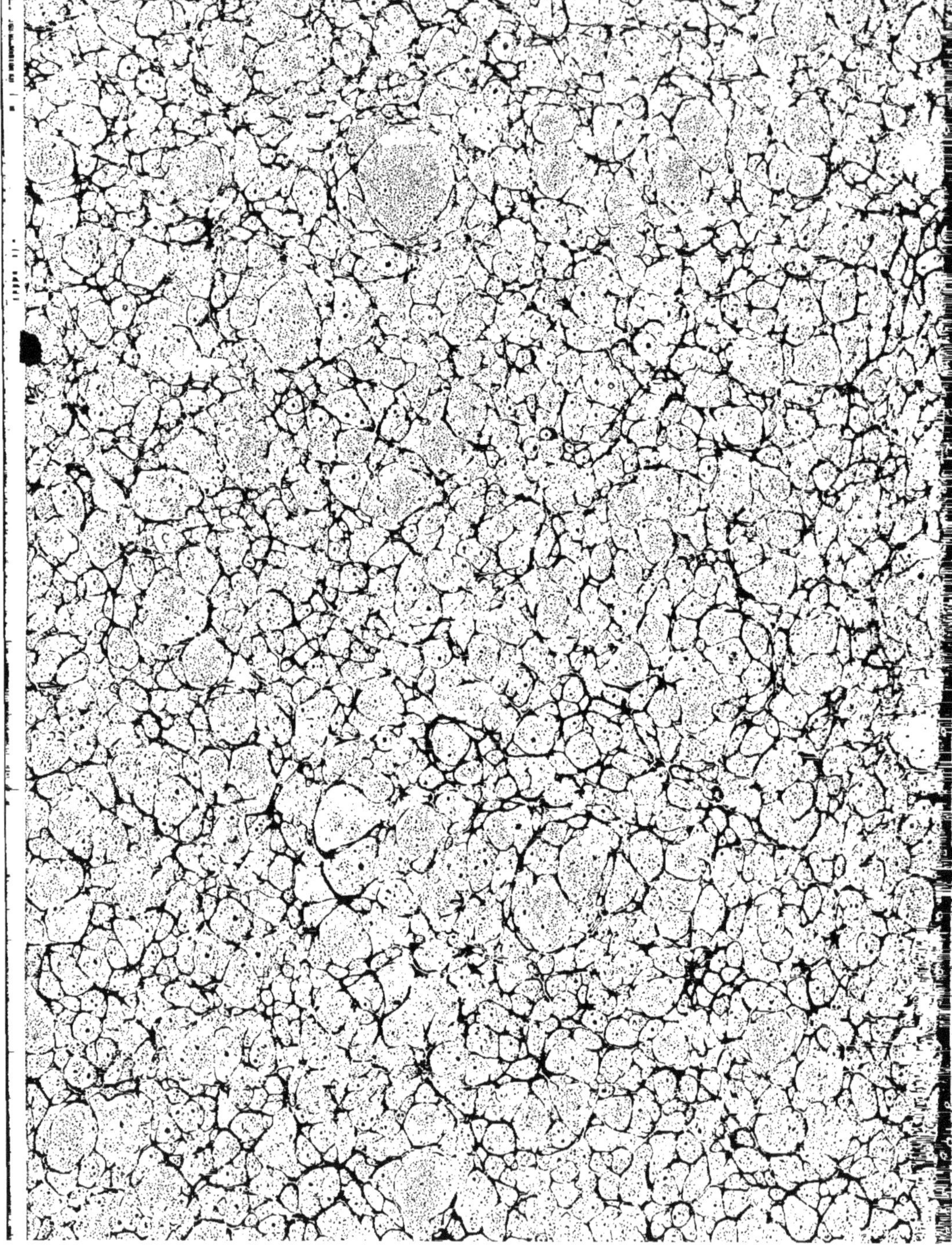

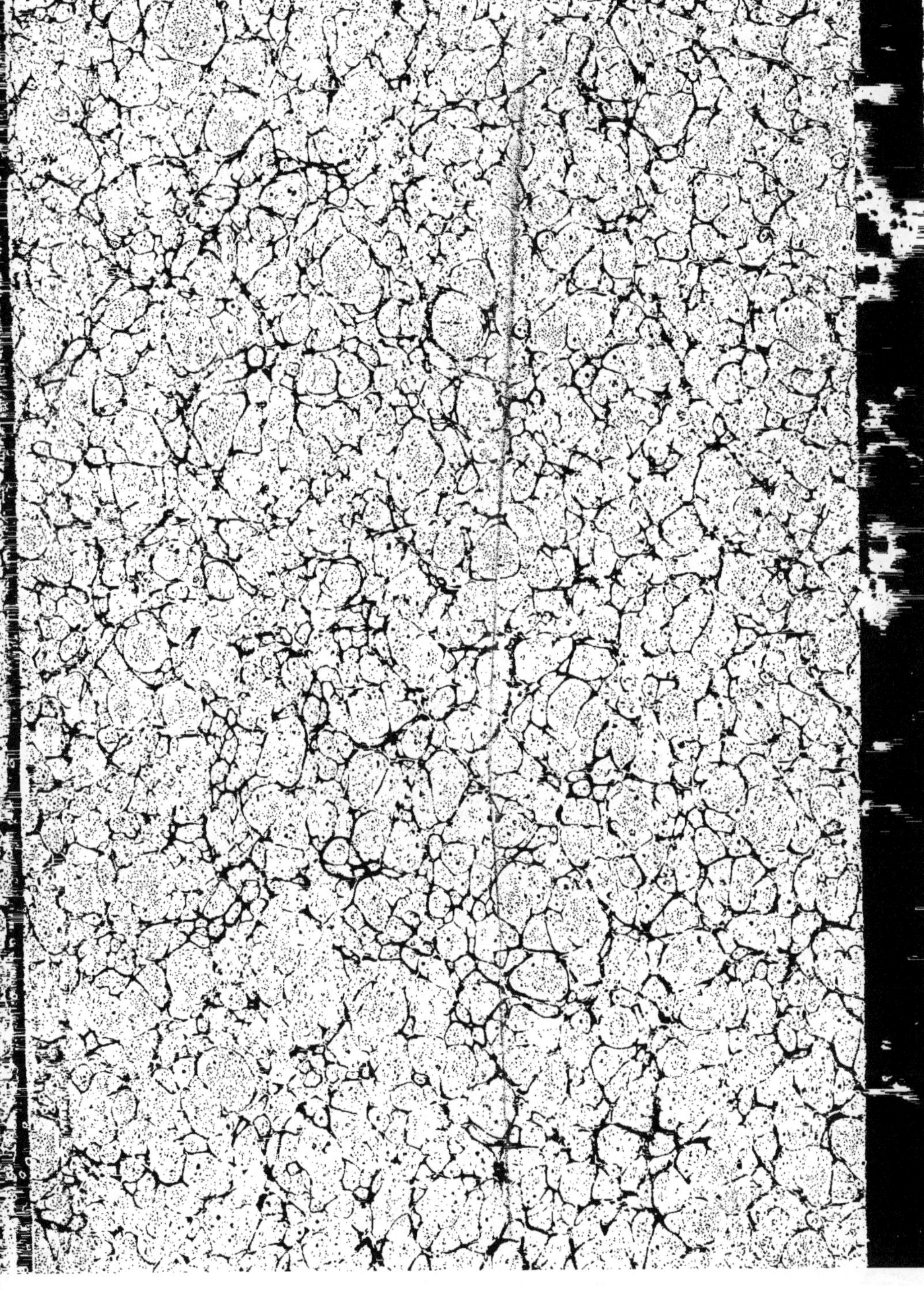